진찰·진단 의료기기

Medical Devices for Diagnosis

공학박사 나 승 권 저

감 수

•윤 형 로•
공학박사/연세대학교 의공학부 교수

•황 락 훈•
공학박사/세명대학교 전기공학과 교수

•김 종 탁•
이학박사/상지영서대학교 의료시스템정보과 교수

•남 삼 극•
의학박사/삼육의료원 서울병원 의무원장

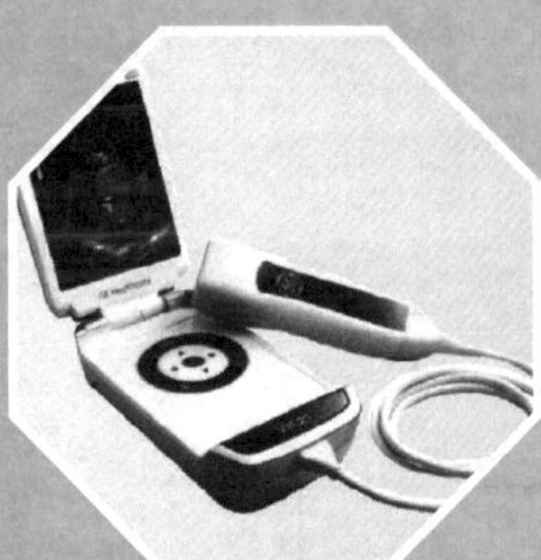

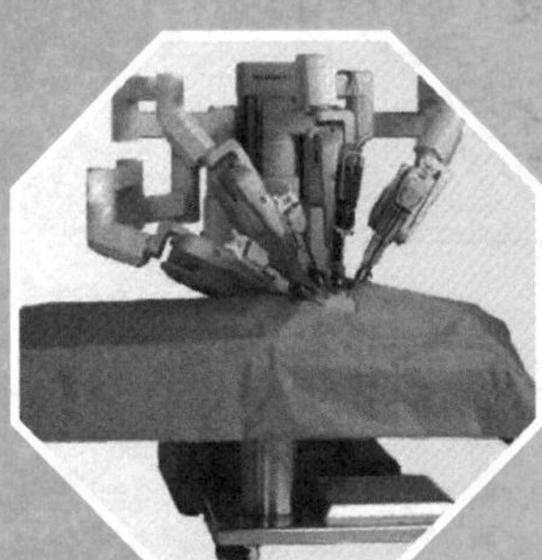

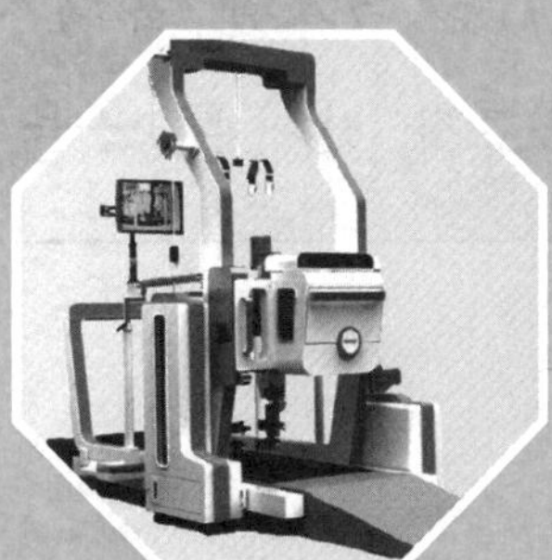

도서출판 상 학 당

欲爲大者 當爲人役

크고자 하거든 남을 섬기라

머 리 말

18세기 초 독일의 물리학자인 Fahrenheit가 온도계를 발명한 지도 약 300여 년 정도 세월이 흘렀다. 오늘날에는 병원이나 실험실, 또한 일반 가정의 생활필수품으로서 어디에서나 손쉽게 찾아볼 수 있는 온도계(체온계)는 의공학분야의 대표적인 효시 상품이라고 해도 과언은 아닐 것이다.

국내에 의공학이 들어온 지 30여 년 이상의 세월이 흘렀으며, 오늘날에는 첨단 의공학 관련 의용소재 및 의료장비들이 각 의료기관에 보급되면서 의공학분야가 차지하고 있는 비중이 날로 커지고 있다.

현대의 병원에서는 많은 의료기기와 컴퓨터 장비가 사용되고 있다. X-선 검사, 혈액검사, 심전도 검사 등 많은 검사 및 진단방법들이 정규적으로 사용되고 있으며, 여러 가지 첨단 의료기기들이 진단과 치료에 이용되는 폭이 점차 확대되어 가고 있다.

현대에서의 진찰이라는 것은 진단정보를 제공해주는 의료기기를 사용하지 않고는 진단과 치료를 할 수 없는 상황에 이르렀다고 할 수 있다. 진찰과 진단을 위해서는 여러 종류의 의료기구나 의료기기를 이용하여야만 한다. 이것은 간단하게는 체온계와 청진기에서부터 크게는 자기공명영상장치와 양전자방출단층촬영기 등의 대형 첨단 의료기기에 이르기까지 그 종류가 다양하고 폭넓다. 이러한 환경에서 효율적으로 진료하기 위해서는 의료기기를 능동적으로 사용할 수 있는 능력개발이 필요하다.

또한 최근에 각 급 의료기관에 광범위하게 도입되고 있는 컴퓨터의 이용은 의료분야의 새로운 지식의 학습이 필요하게 한다. 병원의 행정적인 업무에서부터 진료처방, 환자관리, 검사결과관리 등 많은 부분이 점차 컴퓨터화되어 가고 있으므로 이에 대한 대처가 필요하다.

현대의학의 발전에는 무엇보다도 첨단 과학화된 전자장비 없이는 불가능하며 의료전자장비의 중요성이 매우 강조되고 있는 실정이며, 현재 우리나라의 의료계뿐만 아니라 전반적인 산업사회에서도 이와 같은 추세에 있다.

의공인들은 다양한 의료기기들에 대해 각각 구현된 원리와 정확한 사용법을 숙지하여야 하며, 어떤 의학적 지식을 적용하고 계측할 대상에 따라 어떻게 의료기기를 운용해야 할지 명확히 알고 있어야 한다. 이 교재는 바로 이 점에 역점을 두었다.

또한, 최근 들어 의공학분야에서는 초소형, 초민감도의 의공학 기술개발에 박차를 가하고 있다. 그 중에서도 바이오나 나노기술의 융합으로 탄생한 진단 바이오센서인 Lab-on-a-chip을 비롯하여 초소형의 약물전달캡슐, 그리고 마이크로 지능형 로봇과 원격수술 등의 분야에 대한 연구의 관심이 커지므로 의공학 기술은 실현되어 가고 있다. 그러므로 이 교재에서는 해외의 첨단 의료기기와 신기술들을 **진찰 · 진단** 부분만 정리하였다. 의공인들이 새로운 고급 의공기술을 폭넓게 접하고 하루가 다르게 발전하는 의공학적 지식을 습득할 수 있도록 하였다.

제1장에서는 근전도, 내시경, 뇌혈류진단기 등 진찰 · 진단에 필요한 중요 의료기기들의 종류와 특성 및 검사법 등에 대하여 다루었다.

제2장에서는 현대의학 발전에 따라 첨단 과학화되고 있는 해외 의료기기들에 대하여 설명하였다.

제3장에서는 스마트폰의 애플리케이션을 이용한 간편한 의료영상 진단기술, 나노입자와 반투막을 이용한 암모니터링 장치 등의 첨단 해외 의료기기 기술에 대하여 서술하였다.

부록에서는 내과, 외과 등의 임상과별 분류와 특징에 대하여 내용을 쉽게 풀이하여 설명하려고 노력하였으며 초보자도 이해하기 쉽게 하기 위해 많은 장비 사진들을 설명하였다.

편찬을 위하여 원고정리와 해외 의료기기자료와 기술을 제공하여 주신 **메디저널 최병철 사장님**과 (사)글로벌 의료산업전문가협회에 진심으로 감사드린다.

《진찰 · 진단 의료기기》 교재를 위해 늦은 밤까지 고생하고 주말을 할애하여 자료의 수집과 정리 및 그래픽 작업을 도와준 의용공학과 재학생 및 졸업생들에게 고마운 마음을 전한다. 또 의료기기를 전공하는 이들에게 진정으로 학습에 도움이 되는 책이 되길 바라며 집필 중 많은 고심에도 불구하고 손길이 미치지 못한 부분은 계속적으로 보완할 것이다.

마지막으로 출판과정에 도움을 주신 도서출판 상학당 남승우 사장님과 이 책에 관심과 애정을 주신 모든 분들께 감사의 말씀을 전한다.

공학박사 나승권 씀

차 례

제1장 진찰 · 진단용 의료기기

제2장 진찰 · 진단용 해외 의료기기

제3장 진찰 · 진단 관련 해외 의료기기 기술

부 록

제1장

진찰 · 진단용 의료기기

01 근전도
02 내시경
03 뇌전도
04 뇌혈류진단기
05 심전계
06 심음과 청진기
07 전자혈류계
08 청력검사기
09 체열진단
10 체온계
11 진단 폐활량계
12 혈압계
13 기타 진찰 · 진단용 기기

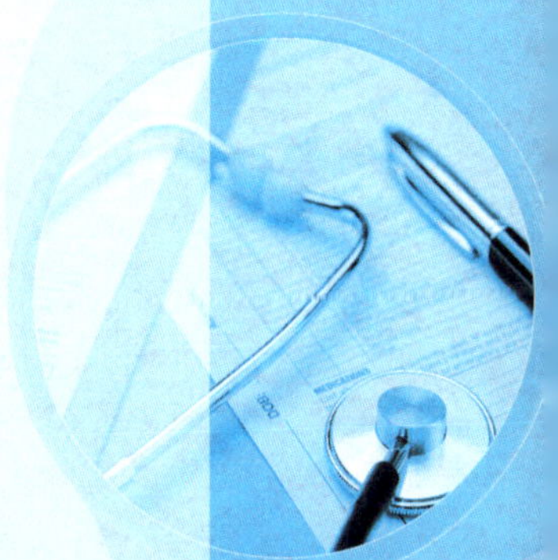

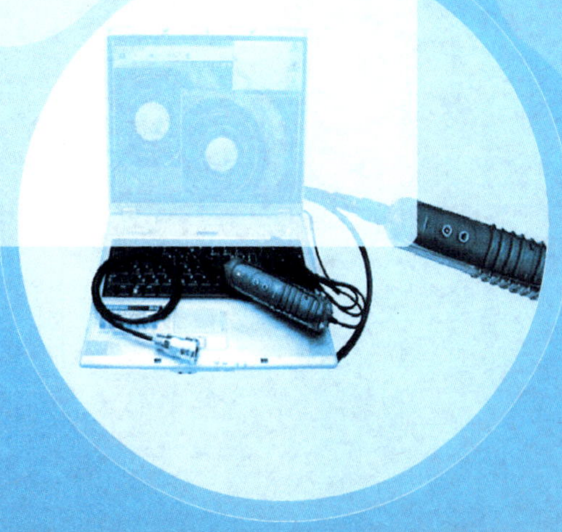

01 근전도

1. 근전도

신경과 근섬유를 따라 자극이 전달되면 근육 내 이온변화가 발생하게 된다. 근의 안정 시 섬유막의 외부는 (+)이온, 내부는 (−)이온상태를 나타나게 된다. 이때 근이 수축을 하게 되면 자극이 전달되면서 섬유막 외부와 내부의 이온이 상호 전달되는 **탈분극현상**이 발생되며, 전달 후에 다시 분극상태로 돌아가게 된다. 이때 전달경로가 다른 두 지점 간에 **전극을 부착하고 전압계를 통해 두 지점 간의 전위차**를 얻을 수 있으며, 이를 증폭하여 그래프 상태로 나타낸 것이 **근전도**(Electromyogram : EMG)이다. 그림 1-1은 근전도 측정기이다.

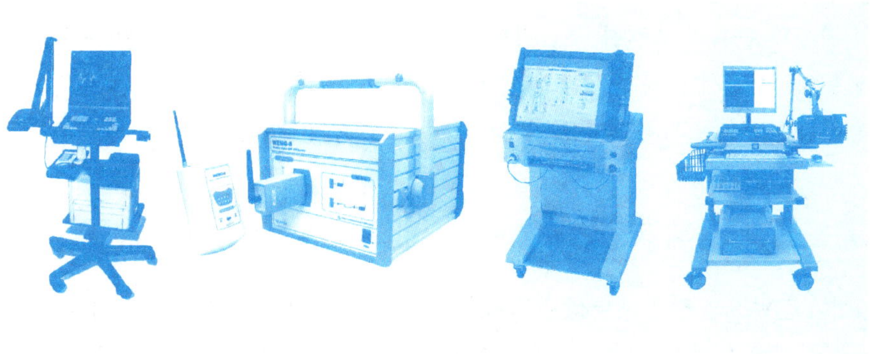

그림 1-1 • 근전도 측정기

근육이 흥분하여 수축작용을 할 때 발생하는 미세한 **막전위**(약 80[mV] 내외)의 **골격근이 수축**(약 10[μV]~10[mV])**할 때에 생기는 활동전위**로 전극을 이용한 방법으로 유도하여 증폭시켜 그래프로 나타낸 것이다. **주파수대역은 5~10[kHz]의 넓은 범위를 갖는다.** **평활근** 역시 활동전위가 기록되지만 **평활근의 경우는 보통 평활근전도**라 하여 따로 구분된다.

① 운동을 위한 말초신경계의 기본적 활동단위인 **신경·근단위**(운동단위)**는 신경의 전각세포, 축삭과 수초를 포함한 신경섬유, 신경과 근육의 접합부**(신경·근연접)와 이 **접합부에** 연결된 모든 **근섬유를 포함**하는 생리적 단위이다.

② **근전도**의 가장 큰 목적은 어떤 **병변이 이 운동단위 신체부위 중 어느 곳을 침범하고 있는 것인가를 판별**하는 것이며, 그 병변이 **국소적인 침범**인가 또는 **전신적인 침범**인가와 그 침범의 정도가 얼마나 심한 상태인가를 진단하는 것이다.

③ 근전도 검사는 크게 두 가지로 나눌 수 있다.

㉠ 피검자를 검사하고자 하는 근육을 이완 및 수축시켜 근육표면, 또는 근육 안에 삽입된 침전극을 통해 근활동전위를 측정하는 방법(보통 환자의 고통 때문에 주로 표면전극이 주로 쓰인다)이다.

㉡ 검사하고자 하는 근육을 지배하는 신경을 자극하여 이로 인해 유발된 근활동전위를 측정하는 방법이 있다.

2. 근전도의 활용

근활동상태나 근활동의 근간이 되는 중추신경의 지배상황을 파악할 수 있으며, 또한 근활동을 통해 신경질환이나 예후의 진단 등 임상적인 측면에서와 생체역학, 운동생리학분야에서 신체활동을 해석하는 수단으로 활용된다. 근육의 움직임은 신경계가 없이는 이루어질 수 없다. 신경계의 활성과 근육의 적절한 조절이 이루어짐으로써 수의적, 불수의적인 근육의 움직임을 수행하게 된다. 따라서 근육과 신경의 흥분성 막전위, 화학적 신경전달물질들은 인체활동에 필요한 운동단위와 근섬유의 동원 등을 통합적으로 조절하게 된다.

3. 흥분성 세포의 내부와 외부의 전기적 상태변화

신경이나 근육조직 같은 흥분성 조직세포에 외부자극이 전달되면 안정 시의 세포막 내외의 전기적 상태에 변화가 일어난다. 즉, 자극을 받은 부분의 막전위의 크기가 점차 증가하여 결국에는 세포 내부가 오히려 세포 외부보다 양성(+)을 띤 후(약 40[mV]) 원래의 막전위(−90[mV])로 되돌아온다. 이때 세포 내부가 세포 외부에 비해 양성을 띠는 상태를 탈분극(depolarization)이라 하고, 탈분극상태에서 원래의 막전위로 돌아오는 상태를 재분극(repolarization)이라 한다. 신경의 뉴런(그림 1-2)은 자극을 전도하는 신경세포의 기본단위이다.

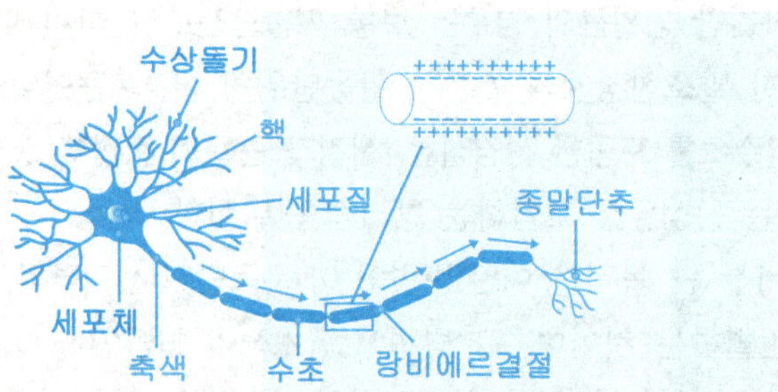

그림 1-2 • 신경의 기본단위인 뉴런(신경원)과 뉴런 세포막 내외의 막전위

탈분극 초기(그림 1-3)에는 Na^+(나트륨)이온이 세포막 안쪽으로 확산되어 탈분극이 이루어지고, 탈분극상태에서 세포막 내부에 있던 K^+(칼륨)이온이 세포 외부로 빠져나가면서 다시 안정막전위로 돌아오는 재분극(repolarization)이 이루어진다.

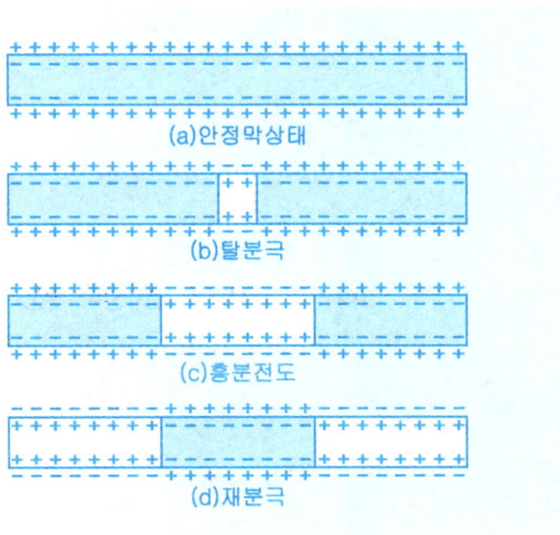

그림 1-3 • 축삭돌기의 신경전도 과정

자극 초기에는 그림 1-4와 같이 Na^+(나트륨)이온이 세포 내부로 급격하게 확산되어 들어오므로 막전위가 급속히 상승한다. 막전위가 최대가 되면 세포 내부에 있던 K^+(칼륨)이온이 세포 외부로 빠져나가며 Na^+(나트륨)이온 역시 Na^+(나트륨) 펌프 작용에 의해 다시 외부로 빠져나가기 때문에 세포는 원래의 안정막전압 상태로 돌아가게 된다.

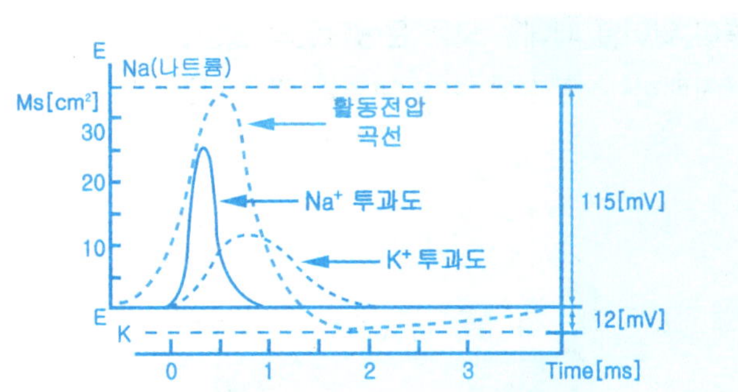

그림 1-4 • 신경세포에서의 활동전압

이러한 활동성 세포에 전극을 부착하고 전위측정이 가능한 기기를 연결한 후, 한쪽에 자극을 인가하면 그림 1-5와 같이 자극에 의해 유발되는 활동전위를 측정할 수 있다.

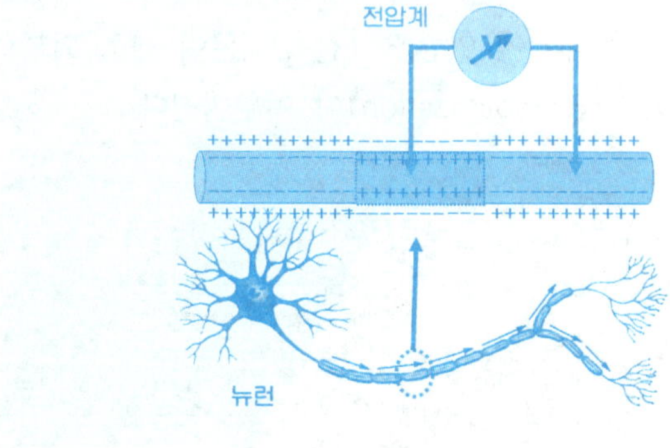

그림 1-5 • 신경의 활동전위 측정

4. 신경 · 근단위 및 특성

(1) 신경 · 근단위

임상적으로 근전도는 신경 · 근단위의 활동을 기록하는 데 목적을 두고 있다.

① 신경 · 근단위(Neuro Muscular Unit : NMU)는 척수의 전근에서 나오는 운동신경세포와 그 지배 아래에 있는 근섬유를 하나의 기능적 최소 단위로 운동단위라고도 한다.

② 운동뉴런은 지배하는 근육에 연접하기 전에 또는 연접된 직후에 수많은 가지를 내어 평균 100개 이상의 근섬유와 연결된다. 이와 같은 운동단위(motor unit)가 합해져서 구성되고, 정상에서는 각 운동단위의 흥분은 비동기적이다.

③ 근육의 수축이 일어날 때에는 모든 운동단위의 활동전위가 나타난다. 이 운동뉴런 하나가 연결시키는(지배하는) 근섬유 수의 비율을 지배비율이라 한다.

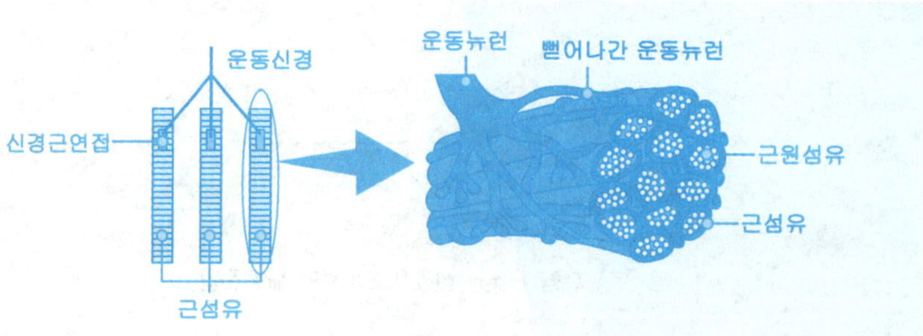

그림 1-6 • 신경 · 근(운동단위)을 구성하는 신경원과 근섬유

④ 하나의 운동단위가 그림 1-6, 1-7과 같이 흥분하면 그 지배하의 근섬유군은 동시에 동기적으로 수축을 일으킨다. 근육은 이와 같은 운동단위가 많이 모여 구성된 것이며 근육의 수축이 일어날 때에는 모든 운동단위에서 활동전위가 발생한다.

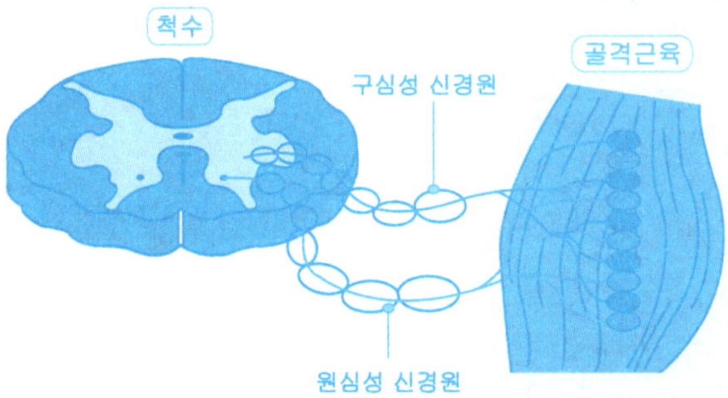

그림 1-7 • 척수로부터 뻗어 나온 신경운동단위

⑤ 인체에는 약 600개 이상의 골격근이 있으며 하나의 골격근은 수천 개의 근섬유(근세포)로 이루어져 있다. 개개의 근섬유는 근장 속에 평행하게 배열된 많은 근원섬유를 가지고 있으며 근원섬유는 많은 근 필라멘트로 이루어져 있다.

⑥ 근 필라멘트에는 무거운 분자량의 단백질로 이루어진 미오신(myosin) 필라멘트와 가벼운 분자량의 단백질로 이루어진 액틴(actin) 필라멘트 등이 있는데, 그림 1-8과 같이 근육수축은 액틴필라멘트가 미오신필라멘트 중앙으로 미끄러져 들어가면서 이루어진다. 골격근 세포막은 신경세포막과 같이 활동전압을 발생시키고 전도하는 특성을 가지고 있다.

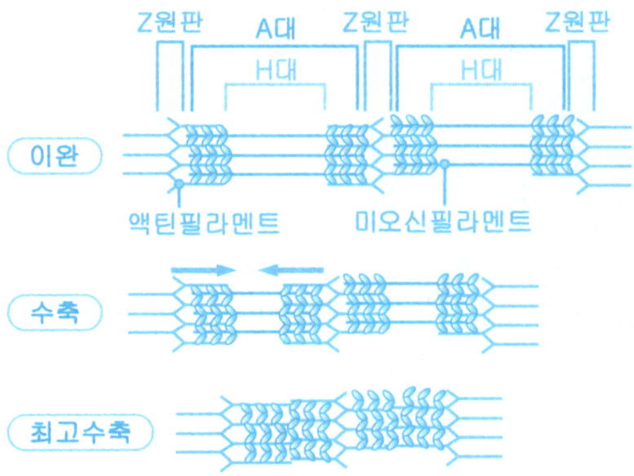

그림 1-8 • 근육세포의 수축원리

(2) 신경근 연접

하나의 운동뉴런이 근섬유에 연결되기 위해서는 여러 개의 분지로 나눠게 된다. 나눠진 분지의 끝인 종말과 하나의 근섬유의 근초가 연결되어 있는 구조를 신경근 연접이라고 하며, 신경의 활동전압이 종말 축삭(axon)에 도달하게 되면 종말 축삭에 존재하는 신경전달물질이 유리된다.

(3) 근수축 형태 및 특성

근수축은 액틴(actin)과 미오신(myosin)이 결합하여 파워를 생성하는 능력과 4단계의 근수축 과정의 평균활성도이다. 수축은 근육이 짧아진다는 의미로 근육은 수축하여 짧아지면서 힘을 발생하기도 하며, 반대로 근육의 길이가 유지되거나 길이가 늘어나면서 힘이 발생되기도 한다.

(4) 연축, 가중, 강축

근육이 흥분이나 수축 정도에 따라 1회 수축 이완하는 것을 연축이라고 하고, 근육이 수축상태에서 완전히 이완되지 않은 상태에서 다음 자극이 주어지게 되면 앞의 장력에 추가되어 증가하는데 이를 가중이라 한다. 그리고 자극의 빈도가 증가하여 최대 장력을 지속적으로 발생시키게 되는 것을 강축이라 한다. 이들 강축은 근피로에 의해 발생되기도 하며 자극이 멈춰질 때 종료된다.

(5) 근의 활동전위 특성

전위는 약 10[μV]~10[mV], 지속시간은 30[ms] 정도, 주파수 대역은 5~1000[Hz] 정도이다.

5. 근전도의 종류

(1) 일반근전도

근육 내에 침전극을 삽입하여 안정 시, 수의운동 시의 근육활동전압이다.

(2) 표면근전도

피부표면에 전극을 부착하여 무통증, 비침습적인 방법으로 측정된 근육활동전압(표면근전도 신호파형)이다(그림 1-9).

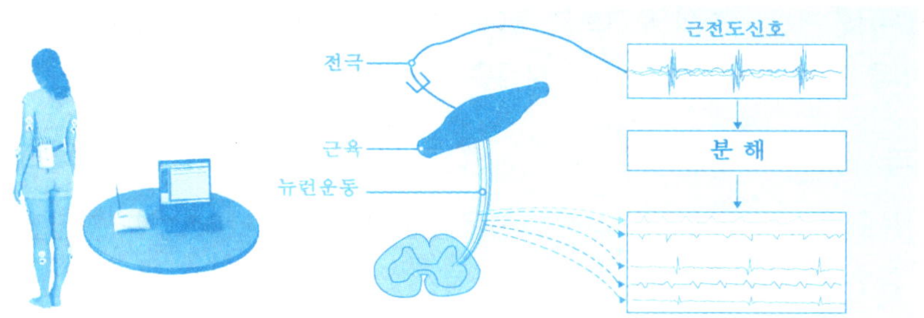

(a) 표면근전도 (b) 근전도 운동단위

그림 1-9 • 표면근전도와 표면근전도로 관찰한 운동단위

(3) 유발근전도

말초신경에 강제적으로 전기적 자극을 주었을 때 근육에서 유발되는 근활동전위를 측정하는 방식이며 말초신경전도속도, 반복유발 근전도, 반사기능검사 등을 할 수 있어 임의로 움직일 수 없는 근육의 상태, 말초신경장애, 특히 중증근무력증에 대한 객관적인 검사방법으로 이용되고 있다.

유도전극(표면자극전극)을 검사하고자 하는 신경의 지배근에 부착해 유도하며 자극은 신경섬유 다발을 총동원할 수 있는 충분한 강도, 즉 최대 자극으로 0.5~1[msec]의 지속시간을 갖는 방형파 형태의 전기자극을 가해준다. 이때 지배근에서 M파, F파, T파, H파 등이 유발되는데 이 파형들은 신경·근육접합부의 이상 유무를 판별하는 데 중요한 근거가 된다.

1) M파

자극 후 수[msec]의 잠복기간 후 나타나는 전위로 중추신경(뇌 및 척수)에서 근육 등의 말초기관으로 신경충격을 전달하는 원심성의 운동신경의 α섬유가 자극에 의해 직접 흥분하고, 활동전위가 원심방향으로 전도해 지배근에서 유발되는 근전도 파형을 M파라 한다. 말초신경 및 근육의 상태와 신경·근접합부 등의 상태를 반영하며 M파의 역치에 변동이 발생하거나 잠복시간의 연장, 파형의 변화와 소실 등을 검사하여 손상정도를 파악한다.

2) F파

자극 후 20~30[msec]의 잠복기간 후에 나타나는 전위로 신경충격을 받은 운동신경섬유의 자극이 근육이 아닌 척수로 역행하여 척수전각세포를 흥분시켜 다시 운동섬유를 하행하여 근육에서 일으키는 파형이다.

3) H반사

자극 후 20~30[msec]의 잠복기간 후에 나타나는 전위이며, 구심성 신경섬유가 감각신경인

Iα신경섬유를 거쳐 척수의 후각으로 들어가 척수 내에서 단일연접반사궁(2개의 신경원과 1개의 연접)을 거쳐 운동신경인 A-α신경섬유를 타고 돌아오는 반사파이다.

4) T파

건반사(슬개건, 아킬레스건)를 통한 근육의 움직임을 반영한다. 말초신경장애에서 감쇠, 소실되며 중추신경장애에서 항진된다.

5) M파와 H파의 진폭과 자극 전압과의 관계

경골신경을 최대자극보다 약하게 자극하면 M파라 하고 장딴지 근육에 초기 활동전위와 후기 활동전위가 보이는 것은 H파라고 한다(표 1-1). H파는 M파보다 훨씬 역치가 낮기 때문에 약한 자극상태에서는 M파보다 H파가 더 빨리 나타난다. 자극의 강도가 증가되면 H파는 서서히 사라지며 M파가 커지게 되고 F파가 출현한다.

표 1-1 • M파와 H파의 특성

명 칭	자극하는 신경	역치	잠복시간	특 징
M파	운동신경의 α섬유	높다	수[m/sec]	강한 자극을 주면 진폭이 커지고 말초신경 및 근의 상태를 잘 반영한다.
H파	감각신경섬유(GIα)	낮다	20~30[m/sec]	자극이 강해질수록 진폭 감소하고 상위중추의 영향이나 척수 내의 질환에 반영된다.

6. 신경전도검사

(1) 신경전도검사

전기자극에 의해 유발되는 말초신경의 자극전도를 관찰하고 말초신경계의 손상을 진단하

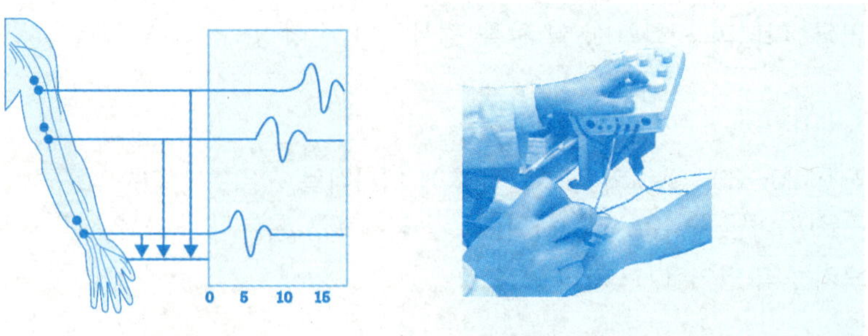

(a) 근전도검사 (b) 신경전도검사

그림 1-10 • 근전도 및 신경전도검사

기 위한 방법인데 주로 축삭변성과 분절성 탈수초 두 가지가 대표적인 말초신경계 손상의 원인이다(그림 1-10).

① 축삭변성(그림 1-11)은 외상 등으로 축삭이 절단된 후 신경말단에서 축삭이 변성을 일으킴을 말하며 신경의 전도성을 잃어버리는 원인이 된다.

② 분절성탈수는 축삭이 남아 있는 수초의 붕괴상태로 역시 신경의 전도성을 잃어버린다.

③ 신경전도검사는 신경의 전도성을 측정하여 말초신경계의 손상을 진단하는 검사방법이다.

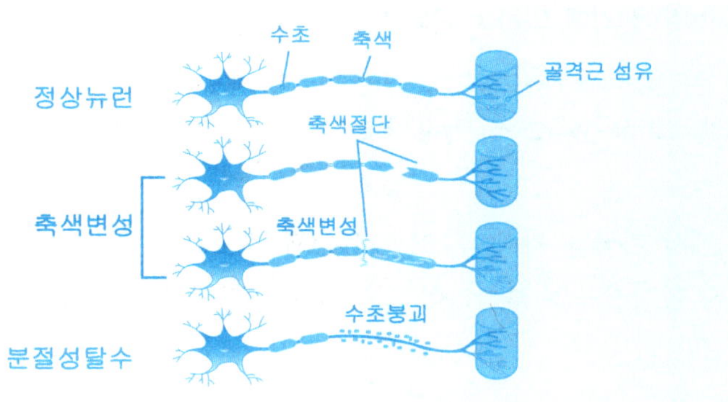

그림 1-11 • 말초신경계의 손상

(2) 운동신경의 전도속도 검사법

운동신경을 전기 자극했을 때 전기적 흥분이 신경원의 축삭말단을 지나 신경·근에 전달되고 이로 인해 수축된 근육에서 유발되는 근육의 운동량, 즉 복합 근육활동전위를 기록하는 방법이다. 신경전도속도(Nerve Conduction Velocity : NCV)를 구하는 원리는 그림 1-12와 같다.

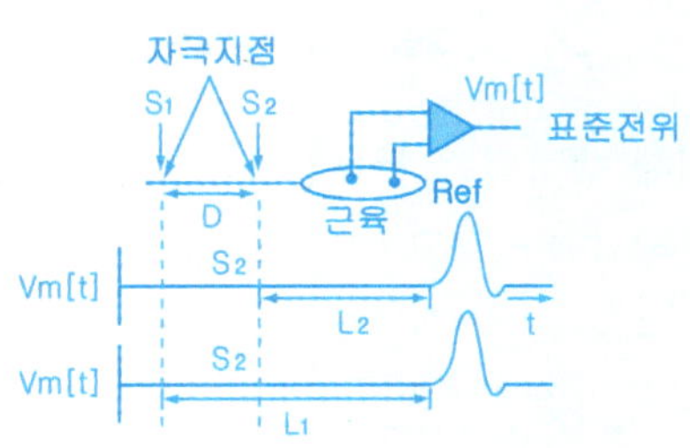

그림 1-12 • 신경전도속도

① 운동신경전도속도는 두 자극 간의 거리이며 줄자를 이용하여 근위부와 원위부의 거리를 측정하여 얻을 수 있고, 즉 NCV는 식 (1-1)과 같다.

$$NCV = \frac{D}{L_1 - L_2}[\text{msec}] \qquad (1\text{-}1)$$

여기서 NCV는 신경전도속도이고, D는 자극점과 활성전극 사이의 거리이며, $L_1 - L_2$는 두 자극점 사이의 전도시간이다.

② **신경의 전도속도와 자극의 전달시간**이 말초신경의 기능을 진단하는 데 중요한 요소가 되지만 **자극받은 신경에 의하여 근육에 유발되는 전위의 특성도** 매우 중요한 요소가 된다.

㉮ 어떠한 운동신경에서의 전도속도가 느리면 그 부위 세포에서의 전기적 활성화가 느림을 의미하며, 신경섬유의 느린 자극전도는 시간에 따라 분산을 겪게 되기 때문에 유발전위의 파형크기는 상당히 작아진다.

손목부위에서 자극을 가한 후 그림 1-13과 같이 엄지손가락 부위에서 기록전극과 이들 중앙에 활성전극을 부착하여 정중신경 부위에서 유발된 활동전위를 측정한다.

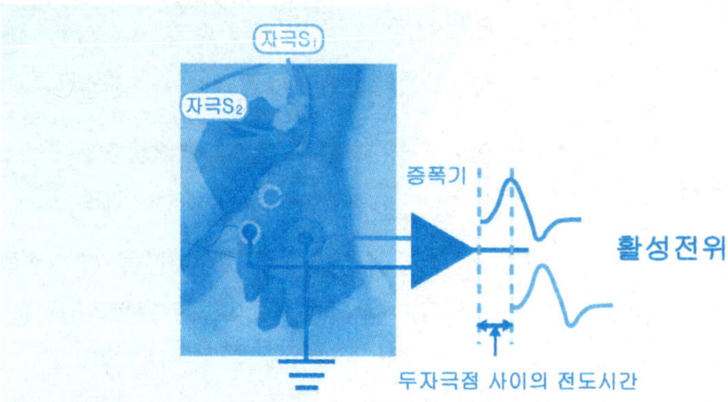

그림 1-13 • 운동신경전도검사

③ **운동신경전도검사**에 의해 측정되는 활동전위의 요소는 **잠복기**와 **지속시간** 그리고 **진폭**으로 이루어지며 그림은 1-14와 같고 이 요소에 대한 해석은 다음과 같다.

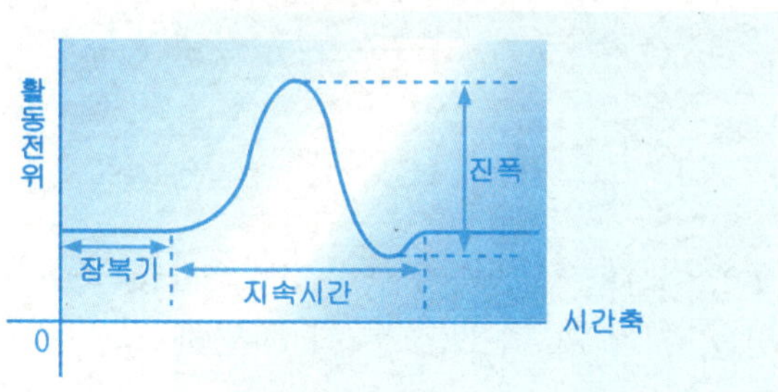

그림 1-14 • 운동신경전도의 파형

- 잠복기 : 신경을 자극하는 시각에서부터 반응이 나타나는 시각까지 걸린 시간, 즉 최초 자극이 주어진 시점부터 복합 근육활동전위가 측정되기 바로 전까지의 걸린 시간이며 빠른 신경섬유를 통해 도달한 시간이다.
- 진폭 : 신경원 자극전도로 인한 복합 근육활동전위의 크기이다. 이 진폭의 크기가 정상보다 작으면 신경의 전도장애를 나타낸다.
- 지속시간 : 복합 근육활동전위의 시작에서 끝까지의 시간, 즉 복합근육의 활동전위 출현에서 사라지는 지점까지 걸리는 시간이다.

④ 복합 근육활동전위의 발생은 수많은 신경섬유의 활동에 의해 이루어지고 각 신경섬유는 그 굵기와 수초화의 정도가 서로 달라 전도속도의 차이가 생긴다. 따라서 이들이 동시에 일을 했을 때의 활동전위의 파형은 뾰족한 파형이 아닌 잘 분포된 파형을 가지게 된다.

⑤ 활동전위의 진폭은 신경자극에 반응하는 근원섬유의 수에 대략적으로 비례하며 활동전위의 모양이 변형되어 나타나면 신경이 눌려있거나 심한 손상을 받은 것이다.

⑥ 운동신경자극검사에서의 유의점

㉠ 운동신경에서 최상의 반응을 얻기 위해서는 해당 근위부의 여러 위치에서 자극하여야 한다. 적당한 자극강도로 자극했음에도 좋지 않은 응답이 측정된다면 활성 자극전극의 위치를 약간씩 움직이며 자극하여야 한다.

㉡ 정확한 신경전도속도 결과를 얻기 위해선 각 검사실의 표준온도를 정한 후 환자 피부의 온도를 측정, 정해진 표준온도에 맞게 보정해야 한다.

㉢ 신경전도속도는 체온이 높으면 전도속도가 빨라지고 체온이 낮으면 전도속도가 느려지는 특성이 있기 때문이다. 활동전극의 위치는 정확하게 근육에 부착해야 하며 특히 활동전극과 기준전극의 위치가 뒤바뀌는 일이 없어야 한다. 또한 너무 강한 자극은 다른 인접한 신경을 자극할 수 있다.

(3) 감각신경전도검사

운동신경전도가 신경을 자극하여 이 신경의 말단부의 근육에서 근활동전위와 신경전도속도를 측정하는 방법이며, 감각신경전도검사(Sensory NCV(Nerve Conduction Velocity))는 신체 감각의 전도방향과 동일한 방향, 즉 구심방향(생리적 전도방향인 척추 쪽)으로의 신경의 자극전도를 측정하는 정향적 방법과 생리적 전도의 반대방향으로의 신경의 자극전도를 측정하는 역향적 방법이 있다(그림 1-15).

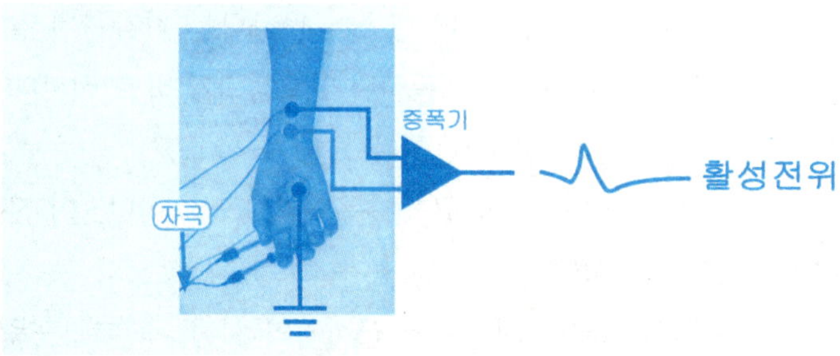

그림 1-15 • 감각신경전도검사

1) 정향적 방법

손가락 부위를 자극하여 척수를 타고 올라가는 구심성 자극전도를 손목부위에서 측정하는 방법을 나타낸 그림은 1-15와 같다. 감각신경전도검사에서의 신경전도속도(Nerve Conduction Velocity : NCV)는 정향적 방법은 자극점과 활성전극 사이의 거리는 줄자 등을 이용하여 거리를 측정하며 잠복기는 자극시점으로부터 유발전위가 측정되기 전까지의 시간을 의미한다.

2) 역향적 방법

손바닥과 손목에서 자극하고 제3수지에 3~4[cm] 간격으로 활성기록전극과 기준기록전극을 부착하여 기록한다. 활성기록전극과 손바닥 자극지점 사이의 거리, 손바닥 자극지점과 손목 자극지점 사이의 거리를 각각 7[cm]씩으로 두 구간의 간격이 같은 지점에서 자극한다.

(4) F파 검사

전기적 자극으로 운동신경을 자극했을 때 이 신경의 말단 부분에서 측정되는 근육의 근활동전위는 신경전도의 원심방향에 대한 유발전위이다. 하지만 신경이 전기적 자극을 받으면 척수방향, 즉 구심방향으로의 흥분전도가 역시 이루어지며 이 흥분을 받은 척수는 다시 원심방향으로 운동신경을 타고 흥분을 전도시키는 데 이때 신경의 말단근육에서 또다시 측정되는 유발

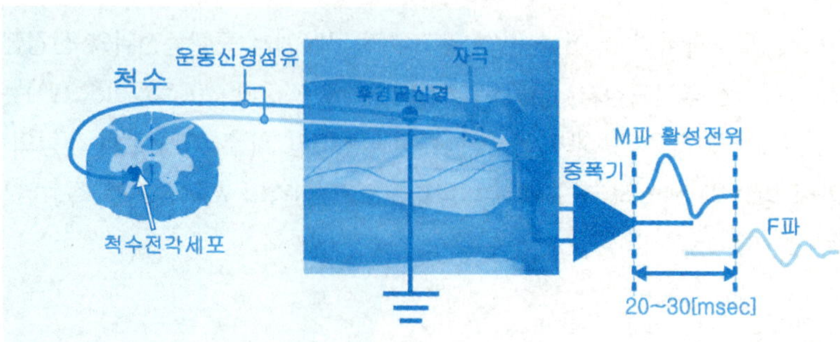

그림 1-16 • F파 검사

전위를 F파라고 한다.

발목부위에서 전기적 자극을 주었을 때 신경의 전도가 원심방향(발)으로 이루어져 M파가 측정되는 것 이외 후경골 신경을 타고 구심방향(척수)으로 자극이 전도되고 척수전각세포에서 원심성 방향으로 자극이 전도되는 것은 그림 1-16과 같다.

F파는 M파의 출현 후 약 20~30[msec] 후에 출현하며 자극시점으로부터 잠복기는 상지에서는 5~35[msec], 하지에서는 50~60[msec]의 잠복기를 갖는다. F파는 최소 10회 이상을 연속적으로 기록해야 한다.

(5) H파 검사

신경에 전기적 자극을 주었을 때 자극의 전도가 원심방향 이외에 구심성 방향의 감각신경인 Iα신경섬유를 타고 척수의 후각으로 전달되고 다시 척수 내 단일연접반사궁에서 반사된 자극이 A-α 신경섬유를 타고 되돌아 활성전극에서 다시 측정되는 파이다. 경골신경을 최대자극보다 약하게 자극하면 장딴지 근육에서 M파와 H반사가 나타난다(그림 1-17).

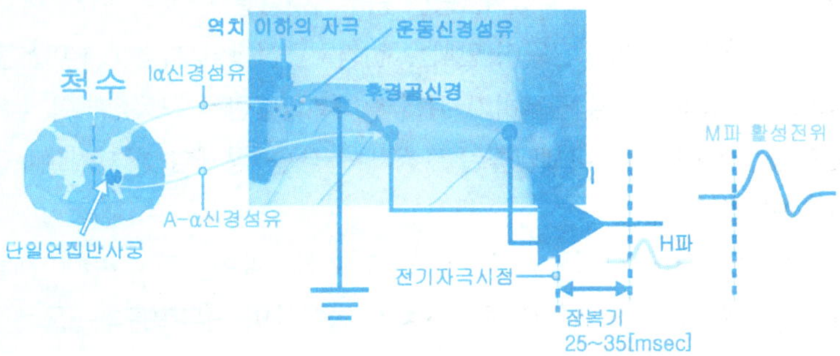

그림 1-17 • H반사 검사

H파는 M파보다 훨씬 낮은 역치의 자극에 반응하기 때문에 약한 자극상태에서는 H반사가 더 빨리 측정된다. 하지만 자극의 강도가 증가되면 역치 이하의 자극에서만 반응하는 H반사는 점차 사라지며 대신 M파는 점점 커지고 F파가 출현하게 된다. H반사의 잠복기는 정상인에게는 약 25~35[msec]로 나타나며, H파 반사의 잠복기가 정상인에 비해 현저히 길어지면 당뇨병성 신경병증과 같은 다양한 다발성 신경병증 등을 진단한다.

(6) 반복자극법

신경 · 근 접합부의 이상검사를 하기 위한 방법이며 그 측정방식은 운동신경전도검사와 같다. 단지 저속, 또는 고속의 빈도로 자극을 주어 이로 인해 유발되는 M파를 연속적으로 측정하는 것이다. 측정방식은 운동신경전도검사와 같으며 자극빈도에 따라 5[Hz] 이하인 자극은 저속

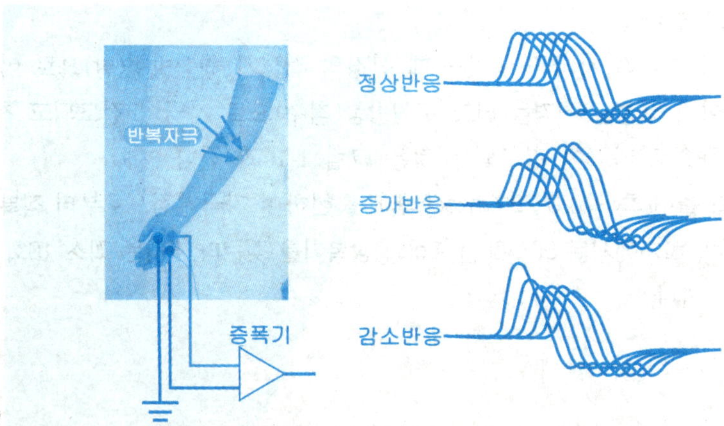

그림 1-18 • 반복자극법

자극, 5[Hz] 이상은 고속자극으로 구분된다.

그림 1-18은 특히 2~3[Hz]의 저속자극에 대한 유발전위가 점차적으로 감소되는 현상을 보이면 중증 근무기력증을 진단할 수 있다. 중증 근무기력증은 근육이 쉽게 피로해지는 병으로서 보통 근운동을 할 때 신경과 근육이 만나는 신경 · 근접합부 지점에서 아세틸콜린(신경전달물질)이 분비되고 신경의 자극을 전달하기 위해서 아세틸콜린은 근육부위의 수용체와 결합해야 하는데, 원인모를 현상에 의해 아세틸콜린 수용체에 대한 항체가 형성이 된 후 아세틸콜린 수용체들이 파괴되어 발생한다.

30~50[Hz]의 고속반복자극 시에는 Ca^{2+}(칼슘)가 축삭종말에 축적되어 아세틸콜린의 방출이 촉진되기 때문에 200~300[%]의 진폭증가현상이 일어나며 근무력증후근을 진단할 때 사용된다.

7. 근전도 유도법 및 근전계의 구성

(1) 근전도 유도법

유도법은 생체에 한 쌍의 전극을 부착하여 생체신호를 유도선에 의해 증폭기로 유도하는 것이다. 근전도 유도법에는 활동부위나 비활동부위에서의 측정이 가능한 단극 유도법과 활동부위에서만 유도가 가능한 쌍극 유도법이 있다.

정상근전도 신호의 특성은 피부표면전극에 의한 신호파형으로 근수축의 강약의 정도는 근전도의 진폭의 차이로 나타난다. 침전극에 의한 파형은 표 1-2와 같다.

표 1-2 • 침전극에 의한 파형상태

<table>
<tr><td rowspan="4">안정시</td><td colspan="2">완전히 이완상태에서는 근방전이 나타나지 않으며 전기적으로 안정된 상태이다. 조금이라도 수의 수축이 있으면 스파이크 방전현상이 반복한다.</td></tr>
<tr><td>자입전위</td><td>침전극 삽입 시 일어나는 돌발전위이며, 진폭 1~3[mV], 지속시간 100~300[ms]이다.</td></tr>
<tr><td>신경전위</td><td>운동신경분지 부근이 침전극으로 자극 시 자발전위, 통증동반, 진폭은 50~200[μV], 50~100[Hz], 2~3[ms]이다.</td></tr>
<tr><td>종판전위</td><td>침전극이 신경 · 근육접합부 자극 시 발생한다.
진폭 20~100[μV], 지속시간 1~2[ms]이다.</td></tr>
<tr><td>수축시</td><td colspan="2">약한 수의 수축 시 주기적으로 반복되는 신경 · 근단위 전위가 발생한다. 근수축이 강할 경우 활동성 근섬유의 증가로 근방전의 수가 증가, 이때 진폭은 불변이다. 최대 수축 시 간섭파형이 발생한다.</td></tr>
</table>

(2) 근전계의 구성

1) 유도용 전극

유도법에 사용하는 전극은 크게 생체를 손상시키지 않기 위한 **피부표면전극** 그림 1-19와 직접 생체 내로 전극을 찔러 넣는 **침전극**은 그림 1-20으로 분류하며, **보통 환자의 고통을 덜**어주기 위해 표면전극을 주로 사용한다.

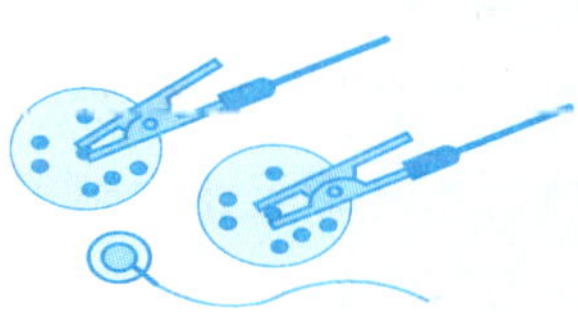

그림 1-19 • 표면전극

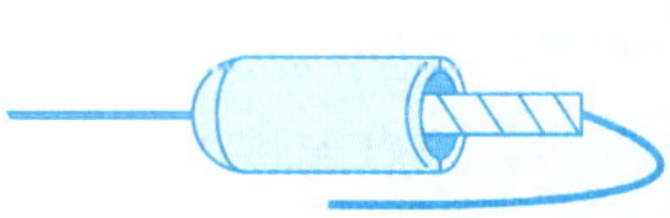

그림 1-20 • 일반적인 침전극

① **피부표면전극은 모양에 따라 원판전극, 막대전극, 링전극** 등으로 다양하며 **전극의 지름은 약 0.5~2.5[cm] 정도**이다. 피부표면전극은 근육전체의 수축상태나 신체의 자세, 동작, 반사활동조사, 그리고 **유발근전도 측정 시 적합**하나 **개개의 신경 · 근단위 활동전위를 분리하여 기록할 수 없는 단점**이 있다. **피부표면전극의 특징**은 다음과 같다.

㉠ **신체의 표면에 부착하고 간섭파형***으로 인해 개개의 신경 · 근단위(Neuro Muscular Unit : NMU)를 분리하여 측정할 수 없다.

㉡ 근육 전체에 대한 **활동전위의 측정이나 반사활동의 검사에 유효**하다.

* 간섭파형 : 근육의 수축이 너무 강하면 다수의 운동신경단위의 활동전위가 증가하고 서로 간섭해 진폭이 큰 복잡한 형태가 되는 것으로 개개의 운동신경단위의 활동전위를 분리하지 못하고 그 전위도 관찰할 수 없는 파형이다.

㉢ 표면전극 조건으로는 장시간 안정적으로 접촉유지가 가능해야 하며 접촉저항과 분극 전압이 적고 잡음이 잘 발생하지 않아야 한다.

② 침전극은 피부를 뚫고 바늘을 삽입하는 전극으로 신체 내부의 미세한 전위신호를 표면에서의 간접측정이 아닌 직접측정을 할 때 사용하며, 근육 개개의 신경 · 근단위의 활동전위를 분리하여 유도하는데 표면전극은 침전극에 비해 신체피부에 대한 접촉이 떨어지기 때문에 환자가 불안감과 아픈 것만 참을 수 있다면, 표면전극보다 정밀한 생체 내 개개의 신경 · 근단위 활동전위를 분리 유도하여 측정할 수 있으며, 종류는 다음과 같다.

㉠ 동심형 일심 침전극 : EMG 측정 시 가장 많이 사용하며, 봉입선이 50~100[μm]의 에나멜구리선으로 끝이 절단되어 노출되어 있으며, 장점으로 개개의 신경 · 근단위의 활동전위를 분리유도가 가능하다.

㉡ 동심형 이심 침전극 : 신경 · 근단위(NMU)로 분리유도가 가능하며, 일심 침전극보다 국한된 부위 전위기록이며 봉입선의 두께 및 거리에 따라 진폭이 변화하는 단점이 있다.

㉢ 단극 침전극 : 가는 은선을 절연하여 끝 부분만 노출시켜 사용하며 2개의 전극을 사용한다.

㉣ 다극 침전극 : 외경 1[mm] 정도의 외장침 내에 5~6줄의 가는 도선을 삽입하여 사용한다. 같은 근육 내에 몇 개의 활동전위를 동시에 기록 가능하다.

㉤ 미소 침전극 : 직경 20~25[μm] 정도의 아주 가는 백금선을 봉입한 것으로 백금선 노출수에 따라 일심, 이심, 다심 전극으로 분류한다. 아주 가늘기 때문에 신경 · 근단위 내의 단일 근섬유세포의 활동전위를 유도한다. 전극의 부착은 통증 또는 마비부위, 수술 관련 부위 등 근육에 있는 모든 부위에 부착이 가능하며, 재활치료의 경우 치료하고자 하는 근육부위에 전극을 부착하여 사용한다. 스트레스 등의 감정이나 정서와 관련된 근전신호를 얻고자 할 경우는 보통 얼굴 근육부위에 부착한다.

2) 입력부

전극 접속기와 교정장치로 구성되며 감도조절기능이 있다.

3) 증폭부

전치증폭기와 주 증폭기로 이루어져 있으며 기록측정을 위해 120[dB](100만배) 정도의 증폭도를 갖추어야 한다.

4) 영상표시부

근전도 신호의 파형관찰을 위한 브라운관은 오실로스코프이다.

5) 기록부

근전도의 신호파형 출력을 위한 표준 이동속도(line-monitor)는 20[cm/sec]이다.

02 내시경

신체 내부를 직접 볼 수 있는 의료기구를 내시경(endoscope)이라 한다. 기관지경 · 후두경 · 식도경 · 위카메라 · 자궁경 · 요도경 · 관절경 · 방광경 · 직장경 · 복강경 · 심장경 등이 있으며, 각 부위의 상태를 관찰하고 병의 발견 · 진단에 도움을 준다. 최근에는 유리섬유를 이용한 파이버스코프(fiber scope)를 사용하고 관찰하면서 사진촬영도 가능해졌으며, 고주파 전류로 폴립(polyp)을 절제하거나 레이저 광선으로 지혈하는 치료에도 이용되고 있다.

내시경 검사는 임상 진단 · 치료에 있어 필수검사가 되어 많은 진료과에서 초음파 영상진단 장비와 함께 폭넓게 사용되는 기기이다. 내시경에 의하여 거의 모든 소화기관 내벽을 관찰할 수 있으며, 대혈관이나 심장, 뇌나 뇌실, 요도를 통한 방광과 신장 등 체강 내를 육안으로 볼 수 있다. 내시경은 인체 내부를 지금까지의 간접적인 영상으로 보는 것과는 달리 의사가 직접 들여다보는 새로운 영상진단의 계기가 되었다.

1. 내시경의 원리

내시경은 굴곡되지 않는 경성내시경(rigid endoscope)과 자유롭게 굴곡시킬 수 있는 연성내시경(flexible endoscope)으로 나눌 수 있다. 내시경은 광섬유를 이용하고 있기에 파이버스코프라고 한다. 광섬유는 자유로이 구부릴 수 있기 때문에 연성내시경 제작이 가능하게 되었다.

그리고 제논(Xenon) 램프 등으로 강한 조사광을 얻을 수 있으므로 관찰뿐만 아니라 사진이나 영상촬영도 가능하다. 또 넓은 각도를 볼 수 있는 광각렌즈 등을 선단에 장착시킴으로써 넓은 시야를 확보할 수 있다. 전방시형은 위, 십이지장 등의 관찰에 쓰이고 측방시형은 담도 개구부를 관찰하거나 담도 등의 조영을 위하여 사용되고 있다. 또한 생검* 집게를 붙여서 내시경이 닿는 곳의 종양 등의 생검이나 이물질을 제거할 수 있다.

---

* 생검 : 생체에서 조직의 일부를 채취하여 그 조직학적 형태상으로부터 병을 진단하는 방법이다.

(1) 경성내시경

막대기형 타입의 프로브(probe) 내부에 렌즈가 배열되어 있고 렌즈가 촘촘히 배열되어 영상을 접안렌즈까지 전달해주는 방식의 내시경이다. 가격이 저렴하고 화질이 좋지만 곡선부분에 사용하지 못하고 떨어뜨리면 치명적이다. 내시경은 직경이 크기 때문에 관찰시야가 넓고 흡인·배출능력이 좋으며, 재질이 부드럽지만 마취에 따른 문제, 삽입의 어려움, 천공의 위험 등의 단점이 있어 현재는 연성내시경(flexible endoscope)이 이용되고 있다. 뛰어난 영상 재현성 및 고화질의 영상을 나타내며 사용이 편리한 초점 조절기능을 제공한다. 또한 340[°] 회전이 가능하며 측정 시야를 다양화할 수 있다. 최대 5[bar]까지의 압력 및 섭씨 150[°C]까지의 온도도 견디어 낸다.

(2) 연성내시경

연성 타입의 프로브 내부에 이미지 광섬유가 영상을 전달하는 방식의 내시경이다(그림 1-21). 광섬유의 한 가닥 한 가닥이 영상을 전달하는 방식으로 광섬유의 품질 및 개수에 의해 영상품질이 좌우되며 직결된다. 곡선부분의 검사가 가능하고 다루기가 쉽다. 하지만 가격이 비싸고 광섬유가 파손되기 쉽다.

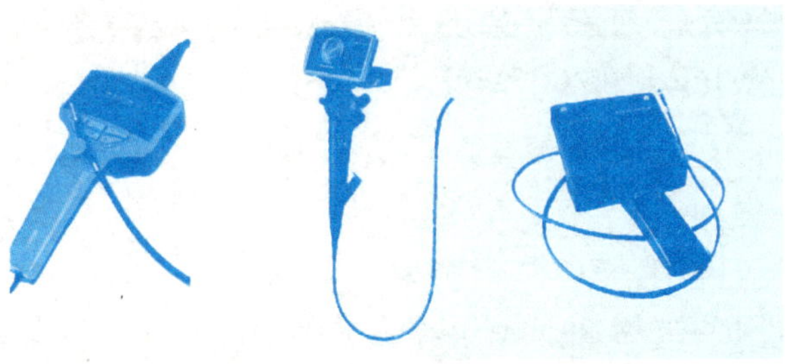

그림 1-21 • 연성내시경

광섬유(광학유리섬유)는 직경이 20~200[μm]인 유리섬유로 한쪽 단면에 빛을 입사시키면 빛은 유리의 내벽을 전반사하면서 계속 진행하여 다른 쪽 단면에 도달하게 할 수 있다. 따라서 직경 30[μm] 이하의 가는 광섬유를 다량으로(1만개 이상) 한 번에 묶어놓으면 이것으로 물체의 영상을 전송할 수 있다. 이를 영상 가이드라고 한다.

2. 내시경의 종류

(1) 내시경 종류와 사용방법

1963년 위 카메라에 파이버스코프를 넣은 위 파이버스코프(Graphics Interchange Format

: GIF)가 개발, 실용화되어 본격적인 위내시경 시대가 시작되었다. 이후로는 내시경의 종류도 다양해지고 성능면에서 많은 진보를 거듭하였으며, 1983년 전자기술의 발달로 전자내시경이 개발되었다. 현재 내시경은 맹점이 없고 선단굴곡, 송기, 주수, 흡입이 용이하며 관찰상과 촬영사진이 선명하고 여러 가지 기능을 가진 것들이 개발되어 사용된다. 각 의학분야에서 개발된 내시경 종류는 다음과 같다.

1) 식도 및 위, 십이지장 내시경

렌즈의 위치방식에 따라 전방시 시식, 사시식, 시야변화식(panview) 내시경 등으로 분류되며 식도 및 위, 십이지장 중부까지 충분한 관찰을 할 수 있는 내시경이다(그림 1-22).

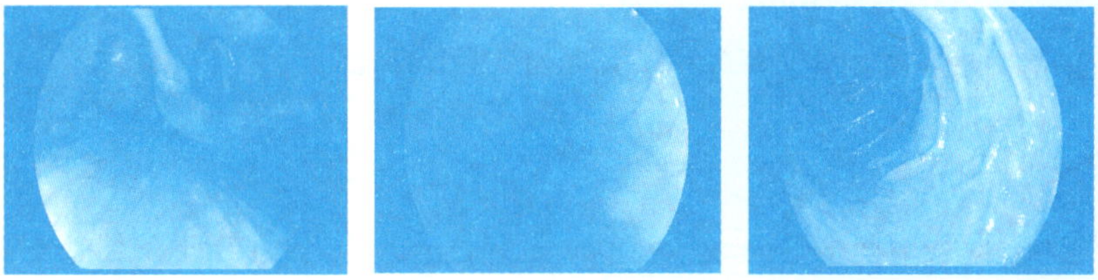

(a) 내시경으로 본 성대 (b) 내시경으로 본 식도 (c) 내시경으로 본 십이지장

그림 1-22 • 내시경으로 촬영한 식도 및 위십이지장

위내시경은 식도(gullet), 위(stomach), 십이지장(dodenum)의 상복부 내장을 주로 검사하기 위한 것으로 위내시경을 사용하는 검사를 위내시경(gastroscopy)이라 한다.

120[cm] 정도의 길이와 1.2[cm] 정도로 손가락 두께 정도이다. 그리고 광섬유(fiber optic)와 비디오카메라가 장착되어 있어 장기 내부의 관찰도 가능하다. 그리고 부채널(side channel)이라는 구멍이 있고 이 구멍을 통해 다양한 수술용 기구를 편리하게 사용할 수 있어 외부 피부를 찢는 수술 없이 치료제의 주입, 조직의 제거, 생검(biopsy) 등이 가능하다. 위내시경 검사는 보통 외래환자에게 시행이 되는 아주 일상적인 검사이다.

2) 전방시식 내시경

내시경 본체와 수평방향의 시야로 식도나 장 등과 같은 관강 장기에 사용된다.

① 장점 : 식도, 위의 전부, 위십이지장 상부, 위체부의 후벽검사에 용이하다.

② 단점 : 후벽에 있는 병소의 조직학적 검사가 어렵고 위저부, 전정부의 소만부를 관찰하기 어렵다.

3) 측시식 내시경

내시경 본체의 측면에 렌즈를 장착하고 프리즘이 직각으로 상을 굽혀 관찰하는 것으로 위

카메라, 위 파이버스코프의 대부분은 렌즈와 피사체 점막면과의 거리가 비교적 떨어진 부위에 사용된다.

① 장점 : 위의 소만부, 십이지장 구부러진 부위와 유두부의 삽관 및 깊은 부위의 십이지장에 대한 검사가 용이하다.

② 단점 : 식도를 관찰하거나 유문부를 관찰하는 데 있어 직시경만 못하며 고도의 협착이 있는 십이지장 구부를 관찰하는 데 곤란하며 식도나 장과 같이 좁은 관강에 대해서는 근접되며 관찰할 수 없게 된다. 그리고 십이지장 이하 부위에서 맹장 전까지는 현재 실정(routine)으로 소장 전체의 내시경검사가 어려운 실정으로 몇 종류의 검사법과 내시경이 개발되어 있다.

4) 사시식 내시경

직시식과 측시식의 특징을 살린 것이 사시식 내시경이다.

5) 시야변화식 내시경

시야변화식 내시경(panview endoscope)은 넓은 시야를 관찰하기 위해서는 파이버스코프 선단에 곡면 유리를 사용하여 내부에서 프리즘을 회전하여 측시와 직시와 양방향의 시야로 변화하여 관찰하는 내시경이다.

6) 내시경적 · 역행성 췌담관조영술

내시경적 · 역행성 췌담관조영술(ERCP)은 삽관을 통한 병변의 진단뿐 아니라 내시경 직시하에서 췌액, 담즙을 채취하여 세포진을 검사할 수 있고 췌담관 내압을 측정할 수 있으며, 내시경적 유두절개술을 실시하여 총담관 결석도 제거할 수 있는 담도계, 췌장질환의 진단에 필수적인 검사이다.

7) 담도경 검사

담도경 검사(cholangioscopy)는 1970년대 중반에 시도되기 시작하여 현재까지 약 45년의 역사를 가지고 있다. 담도경을 이용하여 담도 내부에 접근하는 방법 5가지는 다음과 같다.

① 경구적 담도경 검사(Peroral Cholangioscopy : PCS) : 환자의 구강을 통하여 식도, 위, 십이지장 제2부를 통과하여 담도에 접근하는 방법이며 보통은 모자내시경(mother-babyscope)을 이용하여 시행하게 된다.

② 경피경간 담도경 검사 : 먼저 경피경간 담도배액술(Percutaneous Transhepatic Biliary Drainage : PTBD)을 시행하고 이 경로를 16~18[Fr]까지 확장시킨 후 관, 계가 성숙될 때까지 기다렸다가 검사하는 방법이다.

③ 수술 후 고막튜브(tympanostomy tube[T-tube-tract])를 이용하여 검사하는 방법

(Postoperative Cholangioscopy : POCS) : 담낭절제술 등을 시행하면서 총담관 내에 T-tube를 삽입하고서 수술 후 4~6주 정도 그 경로가 완성되기를 기다렸다가 담도경 검사를 시행하는 방법이다.

④ 경피경간 담낭경 검사 : 경피경간 담도배액술을 시행하듯이 담낭배액술을 시행하고서 그 경로로 담낭 내부를 검사하는 방법이다. 수술을 시행하는 과정에 담도경 검사를 시행하는 수술 중 담도경 검사 등도 시행되고 있다. 담도 병변을 감별 진단하는데 유용할 뿐 아니라 최근 들어서는 치료적인 면에서도 그 적용 범위를 넓혀가고 있다.

⑤ 치료적 목적의 담도경 검사 : 간 내 담석의 호발 지역인 동남아 지역, 즉 일본, 대만, 중국 그리고 우리나라에서 다발성 간 내 담석의 치료를 위하여 많이 시행되고 있다. 담도경은 가연성 유무에 따라 경성담도경과 연성담도경으로 분류된다. 수술 전과 수술 중, 수술 후에는 각각 그 목적하는 바에 따라 분류되어 사용하게 된다.

㉠ 수술 전은 연성담도경이 사용되며, 수술 중에는 연성, 경성 둘 다 사용되며 적응증은 주로 잔류담석의 진단과 제거 및 악성종양의 감별이다.

㉡ 수술 후에는 연성담도경이 사용되고, 잔류담석의 제거가 주 적응증이다.

㉢ 최근에는 폐쇄성 황달의 원인을 찾거나 간 내 담석을 비수술적으로 제거하기 위하여 수술 전 담도경의 사용도 점차 보급되고 있다.

(2) 전자내시경

전자공학의 발달로 1983년 Welch Allyn(웰치 알웬)이 처음으로 개발에 성공하였다. 그 원리는 내시경 선단부에 초소형 고체 촬상소자인 CCD(Charge Coupled Device)를 내장시켜 선단으로 들어가는 빛이 CCD에 상을 맺고 거기에서 각 화소에 들어간 광의 강도에 반응하여 전기신호로 변환하여 케이블을 통해 모니터로 영상이 보내지는 것이다. 내시경 끝에 초소형 CCD를 부착하여 영상밝기를 전기적 신호로 변환하여 모니터 TV로 영상을 관찰하는 시스템으로서 비디오스코프(videoscope)라고도 한다. 전자내시경(electronic endoscope)으로는 위내시경, 대장내시경, 십이지장경, 기관지경, 인후경 등이 있다(그림 1-23).

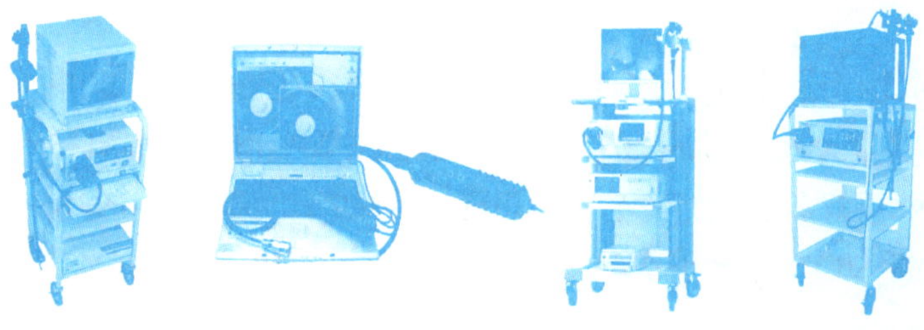

그림 1-23 • 전자내시경

① 새로운 내시경의 기술은 TV 엔더스코프(TV endoscope) 또는 비디오 엔더스코프(video endoscope)라고 하는 전자내시경을 출현시켰다. CCD라고 하는 초소형 고체 촬상소자를 사용하여 시야를 수만개로 나누어 집광을 한 후 모니터를 통해 물체를 볼 수 있다. 종래의 내시경은 섬유경에서 섬유가 절단되면 시야에 흑점이 나타나는 현상을 CCD 내시경의 선단 렌즈에 부착함으로써 해결하였는데 이는 섬유를 통하지 않고 전선에 연결할 수 있기 때문이다. 전자내시경은 TV 모니터를 통하여 영상을 보기 때문에 원격조정을 할 수 있으며 접안부를 통하여 보는 것이 아니다. 모니터 영상을 비디오로 기록할 수 있고, 필요에 따라 재생하여 볼 수 있으며 동시에 여럿이 함께 관찰할 수 있으므로, 보다 정확하고 객관적인 진단이 가능하게 되었다. 또한 비디오 신호를 컴퓨터로 처리하면 한 가지 색조를 강조하는 등 특수영상효과도 얻을 수 있다.

② 섬유를 석영* 으로 대체하면 내시경은 더욱 가늘어져 환자에게 불편없이 사용할 수 있다. 그러나 너무 가늘어도 충분한 빛을 내는 데 지장이 있으므로 제약이 따른다. 또한 육안으로 정상조직과 다른 조직을 구별하기가 쉽지 않기 때문에 컬러를 가미하여 조직의 차이를 확연하게 구분할 수 있는 기술이 발달되었다.

㉠ 전자내시경의 장점 : 여러 사람이 동시에 관찰할 수 있고 생검 등 다른 내시경적 처치가 용이하며, 영상 가이드(image guide)를 상용하지 않기 때문에 파이버(fiber)가 끊어질 염려가 없고 해상력이 좋으며 색조와 요철의 차이가 강조되어 미세한 병변도 찾아낼 수 있다.

㉡ 전자내시경의 단점 : 적정광량의 노출범위가 좁아서 거리의 원근에 따른 자동 광량조절이 어렵고 색의 재현성이 나쁘다.

(3) 캡슐 내시경

초소형 캡슐형 내시경은 전 세계적으로 연구가 진행되고 있고, 캡슐이 신체내부를 돌면서 병의 징후를 포착, 체외의 컴퓨터 화면에 나타낼 수 있는 첨단기술이다. 캡슐 내부에 카메라를 부착시켜 인체 내부를 촬영하여 질병을 검진하는 것으로 이스라엘의 Given imaging(기븐 이미징)사에서 최초로 상용화하여 미국 식품의약청(Food and Drug Administration : FDA)이 승인하였다.

① 캡슐 내시경 : 지름이 1[cm], 크기가 2.5[cm]로 소화기관을 돌아다니며 8시간 동안 1초에 2장씩 총 약 5만여 장의 사진을 찍으며 대변을 통해 배출되며 검사는 끝난다.

② 검사 : 인체 내를 촬영 시 무선통신을 이용하여 체외의 수신기에 송신하도록 되어 있어 질병의 유무를 모니터 영상을 통해 볼 수 있다. 기존의 일반 내시경은 항문을 통하여 관을

---

* 석영(quartz) : 굵은 것은 시야가 넓은 대신 환자에게 고통을 주고, 가는 것은 환자에게 고통이 적은 대신 가시면이 좁아 진단상의 문제가 있다.

삽입하기 때문에 위나 대장에 비해 연동운동이 빠른 소장의 질병진단에 어려움이 있었다. 또한 환자도 어려움을 감수해야만 한다.

③ **캡슐 내시경의 장점**(advantage of capsule endoscope) : 일반 내시경으로는 볼 수 없었던 소장 질환을 찾아낼 수 있으며 일반 내시경보다 통증이 거의 없다.

④ **캡슐 내시경의 단점**(weakness of capsule endoscope) : 사용빈도수나 가격면에서 경제적이지 못하여 서민들에게는 대중화되지 못하고 있는 실정이다. 캡슐 내시경은 그림 1-24와 같다.

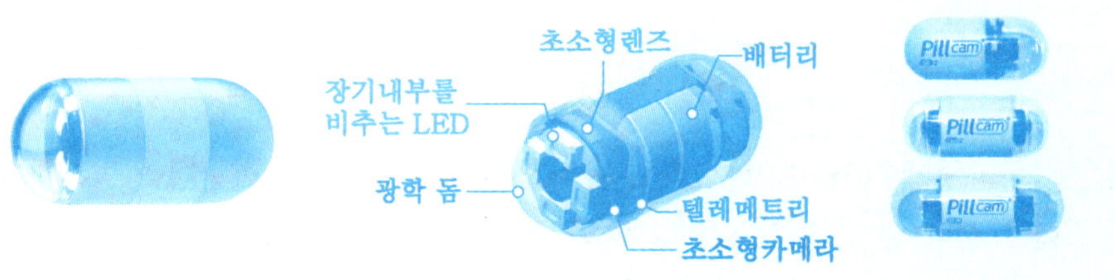

그림 1-24 • 캡슐 내시경

(4) 초음파 내시경

체강(體腔) 안에서 초음파로 그 주위의 장기를 관찰할 목적으로 개발된 의료기기이며 생체점막표면의 관찰이나 생체조직진단, 췌장같은 깊은 곳의 검사진단에 사용된다. 초음파 내시경(ultrasonics wave endoscope)을 검사하려는 부위에 가까운 체내에 삽입하여 내시경 전단에 부착된 초음파 발생 · 수신소자에서 초음파를 발생 수신해 초음파 영상을 얻게 된다(그림 1-25).

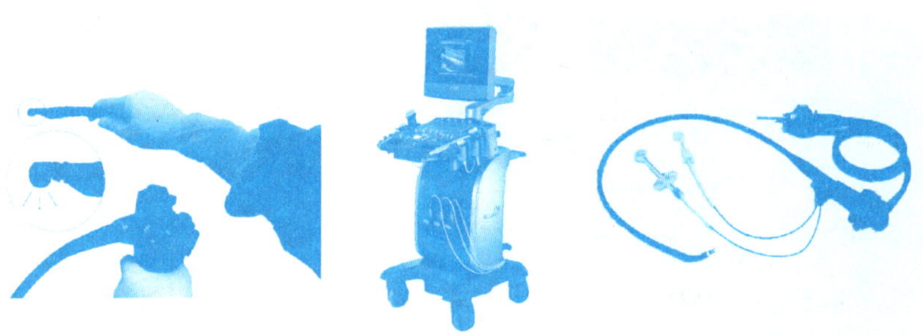

그림 1-25 • 초음파 내시경

근래에 초음파를 이용한 검사가 널리 보급되고 있는데 복부질환의 경우 몸표면에서 보낸 초음파는 소화기관 안의 가스에 의하여 강하게 반사되어 깊은 부분은 관찰하기 어려울 때가 많다. 그래서 내시경 끝에 초음파 진동자를 부착시켜 위 등의 체강 안에서 초음파를 보내어 그 주위의 장기(특히 췌장)를 관찰할 목적으로 초음파 내시경이 개발되었으며 복부 깊숙이 있는 췌장 등을 뚜렷하게 관찰할 수 있게 되었다(그림 1-26).

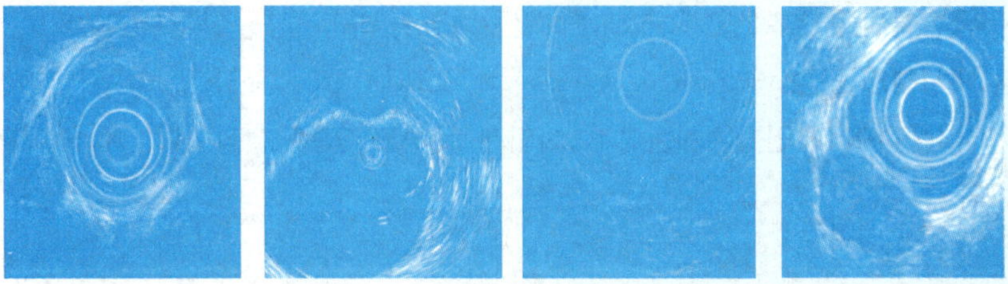

그림 1-26 • 초음파 내시경으로 촬영한 화면

최근에는 고주파수(5~10[MHz])의 초음파를 사용함으로써 소화관벽을 명확하게 관찰할 수 있어 소화관 점막 밑의 종양진단이나 암의 국소침윤의 정도를 진단하는 데 효과가 있다.

위 파이버스코프의 측시경을 기본으로 하여 물로 채운 선단 벌룬을 관강벽에 밀착시켜 사용하거나 위를 물로 채운 뒤 7.5[MHz], 12[MHz] 등의 고주파 초음파를 이용 관찰하는 방법이다. 초음파 내시경은 특히 점막하 종양과 벽외성 압박병변의 감별, 위암의 위벽 침윤정도 등의 판단에 유용하다(그림 1-27).

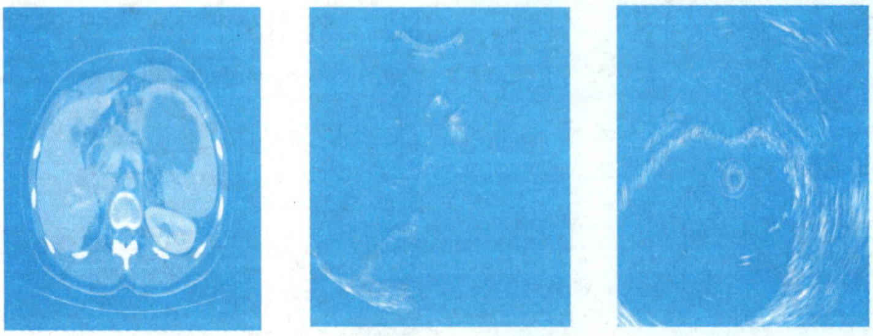

그림 1-27 • 초음파 촬영영상

(5) 형광내시경

기존 일반내시경이 반사광을 통해 신체내부를 관찰할 수 있는 반면에 형광내시경(fluorescence endoscope)의 경우는 신체내부 관찰기능뿐만 아니라 광섬유를 통하여 광을 질병부위에 보냄으로써 종양 등 질병에 따른 형광강도의 차이를 측정하여 신체기관과 조직의 기능상태 및 국소 표면의 병리학적인 변화 정도를 조기 진단할 수 있다.

형광내시경은 CCD 카메라와 굴곡성 기관지 내시경의 접안렌즈에 필터교환시스템을 부착한 것으로 교환시스템은 컴퓨터에 의해 제어되고 115[msec] 이내에 두 개의 연속화상을 처리한다. 내시경의 광원은 헬륨-카드뮴(hellium-cadmium) 레이저를 사용하는데 조사된 후 기관지 내에서 나오는 형광은 두 개의 필터(적색과 녹색)를 통해 CCD 카메라에 연속적으로 화상을 획득 후 컴퓨터 내의 영상 보드에 의해 디지털화된다. 이 후에 수학적인 변환에 의해 이미지가 생성되고 RGB(Red-Green-Blue) 모니터에 이 화상이 구현된다.

① 기관지 내의 형광화상 중 정상조직일 경우 초록색 형광으로 나타나고, 비정상 부위는 적색형광 내지는 형광의 감소로 나타나기 때문에 형광이 감소하는 부위에서 조직검사를 시행하면 조기 폐암의 진단율을 매우 높일 수 있다. 기존의 기관지 내시경은 백색광 내시경이었으나, 형광기관지 내시경은 카메라와 형광장치를 일체화한 장비로 기존의 일반 백색광 내시경 하에서는 쉽게 진단할 수 없었던 병변을 명확한 형광영상으로 표출해 초기단계의 폐암을 조기 발견하는 영상진단 시스템으로 시행되고 있다(그림 1-28).

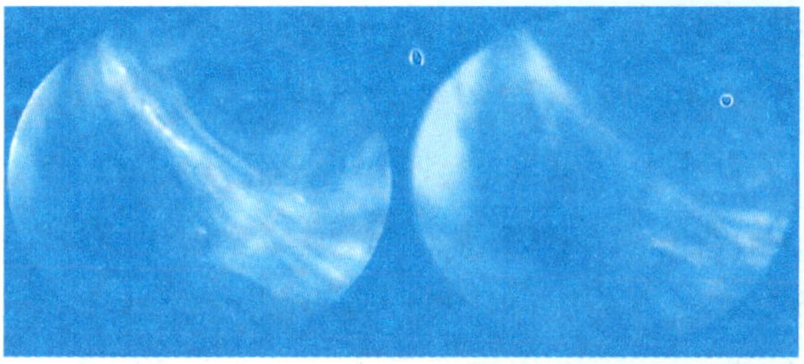

(a) 백색광으로 본 기관지 (b) 형광내시경으로 본 기관지

그림 1-28 • 형광내시경으로 촬영한 모습

② 화면분할비교 방식을 채택한 명확한 형상영상과 선명한 기존의 백색광을 동시에 제공해주며, 재래식 백색광과 형상 모드 사이에 토글 방식의 스위치 기능이 가능하다. 초기 암의 의심부위에 최적의 색상변화를 얻기 위해 향상된 형광반사 방식을 도입했다. 평균화면(frame averaging)의 기능에 의한 영상정지가 없는 실시간 비디오 영상도 제공한다.

③ 기관지 상피조직의 형광색상 반응을 수치로 표시하여 진단의 정확성을 극대화했다. 두 가지의 영상 모드에서 영상 선명도를 자동으로 조절해주며 폐암 조기발견 시 수술 후 생존율을 향상시켜 준다. 기관지경의 실제 활용에 보다 적합하게 만드는 사용의 편리성도 제공된다.

(6) 대장내시경

항문에 내시경 카메라를 삽입하여 대장 내부 및 대장과 인접한 소장 말단부위까지를 관찰하는 검사법이다(그림 1-29). 최근 사용되는 대부분의 내시경은 유연한 튜브의 끝에 광섬유로 연결된 카메라가 달려 있는 길이 1.3~1.7[m]의 기구이다. 대장내시경(colonoscopy)은 특히 대장암과 염증성 장질환의 진단에 매우 중요한 검사이다. 갑작스러운 혈색소(hemoglobin)의 감소 등 빈혈의 징후가 있는 경우에는 대변에서 혈색소가 검출되지 않더라도 상부 위장관(위, 식도, 십이지장) 내시경과 함께 흔히 대장내시경을 시행한다.

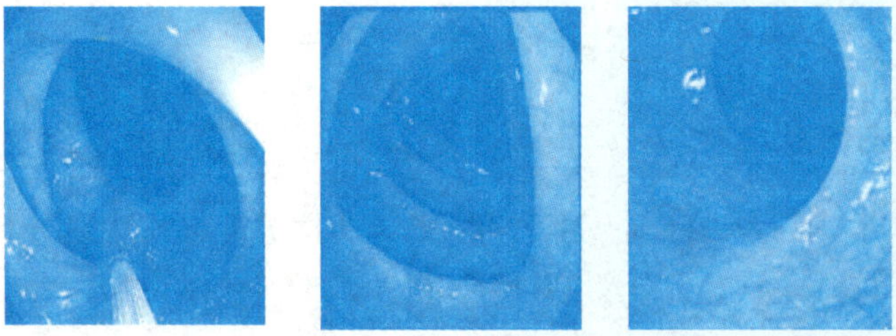

그림 1-29 • 대장내시경 화면

직접 대장의 내부를 보면서 눈으로 진단을 하고, 필요에 따라 지혈을 하거나, 조직검사 또는 의심스러운 병변을 제거하는 치료적인 목적도 가지고 있다. 최근에는 다양한 기구를 이용하여 출혈부위를 지혈하거나, 용종과 점막의 종양을 제거하는 치료내시경이 확대되고 있다. 대장내시경은 검사부위에 따라 회맹부에 긴 유형(long type), 좌측 경장에는 중간 유형(middle type), 하부 결장에는 짧은 유형(short type)의 파이버스코프가 이용되고 있다.

① 검사주기 : 정상인 경우 40세 이상은 검사를 5~10년마다 한 번 정도 검사하고, 이상 소견이 있을 경우 병변에 맞추어 시행한다. 과증식성 용종의 경우 일반인 그룹과 똑같이 5~10년의 기간을 산정하나, 불완전 제거나 잔변으로 인해 내시경의 질이 좋지 않은 경우 더 짧은 기간 내에 확인할 수 있다. 대한소화기 내시경학회에서는 1[cm] 미만의 선종성 용종은 3년 이내, 1[cm] 이상이나 여러 개의 선종성 용종은 1년 후에 검사를 시행하도록 권하고 있다. 불완전한 검사가 되었을 경우 6개월~1년 이내에 다시 시행할 수 있다. 과거의 검사가 비록 정상이었더라도 이상 증상과 징후를 보일 경우 의사와 상의하여 대장내시경을 시행하는 것이 바람직하다.

② 검사방법 : 항문으로 내시경을 삽입하여 대장의 내부를 관찰하고 사진을 촬영하는 검사이다. 대장은 평균 길이가 약 1.5~1.6[m]에 달하는 주름이 잡힌 관의 형태로 수축과 연동운동이 일어난다. 검사 시 내시경은 장운동의 방향과 반대로 진행하게 되며, 대장 내에 공기를 적절히 주입하고 장액과 이물질을 흡인하며 맹장까지 삽입한 후 내부를 관찰한다. 수술 후 장루를 갖고 있는 환자는 장루를 통하여 검사를 시행한다.

③ 환자 : 왼쪽 옆으로 누워 양쪽 무릎을 구부리고, 엉덩이를 뒤로 살짝 뺀 자세를 취하게 된다. 이때 몸의 긴장을 풀고 천천히 편안하게 호흡하는 것이 좋다. 배에 힘을 주거나 말소리를 내면 복벽에 긴장이 더해져 내시경의 진입이 어렵게 된다. 대개는 맹장까지 삽입하는 과정에서 불편감과 약간의 통증이 있고, 내시경을 빼면서 관찰할 때는 해소가 된다.

(7) 복강경 검사

복강경(laparoscope) 검사는 환자에게 큰 위험이나 부담이 없이 복강 내에 삽입한 복강경을 통해 복막과 복강 내 장기를 관찰할 수 있고, 병명이 의심스러운 부위에서 지시하에 생검을 시행하여 조직학적 확진을 하는 데 있어 다른 검사방법보다 좋은 결과를 나타낸다. 현재는 복강경을 통한 담낭제거술, 대장종양제거술 등의 과거 개복수술*에 대치하는 방법으로 그 중요성이 강조되고 있다. 전신마취 후 시술되며 약간의 불쾌감이 있을 수 있다.

① 마취 후 배꼽을 통해 바늘을 삽입하여 이산화탄소를 주입한다. 주입된 이산화탄소는 복강 내 기관들을 복벽에서 멀어지게 하여 복강경이 복강 내로 들어갈 때 복강경에 의해 기관들이 상하지 않게 한다. 이후 복강경은 배꼽을 통해 삽입한다(그림 1-30).

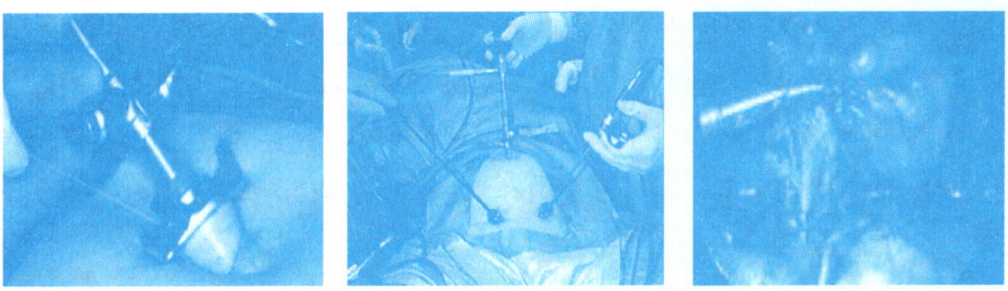

그림 1-30 • 복강경 수술 및 촬영사진

② 소요시간은 약 30분이며, 간질환의 진단 및 조직검사에 유용하다. 특히 복부 초음파 검사나 혈액검사로 진단이 쉽지 않은 간염과 간경변 진단에 도움이 된다. 이 밖에도 결핵성 복막염 및 전이성 암진단에도 유용한 검사이다.

③ 치료 : 복강경을 사용하여 복강 내의 많은 질환을 치료할 수 있다. 골반 근처에 절개를 개하고 탐침(probe) 및 수술용 도구를 삽입할 수 있다(그림 1-31). 근래에 들어 복강경을 이용한 수술이 더욱 발전하여 복강 내 거의 모든 장기를 치료할 수 있다. 배를 갈라 시술하는 개복술에 비해 간단하며 회복도 훨씬 빠르다는 장점도 가지고 있다. 복강경술 후 어느 정도 시간이 지나면 재관찰 복강경술(second-look laparoscopy)을 시술하기도 하며, 이때 초기 복강경술의 결과를 살피고 복강 내 장기들의 상태도 관찰한다.

* 개복수술 : 배를 째고 하는 수술이다.

그림 1-31 • 복강경 초음파 촬영사진

④ 위험성 : 일반적으로 안전하다고 알려져 있지만 소장, 대장, 위, 자궁 등에 손상이 생길 수 있다. 특히 복강 내 기관을 수술받은 경우, 골반 감염이 있는 경우, 비만이나 너무 말랐을 경우에 그 위험성은 커진다. 이 밖의 위험요소에는 절개한 부위에 내출혈이 일어나 그 피가 한 곳에 모여 혹 같이 나오는 경우와 골반이나 복강, 방광, 피부감염, 알레르기, 신경손상, 정맥 내부의 피가 굳어 핏덩이가 되는 경우, 마취제의 부작용 등이 있으나 그 가능성은 매우 낮다.

(8) 후두경 검사

후두경 검사(laryngoscopy)는 계속 쉰 목소리가 나거나 발성이 되지 않을 때나 목소리에 이상이 생겼다고 느꼈을 때 받는 검사이다(그림 1-32). 성대에 생긴 종양이나 폴립, 협착이나 이물질로 생긴 폐색을 밝혀낼 수 있다. 후두암을 확진하는데도 이용하기도 한다. 시술 전 긴장을 완화시키기 위하여 진정제를 주사한다.

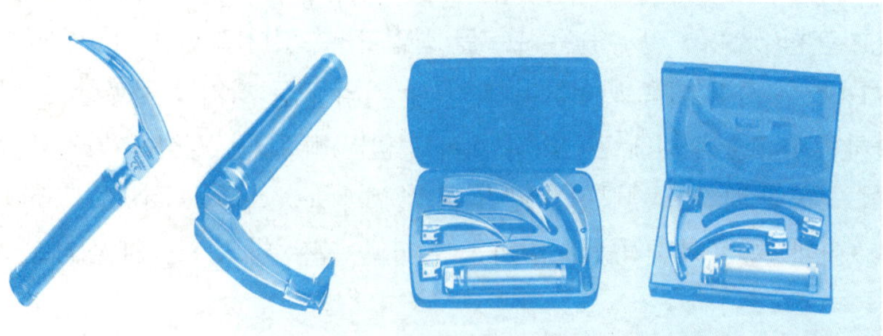

그림 1-32 • 후두경

① 환자의 목구멍과 입의 분비물을 줄이기 위하여 아트로핀을 주사한다. 전신마취를 하지 않는다면 국소 마취제를 목구멍에 뿌려서 후두경이 통과할 때의 불편함을 줄이게 된

다. 눕거나 앉은 자세에서 머리를 젖히고 후두경을 목구멍으로 삽입을 한 후에 검사가 시작된다. 검사 후에는 후두 부종의 위험을 줄이기 위하여 인후에 얼음찜질을 한다. 내시경 검사에서 생검을 시행하였다면 목구멍을 씻거나 기침을 심하게 하면 안된다.

② 후두 내부를 시진하는 방법으로 거울에 반사시켜 간접적으로 시진하는 간접적 후두경 검사법과 내시경을 사용하는 직접적 후두경 검사법이 있는데, 직접 후두경은 직각상태로 굴곡되어 있는 구강축과 후두축을 일직선이 되도록 두위를 변경시켜 거울을 사용하지 않고 직접 관찰하는 방법으로 광선의 위치에 따라 킬리안(Killian)식, 브루앤닝(Bruenings), 잭슨(Jackon)식이 가장 많이 사용되고 있다. 입체적 실상을 직시할 수 있으므로 정밀한 관찰에나 후두경하에서 여러 가지 처치를 할 때 필요하다.

(9) 기관지 내시경

기관지 내시경(bronchoscopy)은 성대부위부터 기관을 지나 하부기관지까지 내시경을 통해 직접 육안으로 들여다보면서 기관지 내부를 관찰하는 검사로 기관, 기관지의 종양 염증병변의 직관찰, 고직검사 및 폐세척술, 세포검진 혹은 경기관지 폐생검을 하기 위하여 사용한다. 우선 검사 전에 분비물을 줄이고 통증완화를 위해 주사를 맞게 된다. 그 후 목(인후) 부위의 국소마취를 위해 10~15분간 마취 액으로 가글하게 된다(그림 1-33).

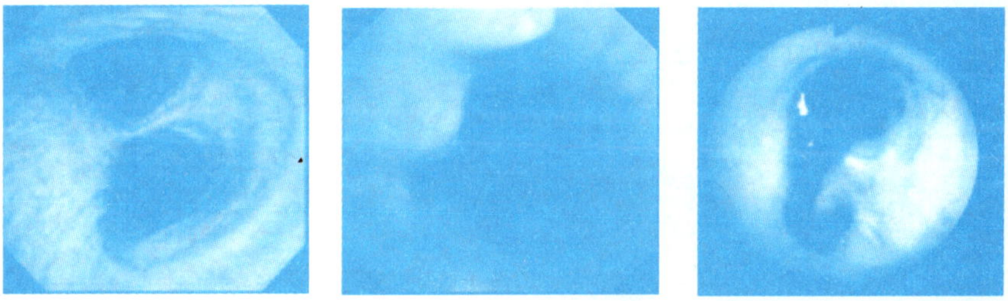

그림 1-33 • 기관지 내시경 촬영장면

① 내시경은 코나 구강으로 삽입하는 두 가지 방법이 있으며 이들 방법 간의 큰 차이는 없다. 다만 코에 삽입할 경우 코에 국소마취제를 한 번씩 뿌리게 된다.

② 다음 단계로 환자는 지속적으로 산소를 투여 받게 되고, 심전도와 산소농도를 모니터링하면서 기관지 내시경을 시행하게 된다. 이 때 환자의 상태에 따라 수면이 지연될 수 있으나 평소 음주가 잦은 사람은 시간이 많이 걸리는 경우가 있다.

③ 수면의 깊이도 진정제에 따라 다를 수 있다. 많은 환자들이 완전하게 수면에 빠지지 않지만, 검사가 끝난 뒤 내시경 과정을 기억하지 못해 두려워하거나 걱정할 필요가 없다.

④ 의사가 환자의 머리 위에서 내시경 검사를 시행하기 때문에 환자는 침대에 누워있으면

된다. 호흡기관으로 내시경이 들어가게 되므로 잦은 기침과 통증이 있을 수 있지만, 의사의 지시에 따라 바로 누워 배 앞으로 모은 자세에서 편안하게 검사를 받을 수 있다.

⑤ 환자는 안전한 검사를 위해 가능한 한 긴장을 풀고 몸의 힘을 빼야 하며 숨은 천천히 깊이 쉬는 것이 좋다. 검사 중에 이상소견이 나타나면 현미경으로 정확하게 병변을 확인하기 위해 조직검사를 한다. 대부분 종양이나 감염성 병변여부를 확인하기 위해 시행된다. 환자 또는 내시경의 목적에 따라 기관지 내시경에 걸리는 시간이 다소 달라질 수 있지만 대략적으로 20~30분 정도 소요된다.

⑥ 경성기관지 내시경 : 폐엽기관지와 폐구역지의 입구를 볼 수 있다.

⑦ 연성기관지 내시경 : 폐구역지와 아폐구역지를 다 볼 수 있고 폐실질의 조직검사와 표본채취가 가능하다.

⑧ 흉막경 : 수정된 기관지 내시경을 늑간 투관침(trocar)을 통해 직접 흉막을 관찰하고 조직검사를 하는 데 사용한다.

(10) 요관경 및 방광경

요관경(ureteroscopy) 및 방광경(cystoscope) 검사는 요도를 통해서 내시경을 삽입하여 상부 요로, 즉 요관과 신우까지도 눈으로 직접 이상 유무를 확인할 수 있는 방법이다(그림 1-34).

그림 1-34 • 요관경

① 요관경은 방광경보다 굵기가 매우 가늘기 때문에 방광 내로 뚫려 있는 요관 구멍으로 삽입이 가능하다. 진통제를 맞고 국소마취 하에 시행하는 경우도 있으나 대개는 척수마취나 전신마취 하에 시행한다.

② 방사선 검사에서 특별한 이상소견이 발견되지 않으면서 방광경 검사에서 요관 구멍으로부터 혈뇨가 나오는 것이 관찰되면 요관경 검사를 통해 상부 요로에 암의 존재 여부를 확인할 수 있고, 필요한 경우 의심스러운 부위의 조직검사가 가능하다.

요관결석 중에서 체외충격 파쇄석기로 치료가 어려운 위치에 있을 경우에도 요관경을 통하여 결석을 깨어서 제거할 수 있다. 요관결석을 제거하는 방법으로는 요관경하의 배석술이 1차적인 방법으로 보편화되었고, 여러 가지 형태의 배석기와 함께 초음파, 전기 수압충격, 레이저를 이용한 쇄석술 등의 발달로 성공률도 크게 향상되고 있다. 방광경의 경우 경성뿐 아니라 연성을 통하여 방광의 관찰을 하고 방광에서 신장경(nephroscope) 조직검사를 시행한다.

③ 방광경 검사는 소변이 지나오는 길 중 방광으로부터 요도에 이르는 길에 병이 있지 않은지를 확인하기 위하여 내시경을 요도로 삽입하여 방광을 들여다보는 검사이다. 방광 사진으로 결석, 출혈부위, 종양의 위치 등을 확인하기 위한 경우와 조직검사를 위한 조직표본 채집과 작은 결석, 종양 등을 제거하기도 하며, 카테터의 삽입이나 출혈부위 응고를 위한 목적으로 시행되는 검사이다. 방광경 검사에는 크게 두 가지가 있다. 하나는 부드러운 내시경을 사용하는 것이고, 또 하나는 딱딱한 내시경을 사용하는 것이다.

④ 일반적으로 진단을 위해서는 부드러운 것을 사용하고 수술 등 치료의 목적으로 사용할 때에는 딱딱한 내시경을 사용한다. 환자에게 쇄석위를 취하게 하고, 내시경을 삽입하여 방광을 물로 가득채운다. 이 때 소변이 마려운 느낌이 많이 들지만 충분히 참을 수 있다. 방광이 물로 가득 차면 방광경을 통해 방광의 벽이 펴지고 방광의 안쪽이 용이하게 잘 보인다. 방광경으로 방광을 살피다가 의심스러운 병변이 있으며 검사 도중에 조직 검사를 할 수 있다.

⑤ 검사목적으로 방광경을 하는 경우에는 15분에서 20분 정도 소요되며 내시경이 요도를 통해 방광으로 들어갈 때 느낌은 조금 안 좋을 수도 있다. 특히 방광을 액체로 채울 때에는 몹시 소변이 마려운 듯 한 느낌을 받게 된다. 그리고 조직검사를 하게 되는 경우에 통증이 있을 수 있다. 그리고 방광경을 모두 뺀 후에 요도에 통증이 남을 수도 있다.

(11) 관절경

관절경(fiber optic arthroscope)은 일반적으로 간상체 렌즈(rod-lens) 시스템이 빛조절 섬유(light conducting glassfibrils)로 둘러싸인 것으로 다양한 직경, 경사각, 시야 등을 가지고 관절경을 이용한 진단과 치료에 있어 개선을 가져온 것이다(그림 1-35).

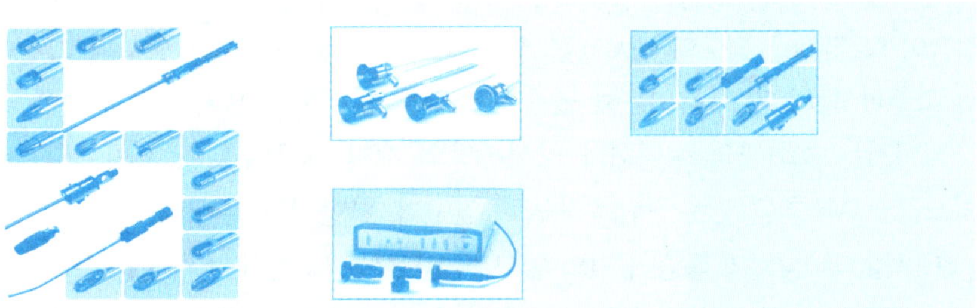

그림 1-35 • 관절경

생리식염수를 주입하여 관절강을 부풀게 하고 내시경을 삽입하여 관찰한다. 관절염, 관절외상 외에도 여러 가지 관절질환에 응용할 수 있는데, 그 중에서도 관절결핵의 조기진단에 유리하다. 병리조직학적 검사에 제공하기 위해서 내시경하에 조직을 채취할 수 있는 장치를 다는 경우도 있다.

① 수술용 관절경(operating fiberoptic arthroscope) : 직시하 수술용 관절경은 직시하 수술을 할 수 있고 기술이 쉬우나 작은 관절에는 사용이 불가능한 단점이 있다.

② 현재는 TV 카메라와 연결하여 관절재건술, 수술 전 확진, 병의 병태생리 등을 알리기 위해 많이 사용된다.

(12) 레이저 내시경

심한 허리디스크를 절제하지 않고 근복적으로 제거하는 방법으로 레이저 내시경(PELD) 수술은 정형외과 영역에서 사용하고 있는 무릎, 어깨, 관절내시경의 원리를 이용하였으며, 또는 일반 외과에서 담낭절제술에 사용되는 복강경의 원리를 이용한 것으로, 척추에 있어 내시경을 통해 레이저, 고주파를 사용하여 탈출된 수핵을 직접 제거하는 수술에 사용되는 기구이다(그림 1-36).

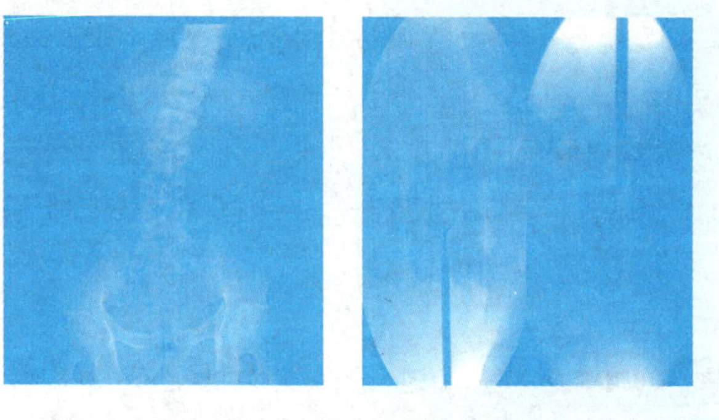

그림 1-36 • 레이저 초음파 촬영영상

이 수술은 전신마취를 하지 않고 부분마취를 통해 허리 뒤쪽 후 외방으로 작은 관을 넣어 직경이 약 6[mm] 정도의 내시경을 통해 디스크를 확인한 다음 탈출된 디스크에 접근한 수 레이저 고주파 등의 기구를 이용해 탈출된 수핵을 안전하게 제거하는 수술에 사용되는 기구이다.

레이저는 소화관의 출혈이나 악성종양의 제거, 협착부위의 제거 등 주로 치료목적에 이용되고 있으나 최근에는 진단목적으로 연구가 활발히 이루어지고 있다.

① 시술 후 상처의 통증이 거의 없고, 주변조직이나 인대, 뼈, 신경 등을 거의 손상시키지 않아 후유증과 합병증이 적다. 조직손상이 적어서 척추 불안정이 발생되지 않고, 최초 침습 수술법으로 흉터가 거의 없고 회복이 빠르다. 또한 디스크 재발률이 낮고 시술받은 당일부터 활동이 가능하다. 반면 딱딱한 디스크나 협착증이 동반된 경우에는 시행이 힘들고, 절개법보다 근소하게 재발되는 경우가 많다.

② 시술방법은 엎드린 상태에서 의사와 대화를 나누면서 국소마취 후 영상증폭장치를 보면서 치료할 부위에 작은 크기의 내시경을 위치시킨다. 내시경을 통해서 탈출된 디스크 조각과 신경을 구별해서 보면서 영상증폭장치로 수술부위를 계속 확인하며 탈출된 디스크 조각을 제거한다. 디스크 조각이 한 덩어리로 쉽게 제거되면 10분도 안되어 시술이 끝나기도 하지만 푸석푸석한 디스크의 경우는 30~40분 정도 소요되기도 한다.

(13) 기능적 내시경

내시경술의 발달은 위장관의 물리적 변화뿐 아니라 기능적(functional) 변화도 측정할 수 있다.

① 1979년 내시경을 이용한 위점막의 혈류를 측정한 이래 수소가스 청정법(hydrogen gas clearance method), 133x 청정기술(133x clearance technique), 간색소 부하염색 용해법(ICG dye dilution method), 열발산방법(thermal diffusion method) 등 다양한 방법이 개발되어 위궤양의 병기 및 부위에 따른 혈류변화, 위암의 형태, 침윤 정도 및 조직학적 변화에 따른 혈류변화를 알 수 있다.

② 담도운동실조증(biliary dyskinesia)의 진단 시 내시경 하에서 오디괄약근(Sphincter of Oddi : SO)의 압력, 수축력을 측정하여 내의 운동장애를 진단할 수 있고 이외에 식도 내 수소이온농도(pH)의 측정, 소화관 근전도, 검압법 등을 측정할 수 있어 소화관의 기능까지도 내시경을 이용하여 알 수 있다.

(14) 경피성 혈관내시경

경피성 혈관내시경(percutaneous blood vessel endoscope)은 진단 및 치료목적으로 혈관 내 미세현미경을 관상동맥, 폐동맥, 말초동맥, 심방, 심실 등에 삽입하여 직시하에 관찰하는 것으로서 심장판막 병변이나 정확한 정보를 얻을 수 있다. Endo Ballon 카테터와 12F Scope를 쓰는 것과 Side Ballon 카테터를 쓰는 두 종류가 있다.

① 측면 풍선 혈관조영검사(side balloon angiography)에는 벌룬 인플레이션(ballon inflation), 플러싱(flushing), 전선관(wire passage)을 할 수 있는 개체로 된 것, 열려진 경로 없이 혈관현미경을 풍선(guiding ballon) 카테터를 따라 삽입시킨다.

② 경피성 혈관내시경에 대해 현재 많은 연구 중이며 색깔과 입체병변을 볼 수 있다는 점에서 기존의 혈관조영술보다 이점이 있어 향후 경피성 레이저 혈관성형술에 쓰일 가능성이 있다.

(15) 내시경 세척기

내시경 속으로 들어가는 기구인 만큼 철저한 위생관리가 요구된다. 또한 내시경실에 꼭 필요한 기구이다(그림 1-37). 진료 시 사용되는 내시경 장비는 내시경 세척기(endoscope scrubber)와 소독액을 이용하여 세척 및 소독을 하게 된다. 이를 통해 내시경 장비를 청결하게 유지함은 물론 내시경 장비의 수명도 연장시킬 수 있다. 내시경 사용 후 장비에 있는 불순물 제거 및 세척을 하고 여러 가지 세균에 대한 살균작용도 한다. 또한, 비위생적인 내시경 장비를 통한 2차 감염을 예방을 할 수 있다.

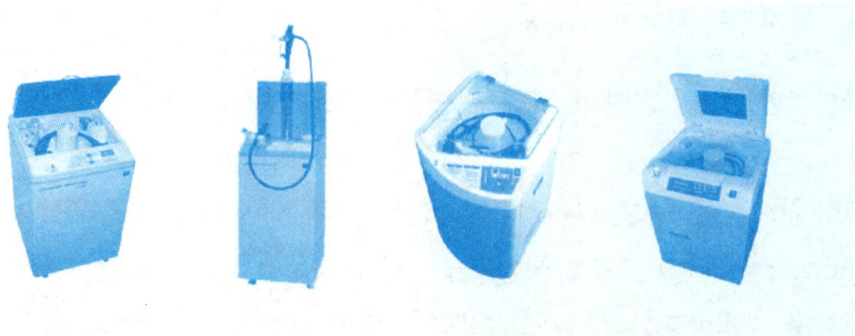

그림 1-37 • 내시경 세척기

3. 내시경 수술

진단을 목적으로 도입된 내시경이 최근에는 치료를 목적으로 하는 치료내시경으로 급격히 발전되고 있다. 과거 외과적 수술로써 치료하던 질병이 이제는 내시경을 이용한 수술로 보편화되고 있다. 내시경 수술(endoscope operation)은 수술부위가 작고 회복이 빠르기 때문에 이러한 내시경을 이용한 치료기술이 점차 확산되어 대중화되었다. 내시경 수술은 그림 1-38과 같다.

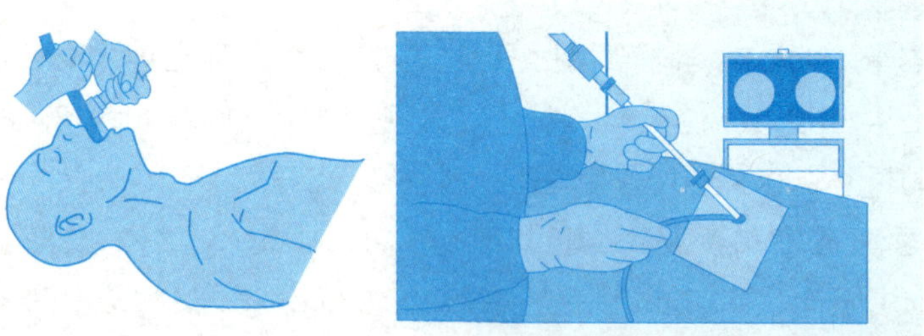

그림 1-38 • 내시경 수술

4. 복강경 수술

복강경 수술(laparoscope operation)은 배를 절개하지 않고 작은 구멍을 낸 뒤 특수 카메라가 부착된 복강경을 집어 넣어 레이저나 특수외과 전기술 등 특수기구를 이용해 하는 수술이다.

칼로 복부부위를 절개하던 기존의 개복수술이 절개부위가 크고, 흉터와 출혈이 많으며, 회복하는 데 시간이 오래 걸리는 단점을 보완할 목적으로 개발되었다.

① 절개부위가 작고, 흉터와 출혈이 적으며, 회복시간도 개복수술보다 훨씬 짧을 뿐 아니라, 수술 후 통증이 거의 없는 것이 복강경수술의 장점이다. 현재 개복수술이 필요한 거의 모든 질환에 적용되고 있지만, 중증암, 심근경색증을 앓았거나 폐활량이 떨어지는 만성 폐질환자 등에게는 적용되지 않는다.

② 복강경 수술이 적용되는 의학 분과는 산부인과, 신경외과, 일반외과, 비뇨기과 등이다. 특히 산부인과 질환에 많이 이용되는데, 주요 수술범위는 자궁외 임신, 난관 및 난소 종양, 자궁근종제거 및 자궁적출술, 자궁내막증, 만성골반염, 요실금, 장유착 박리술, 월경제거술, 자궁후굴 교정, 자궁암, 난소암, 자궁탈출, 이완골반 저교정증 등이다.

③ 신경외과 질환으로는 퇴행성 디스크 및 척추전방전위증을 들 수 있다. X-선으로 위치를 확인하고 1.5[cm] 정도 구멍을 낸 뒤 레이저, 집게 등으로 질환을 제거한다. 근육조직에 손상이 없고, 수술로 인해 신경을 다치는 경우가 거의 없는 것이 장점이다. 그 외에 위암과 대장암, 담낭절제술 등 일반외과와 신장 부신 등 배 뒤쪽의 장기와 관련된 수술 등에도 복강경수술이 행해지고 있다.

5. 내시경 부위별 분류

(1) 비내시경

비강과 외이도, 고막, 구강, 홍채, 피부상태 등을 모니터로 쉽게 관찰할 수 있도록 도와주는 검사이다(그림 1-39).

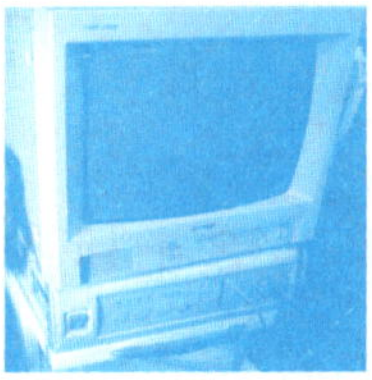

(a) 내시경 본체

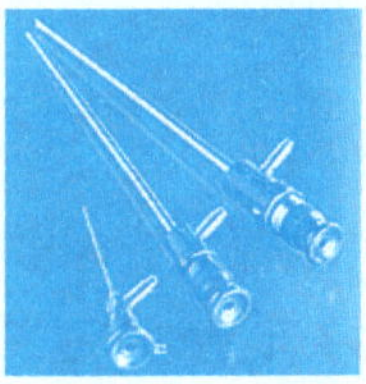

(b) 내시경 스코프

그림 1-39 • 비내시경

비내시경 수술은 내시경을 통하여 코 안의 구조와 염증부위를 살펴보면서 수술하는 것으로, 예전에 실시하던 수술방법에 비하여 맨 눈으로 보기 힘든 코 안의 구조를 잘 볼 수 있으며, 미리 원인이 되는 수술부위 및 제거하고자 하는 부위를 정확히 알고 수술을 시행하게 된다. 그러므로 수술 시 통증이 덜하고 출혈을 줄일 뿐 아니라 최소한의 수술로 환자의 부담을 줄여주는 장점을 갖고 있다(그림 1-40).

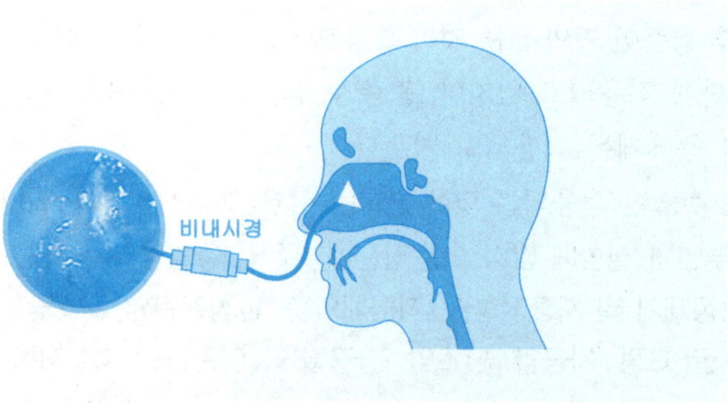

그림 1-40 • 비내시경의 활용

(2) 검이경

회전식 코팅 렌즈를 이용하여 귀 내부를 들여다 볼 수 있는 내시경이다. 육안 관찰이 어려운 부위를 41만 화소의 CCD 카메라를 이용하여 촬영한 후 체내의 어두운 부위를 광원장치로 조명해 줌으로써 보다 명확한 환부관찰 효과를 제공하며, 촬영된 영상을 실시간으로 모니터에 영상화함으로써 의사와 환자가 동시에 관찰이 가능하다(그림 1-41).

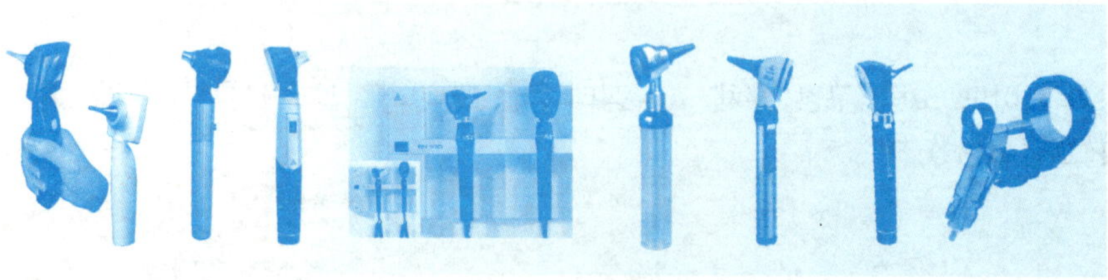

그림 1-41 • 검이경

① 중이의 구조와 기능에서 사람의 귀는 구조적으로 외이, 중이, 내이로 구분할 수 있다. 중이는 고막에서부터 달팽이관 직전까지의 공간이다.

② 중이의 내부에는 이소골이라는 작은 뼈가 3개 있고 서로 관절로 연결되어 있다. 외부의 소리가 공기의 진동을 일으키고, 이 진동이 신경신호로 바꾸는 작용이 일어나고 이 신경신호가 청신경을 통하여 뇌로 전달되면 우리는 비로소 소리를 느낄 수 있다.

③ 중이의 안쪽은 대기와 같은 공기압을 가지고 있으며, 공기는 유스타키오관(eustachian tube)의 좁은 관을 통해 목에서 중이로 들어오게 된다. 하품을 하거나, 침을 삼킬 때 이 작업이 이루어지는데 하루에 100번 가량 일어난다.

④ 검이경(otoscope)으로 귀를 검사할 때 귓바퀴와 외이 귓구멍의 감염여부를 관찰하는 것이

중이염의 합병증을 평가하는데 도움을 준다.

⑤ 외이도염은 급성 중이염의 삼출물에 의해 일어날 수 있고, 귓바퀴 뒤쪽의 염증은 꼭지벌집(mastoid air cell)들에서 퍼져 나가는 골믹주위염, 골막하 농양 등이다.

⑥ 귓바퀴 전면에 구멍이나 피부 태그(skin tag)가 보일 수 있는데 이러한 환아는 감음 신경성 청력손실(Sensorineural Hearing Loss : SNHL)의 발생이 약간 더 높다(그림 1-42).

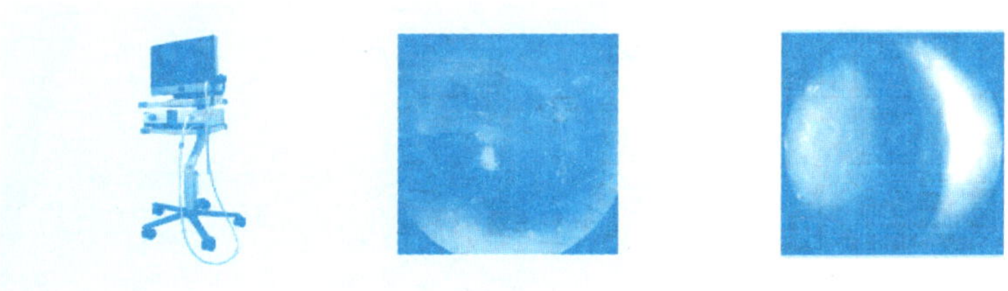

그림 1-42 • 광학의료기와 고막과 후두의 촬영사진

(3) 질 경

의사들이 진찰을 하기 위해 신체의 체내 부분을 들여다보는 고두 중에 가장 많이 사용하는 것은 검안이라고 하며 의학용어로는 speculum이라고 한다. 귀를 들여보는 이경과 코를 들여다 보는 비경과 여성의 질을 들여다 보는 질경이 이에 해당한다. 이 중 질경은 산부인과에서는 가장 많이 쓰는 의료기구 중 하나이며 투명 플라스틱으로 만들어져 있는 것도 있지만 보통 쇠로 만들어져서 오리 주둥이처럼 생겨서 벌리게 된 장치가 일반적인 모양이다(그림 1-43).

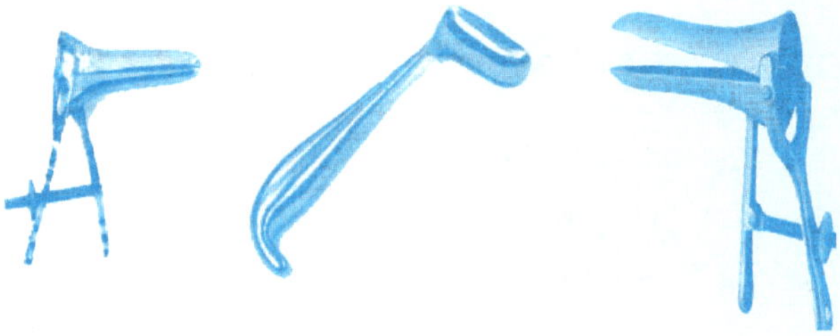

그림 1-43 • 질경

① 질경은 질염의 진단이나 자궁경부의 이상유무를 확인하기 위한 산부인과 진찰을 위해서는 가장 기본적이고 필수적인 장비이다. 의료기구라고 하면 보통 막연한 공포감을 주는데 이 질경은 둥글게 오리 주둥이 같이 생기고 다소 기하학적으로 생겨서 환자에게 거부감을 크게 주지는 않는다.

② 질경을 통하여 산부인과 의사들은 여성의 내밀한 질을 검사한다. 질경으로 들여다 볼 수 있는 범위는 넓어야 7[cm] 정도를 넘지 않는다. 수[cm]에 불과한 이 작은 창을 통하

여 산부인과 의사들은 진찰을 하고 검사를 할 수가 있다. 질경은 질에 염증이 있는지 혹은 질이나 자궁경부의 기형은 없는지 흔히 생기는 자궁경부암 검사를 위한 분비물 채취까지 다양한 의료행위를 한다. 많이 사용하는 질초음파도 수[cm] 이내의 창을 통해 가능한 것이며 보는 면적이 많다고 해서 많은 정보를 주는 것은 아니다. 꼭 필요한 부분을 정확한 방법을 통해 확인하고 올바른 판단을 내려야 한다.

03 뇌전도

뇌전도(Electroencephalogram : EEG)는 뇌신경세포의 전기활동을 그래프로 기록한 것으로 다양하게 변화하는 뇌의 활동상태를 확인할 수 있으며 생리적으로 수면파 각성상태, 간질 등의 진단에 매우 유용하게 사용된다(그림 1-44).

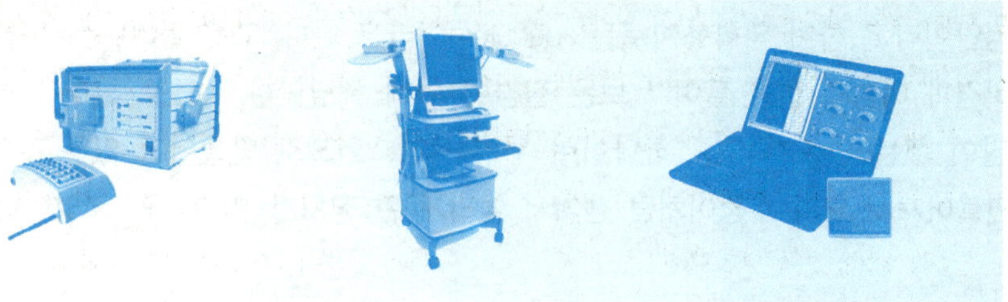

그림 1-44 • 뇌전도 측정기

인간의 뇌는 무게가 1200~1500[g]밖에 되지 않지만 약 25조개 이상의 다극신경원과 중추신경계에서 한 신경원을 다른 신경원으로 연결시키는 셀 수 없을 정도로 많은 신경섬유로 구성된 우주에서 가장 복잡한 구조물이라고 할 수 있다(그림 1-45).

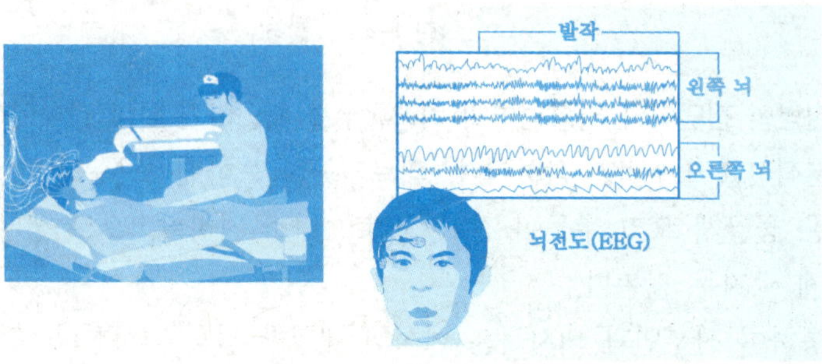

그림 1-45 • 뇌전도와 뇌파 측정모습

1. 뇌파의 발생기전

뇌의 전기적 활동근원은 흥분 뉴런의 세포막을 투과해 지나가는 이온들에 의해 발생하는 전류이다. 이들 신경조직은 전도성 매질에 둘러싸여 있기 때문에 뉴런에서 발생한 전류는 머리표면에까지 그 흐름이 미세하게 이어지게 된다. 미세한 전위(10[mV])가 머리표면에 발생(대뇌피질의 신경세포에서 발생하는 시냅스(synapse) 전위가 모여서 일어난다)하게 되는데 이 전위(두피상에서 측정되는 뇌파의 전위변동은 수[μV]~수백[μV])는 매우 낮은 전위를 갖고 있다. 일반적으로 두피상에서 전극을 접착하여 이 미세한 전위를 증폭하여 기록한 것을 뇌전도라 한다.

① 뇌파의 임상적 평가를 위해서는 최소 12개의 다양한 전기연합 통로에서 측정기록이 필요하며, 뇌전류들은 직접적으로 뇌표면으로부터 유도되고, 뇌파는 뇌의 기능적 변화를 나타낸다.

② 뇌파 단일 검사만으로 일부 진단이 가능한 것은 경련성 질환이며, 여러 가지 원인에 의한 의식장애의 유무와 정도, 두부외상, 뇌종양, 뇌염 그리고 뇌사 등에 있어서 뇌파는 유용하다.

③ 뇌파는 어떤 증상이 있어도 정상 뇌파가 나올 수 있으며, 가끔은 정상인에게도 이상이 있는 것으로 뇌파가 기록될 수도 있기 때문에 뇌파의 판독 소견과 임상 소견이 일치하지 않을 수도 있다.

④ 뇌파상의 변화요인으로는 개인차, 연령, 의식상태의 변화, 정신활동, 지각자극, 신체의 생화학적 변화, 뇌 내 병적 과정 혹은 질환상태 등을 들 수 있다.

2. 상행성 망상체 부활계

상행성 망상체 부활계(Acending Reticular Activating System : ARAS)는 혈압, 혈관운동, 반사 등에 의한 말초신경 흥분이 척수를 타고 뇌간망상체를 통해 시상*으로 보내져 대뇌피질로 전달되는 경로를 의미한다. 특히 뇌간망상체에서 보내는 흥분 정도에 따라 뇌의 흥분과 의식에

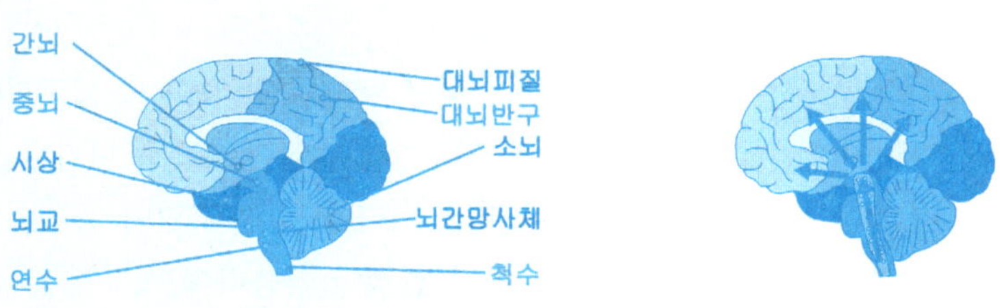

그림 1-46 • 상행성 망상체 부활계

* 시상 : 긴 신경섬유다발로 대뇌피질과 방사상으로 연결되어 상호간 전기적 신호를 주고받을 수 있다.

영향을 주기 때문에 각성과 수면에 관계된 뇌파는 모두 이 뇌간망상체의 작용에 의한 것이며, 뇌간망상체는 대뇌피질에 직접적인 영향을 줄 수도 있으며 시상에 영향을 주어 뇌파리듬을 조절하는 신경전달 망상로의 중요한 역할을 수행한다(그림 1-46).

3. 뇌파의 종류

델타(δ)파, 세타(θ)파, 알파(α)파, 베타(β)파, 감마(γ)파로 나누어지는데 정상적인 성인의 뇌파 파형(그림 1-47)은 대체로 정현곡선(사인파)에 가까운 파동으로 나타나며, 주파수(0.5~100[kHz])와 의식수준에 따라 분류할 수 있다. 뇌파는 진동 주파수의 범위에 따라 일반적으로 델타파(0.2~3.99[Hz]), 세타파(4~7.99[Hz]), 알파파(8~12.9[9[Hz]]), 베타파(13~29.9[Hz]), 감마파(30~50[Hz])로 구분한다.

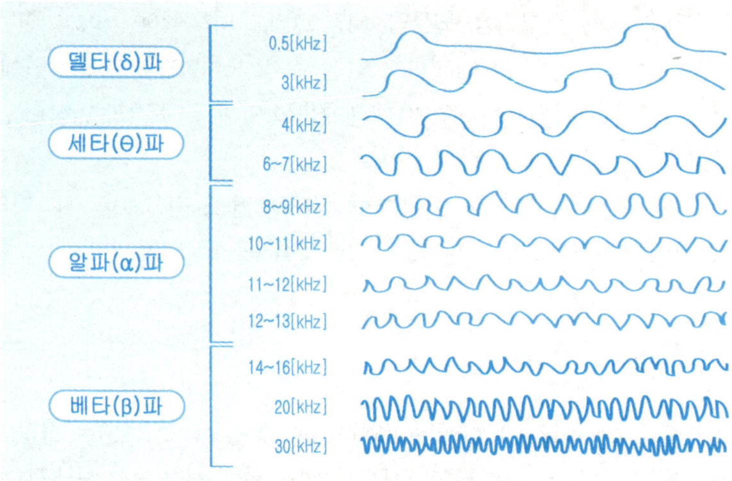

그림 1-47 • 주파수별 정상뇌파의 종류

(1) 델타파

델타(δ)파 100~200[μV]는 0.5~4[Hz] 사이의 낮은 주파수 영역에서의 불규칙한 모든 파형들을 포함하고 있는 서파이며, 꿈을 꾸지 않는 숙면과정에서 전형적으로 나타나는 신호로 주로 정상인의 깊은 수면 시나 신생아의 경우 두드러지게 나타나게 된다. 만약 깨어있는 사람에게서 델타파가 평균범위보다 매우 많이 나타나면 이상 판정이 가능하며 대뇌피질 부위의 악성 종양 또는 마취, 혼수상태와 관련된 질병일 수도 있다. 건강한 정상인의 경우 델타파가 두드러지는 이유로 뇌파 측정 시 눈을 깜박이거나 몸을 심하게 움직이는 경우에 발생하며, 이러한 눈움직임이나 몸움직임에 의해 발생하는 잡음의 주파수 영역이 델타파와 비슷하기 때문에 측정 시 주의를 하여야 한다.

(2) 세타파

세타(θ)파 10~50[μV]는 3~8[Hz] 사이의 주파수 영역에서의 신호이다. 알파파를 기준으로 느린 주파수이므로 서파에 속한다. 몸과 마음이 다소 몽롱한 상태를 의미하며 졸음과 깨어 있음의 중간상태를 의미한다. 세타파는 가벼운 수면과정이나 강한 환경자극에 의해 반응한다. 정서적 안정 또는 수면으로 이어지는 과정에서 주로 나타나는 신호로 성인보다는 어린이에게서 더 많은 분포를 한다. 세타파는 기억력, 초능력, 창의력, 집중력, 불안해소 등 다양한 상태와 관련되어 있다고 하는데 아직 표준화된 결과들이 다소 미흡한 상태이다.

㉮ 차를 운전하고 잘 아는 길을 갈 때, 문득 지나온 길을 어떻게 운전해서 왔는지 기억이 나지 않는 경우가 있다. 일을 생각하거나, 누구를 생각한 경우가 대부분인데 이때는 새로운 생각이나 아이디어가 많이 떠오른다.

(3) 알파파

알파(α)파 10~150[μV]는 8~13[Hz] 사이의 주파수 영역의 조용하면서도 안정된 뇌파상태를 갖고 있으며 깨어 있는 정상인에게서 나타나는 신호이다. 알파파는 가벼운 이완내지는 이완된 각성과 관련이 있다. 긴장이완과 같은 편안한 상태에서 주로 나타나며, 안정되고 편안한 상태일수록 진폭이 증가하게 된다. 일반적으로 규칙적이며 연속적인 파동의 형태로 나타나며, 두정부와 후두부에서 가장 크게 기록되고 전두부에 가장 작게 나타나는 특성이 있다. 특히 눈을 감고 진정한 상태에 있을 때 안정된 알파파가 나타나며, 눈을 뜨고 물체를 주시하거나 정신적으로 흥분하게 되면 알파파는 억제되는 특성이 있다. 일반적으로 알파파는 뇌의 발달과 밀접한 관계가 있으며, 유아기에는 4~6[Hz]에서 측정되나 이후 나이가 들수록 주파수 대역도 증가하여 20세 전후에 성인의 값에 이르게 된다.

(4) 베타파

베타(β)파 5~20[μV]는 뇌파상의 스펙트럼에서 14~30[Hz] 사이의 주파수 영역의 신호이다. 알파파를 기준으로 빠른 주파수이므로 속파라고도 한다. 긴장, 흥분상태 등 활동할 때 발생하는 파로 일상생활 중 대부분 사람에게서 나타난다. 눈을 뜨고, 걷고, 흥분하고, 외부세계에 초점을 맞추고 있는 순간 우리의 뇌를 지배하고 있는 파이기 때문에 활동뇌파* 또는 스트레스파라고도 한다. 또한 특정한 항정신성약제 효과의 결과로 생길 수도 있으며 또는 REM 수면상태에서 나타난다. 특히 집중력이 과도하거나 스트레스를 높게 받는 정신활동을 하는 동안은 알파파보다 더 파형이 불규칙한 고베타파(20[kHz]이상)가 높게 나타난다. 베타파는 주로 머리의 중심부인 두골의 정점부위와 정면부위에서 검출된다.

---

* 활동뇌파 : 의사결정, 논리적 추론, 문제해결 등과 연관된 뇌파이다.

(5) 감마파

감마(γ)파 31~70[Hz]는 주파수 영역의 신호로 높은 불안과 흥분 시, 강한 집중 시 잘 나타나게 된다. 감마파 상태에서는 온갖 생각들이 머릿속에 떠오르는 활발한 신경활동으로 인해 머리가 화끈하게 달아오르고 괴로움에 몸을 떨기까지 하는데 이런 상태가 자주 발생하고 지속되는 정신병자의 경우 고래고래 소리를 지르거나 난동을 부릴 때 나타나는 파이다.

일반적으로 뇌파가 정상이라고 하는 것은 뇌파가 정상적인 패턴을 가졌기 때문이 아니라 비정상의 패턴이 없기 때문이며 또한 뇌의 구조나 기능이 비정상적이라 해서 항상 비정상 뇌파만을 만들지 않기 때문에 정상 뇌파가 항상 뇌에 병변*이 없다는 것은 아니다(표 1-3).

표 1-3 • 각 주파수별 뇌파의 상태

주파수	뇌파 종류	의식차원	속도	정신과 신체의 상태
30[kHz] 이상	감마파	외적 의식	속파	불안, 흥분상태이다.
14~30[kHz]	베타파			평상시의 뇌파, 업무와 육체활동과 같은 외계와 대응하여 긴장상태에서 일을 처리하고 있는 상태이다.
12~13[kHz]	빠른 알파파	내적 의식	기본파	주위 집중과 약간의 긴장상태이다.
10~12[kHz]	중간 알파파			공부능률상태, 정신통일상태, 기억력과 집중력, 최대상태, 스트레스 해소상태이다.
8~9[kHz]	느린 알파파			완전히 긴장이 이완된 명상상태이다.
4~8[kHz]	세타파	내적 의식	서파	졸음, 얕은 수면, 최면상태, 초능력상태이다.
0.5~4[kHz]	델타파	무의식		젖먹이 때 아기, 성인의 깊은 수면, 혼수상태이다.

4. 심신과 연령에 따른 뇌파의 형태

(1) 인간의 상태에 따른 뇌파의 형태

심신에 따른 뇌파는 그림 1-48과 같이 그래프로 알 수 있듯이 몸과 마음의 상태가 편안하고 이완된 상태일수록 진폭**이 크고 주파수가 긴 뇌파(서파)의 파형이 나타나며, 각성과 흥분상태가 될수록 진폭이 작고 주파수가 짧은 뇌파(속파)가 나타난다. 일반적으로 서파의 경우 진폭이 높고 속파의 경우 진폭이 낮은 특징을 가지고 있다.

---

* 병변: 병이 원인이 되어 일어나는 생체변화이다.

** 진폭: 주기적인 진동이 있을 때 진동의 중심으로부터 최대로 움직인 거리이다.

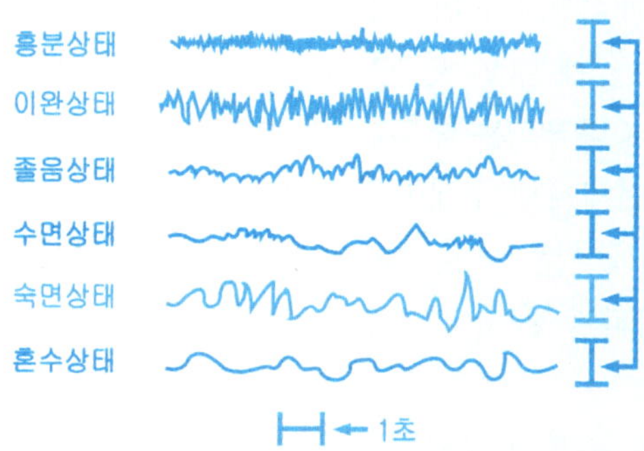

그림 1-48 • 인간의 정신상태에 따른 뇌파의 형태

(2) 연령에 의한 뇌파변화

뇌파는 뇌의 발달 정도와 특히 연령에 따른 변화가 심한데 그림 1-49의 뇌파기록과 같이 나이가 어린 유아기일수록 진폭이 매우 크며 주파수가 느리고 율동성이 고르지 않지만 성인이 될수록 서파가 감소하고 율동성이 향상된다.

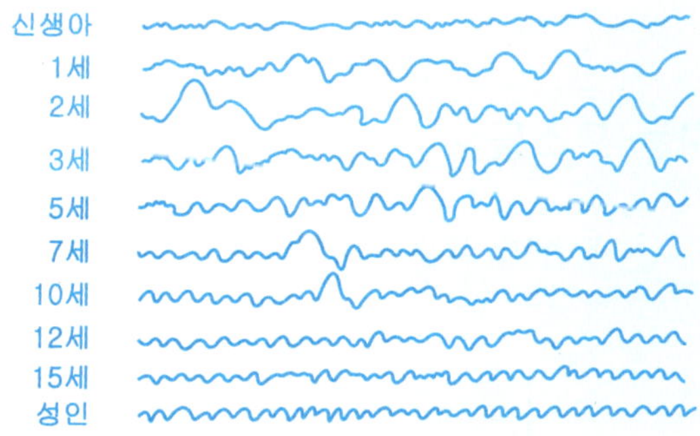

그림 1-49 • 연령에 따른 뇌파변화

① 신생아기(1개월까지) : 수면과 각성의 구분이 뚜렷하지 않기 때문에 뇌파 이외 수면다원검사 등을 통해 기록을 얻어야 하며 주파수 0.5~3[kHz]의 진폭이 작은 불규칙한 델타파 서파가 나타난다. 때때로 고진폭의 불규칙한 델타파, 세타파의 서파가 나타나기도 한다.

② 소아기(생후 2~3개월) : 전반적으로 2~3[kHz]의 저진폭의 델타 서파가 불규칙하게 나타나며 때때로 4~6[kHz]의 율동파가 출현하기도 하는데 이것은 뇌의 발달상태를 측정하는 지표가 된다.

③ 영아기(1~12개월) : 6개월이 지난 후부터는 델타파보다 5~7[kHz] 정도의 세타파가 단독으로 출현을 시작하고, 10월에서 12월이 경과하면 성인과 같은 알파파가 약간 연속적으

로 나타나지만 전체적으로는 3[kHz] 이하의 서파가 지배한다.

④ 유아기(1~5세) : 2~3세 이후 델타파의 출현이 현저히 적어지며 좌우 대칭적인 동기성이 증가한다. 3세 이후부터는 후두부에서 알파파가 고진폭으로 출현하며 5~6세가 되면 알파파의 활동이 전체에서 우세한 출현을 시작한다.

⑤ 아동기(6~9세) : 6세 이후부터는 후두부에서 우세하게 나타나는 8~9[Hz]의 알파파가 전체 뇌파의 기초율동파가 된다. 서파성분 중에 세타파 성분이 점점 사라지면서 성인 뇌파와 유사해진다.

⑥ 아동기 후기에서 사춘기(10~15세) : 10세를 기점으로 성인 뇌파의 형태를 띠기 시작하며(후두부 우세 9~10[kHz]의 알파파), 때때로 전두부, 두정부, 중심부, 측두부 지점에서 5~7[Hz]의 저진폭의 세타파가 혼입되기도 한다.

⑦ 성인(20세 이후) : 18세까지는 전두부와 그 이외의 부위에서 약간의 세타파가 출현하지만 20세 이후가 되면 대략적인 성인 뇌파 형태로 굳어진다. 즉 서파 성분은 감소하며 속파 성분이 증가하게 된다. 하지만 65세 이상의 연령에서는 율동성이 고른 저진폭의 서파 성분이 증가한다.

㉮ 후두부에 있어서 율동성 기초파의 주파수와 연령과의 관계는 같은 연령이라도 주파수 차이가 있고 개인차가 크다.

5. 뇌파를 해석하는 요소들

뇌파의 파형은 그림 1-50과 같은 요소들을 가지고 있다.

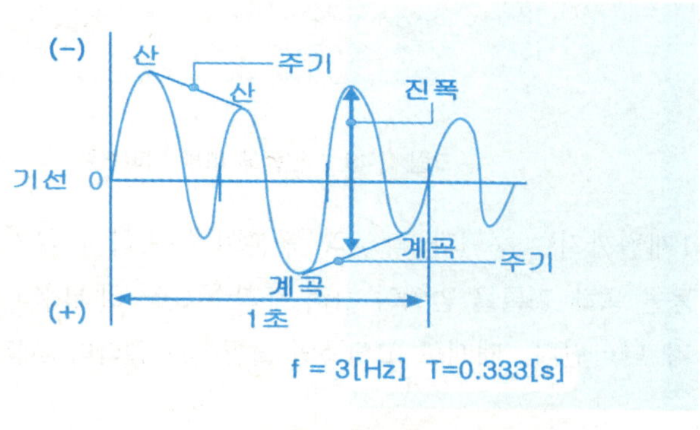

그림 1-50 • 주기와 주파수 진폭의 의미

(1) 주파수

1초 동안 반복되는 파의 수를 의미하고 단위는 [Hz](헤르츠)이고, 식 (1-2)와 같다.

$$주파수(f) = \frac{1}{T} \quad (1\text{-}2)$$

① 주기(T)란 하나의 파형이 진행될 때까지의 시간이다.

② 임상에서 취급되는 뇌파의 주파수는 0.5~수백[kHz]까지이다.

③ 일반적으로 뇌파에서 주파수가 높은 파형은 진폭이 작고 주파수가 낮은 파형은 진폭이 큰 특징이 있다.

(2) 진 폭

① 그림 1-51과 같이 파형의 계곡과 계곡 사이를 연결한 일직선상과 산으로부터의 수직거리가 진폭(amplitude)이 된다(또는 산과 산 사이를 연결한 일직선상과 계곡으로부터의 수직거리).

② 임상에서 취급되는 뇌파의 활동전위는 [μA]급 전위이다.

(3) 위상차

같은 주파수 성분을 갖는 두 신호 간에 시간축상에서의 틀어진 간격 차이로 이해하면 된다(그림 1-51).

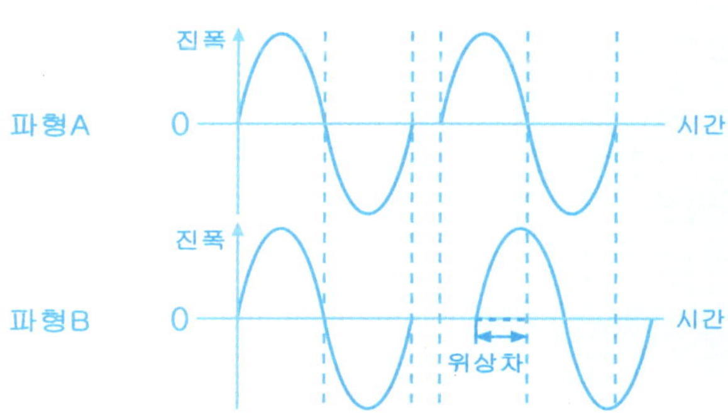

그림 1-51 • 파형의 위상차

(4) 음성파와 양성파

증폭기의 입력단자로 그림 1-52와 같이 입력되는 두 지점의 전극을 그리드 1(Grid 1), 그리드 2(Grid 2)라 한다. 이때 출력되는 파형은 심전도와는 반대로 기선에서 상향으로 그려지는 것을 음성파라 하고 하향으로 그려지는 것을 양성파라고 한다.

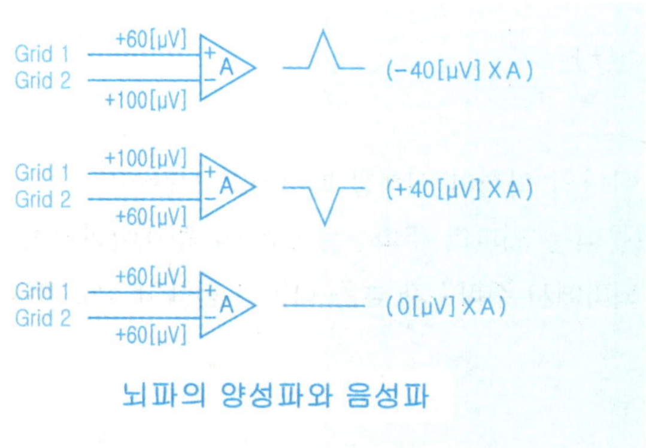

그림 1-52 • 그리드 입력에 따른 출력파형

(5) 기초율동

율동은 진폭에 관계없이 일정한 주기를 가지고 반복되는 파로 이루어진 활동이며, 눈을 감고 안정을 취하고 있는 상태에서 기록 시 가장 많이 우세하게 출현하는 뇌파활동을 기초율동(배경활동)이라 한다. 보통 성인의 기초율동파는 평상시 정상 성인의 각성과 안정이고, 폐안 시의 대부분을 차지하는 후두부 우세의 알파파이며 여기에 전두부 우세의 베타파가 섞여 나타나는 것이 기본적인 모습이다.

(6) 뇌파 출현양식

지속성* 그밖에 산발성, 돌발성, 단발성, 율동성, 간헐성 등의 특징을 갖는다.

6. 뇌파 검사방법

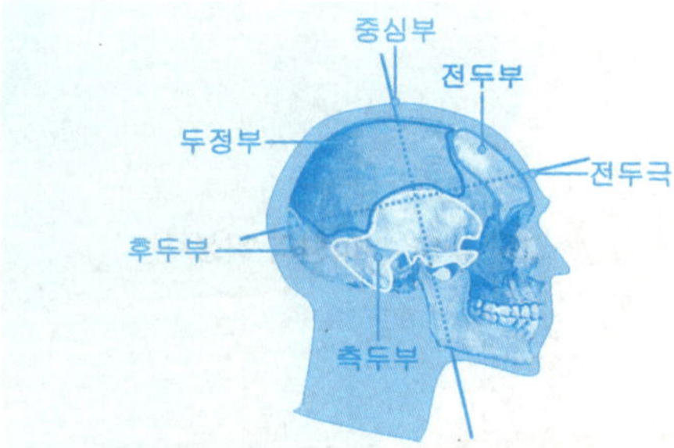

그림 1-53 • 머리의 각 부위명

* 지속성: 기록 중에 일정한 패턴의 파형이 얼마나 자주 출현되는가를 의미하며 이 지속성을 시간에 대한 [%] 비율로 나타낸 것이 [%] Time이라 한다.

뇌파를 측정하기 위해서 전극을 부착하는 머리의 각 부위를 구분하는데 그림 1-53과 같이 머리뼈의 명칭과 거의 동일하다.

(1) 전극의 부착

뇌파의 검사는 양도체의 전극을 머리에 접착 고정하여 머리표면으로부터 미세한 전위를 측정하는 원리이며, 전극위치는 두피상에 광범위하게 부착될 수 있도록 해야 한다. 가장 보편적으로 쓰이는 전극위치방법은 1952년 국제뇌파학회에서 제시한 연합표준배치법으로 10-20 전극법이다. 총 21개의 전극을 사용하는데 전극은 그림 1-54, 1-55와 같이 10-20 전극법에 의해 정해진 비율에 따라 부착해야 한다.

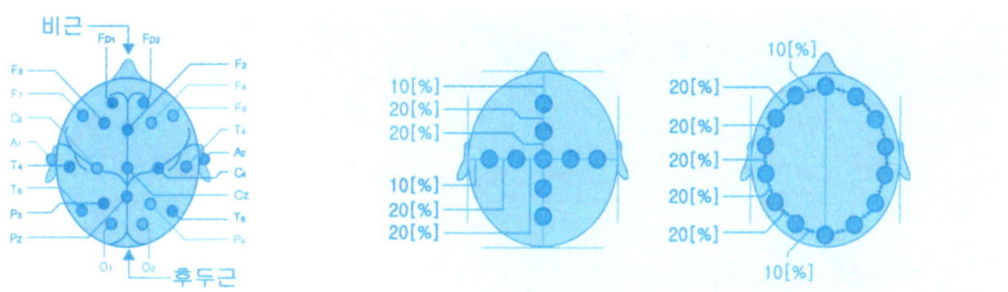

(a) 10-20 국제 전극배치법 (b) 10-20 국제 전극배치법의 위치선정

그림 1-54 • 10-20 전극부착법

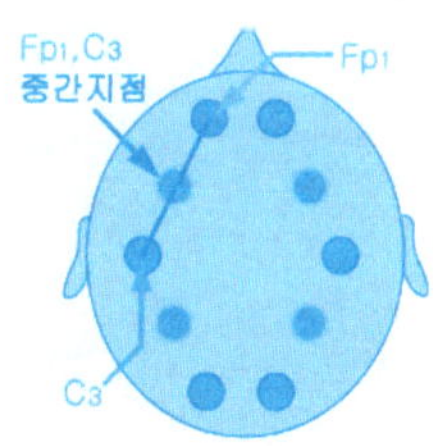

그림 1-55 • 10-20법의 전극부착위치 결정원리

① 전극을 상하, 좌우로 10[%]와 20[%]의 비율로 분할하여 부착한다.

② 활성전극 19개와 비활성전극 2개로 총 21개의 전극을 사용하며 비활성전극은 귓불이나 비근(코부위)을 이용한 전극으로 다른 활성부위에 비해 상대적으로 전위변동이 작은 부위이기 때문에 단극유도의 기준전극으로 사용한다.

③ 각 명칭은 비근과 후두극을 중심으로 대칭적이며 왼쪽은 홀수번호로 오른쪽은 짝수번호로 지정한다(표 1-4).

표 1-4 • 10-20법에 의한 전극배치법

표준전극명칭	구전극 명칭	전극위치의 부위명칭
Fp_1, Fp_2	LFp, RFp	좌우 전두극(전두전부)
F_3, F_4	LF, RF	좌우 전두부(전두중후부)
C_3, C_4	LC, RC	좌우 중심부(중심야, 중심회부)
P_3, P_4	LP, RP	좌우 두정부
O_1, O_2	LO, RO	좌우 후두부
F_7, F_8	LaT, RaT	좌우 측두전부(전측두부)
T_3, T_4	LmT, RmT	좌우 측두중부(중측두부)
T_5, T_6	LpT, RpT	좌우 측두후부(후측두부)
Fz	MF	정중 전두부
Cz	MC	정중 중심부(두개정, 두정점)
Pz	MP	정중 두정부
A_1, A_2	LE, RE	좌우 귓불

(2) 단극유도와 쌍극유도

뇌파기록 시에는 단극유도로 먼저 측정한 후 다시 쌍극유도를 측정하는 순서를 지키는 것이 바람직하며 1회 측정 시 반드시 두 가지를 병행하여 측정해야 한다.

(a) 단극유도(각 부위의 뇌파 파형을 독립적으로 얻을 수 있다)

(b) 쌍극유도(인접하는 부위와의 전위차를 구할 수 있다)

그림 1-56 • 단극유도와 쌍극유도의 비교

단극유도와 쌍극유도의 측정 방식의 차이는 그림 1-56과 같다.

1) 단극유도

단극유도(그림 1-56(a))는 기준전극(비활성전극)과 활성전극 사이의 전위차를 구하는 것으로 기준전극은 귀나 코부위에, 활성전극은 조사하고 싶은 위치의 기록전극에 연결하는데 비교적 광범위한 정보를 얻을 수 있으며, 다른 부위에서의 뇌파 진폭과 비교하여 이상뇌파의 발생부위를 찾기가 수월한 방식이며, 특징은 다음과 같다.

① 대뇌피질 하부와 심부의 이상을 쉽게 발견할 수 있다.

② 활성전극에 의한 전위변동을 절대값에 가깝게 기록 가능하다.
③ 뇌 전체적인 부위별 위상관계 및 진폭크기를 비교하기가 쉽다.
④ 서파에서의 최대 진폭을 추적하여 대략적인 초점부위(질병발생부위)를 찾기 쉽다.
⑤ 각 부위별 간에 미세한 국소적 전위차와 정확한 초점을 확인하기 어렵다.

2) 쌍극유도

쌍극유도(그림 1-56(b)) 한 쌍의 각 활성전극 간의 전위차를 측정하는 방식으로 기준전극을 사용하지 않고 두피상에 두 개의 활성전극 G_1과 G_2 를 증폭기로 입력하여 전위차를 기록한다. 활동전극이 인접하는 부위의 국재성(국소성, 국한성)의 이상을 알아보는 데 적합하며, 특징은 다음과 같다.

① 위상역전 형태의 파형측정 시 이상뇌파의 발생부위를 쉽게 찾을 수 있다(그림 1-57).
② 대칭부위 및 근접부위와의 미세한 전위차에 대한 비교가 가능하고 파형의 왜곡이 발생하기 쉽다.
③ 미세한 두 신호의 전위차를 매우 크게 증폭하는 차동증폭기의 특성상 두피 부착전극 간의 거리의 비가 약간이라도 맞지 않으면 정확한 기록을 얻을 수 없다.
④ 단극유도와 같이 기준전위에 대한 비교가 아니라 두 개의 활성전위에 대한 차의 비교이기 때문에 최대 진폭을 통해 질병발생부위를 결정하기 어렵다.

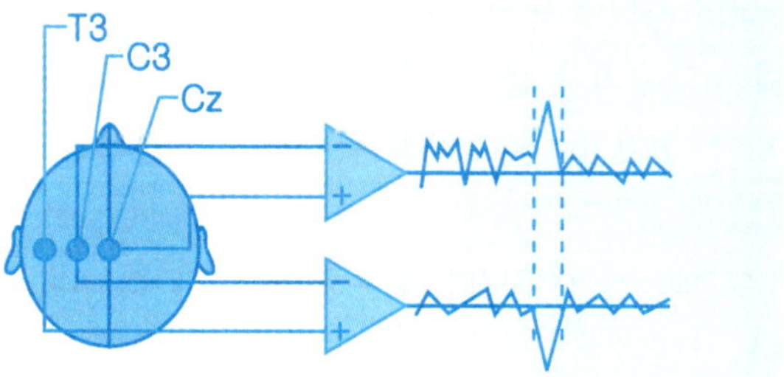

그림 1-57 • 쌍극유도에 의한 위상역전 측정

(3) 뇌파의 출력방식

뇌파의 출력은 그림 1-58과 같이 구분할 수 있다.

① 각 전극들에 대해 독립적으로 기준 출력하는 방식(그림 1-58(a))이다.
② 시간의 순서에 따른 출력방식(시간상 빠른 뇌파가 상단부에 나타나게 된다(그림 1-58(b)).

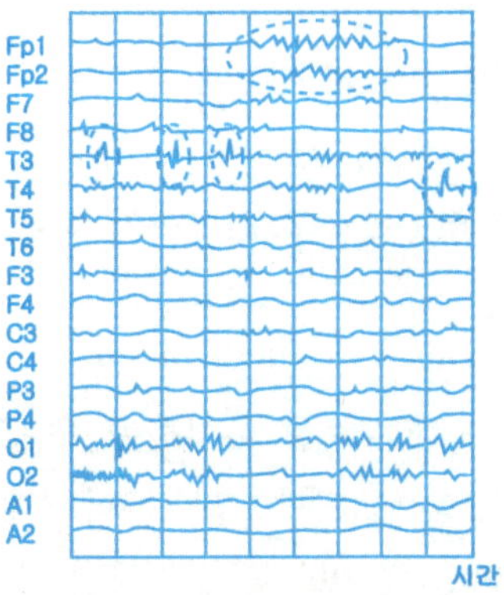

(a) 전극 기준 출력방식

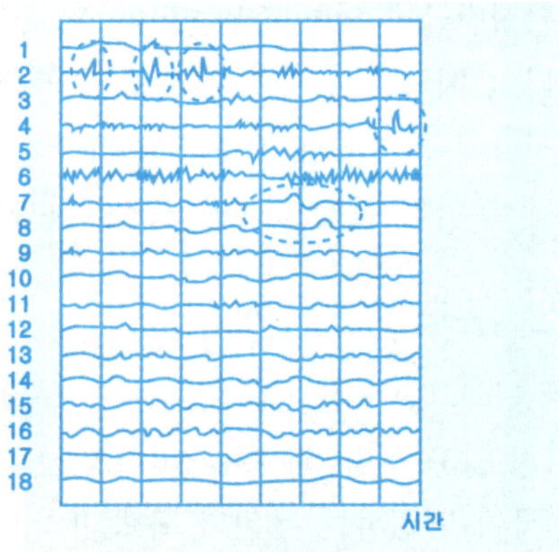

(b) 시간 기준 출력방식

그림 1-58 • 전극을 기준으로 한 출력방식과 시간을 기준으로 한 출력방식

7. 뇌파를 통한 진단

(1) 정상적인 뇌파를 기준으로 진단 시

① 안정, 각성, 폐안상태의 뇌파는 후두부 우세의 알파파와 전두부 우세의 베타파가 대부분을 차지한다.

② 정상뇌파의 알파파 주파수 범위는 8~13[Hz] 사이에 있다. 일반적으로 알파파보다 늦은 파동이 일어나는 경우가 드물기 때문에 일반적으로 후두부에서 진폭이 높으면서 율동성이 좋은 알파파가 나타나며 알파파 율동은 1~2[s] 간격으로 점점 증가하고 점점 감소하는 현상을 보인다.

③ 전두, 중심 전측두에서는 후두보다 작은 알파파가 나타나며 20[μV] 이하의 베타파 혼입이 많게 나타난다.

④ 주파수가 작은 8[Hz] 전후의 알파파(광범위성 알파파)가 후두부 우세가 아닌 전두부 또는 광범위하게 전체 유도부위에서 지속해서 나타날 때는 뇌의 전반적인 경도의 기능저하와 두부외상 후유증 또는 고혈압, 뇌동맥경화 등을 의심할 수 있다.

⑤ 베타파와 같은 속파는 전두부, 중심부, 측두부에서 많이 측정된다.

⑥ 30[μV]를 초과하는 진폭이 높은 속파가 출현하거나 현저한 좌우차를 보일 때는 이상소견으로 진단된다.

⑦ 정상인의 경우 안정과 각성 시에 델타파가 나타나거나 반복 출현하는 세타파가 나타나면 이상소견으로 진단된다.

⑧ 베타파의 주파수가 8[Hz] 부근에서 파동치는 경우도 이상소견으로 진단된다.

⑨ 비정상적으로 높은 진폭이나 낮은 진폭의 뇌파도 이상소견으로 진단된다(그림 1-59).

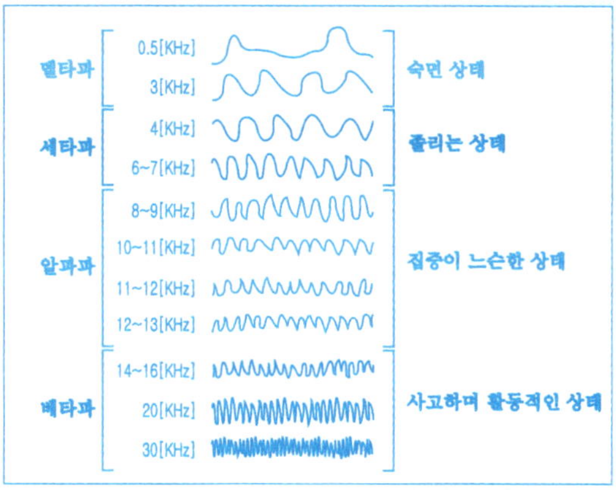

그림 1-59 • 뇌파

(2) 뇌파의 대칭적 특성을 이용한 진단

뇌에서 발생하는 뇌파는 대칭적으로 동상의 가까운 형태를 가져야 한다.

1) 단극유도 시

Q_1과 Q_2같이 대칭상에 놓인 두 전극의 신호는 서로 비슷한 크기와 동위상의 모양(후두부의 경우 주파수는 10[%], 진폭은 50[%] 이내의 차는 정상으로 인정한다)이 정상으로 측정되어야 한다. 두 신호의 측정값이 큰 차이(좌우차)를 보일 경우(그림 1-60) 뇌의 이상을 의심할 수 있다.

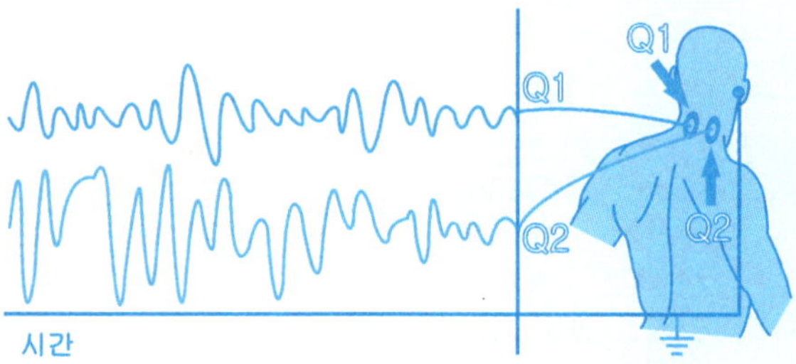

그림 1-60 • 대칭위치에 대한 단극유도에서의 좌우차

2) 쌍극유도 시

Fp_1과 Fp_2와 같이 대칭 위치에 있는 전극의 쌍극유도는 뇌의 대칭적인 형태 때문에 동상(비슷한 크기의 전위와 위상)의 성질을 갖는 두 신호가 나오게 된다. 따라서 차동증폭기의 특성상(서로의 전위차를 증폭하기 때문에 동상의 입력에 대해 이론상 0에 가까운 값이 나온다)

전위가 작은 신호가 출력되어야 하는데 그렇지 못할 경우(그림 1-61) 뇌의 장애를 의심할 수 있는 단서가 된다.

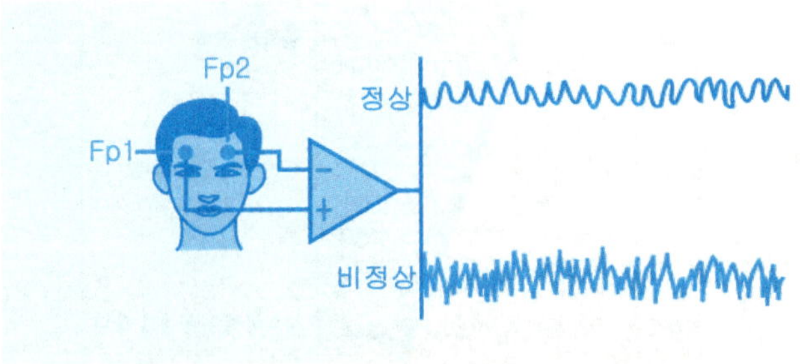

그림 1-61 • 대칭위치에 대한 쌍극유도 특성

3) 간 질

간질 시 발생하는 일반적인 간질파형은 그림 1-62와 같다.

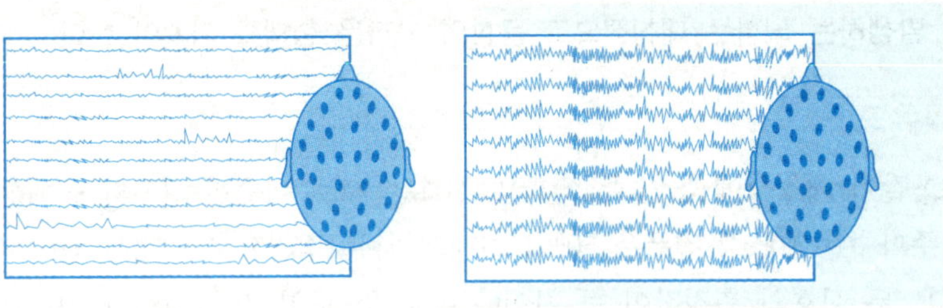

(a) 정상적인 뇌파 (b) 전신발작의 뇌파

그림 1-62 • 간질에 대한 파형

표 1-5 • 연령별 간질의 발생원인

연령	발생원인
영아기	주산기* 뇌손상, 선천성 기형, 저칼슘증, 저혈당증, 대사성 질환, 뇌막염 혹은 뇌염
유아기	열성경련**, 주산기 뇌손상, 감염
학동기	특발성***, 주산기 뇌손상, 외상, 감염
청장년기	외상, 종양, 특발성, 감염, 뇌졸중
노년기	뇌졸중, 뇌외상, 종양, 퇴행성 질환

* 주산기 : 신생아 분만의 전후, 즉 임신 29주에서 생후 1주까지의 기간이다.

** 열성경련 : 신경계가 미성숙한 연령의 아이들에서 잘 발생하는 것으로 고열로 인한 자극에 뇌의 일부분이 집중적으로 영향을 받아 전신의 경련을 보이는 질환이다.

① 간질 : 뇌파의 목적은 뇌의 기능적 이상을 진단하는 것인데 간질은 가장 대표적인 뇌의 이상장애 현상 중 하나이다. 간질은 신경세포의 일부가 짧은 시간 동안 과도한 전기를 발생시킴으로써 일어나는 반복적인 신경계의 발작증상으로 뇌파측정 시 배경활동파와는 구별되는 극파와 예파 그리고 예파의 서파를 동반한 극서파 복합 모양의 간질 특정파가 나타난다(표 1-5).

발작은 대뇌 전체에서 동시에 시작되며, 임상적으로는 신체 좌우 모든 부위에서 일시에 시작되고 의식소실을 동반하며, 뇌파검사에서는 양쪽 대뇌에서 전반적으로 간질파가 나타나는데 발작의 증상은 다음과 같다.

㉠ 의식의 일시적인 상실 또는 혼탁과 생체의 변화가 나타난다.

㉡ 보통 명백한 원인이 없이 일어난다.

㉢ 증상의 정도는 눈꺼풀을 가볍게 깜박이는 것부터 전신을 격심하게 떠는 것까지 다양하다.

② 간질의 종류와 증상

㉠ 전조 : 타인에게 관찰되지 않는 발작, 즉 환자 본인만이 느끼는 발작 증상이다. 공포감, 배 속에서 괴상한 느낌과 구역질이 나며 눈앞이 깜깜해지고 어지러운 느낌, 이상한 소리가 들리고, 섬광이 보이는 등 환자에 따라 한 가지 혹은 복합적으로 나타나며 신체적으로는 몸 한쪽 팔, 얼굴, 다리가 저린 느낌이나 부분 경련으로 단순부분발작이라고도 한다.

㉡ 강직 간대 발작(대발작) : 가장 흔한 형태의 발작으로 환자는 아무런 전조증상을 느끼지 못하고 갑자기 의식을 잃고 쓰러지며 전신의 근육에 경련이 일어난다. 소리를 지르거나 신음을 하고 입술에서는 침이 나오고 얼굴은 처음에는 푸르다가 창백해지는 증상을 보인다. 혀를 깨무는 수도 있으며 경련 중에 소변을 보는 경우도 있다. 경련 시간은 일반적으로 수분 정도 지속된다. 처음에는 몸이 뻣뻣해지는 강직기를 거치며, 이후에는 몸을 떠는 간대기로 넘어가고 몸을 떠는 간격이 점차 벌어지면서 간질을 마치게 된다. 발작이 끝나면 사지의 힘이 빠지게 된 후 몇 시간 동안 깊이 잠자는 경우가 많고 잠에서 깨더라도 두통을 호소하는 경우도 많다(그림 1-63).

㉢ 소발작 : 성인은 드물게 나타나며 5~7세에서 주로 발생하고 보통 사춘기가 되면 사라진다. 수 초 동안의 의식소실을 나타내며, 보통 눈을 깜박이거나 멍하게 앞을 응시하는 모습을 보이며 가벼운 근육의 경련이 동반되기도 한다. 증상이 심하면 하루 수십 차례 발생하기도 하며 특별히 3[Hz] 극서파 복합이 나타난다.

*** 특발성 : 병리론적으로 명확한 원인이 없이 병이 발생하는 성질이다.

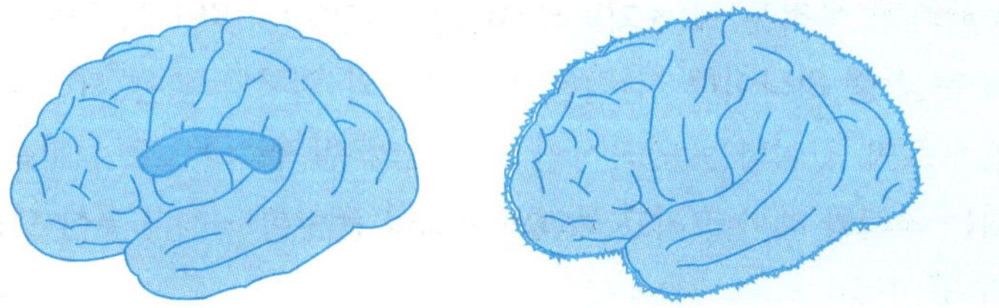

(a) 부분발작 (b) 전신발작

그림 1-63 • 부분발작과 전신발작

㉣ **근간대성 발작** : 의식의 변화는 별로 없으며 깜짝 놀란 듯이 전신의 근육이 순간적으로 수축하는 증상이다. 몸 오므리는 동작이 확연히 눈에 띄는데 정상인들의 경우도 이와 비슷한 동작들이 무의식중에 나타나기 때문에 전문적인 감별이 필요하다.

㉤ **실조성 발작** : 몸의 수축하는 발작과 정반대로 깜짝 놀라며 힘이 빠지는 듯한 발작이다. 신체의 근긴장이 갑자기 소실되기 때문에 갑자기 쓰러지게 되는 증상으로 외상을 입을 가능성이 매우 크다.

③ **의료상식** : 보통 발작 시 발작 자체를 정지시키는 것은 불가능하다. 소발작인 경우 특별한 간호가 필요하지 않지만 대발작인 경우는 다음과 같이 응급처치해야 한다.

㉠ 바닥에 눕히고 기구나 기타 딱딱한 물건 또는 위험한 기계 등에서 멀리 떨어지게 한다.

㉡ 혀를 깨물거나 질식이 안 되도록 고개를 돌려주며 넥타이 같은 것은 느슨하게 풀어 준다.

㊕ 환자를 움직이지 못하게 손, 발을 꽉 잡거나 주물러 주는 것은 오히려 해로운 영향을 줄 수 있기 때문에 가급적 환자의 움직임을 자유롭게 방치해야 한다.

④ **이상파형(돌발파형)** : 뇌파는 뇌기능의 일부를 표시하는 것이기 때문에 사고 · 감정 · 의지 등은 뇌파의 파형만으론 정확히 판단하기는 어렵다. 다만 뇌 전체의 활동상태, 즉 눈을 뜨고 있는가, 잠을 자고 있는가 등의 단순한 의식수준 정도는 뇌파를 통해 상당히 정확하게 측정된다.

정상뇌파 이외의 것은 어떤 의미에서 볼 때 이상뇌파라고 할 수 있으나, 정상뇌파가 개인차가 있고 지문과 비교할 수 있을 만큼 다종 다양하듯이 이상뇌파의 출현 역시 항상 비정상을 의미하진 않는다. 따라서 이상뇌파를 진단하기 전 환자의 신체적 상태나 의식상태, 연령, 인공산물에 대한 충분한 고려가 선행되어야 한다.

그러나 임상적으로 뇌의 이상을 판별할 수 있는 일정한 범위로 이상뇌파를 한정시킬 수 있다. 뇌의 기능에 이상이 생길 때 그것에 대응하여 이상뇌파가 나타나게 되는데,

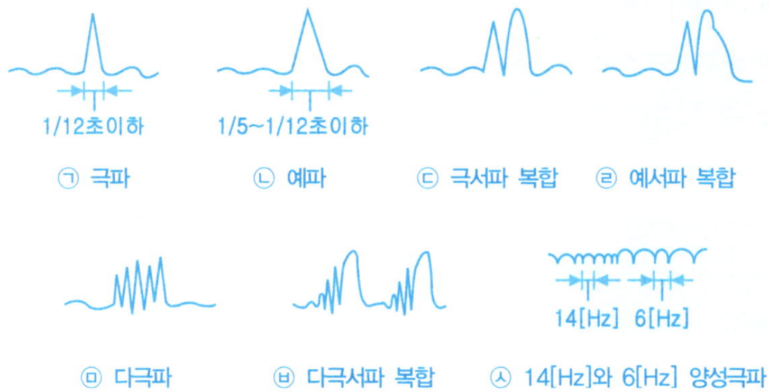

그림 1-64 • 돌발파의 종류

특히 극파라고 하는 이상파형은 간질의 진단과 치료에 핵심적인 역할을 한다. 그림 1-64는 전형적인 이상뇌파들의 형태를 보여주고 있다.

㉠ **극파** : 진폭 크기와 상관없이 파의 폭, 즉 지속시간이 30~80[msec](주기 1/12초) 이하이면서 갑자기 솟아오르는 뾰족하고 날카로운 돌발파이다. 극파는 배경활동과는 뚜렷하게 구별되며 간질환자 진단 시 음성(상향)극파는 매우 중요한 단서가 된다(그림 1-64(a)).

㉡ **예파** : 진폭에 관계없이 지속시간이 80[msec] 이상(1/5~1/12초 사이)인 예리하고 날카로운 파이다(그림 1-64(b)).

㉢ **극서파 복합** : 극파와 연속하여 바로 서파가 출현하는 것으로 진폭은 수십~수백[μV] 정도로 매우 크다. 극파에서 서파까지의 주파수가 3[Hz]인 파형을 3[Hz] 극서파 복합이라 하는데 이는 간질의 소발작 시 자주 출현된다(그림 1-64(c)).

㉣ **예서파 복합** : 예파에 뒤이어 서파가 연속해서 출현하는 파이며 주파수가 1.5~2.5[kHz] 범위인 예서복합파형은 레녹스 가스토 증후군*에서 자주 출현한다(그림 1-64(d)).

㉤ **다극파** : 몇 개의 극파가 인접해 무리지어 수 개 이상의 군을 이루며 나타나는 극파이고 난치성 간질의 경련 시 발생하는 대표적인 이상파이다(그림 1-64(e)).

㉥ **다극서파 복합** : 극서파 복합파에서 극파가 한 개가 아닌 여러 개의 극파로 이루어진 파형을 다극서파 복합이라 한다. 근간대성 발작 시 자주 출현된다(그림 1-64(f)).

---

* 레녹스 가스토 증후군 : 약물로 조절하기 매우 힘든 유형의 간질로서 일반적으로 1~8세 사이의 어린 나이에 시작되며, 그 특성은 여러 유형의 발작이 나타나고 발달장애를 동반하며 완치되는 경우는 거의 없다.

ⓢ 14[Hz]와 6[Hz]의 양성극파 : 14[Hz] 또는 6[Hz]의 주파수를 갖는 리듬의 양성(하향)의 극파가 각 주파수별로 단독 또는 연발하여 나타나는 것으로 자주 발생되는 지점은 후두부와 후측부이다. 양성극파의 출현은 대뇌, 번연계, 뇌단부 등의 상해를 의심할 수 있다(그림 1-64(g)).

ⓞ 서파군발 : 배경활동과는 확연히 구분되는 고진폭의 서파가 연속해서 출현하는 형태로 1초 전후부터 수초까지의 지속시간을 갖는다.

ⓙ 평탄뇌파 : 광범위한 뇌의 괴사를 나타내거나 뇌의 전기적 활동이 없는 것으로 임상적으로는 뇌사상태이다.

ⓒ 3상성파 : 대사성 질환에 의한 의식장애 시 나타나기 쉽고, 간성혼수* 전기에 자주 출현한다.

ⓚ 다형성 델타 활동 : 0.5~2.5[Hz]의 불규칙한 델타파가 측정되며 피질부에 있는 병변이 심하게 괴사되고 있는 상태에서 발생된다. 비정상 뇌파 역시 항상 대뇌의 비정상을 나타내는 것은 아니다. 몇 가지 특정한 뇌파 이상이 정상인의 경우에도 관찰될 수 있기 때문이다.

8. 수면다원검사

(1) 수면에 대한 연구

수면에 대한 과학적 연구는 1929년 독일의 신경학자 H. 베르거가 인간의 뇌에서는 각성 시와 수면 시에 서로 다른 뇌파가 발생한다는 것을 발견한 것을 시점으로 시작되었으며, 1957년 W.C. Dement와 N. Kleitman에 의해 수면이 급속안구운동수면(Rapid Eye Movement : REM)과 비급속안구수면운동(Non Rapid Eye Movement : NREM)으로 이루어진다는 사실이 밝혀지면서 수면의 본질에 대한 연구가 본격적으로 시작되었다.

① 전형적인 성인의 수면 시의 뇌파의 변화는 그림 1-65와 같다. 각성하고 있으면서 눈을 감고 있을 때는 10[Hz] 전후의 알파파가 출현하다가 졸음이 오게 되면 알파파는 없어지고 진폭이 작은 4~6[Hz]의 서파와 가는 속파가 나타난다.

② 이어서 진폭이 큰 예파와 14[Hz] 정도의 빠른 방추파가 나타나게 되며 수면이 더 깊이 진행되면 방추파 외에 진폭이 큰 3[Hz] 정도의 서파가 나타난다. 더욱 수면이 깊어지면 방추파가 감소하여 거의 서파만이 출현된다.

---

* 간성혼수 : 신체 내에서 단백질이 분해되면서 나오는 암모니아의 처리작용이 잘 안되어 생기는 것으로 암모니아의 처리를 담당하는 간기능이 떨어지면 독성 암모니아에 의해 뇌가 영향을 받아 쉽게 자제력을 잃거나 정신을 잃는 경우가 발생하는 질환이다.

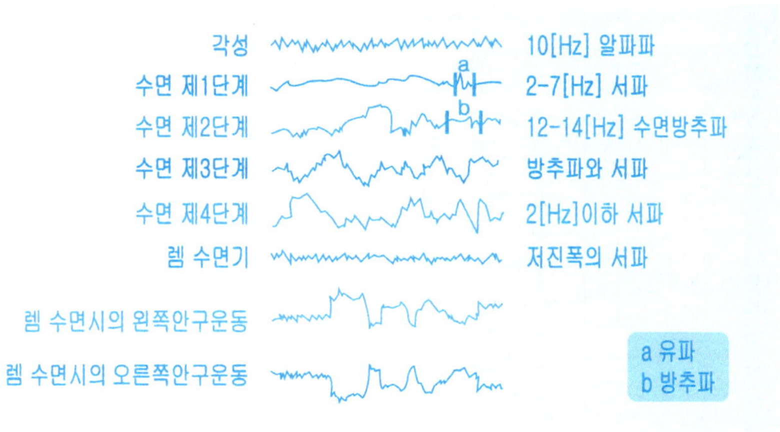

그림 1-65 • 수면단계의 순서와 렘수면 시의 안구운동

③ 수면 중에는 의식이 없으며 주위 환경변화에 대해 반응이 활발하지 못하나 다시 각성상태로 깨어나면 의식은 회복되는데 이것이 바로 혼수상태, 마취상태와 수면의 차이점이다.

④ 수면 중에는 혈압, 심박동수, 기초신진대사율이 떨어지며 혈관이 확장되기 때문에 많은 혈류량으로 인한 체온의 손실이 발생한다.

(2) 각성기

후두부 우세의 알파파가 뇌파의 전체적인 우세를 나타나며 진폭이 점점 증가하다가 다시 감소하는 현상을 보인다. 베타파는 수면 1단계 전까지 지속된다.

(3) 비렘수면기

렘수면기를 제외한 모든 수면단계를 비렘수면기(Non Rapid Eye Movement : NREM)라 하며 이 기간 중에는 안구의 뚜렷한 운동은 나타나지 않는다. 이 시기에서는 느린 주파수의 서파가 우세하게 나타나므로 서파수면기라고도 하며 뇌파의 활력징후가 감소한다. 비렘수면기는 다음과 같이 4단계로 구분할 수 있다(표 1-6).

① 수면 제1단계(입면기 또는 졸음기) : 느린 안구운동이 발생하며 느린 알파파 우세에서 2~7[Hz]의 서파들이 출현되는 시기이다. 서파들 중 가장 우세한 것은 잔물결 같은 모양의 저진폭 세타파이기 때문에 이때 높은 진폭의 파형이 출현하면 측두엽 간질에 대한 이상소견을 가질 수 있다.

② 수면 제2단계 : 유파와 0.5초 이상의 지속시간을 갖는 수면방추파가 출현한다. 수면의 깊이가 더욱 깊어지면 12~14[Hz]의 수면 방추파가 양쪽 좌우반구와 두정부 근처에서 우세하게 출현한다.

표 1-6 • 수면심도의 분류

국제분류	수면단계	뇌파 파형의 특징	구분
각성단계 stage W	각성기	알파파가 50[%] 이상 차지, 진폭의 저하가 시작한다.	안정/각성
수면 1단계 stage 1	입면기 (졸음기)~ 경수면 초기	• 알파파가 소실(50[%] 이하로 감소)한다. • 느린 측면안구운동이 발생한다. • 저진폭의 세타파가 출현(잔물결파기)한다. • 두정부[*], 중심부에서 좌우 대칭적으로 돌발적인 예파가 출현(두정예파기)한다. • 2~3상성의 진폭(50~100[μV])이 높은 서파가 출현(유파기)한다.	비렘수면 (서파수면)
수면 2단계 stage2	경수면기	• 유파, 방추파의 혼합기이다. • 지속시간 0.5초 이상되는 방추파가 출현(12~14[Hz])한다 • 2~3상성의 서파인 K-복합파가 출현한다.	
수면 3단계 stage3	중등도 수면기	방추파와 고진폭 서파가 혼재하며 2[Hz] 이하의 서파가 20~50[%]를 차지한다.	
수면 4단계 stage4	심수면기	방추파가 사라지며 2[Hz] 이하의 서파가 50[%] 이상 차지한다.	
렘수면기 stageREM	모순 수면기	• 저진폭의 서파가 절반 이상을 차지한다. • 급속 안구운동이 출현, 뇌 대사활동이 증가한다. • 외부의 자극에 대한 각성으로 역치가 높아진다.	렘수면

③ **수면 제3단계 : 방추파와 서파의 혼합시기로 고진폭의 느린 서파들이 서서히 출현하는 시**기이다. 방추파는 출현하거나 출현하지 않을 수도 있다.

④ **수면 제4단계 : 방추파[**]가 사라지며 높은 진폭이면서 느린 서파들이 아주 잦게 출현되는** 시기이다. 2[Hz] **이하의 서파들이** 약 50[%] 이상 출현하는 시기이며 **K-복합파[***]와 서파들**이 혼재해서 나타난다.

(4) 렘수면기

저진폭의 세타파 우세의 서파들이 50[%] 이상 고빈도로 출현한다. 수면이 깊어질수록 진폭이 작고 빠른 리듬의 뇌파가 측정되는데, 이 단계에서 **빠른 안구운동이 일어나기 때문에 렘수면**이라고 한다(그림 1-66). 수면 중이면서도 이 시기의 뇌파의 형태는 깨어 있을 때와 유사하며, 서파수면 시보다 더 큰 자극이 있어야 각성이 되는 **깊은 수면상태이기 때문에 모순수면기** 또는 **역설적 수면기**라고도 한다. **렘수면 시 꿈을 많이 꾸기 때문에 꿈수면**이라고도 하며 뇌

[*] 두정부예파 : 초당 2회 이상으로 불규칙하게 출현하며 두정부에서 최대 진폭을 갖는 음성예파이다.
[**] 방추파 : 0.5초 이상의 지속시간을 갖는 12~14[Hz]의 파형이다.
[***] K-복합파 : 지속시간이 0.5초 이상으로 현저하게 길며 두정부예파보다 덜 뾰족한 파형이다.

파의 변화와 함께 체온, 맥박, 호흡 및 혈압이 상승하고 위장의 운동성은 감소하여 남성에게는 음경 발기가 나타나기도 한다.

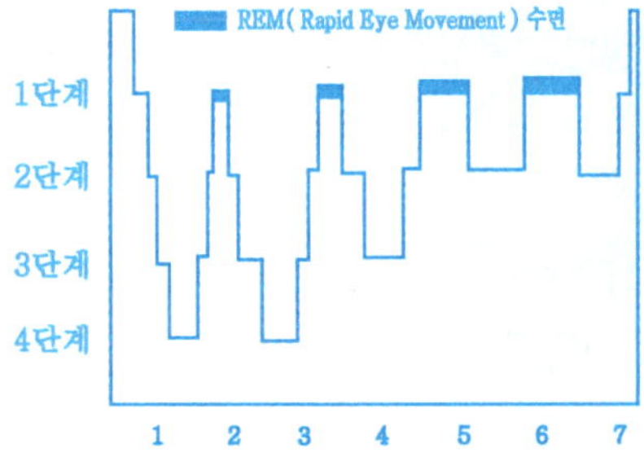

그림 1-66 • 렘수면

이 시기에 대뇌에서는 깨어 있을 때보다 더 많은 양의 산소를 사용한다. 안구의 움직임은 활발한 활동성을 갖지만 신체 다른 부위의 근 긴장은 크게 저하된 상태가 된다.

렘수면 기간은 약 20분간 지속되며 약 90분 정도마다 다시 반복되는데 아침이 가까워질수록 그 지속시간이 길어진다. 저진폭의 세타파우세의 서파들이 50[%] 이상 고빈도로 출현한다.

9. 뇌전도의 구성

일반적인 뇌전도의 구성은 그림 1-67과 같다.

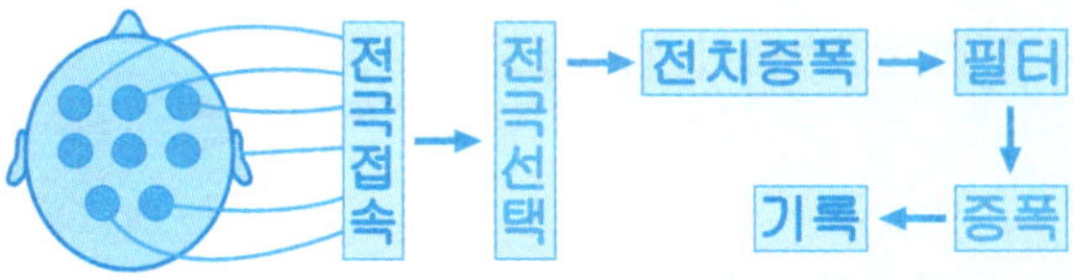

그림 1-67 • 반적인 뇌전도의 구성

(1) 입력부

두피 위에 부착된 전극으로부터 미세한 뇌파의 전위변동을 유도하는 부분이다.

① 전극 접속기 : 접촉저항값, 즉 두피와 전극 간의 임피던스는 낮을수록 좋다.

② 전극 선택기 : G1 < G2일 때 진폭이 상향(음성파)으로 측정된다. 두피상의 전극이 활성전극이 되며 귓불의 전극은 기준전극이 된다.

(2) 전치증폭부

1) 전치증폭기

생체신호의 증폭도와 동상성분(교류잡음)의 증폭도와의 비율을 판별비라고 하는데 동상성분 억제 정도(동상신호제거비)를 나타낸다. 판별비가 높을수록 동상성분에 의한 전체 뇌파에 차지하는 교류장해 정도는 작아진다.

① 차동증폭기로 구성, 교류잡음, 동상성분을 억제한다.

② 뇌파신호는 역상, 증대 기록된다.

2) 동상신호제거비

교류에 의한 잡음이 차동증폭기의 입력단자로 스며들 때 차동증폭기에 의해 제거되지 못한 동상의 잡음신호가 출력에 영향을 줄 경우 그 영향의 크기 정도를 구분하는 비로소 전체의 출력 중에 동상에 의한 영향이 어느 정도 섞였는가로 이해하면 식 (1-3)과 같다.

$$\text{동상신호제거비} = 20\log \frac{\text{동상이득}}{\text{차동이득}}[\text{dB}] \tag{1-3}$$

(3) 필터부

뇌파의 주파수 성분 0.1~100[Hz] 범위이기 때문에 뇌파 증폭기는 0.1~100[kHz]의 주파수 성분에 대해서만 응답을 가져야 한다. 즉 뇌파진단의 목적이 되는 주파수 이외의 성분은 필터를 통해 차단시켜야 하는데 필터의 원리는 다음과 같다.

1) 주증폭기

필터로 여과된 두피의 전위신호에 대한 전류의 크기는 임상뇌파기록에서와 같은 표면전극 사용 시 신호의 진폭은 25~100[μV] 범위이기 때문에 실제 기록부의 갈바노미터를 움직이기에는 그 크기가 작다. 따라서 전류를 충분히 크게 증폭할 수 있는 비교적 높은 이득을 가진 증폭기가 요구된다.

또한 뇌전도에 사용되는 전극은 심전도에 사용되는 전극보다 작아서 신호원 임피던스가 약간 높으므로 뇌파 증폭기에서는 높은 입력 임피던스가 필수적이다.

2) 고역통과 필터

고역통과 필터(High Pass Filter : HPF)는 실제로 매우 제한된 용도로 사용되는 필터로 매칭 구조 등에서 저주파 발진을 최소화하기 위해서 사용되며 뇌파측정 시 저주파, 즉 1[Hz] 이하의 직류성분을 제거하기 위해 식 (1-4)와 같다(그림 1-68).

$$f_H = \frac{1}{2\pi R_1 C_1} \qquad (1\text{-}4)$$

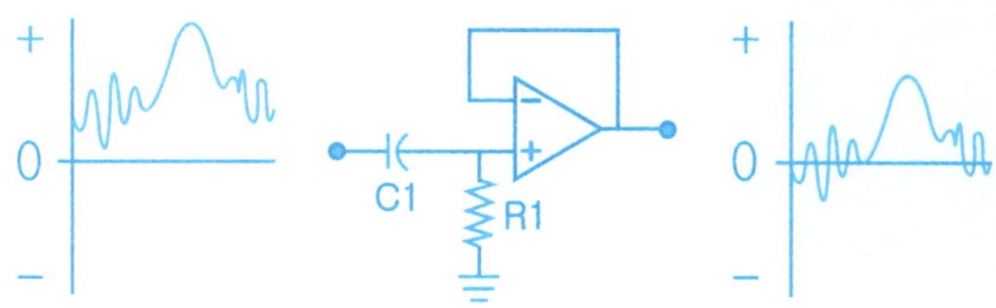

그림 1-68 • 고역통과 필터

3) 저역통과 필터

저역통과 필터(Low Pass Filter : LPF)는 주로 고주파 잡신호를 걸러내어 저주파의 필요한 신호만을 골라낼 때 많이 사용되는 필터 구조로 뇌파에서는 60[Hz] 이상의 주파수 성분을 차단시키는 역할을 하며 식 (1-5)와 같다(그림 1-69).

$$f_L = \frac{1}{2\pi R_2 C_2} \qquad (1\text{-}5)$$

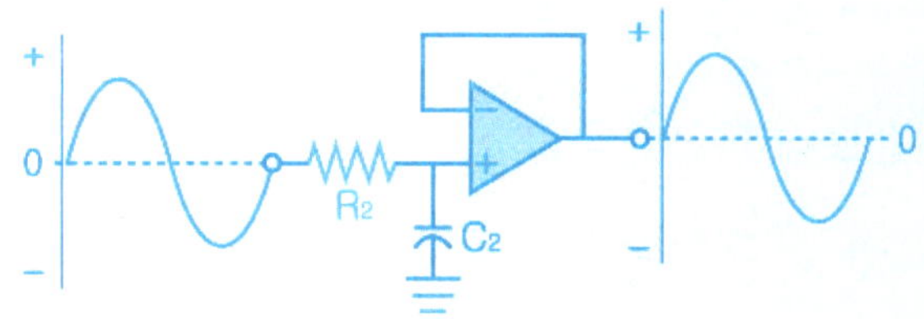

그림 1-69 • 저역통과 필터

4) 대역통과 필터

대역통과 필터(Band Pass Filter : BPF)는 원하는 주파수 대역만 정확하게 골라낼 때 사용하는 것으로 그림 1-70과 같이 송신과 수신 시 정확한 주파수 대역만 보내고자 할 때 사용된다. 즉, 시스템마다 사용하는 주파수를 국한시켜 주는 역할을 한다.

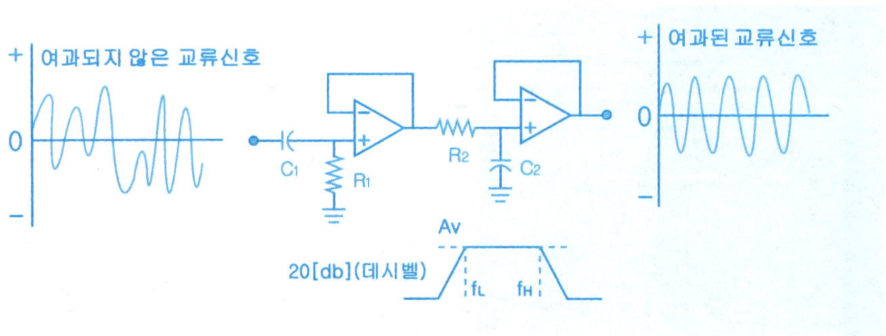

그림 1-70 • 대역통과 필터

10. 인공산물

뇌파를 기록 시 측정하려고 하는 뇌파의 전위성분 이외 다른 외부 또는 내부신호가 혼입되거나 간섭되어 파형의 왜곡을 발생시키는 원인, 즉 잡음(전위신호) 등을 총칭하는 것이다. 뇌파 측정 시 인공산물이 되는 원인은 다음과 같다.

(1) 교류의 혼입

누설전류, 전자유도, 정전유도, 고주파 변조잡음 등의 원인이다.

(2) 뇌파계 자체의 잡음

기계노후 또는 고장, 유도 코드의 불량 등 기계 자체의 결함에 의해 잡음이 발생된다.

(3) 심전도와 근전도, 맥파의 혼입

① 심전도의 QRS군파 중 극파의 형태를 갖는 R파가 출현하여 뇌파의 극파와 혼동시킬 수 있다.

② 불안 등으로 인한 극도의 긴장감으로 이를 꼭 깨물고 있을 때 측두근이 수축되는데 이로 인해 발생되는 전위변동으로 인해 뇌파의 극파와 혼동할 수 있다.

③ 전극이 전측두부 동맥혈관에 가깝게 부착되면 전극이 동맥의 활동에 의해 움직임을 갖게 되는데 이러한 움직임이 전극과 두피 간의 임피던스를 증가시켜 기선을 동요시킬 수 있다.

(4) 금속성 의치

금속성 의치를 한 상태에서 환자가 입을 다물면 아랫니와 윗니가 서로 부딪히게 되는데 이때 높은 진폭의 극파성 잡음이 뇌파에 섞일 수 있다. 이때는 의치를 제거하거나 입을 가볍게 벌리게 한다.

(5) 안구운동, 호흡운동, 발한

발한으로 인해 땀을 흘리게 되면 피부의 전기저항이 변동을 하게 되어 느린 기선의 동요가 발생될 수 있다. 호흡을 하기 위한 몸의 움직임이 분극진압을 변동시킬 수 있다. 주의할 것은 호흡에 의해 가장 많은 움직임을 갖는 복부에는 유도선을 놓지 말아야 한다.

환자가 눈을 뜨거나 감을 때 또는 눈을 깜빡이는 안구운동에 의해 전두부에서 톱니 모양의 파가 발생하는데 이로 인해 율동성을 가진 낮은 진폭의 혼입이 일어날 수 있다.

11. 뇌전도 검사 시 주의사항

① 피검자에게 긴장이나 불안감 등의 정신적인 스트레스를 주지 않도록 하고, 올바른 부위에 전극을 장착한다.

② 머리 기름 등을 바르지 않으며 이마와 귓불 등을 깨끗이 닦아 전극의 접촉저항을 작게 하며, 뇌전도는 교류장해로부터 차폐가 필요하고 기계적 진동이 장치에 전달되지 않도록 해야 한다.

③ 측정 전 뇌전도의 감도, 시상수, 내부잡음, 위상특성, 기록펜 압력 및 위치, 댐핑 등과 같은 항목을 확인, 조정을 하여야 한다.

④ 고압 송전선, 모터, X-선 장치, 변전소 등의 가까이에서는 뇌전도 검사를 피한다.

12. 자가발전 무선 뇌파계

유비쿼터스 세상이 도래함에 따라 지능화된 각종 소형 전기 · 전자 · 정보 · 통신기기들이 개발되고 있고 이들 기기들은 스포츠, 의료, 방범, 사무 등 광범위한 범위에서 사용되고 있다. 이러한 첨단기기들은 궁극적으로 파워를 얻어야 작동된다는 공통점을 갖고 있다. 최근에는 외부로부터 에너지원을 얻는 자가발전형 제품들이 많이 개발되고 있다. 자가발전형 뇌파계 개발 소식은 지속적으로 발전하는 이 분야의 동향과 전망을 보여주는 한 예이다.

① Holst 센터가 가입되어 있는 대학간 미소전자공학센터는 뇌의 손상 후 뇌파를 모니터링하기 위해 사용되는 새로운 EEG(뇌파계) 시스템을 개발하였다. 이 EEG시스템은 무선의 2채널 시스템으로, 몸의 열과 상시적인 빛을 활용한 하이브리드 전력공급에 의해 배터리가 필요 없는 시스템이다. 이 하이브리드 전력공급원은 사람의 몸에서 발산되는 열을 이용한 열전기 발전체와 실리콘 광전지를 결합한 것이다.

② 전체적인 시스템은 옷처럼 입을 수도 있고 헤드폰과 같이 생긴 장치에 결합해서 사용할 수도 있는 것이다. 이 시스템은 평균적으로 실내에서는 1[mW] 이상 제공할 수 있으며, 이 정도의 용량은 원하는 작업량에 필요한 전원의 충분한 양이다. 일반적으로 몸의

열을 이용한 열전기 발전체는 주위온도가 몸의 온도범위 내에 있을 경우 생성되는 전력이 저하되는 것을 보여준다. 특별히 실외에서는 하이브리드 시스템의 광전지가 이러한 에너지 저하를 상쇄시켜주고, 연속적인 전력발생을 보장해준다. 더욱이 광전지는 라디에이터로서의 역할을 하기 때문에 열전기 발전체의 효율성을 높여준다.

③ 기존의 Holst 센터에서 개발한 뇌파계와 비교했을 때 하이브리드 시스템은 크기와 무게를 줄였다. 기존의 시스템은 이마에 위치한 열전기 발전체에 의해서만 발전되었다. 새롭게 개발된 하이브리드 시스템은 완전 자가운영, 유지관리가 불필요하고 허용할만한 머리에서의 낮은 열흐름 등의 장점으로, 향후 환자의 독립성을 증대시켜주고 삶의 질을 향상시켜줄 것이다.

④ 하이브리드 시스템의 주요 기능은 양 뇌의 불균형을 감지하거나, 뇌의 외상을 검사하고, 뇌의 활동을 모니터링하는 것이다. 이 시스템은 Holst 센터 Human^{++} 프로그램의 건강관리, 라이프스타일 그리고 스포츠 응용분야 등에 대한 연구개발의 실증적 결과물에 해당한다. 추후 연구과제는 미세공작기를 이용하여 생산비용을 절감하는 것뿐만 아니라 몸 곳곳에 적용될 수 있는 여러 시스템 요소의 전력소비를 보다 절감시키는 것이다.

⑤ 여기에 적용된 열전기 발전체는 소규모의 상용 서모파일(thermopile)로 만들어진 6개의 열전기 부품으로 구성되어 있다. 머리의 왼쪽과 오른쪽에 각각 두 개의 방열기는 외관면적 4×8[cm^2]의 고효율 규소 광전지로 만들어져 있다. 더욱이, 열전도 빗형태의 구조는 (소위 열분로) 열전기 발전체 위에 사람의 머리카락에 의해 발생되는 서모파일과 피부 사이에서의 열 장벽을 제거하는데 적용된다.

04 뇌혈류진단기

뇌혈류 초음파 진단기 검사(TCD 검사)는 인체에 무해한 초음파를 이용하여 머리(두개골)을 열지 않고, 두개골 위에 초음파를 발사하여 대뇌에 피를 공급하는 두개골 내의 중대뇌동맥, 안동맥, 전대뇌 동맥, 후대뇌동맥, 추골동맥 및 기저동맥의 혈류상태와 두개골 외부의 총경동맥, 내경동맥 및 외경동맥 등 혈관의 혈류상태를 파악할 수 있는 검사이다. 이러한 방법으로 혈관의 협착, 폐쇄, 동맥류, 출혈 등 혈관의 총체적 상태를 미리 파악하여 적절한 치료를 받게 함으로써 뇌졸중의 예방에 효과적인 검사법이다(그림 1-71).

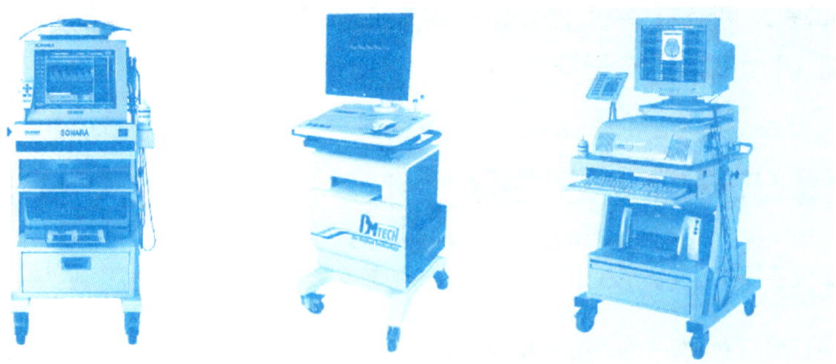

그림 1-71 • 뇌혈류 초음파 진단기

도플러 효과를 이용해 뇌혈관 속에 피가 흐르는 속도를 측정하는 검사법으로 초음파를 발사해 적혈구에서 반사되어 오는 파장으로 혈류속도를 측정하는 것이다. 장점은 초음파 검사법이 기존의 진단법(CT나 MRI)보다 정확도는 약간 뒤지나 환자에게 아무 고통도 주지 않고 검사비용도 저렴해 앞으로 중풍의 조기발견법으로 크게 활용될 것이다.

1. 도플러 효과

파동을 발생시키는 파원과 그 파동을 관측하는 관측자 중 하나 이상이 운동하고 있을 때 발생하는 효과로 파원과 관측자 사이의 거리가 좁아질 때에는 파동의 주파수가 더 높게, 거리가 멀어질 때에는 파동의 주파수가 더 낮게 관측되는 현상이다. 이 효과는 1842년 C.J.Doppler가 발견하였다. 예로서 기차가 서로 다가올 경우 상대 기차의 기적소리가 높게 들리는데 비해 서로 멀어질 경우 기차의 기적소리가 낮게 들리는 것은 도플러 효과에 의한 것이다.

① 도플러 효과는 음파 이외의 파동에서도 볼 수 있는데, 이 효과에 의한 주파수의 관측값 변화는 파동의 전파속도와 파원에 대한 관측자의 상대속도에 의존하며, 파동속도에 대하여 파원과 관측자 사이의 상대속도가 아주 작은 경우에는 관측하기 어렵다.

② 전파속도가 큰 광파나 전파라도 그 파원이 매우 빠른 속도로 운동하는 경우이다. 예를 들면 대지속도가 큰 인공위성으로부터의 전파에서는 도플러 효과가 뚜렷하게 나타난다. 또, 천체가 지구에 대하여 운동하고 있을 때는 이 효과로 인하여 빛의 스펙트럼이 정규 위치로부터 벗어나는 현상을 볼 수 있다. 이 현상은 오래 전부터 천문학에서 별의 시선속도를 결정하는 기초로 사용되어 온 것으로, 특히 E.허블이 이것을 바탕으로 성운의 거리와 후퇴속도에 대한 관계를 발견하여 팽창우주를 관측으로 증명한 것은 유명하다.

③ 도플러 효과는 매질에 대하여 파원이 운동하는 경우와 관측자가 운동하는 경우 그 발생방식이 다르다. 즉, 매질에 대하여 정지하고 있는 관측자에게 파원이 가까워지는(멀어지는) 경우에는 파동이 진행방향으로 압축(확대)되기 때문에 이 효과가 생기며, 정지하고

있는 파원에 관측자 쪽이 운동할 경우에는 단위시간 내에 관측자가 받는 파동수가 변하기 때문에 이 효과가 나타난다.

2. 뇌혈류진단기를 통한 진단

(1) 뇌혈류진단기의 원리

혈관내경이 좁아지면 그 부위를 통과하는 혈류속도가 상대적으로 빨라지는 원리를 이용해 협착부위의 진단, 진행여부 등 위험도를 파악한다.

① 도플러 원리를 이용한 스펙트럼 방식이며 검사기기의 프로브에 의해 방출된 초음파가 혈관 내 적혈구에 의해 반사되는 반사초음파를 프로브에서 받는다. 이때 반사된 초음파 파장의 변화를 도플러 이동이라 하며 반사된 초음파 주파수를 검출해 혈류속도로 변환하게 된다.

② 실제 혈류의 속도는 도플러 이동에 비례하여 나타나게 되고 이때 방출된 초음파와 반사되어 돌아오는 초음파 간의 차이는 가시 및 가청주파수 범위 내에 있어 이를 듣거나 볼 수 있다.

③ 도플러 방식 : 연속파, 펄스파, 이중 도플러, 색도플러, 강화 도플러 방식이 있다.

④ 연속파 방식 : 연속적 초음파를 발신하며 발신부와 수신부가 분리되어 있다. 초음파의 집속을 위해 프로브의 발신면이 오목하게 되어 있거나 실리콘 고무로 된 볼록렌즈 모양의 음향렌즈가 붙어 있고, 주로 4[MHz]~10[MHz] 범위의 초음파를 이용하여 말초혈관이나 외두개골 경동맥의 혈류량 측정을 한다.

⑤ 펄스파 방식 : 펄스 형태의 초음파를 발생하며, 발신부와 수신부가 하나의 형태로 되어 있고 발신시간이 1[%], 수신시간이 99[%]로 수신시간이 더 길며, 검사 깊이조절이 가능하고 내두개골 동맥의 혈관검사를 한다.

⑥ 이중 도플러 방식 : 펄스와 휘도 방식이 합쳐진 형태이다.

⑦ 색도플러 방식 : 휘도 방식과 혈류속도를 색깔로 표현한다.

⑧ 강화 도플러 방식 : 도플러 신호의 강도로써 혈관구조를 표현한다.

(2) 뇌혈류진단기에서의 혈관판별

프로브를 이용하여 혈관의 혈류속도를 측정할 수 있으며, 사용된 윈도우, 투사방향과 각도, Sample volumed 깊이, 혈류의 방향, 해당 혈관이 투사(tracing)되는 거리, 혈관 사이의 상대적 위치관계, 상대적인 혈류속도의 차이, 경동맥 압박에 의한 영향 등으로 측정 혈관의 종류가 파악 가능하다.

(3) 뇌혈류진단기의 정의

뇌혈류진단기(Trans Cranial Doppler : TCD)는 초음파 프로브를 이용하여 내두개골 동맥과 외두개골 동맥, 말초동맥의 혈류순환관계를 측정하는 비침습적 혈관진단 시스템이며, 심박동계수, 혈류의 최고·최저속도, 평균주기, 저항계수, 맥박수 등을 측정하여 혈류상 내외적인 장애요인을 컴퓨터 분석, 수치로 표시해 주는 진단용 의료기기이다.

(4) 뇌혈류진단기의 장·단점

비침습적 측정방법으로 환자에게 통증을 주지 않고 쉽게 뇌졸중 및 혈관질환을 검사할 수 있고, 발병 전·후 즉시 진단이 가능하고 지속적인 모니터링이 용이하며 실시간 반복측정이 가능하며 장·단점은 다음과 같다.

1) 장 점

① 특별한 준비과정이 필요없다.
② 비침습적 방법으로 전혀 통증을 주지 않는다(비침습적으로 뇌혈관의 상태를 측정할 수 있는 유일한 장비이다).
③ 합병증이 없으며 절대 안전하다.
④ CT, MRI와 달리 조영제 사용이 필요없다.
⑤ 발병 전·후 즉시 비교 진단이 가능하다.
⑥ 지속적인 모니터링이 가능하다.
⑦ 실시간 반복측정이 가능하다(대뇌혈관의 급성변화를 판난하는데 유용하여 병의 경과파악이 가능하다).
⑧ 대뇌질환의 급성 변화판독에 유용하다.
⑨ 뇌혈관 질환환자의 시시각각 변화하는 동적인 결과를 정확히 진단할 수 있으며 비용이 저렴하다.

2) 단 점

① 초음파 영역(ultra sound window) 때문에 약 5[%] 정도에서 검사 실패율을 보인다.
㉠ 여자 : 특히 측두부위 돌출이 심하다.
㉡ 노인 : 뼈가 두꺼워 추적하기 어렵다.

② TCD로 확인 가능한 뇌기저부의 동맥은 큰혈관으로써 지연성 뇌허혈증 및 경색의 유발에 더 큰 관계가 있는 작은 혈관들의 미세순환에 대한 자세한 분석이 불가능하다.

(5) 뇌혈류진단기의 주요 진단영역

1) 뇌혈관 협착의 발견

뇌 속에 퍼져 있는 모세혈관 수축으로 뇌신경에 혈액공급이 차단되어 나타나는 증세로 겨울철에 중년층 이상에 잘 발생하는 것으로, 두통 · 안면신경마비 · 3차 신경마비 또는 뇌혈관에 혈액순환장애를 일으켜 중풍의 원인이 되기도 한다.

① 안면신경마비나 3차신경마비가 나타나면 얼굴이 뻣뻣해지면서 입이 돌아가고 눈꺼풀이 감기지 않아 세수할 때 비눗물이 눈으로 들어가거나, 물을 마실 때 입이 오그라들지 않아 물을 입 밖으로 흘리기도 한다.

② 과로가 겹치거나 신경이 예민해지면 식물인간이 되어 사망하는 수도 있다.

③ 예방으로는 추위에 피부가 노출되지 않도록 하고 과음 · 흡연 · 과로는 절대 피해야 한다. 특히 목욕탕에서 찬물에 오래 있는 것을 피하며 담배도 혈관을 수축시킨다.

④ 가벼운 운동과 피부 마사지도 효과가 있다. 내복약으로 청혈제나 보혈제도 효과가 있다.

2) 혈전, 색전검사

혈전은 혈관 속에서 피가 굳어진 덩어리이며, 혈전증은 혈전에 의해 발생되는 질환이다. 혈전색전증이라고도 하는데, 특히 혈전에 의해 혈관이 막힌 질환을 일컫는다.

① 우리 몸은 여러 가지 혈전형성인자와 조절인자가 균형을 이루고 있어서 정상인은 과도한 혈전이 만들어지지 않는다. 그러나 혈전형성억제에 관여하는 인자들의 균형이 깨지게 되면 혈전이 형성될 수 있다.

② 색전은 맥관 내에 유리물이 흘러들어와 관강의 일부 또는 전부를 폐색한 상태 또는 그 원인물질이다.

③ 원인물질은 고체, 액체, 기체가 있다. 고체 색전으로 가장 많은 것은 박리된 혈전 또는 그 단편이고, 그밖에 세균, 기생충, 색소, 세포, 조직, 종양세포 등이 있다.

④ 외상 시에는 공기나 지방이 색전을 일으킨다. 색전의 결과로 일어난 장애를 색전증이라고 하며 케이슨병도 일종의 색전증이다.

3) 윌리스 서클의 측부순환 능력검사

혈관의 일부분이 콜레스테롤 침착이나 동맥경화 등에 의하여 폐색 또는 협착이 일어나면 고장부분의 전후를 연락하고 문합지(吻合枝)를 통하여 혈액이 흐르게 된다. 이와 같이 혈관의 고장이 일어나도 혈액의 순환은 회복된다.

① 문합지가 가느다란 혈관인 경우에도 혈류에 의하여 점차 굵게 되어 혈액순환이 충분하게 될 가능성이 있다.

② 측부순환(側副循環)이 없는 종동맥의 순환이 폐쇄된 경우에는 그 조직에 괴사가 일어난다.

4) CO_2 영향에 의한 혈류변화

① 무호흡으로 인한 과탄소혈증 : 분당 환기량을 감소시키거나, 적절한 분당 환기량에도 불구하고 생리적 사강이 증가하거나 환기량이 대사요구량에 미치지 못할 때 발생한다.
과탄소혈증에 속하는 흔한 임상적인 상황은 근무력증, 상행성 다발신경근병, 근육병과 같은 근육신경계 질환이나 천식, 만성폐쇄성 질환, 제한성 폐질환 등과 같이 호흡근육의 부하를 증가시켜 호흡근의 피로를 가져오는 질환에서 흔히 발생한다.

② 과호흡으로 인한 저탄소혈증 : 심한 폐렴, 폐부종, 폐출혈, 환기-관류 부적합을 야기하는 호흡곤란증후군에서 흔히 발생한다. 이때 동맥혈 산소포화도는 흡입산소 분획이 0.6이상임에도 불구하고 90(%) 이하이다.

5) 일과성 허혈발작(transient ischemia attack) 검사

기립성 저혈압 등에서 일어날 수 있는 일과 성뇌의 전반적인 허혈상태(이른바 뇌빈혈)도 포함하는데 일반적으로 내경동맥 · 치골동맥 또는 그들 분지의 동맥경화성 협착으로 인해 갑작스럽게 뇌에 허혈이 생기고 그 때문에 일과성의 가벼운 뇌졸증 증상을 나타내는 것이다. 24시간 이내에 증상은 사라지나, 반복해서 일으키는 경우에는 뇌혈전증의 위험이 따르게 된다. 무엇이 원인이 되는가는 명확하지 않은데, 아테롬 내에 생긴 소혈전이 박리해서 말초의 동맥을 폐색시키기 때문에 일어난다는 설이 유력하다.

6) 뇌입상승(Intra Cranial Pressure : ICP) 검사

두개골의 내강을 채우고 있는 뇌척수액의 압이다. 두개골의 안쪽에 있는 지주막(蜘蛛膜)과 연막 사이의 지주막 하강이나 뇌의 안에 있는 뇌실 안은 뇌실의 벽에 있는 맥락총에서 분비되는 뇌척수액으로 채워져 있다. 어떠한 원인으로 이 압이 높아지면 뇌를 압박하기 때문에 두통, 현기증, 의식이 없어지는 등의 장애가 나타난다.

7) 뇌혈관 기형의 진단

뇌혈류가 모세혈관을 거치지 않고 동맥에서 곧바로 정맥으로 흐르는 선천성 혈관기형으로 뇌동정맥 기형이라고도 한다.

① 정상적인 뇌혈류는 큰동맥 → 작은동맥 → 모세혈관 → 작은정맥 → 큰정맥 안을 순서대로 흐른다. 그러나 뇌혈관기형이 있는 부위에서는 뇌혈류가 모세혈관을 거치지 않고 동맥에서 곧바로 정맥으로 흐르기 때문에 동맥 내의 높은 압력이 바로 정맥으로 전달되어 혈관이 쉽게 터질 수 있다.

② 동맥과 정맥의 직접적인 연결을 통하여 혈류의 비정상적 통로가 형성되므로 혈액공급

이 부족한 뇌조직은 경색이 생긴 후 위축된다. 이에 따라 여러 뇌기능 장애의 증세와 전간(간질) 발작 등의 증세가 나타나는데 이러한 질환을 뇌혈관기형이라고 한다.

8) 말초혈관질환(당뇨병성 혈관질환, 발기부전 등)

심장에서 근육과 장기에 피를 공급하는 동맥의 피의 흐름에 장애를 일으키는 질환이다. 말초혈관은 사지에 혈액을 공급하여 주는 역할을 하고 있는데 이러한 혈관이 막힘으로 팔과 다리에 충분한 혈액이 가지 못하게 되어 여러 가지 증상이 나타난다. 말초혈관질환은 당뇨병 환자는 건강한 사람의 5배 이상 흔하게 나타나 외상을 제외한 사지절단의 원인으로 작용하기도 한다.

9) 뇌사판정

뇌사는 사고와 판단을 맡고 있는 대뇌피질은 물론 맥박, 호흡 등 기본적인 생명활동을 주관하는 뇌간(腦幹)까지 파괴되어 기능이 정지된 상태이다. 뇌간 기능이 남아 있어 인공호흡으로 장기간 생명을 연장할 수 있는 식물, 인간과는 근본적으로 다르다. 뇌사에 빠지면 인공호흡기로 일시적인 생명유지는 가능하나 대사기능이 저하되어 1주일 이내에 사망한다.

10) 뇌졸중의 조기진단 및 예방

뇌졸중(腦卒中)은 뇌기능의 부분적 또는 전체적으로 급속히 발생한 장애가 상당 기간 이상 지속되는 것으로, 뇌혈관의 병 이외에는 다른 원인을 찾을 수 없는 상태를 일컫는다. 한의학계에서는 뇌졸중을 중풍 혹은 이를 줄여서 풍(風)이라고 지칭하는 경우도 있지만, 한의학에서 말하는 중풍에는 서양의학에서 뇌졸중으로 분류하지 않는 질환도 포함하고 있다. 따라서 뇌졸중과 중풍은 서로 구분하여 사용하는 것이 바람직하다.

11) 기타 편두통, 두부외상, 단순 두통이나 어지러움 등

① 편두통 : 일반적으로 편두통은 머리의 한쪽에서 나타나는 두통이다. 그러나 의학적으로 편두통은 일측성, 박동성 통증이 일정 시간 이상 지속되고, 구역이나 구토 및 빛이나 소리 공포증이 나타나는 특징적인 두통이다.

㉠ 편두통은 연령 및 성별에 따라 유병률에 많은 차이를 보이는데, 주로 젊은 성인여성에게서 많이 발생한다.

㉡ 국내의 조사에 의하면 편두통의 유병률은 6.5[%]로 추산되며 여자는 남자에 비해 약 3배 정도 많이 발생한다.

㉢ 편두통은 중등도 이상의 강도를 보이기 때문에 편두통 환자의 약 80[%] 정도가 두통으로 인하여 일상생활에 지장을 받는다.

② 두부외상 : 두부외상은 교통사고, 낙상, 폭행 등의 물리력에 의하여 머리와 뇌가 손상을 입는 것이다.

㉠ 두부외상을 분류하는 방법은 그 기준에 따라 다양한데, 두부외상의 심각한 정도에 따라서 경증, 중등도, 중증 두부외상으로 나눌 수 있다.

㉡ 외상이 발생하는 기전에 따라 낙상이나 둔기에 맞는 경우와 같은 충격에 의한 두부외상, 총상과 같은 고에너지 물체에 의한 두부 관통상, 교통사고와 같이 급가속력이 작용하는 경우에 가속도에 의한 뇌손상으로 분류하기도 한다.

㉢ 가장 흔히 쓰는 분류는 외상이 발생한 부위와 해부학적 구조를 기준으로 나누는 것으로, 해부학적 구조와 외상의 형태(골절, 좌상, 출혈 등)를 결합한 용어를 사용한다.

㉮ 뇌를 싸고 있는 경막과 뇌 사이의 공간(경막하 공간, subdural space)에 출혈이 발생하였다면 뇌경막하 출혈으로 진단하게 된다.

㉣ 두부외상은 신체 다른 부위의 외상에 비하여 사망률이 높고, 신경마비와 같은 심한 합병증을 남기므로 매우 중한 질환이다.

3. 뇌혈류진단기의 검사법

(1) 뇌혈류진단기의 검사

TCD(Trans Cranial Doppler)는 초음파 프로브를 이용하여 내두개골 동맥과 외두개골 말초동맥의 혈류 순환관계를 측정하는 비침입 혈관진료시스템이다.

① 경측두골검사(transtemporal approach) : 두개골을 투과해 두개강 내에 위치하는 혈관의 혈류를 측정하는 것이다. 경측두골측정에서 이용되는 동맥은 중뇌동맥, 전뇌동맥, 후뇌동맥이다.

② 경안와검사(Transorbital approach) : 2[MHz]의 손잡이형 프로브(hand held probe)를 이용하며, 초음파의 Power는 17[W/cm^2]를 넘지 않도록 하여 백내장과 수정체의 손상을 방지하고 측정환자가 렌즈 착용 시에는 사전확인 제거 후 검사를 실시하여야 한다. 경안와검사에서 이용되는 동맥은 안동맥(Ophthalmic artery)과 내경동맥(Internal carotid artery)이다.

③ 후두골하검사(suboccipital approach) : 후두골의 기저동맥의 혈류를 측정하며 후두골하검사에서 이용되는 동맥은 추골동맥과 기저동맥이다.

④ 하악골하검사(submandibular approach) : 하악골 아래부위에서 내경동맥의 맥박을 촉지하고 그 분위에 4[MHz]의 수동 프로브를 이용하여 뒤쪽 방향으로 내경동맥과 외경동맥을 측정한다.

⑤ 유양돌기후검사(Retromastoid Approach) : 유양돌기 부분에서 척수로부터 나오는 추골동맥의 혈류를 측정한다.

(2) 뇌혈류진단기 검사 시 주의점

검사 시 유동이 없어야 하며, 지속적인 검사 시 같은 사람이 검사를 행하고 잡음이 없는 곳에서 하여야 정확한 결과를 얻을 수 있다. 대뇌에 피를 공급하는 두개골 내의 혈관별 정상속도와 깊이는 표 1-7과 같다.

표 1-7 • 혈관종류 및 혈류속도

혈관종류	혈류속도[cm/sec]	깊이[mm]
중대뇌 동맥(Middle Cerebral Artery : MCA)	62±12	40~60
전대뇌 동맥(Anterior Cerebral Artery : ACA)	50±12	65~75
후대뇌 동맥(Posterior Cerebral Artery : PCA)	42±10	65~75
추골동맥(Vertebral Artery : VA)	36±10	65~78
기저동맥(Basilar Artery : BA)	42±10	80~110

(3) 뇌혈류진단기 적응 예

1) 뇌동맥류 지주막하 출혈발생 시

환자의 상태가 나쁠수록 CT상에서 지주막하 출혈량이 많을수록 **중대뇌**에서의 **평균속도가 높게** 측정된다.

① 출혈 후 3~10일 사이 혈류속도가 증가하며 11~20일 사이 최고 수준, 4주 후 정상화된다.

② 뇌혈관 연축에 의한 **뇌허혈증** 및 지주막하 **출혈증** 및 경색에 의한 임상증세가 나타나기 전에 증가한다.

③ 동맥류가 위치한 곳에서의 **중대뇌**의 평균속도가 높게 측정된다.

2) 뇌사환자

① 확장기 혈류의 현저한 감소 및 비정상적인 **박동지수지표**이다.

② 심장수축기 최고수위(systolic peak flow), 최저수위(zero flow) 등과 같은 **비정상적인 혈류모양**이다.

(4) 주요 직접 지표

① **혈류속도**(flow velocity) : 최소 수축기 혈류속도는 가장 먼저 증가하는 것으로 **초기 협착**의 진단에 사용한다.

㉠ **측부순환**에 의한 경우에는 **혈관전체**에서 혈류속도가 증가하고 박동지수가 낮고 파형이 정상이다.

㉡ 혈관협착의 경우는 일부분만 혈류속도가 증가하고 박동지수가 높으며 파형이 변한다.

㉢ 혈류속도가 증가하는 것은 혈관협착이나 측부순환에 의한 것이다.

② 박동지수(Pulsatility Index : PI)는 측정부 또는 원위부의 저항을 나타내는 지표로 50대 남성의 경우 중대뇌(MCA)의 박동지수는 0.55~1.05 정도이며, 다른 뇌혈관들은 이보다 높게 나타나며 박동지수를 구하는 방법은 식 (1-6)과 같다.

$$박동지수(PI) = \frac{최고수축기\ 혈류속도 - 최종이완기\ 혈류속도}{평균혈류속도} \quad (1\text{-}6)$$

㉠ 전체 뇌혈관에서의 박동지수의 범위는 0.5~1.4 정도로 0.5보다 작으면 측부순환, 0.5보다 크면 혈관협착이나 뇌압이 증가한다.

㉡ 박동지수가 증가하는 경우는 뇌압상승, 대동맥협착, 심박출량이 감소한다.

㉢ 혈관협착의 근위부에서는 박동지수가 높게 나타나고 원위부에서는 낮다.

㉣ 박동지수가 감소하는 경우는 맥박이 빠르고, 혈압이 낮을수록, 나이가 어릴수록 낮게 나타난다.

③ 저항지수(Resistance Index)는 뇌압이 증가할 때 0.6 이상으로 증가하며 식 (1-7)과 같다.

$$저항지수 = \frac{최고수축기\ 혈류속도 - 최종이완기\ 혈류속도}{최고수축기\ 혈류속도} \quad (1\text{-}7)$$

(5) 뇌혈류진단기의 구성

뇌혈류진단기(TCD)는 발신부, 수신부, 영상장치부로 구성되어 있다.

① 발신부 : 압전소자를 이용하여 진동자전을 하며 전류를 초음파로, 초음파를 전류로 변환시키는 장치이다. 발신과 수신이 가능하며 프로브에 내장되어 있으며 발전소자로 수정을 이용하였으나 최근에는 세라믹스로 만들어진다.

② 수신부 : 신호증폭, 잡음제거 및 이득조절 기능이 있다.

③ 영상장치부 : 화면표시장치이며 도플러 방식으로 가로축은 시간, 세로축은 속도, 컬러픽셀은 신호의 강도를 나타낸다.

05 심전계

심장은 전신의 혈관을 통해 혈액을 펌프질하기 위해 강하게 수축작용을 하며 심근의 특성에는 심장의 전기적 활동과정(심장활동전압)과 특별한 전도조직에 따른 전도성 활동전압, 흥분과 불응기 심박동수를 조절하는 자율신경계 영향, 전도속도, 흥분성 그리고 심전도 등이 포함된다.

1. 심전도

심전도(Electrocardiogram : ECG)는 심장의 전기적 활성단계에서 발생하는 미약한 전위차(1[mV]의 전압)를 신체표면에서 시간에 따른 변동곡선(0.1~200[Hz] 정도의 주파수 성분)으로 측정하는 것이다. 심장내의 전기적 흥분의 발생이나 전도는 특수한 구조의 심근을 매개로 하여 이루어지는데 이를 자극전도계라고 한다.

① 동방결절에서 발생한 흥분은 심방, 방실결절, 히스속, 푸르킨예 섬유, 심실근으로 전달되며, 각 전도과정에 따라 각각의 고유한 활동전위를 보이는데 심전도는 이러한 활동전위의 합이다.

② 전압차 또는 전압을 신체표면에서 측정하는 것이 가능한 것은 심장의 재분극과 탈분극의 순서와 시간차 때문인데, 심근은 모든 부위가 동시에 탈분극하는 것이 아니라 심방이 탈분극한 후 심실이 탈분극하는 순서를 정확히 지키며 실행된다(심실이 탈분극하는 동안 심방이 재분극을 일으킨다). 이때 발생되는 전기적 신호(전위차)는 심장부위의 위치에 따라 다른 값이 나타나며, 신체표면에 전극을 부착한 후 심전도 측정기를 이용하면 감지할 수 있다.

③ 심전도에서 나타난 전기적 파형들은 정밀한 분석을 통하여 부정맥, 협심증, 심근경색(심장마비 등의 허혈성 심장질환), 심방과 심실의 비대, 확장 등을 진단할 수 있다.

④ 각 부위의 심근의 위치에서 탈분극과 재분극의 차이를 파형의 형태로 보여주며 심장의 자극전도계의 전위특성에서 다양한 파형의 형태는 그림 1-72와 같다.

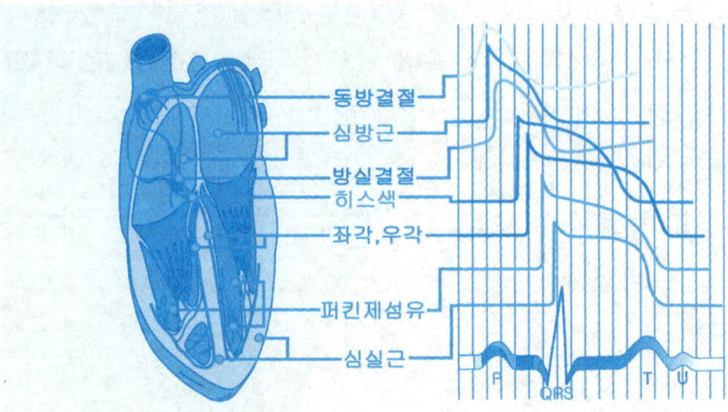

그림 1-72 • 자극전도계에서의 활동전압의 관계

2. 심장의 기본적인 혈액순환과 자극전도계

(1) 전기적 자극의 이동순서

전기적 자극의 이동순서(그림 1-73)는 동방결절(0.05[m/sec]) → 방실결절(0.05[m/sec]) → 방실속(0.8~1[m/sec]) → 좌속가지, 우속가지 → 퍼킨제 섬유(2~4[m/sec])의 순서로 자극이 이동되고 이들을 흥분(자극)전도계라 하며 이들을 제외한 작업심근에서의 이동속도는 심방근(0.8~1[m/sec]), 심실근(0.9~1[m/sec])이다.

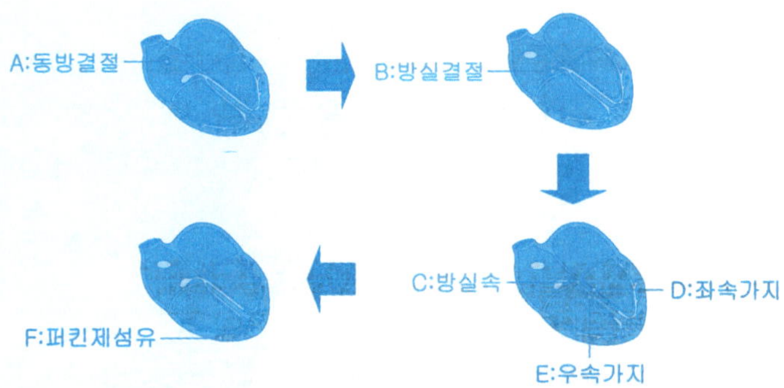

그림 1-73 • 심장의 자극전도경로

- A : 동방결절(SA node)은 심장의 심박조율기이며, 우심방의 상벽에 위치하며 심장의 흥분은 여기에서 시작된다.
- B : 방실결절은 심장흥분이 동방결절에 이어 도달하는 곳으로 심방중격 오른쪽에 위치하며 심장흥분 파동은 방실결절 부위를 약 0.1초 동안 통과한 후 방실 속으로 전달된다.
- C : 방실속, D : 좌속가지, E : 우속가지를 연결하는 가는 섬유의 속이며 방실결절과 합쳐 방실접합부(A-V Node)라고 한다.
- F : 퍼킨제섬유는 좌속가지와 우속가지의 끝에서 그물처럼 가늘고 넓게 퍼져 있는 섬유이며 작업심근으로 전기자극을 전도시키며 흥분전도속도가 가장 빠르다.

(2) 심장의 혈액순환

최초 동방결절(그림 1-74)에서 시작된 활동전위에 의해 좌심방, 우심방이 수축한다. 심방의 압력이 높아지면 삼첨판과 승모판이 열리고 혈액은 심실로 이동하게 된다. 심실 내 자극전도계가 흥분을 하여 심실의 심방의 압력이 높아지면 다시 삼첨판과 승모판이 닫히고 압력이 더욱 높아지면 대동맥판과 폐동맥판이 열리게 되어 우심실의 혈액은 폐동맥으로 좌심실의 혈액은 대동맥으로 들어가게 된다.

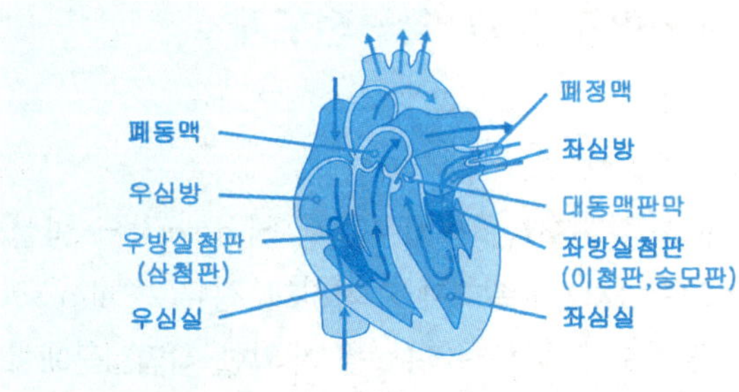

그림 1-74 • 심장의 구조와 혈액의 이동경로

1) 순환의 구분

각 순환계는 그림 1-75와 같이 두 가지로 나눌 수 있다.

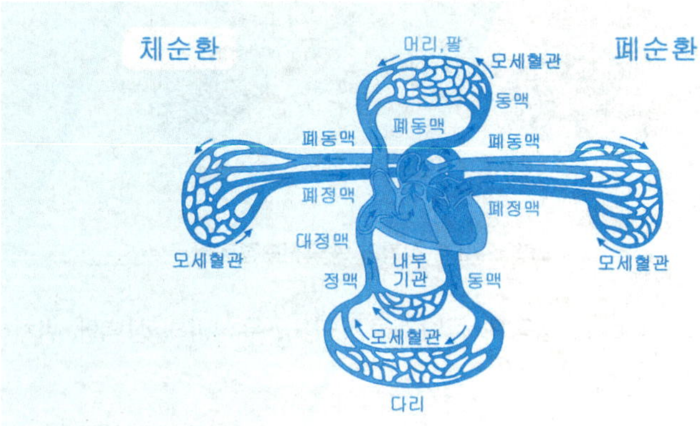

그림 1-75 • 심장의 체순환과 폐순환

① 대순환(체순환) : 좌심실 → 대동맥 → 동맥 → 정맥 → 대정맥 → 우심방
② 소순환(폐순환) : 우심실 → 폐동맥 → 폐 → 폐정맥 → 좌심방

2) 판 막

① 좌방실판막(이첨판, 삼첨판) : 심방과 심실 사이에 있는 낙하산 모양의 판이다.
② 반월판(대동맥판, 폐동맥판) : 우심실과 폐동맥 사이, 좌심실과 대동맥 사이의 두 곳에 있는 반월형 주머니 모양의 판막이다.

(3) 심근의 구조

심장의 벽(그림 1-76)은 외측으로부터 심외막, 심근층, 심내막으로 3층 구조를 이루고 있으며 특히 심근층은 3개층 중에 가장 두껍다.

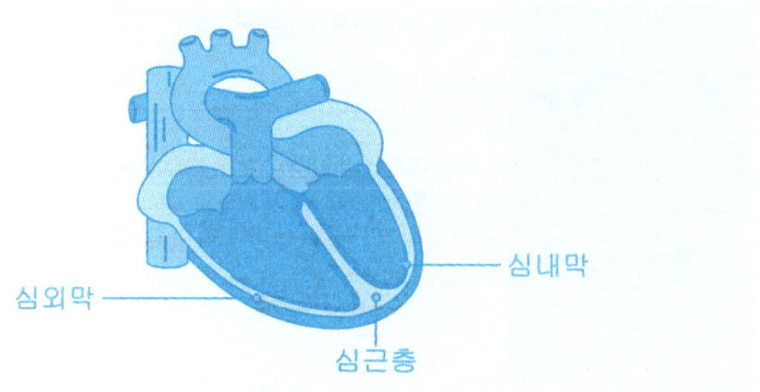

그림 1-76 • 심장벽의 구조

(4) 심장의 활동전압

심장의 활동전압 발생과정은 그림 1-77과 같이 심근의 기능적 특성이 있다(표 1-8, 표 1-9).

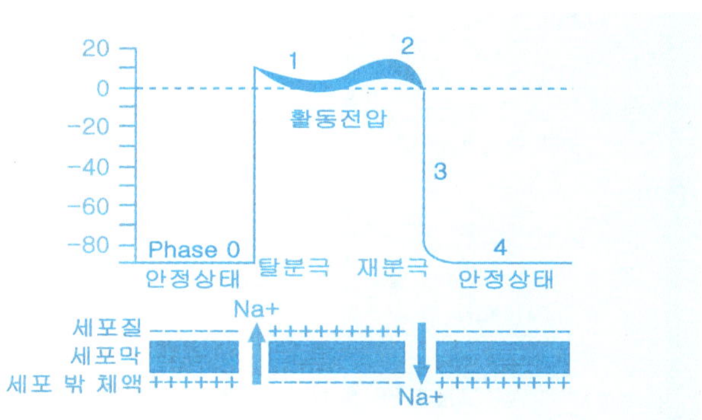

그림 1-77 • 심장의 활동전압 발생과정

표 1-8 • 심근의 기능적 특성

심근의 기능적 특성	심근의 기능적 특성의 해석
흥분성	자극에 대하여 반응하는 성질, 활동전압을 형성하는 능력이다.
전도성	세포와 세포 사이의 흥분을 전달할 수 있는 능력이다.
자동성, 율동성	동방결절의 세포의 자발적인 흥분발생 능력이다.
수축성	활동전압의 발생으로 인한 심근의 수축 능력이다.
실무율 법칙	흥분을 일으킬 수 있는 최소한의 자극강도를 역치*라 하는데 보통 골격근과 같은 근육은 역치 이상의 자극에 대해서 그 크기에 비례하여 근수축을 하는 반면 심근은 역치 이상의 자극에 대하여 그 크기에 상관없이 항상 일정한 크기로 수축하는 성질을 갖는데 이것을 실무율 법칙이다.

* 역치 : 생물이 외부 환경의 변화, 즉 자극에 대해 어떤 반응을 일으키는데 필요한 최소한의 자극의 세기이다.

표 1-9 • 심근계의 구분

심근계	세포특성	특 성
특수 심근계	전도세포	자극전도계를 말하며 자동성을 갖는다.
고유 심근계	수축세포	자극전도계를 제외한 심근층 대부분을 구성하며 작업심근이다. 수축세포로 구성되어 강한 수축력을 가진다.

(5) 심전도 파형들

전형적인 심전도 파형을 그림 1-78과 같이 각 파형 모양과 간격은 다음과 같은 의미를 가지고 있다.

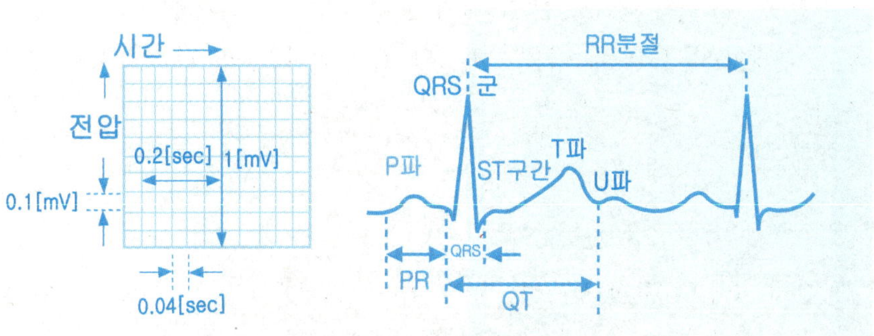

그림 1-78 • 심전도 기록과 심전도 파형

1) P파

심방수축을 표시한다. P파(P wave)는 심방의 탈분극 시 발생하는 파형(0.2[mV] 이하)이다. 탈분극은 동방결절에서 시작되어 결절 간 전로를 통해 심장으로 전달되어 발생한다. P파 파형은 심방을 통한 전도시간과 상관관계를 가지고 있다. 즉, 심방을 통과하는 전도속도가 감소하면 P파가 퍼지는 현상이다. 한편 심근세포는 탈분극이 되고 나면 원래의 안정 시의 전위로 돌아오는 재분극을 일으키는데 이때 발생하는 파형이 P파와는 반대방향인 Ta파이다. 이 Ta파는 심전도 기록에서는 거의 찾아볼 수 없는데 이는 보통 QRS극파와 일치되어 감춰지기 때문이다.

2) QRS 극파

심실수축을 표시한다. QRS극파(QRS complex, 0.5~2.5[mV] 이하) Q, R, S 세 개의 파를 포함하고 있는데, QRS 파형은 심실의 탈분극을 나타낸다. 심실의 탈분극파는 잇달아 방실결절 → 히스속 → 좌각 → 우각 → 퍼킨제 섬유를 통해 심실근육으로 퍼져나간다. 세 개의 파를 포함한 QRS군의 총기간이 P파 기간과 비슷하며 이는 심실이 심방보다 훨씬 크다. 그러나 심실은 심방만큼 아주 빠르게 탈분극을 일으키는데, 즉 심실의 전도속도는 히스속-퍼킨제 섬유계에서 심방전도계보다 훨씬 빠르기 때문이다. 이 기간은 심장의 절대불응기*와 일치한다.

3) T파

심방의 재수축이 시작되기 전 휴식상태를 표시한다. T파(T wave, 0.5[mV]~1.0[mV])는 심실의 재분극이며, 심실흥분의 회복과정에 의하여 기록된다. T파는 QRS군의 뒤에 완만한 파로서 기록된다.

4) U파

U파(U Wave)는 T파 바로 뒤에 보이는 가장 작은 파이다. T파의 25[%] 미만, Normal : 1[mm] 미만이므로 기전은 잘 모르고 지나간다.

5) 기 선

P파나 T파의 앞뒤에 있는 직선 부분이다. 심전도는 언제나 이 기선(base line)을 중심으로 해석하는데 위쪽에 그려지면 양성파, 아래쪽으로 그려지는 것은 음성파라고 한다.

6) 심장의 혈액순환과 심전도파형

심방의 수축 시 P파, 심실의 수축 시는 QRS파, 심방의 재수축이 시작되기 전 휴식상태 시에는 T파와 관련되어 있음은 그림 1-79와 같다.

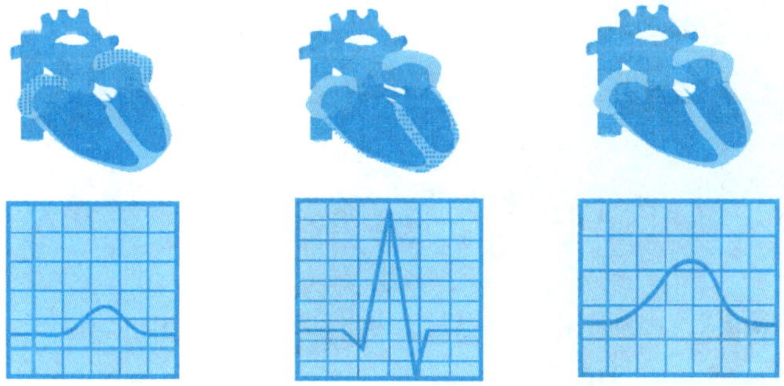

(a) P파 (b) QRS파 (c) T파

그림 1-79 • 심장의 주기와 심전도 파형과의 관계

---

* 절대불응기 : 심장에서는 활동전위 중에 어떠한 활동전위를 만들지 않고, 흥분 후 짧은 시기는 아무리 강한 자극에도 반응하지 않는 절대불응기가 존재하는데, 각 기의 탈분극과 재분극 사이이며 심전도 QRS 부근이 이에 속한다.

7) 간격과 분절

간격은 심전도의 파형을 포함하는 것이고 분절은 파동 사이를 연결하는 선이다.

① PR 간격 : 심방의 탈분극 시기에서 심실의 탈분극 시간까지를 나타낸 기간이다. PR 간격은 P파와 PR 분절을 포함하고 심전도의 등전성으로 방실결절 전도와 연관되어 있다. 정상적으로 PR 간격은 0.16초로 심방의 처음 탈분극에서 심실의 처음 탈분극까지의 중복시간이다. 방실결절을 통과하는 전도속도가 빠르면 PR 간격은 감소되고 방실결절을 통과하는 전도속도가 느리면 PR 간격은 증가한다.

② QT 간격 : 최초 심실탈분극에서 마지막 심실 재분극까지의 시간간격을 나타낸다. QT간격은 QRS군과 ST분절, T파를 포함하고 있으며 심실의 탈분극과 재분극 두 가지 모두를 포함하는 시간이다.

③ 심실흥분시간 : QRS파의 시작지점에서 R파의 최고점까지의 기간을 심실흥분시간이라 하며, 탈분극파가 심장의 안쪽에서 바깥쪽까지 전달되는 데 걸리는 시간을 나타낸다. 근접효과라고도 하며 하나의 근편이 있을 때 자극받은 근편에서 반대편 근편까지 흥분이 전달되는 시간이다.

④ ST 분절 : QRS파 끝에서 T파 시작 전까지의 사이이며 정상 시 기선과 같은 높이에 위치한다. 정상 시의 ST분절 위치가 기선에서 0.1[mV] 이상 상승 또는 0.05[mV] 이하로 하강했을 때에는 심근의 이상을 반영한다.

⑤ 심박동수와 부정맥의 관계 : 심박동수는 심전도에 나타난 QRS군의 횟수를 분으로 나눈 분당심박수로 나타낼 수 있다. 심장주기길이는 R파와 다음 R파가 나타나는 기간, 즉 RR 간격과 동일한데 심박동수와 주기길이와는 식 (1-8)과 같다.

$$\text{심박동수} = \frac{1}{\text{주기길이}} \tag{1-8}$$

⑥ 심박동수의 변화는 주기길이에 영향을 주게 되고 주기길이의 변화는 곧 심장의 활동전압 변화를 의미한다. 즉, 심박동수의 증가는 활동전압 기간의 단축을 의미하는데 시간당 활동전압이 더 많이 나타날 뿐만 아니라, 활동전압이 좀 더 짧아지고 마찬가지로 좀 더 짧은 불응기를 가지게 된다. 심박동수와 불응기의 관계로 인해 심박동수의 증가는 부정맥을 유발하는 요인이 될 수도 있다. 만약 심박동수가 증가하고 불응기가 짧아지면 심근세포는 조기에 흥분하게 된다.

⑦ 심전도의 파형의 탈분극과 재분극 변환 : 보통 P파를 심방수축파라 하며 P파가 심방의 수축에 의해 발생하는 것이 아니라, 동방결절에서 생성된 전기적 신호가 특수 자극전도계 경

로를 따라 심방[*]과 심실[**]로 전달되면서 일어나는 심근의 탈분극과 재분극의 현상이 체표면의 전위측정에서 기록되는 파형이다. 심실근 세포의 탈분극과 재분극 현상이 심전도의 파형과 관계가 있음은 그림 1-80, 표 1-10과 같다.

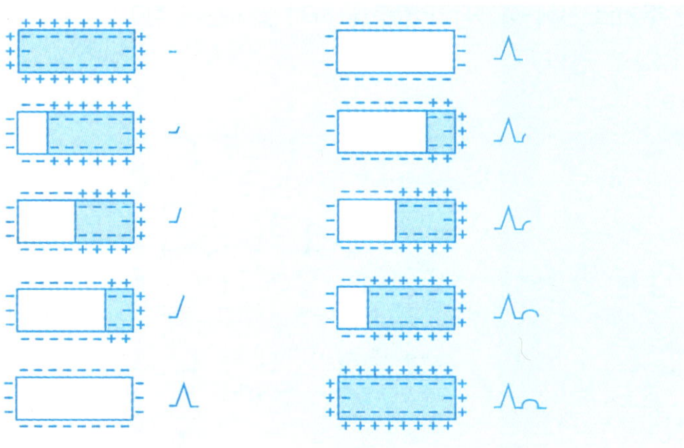

(a) 심실근 세포의 탈분극 (b) 심실근 세포의 재분극

그림 1-80 • 심실근 세포의 탈분극과 재분극 시 심전도 파형

표 1-10 • 심전도 파형정리표

파형 종류	파형의 내용
P파	심방의 탈분극 시 발생하는 파이다.
QRS군파	심실의 탈분극 시에 발생하는 파이다.
T파	심실의 재분극 시 발생하는 파이다.
U파	T파 후에 생기는 느린 파이다.
기선	T파가 끝나는 지점에서 다음 P파가 시작되는 지점을 연결하는 파이다.
PR 간격	• P파의 시작지점에서 QRS파의 시작지점까지 간격이다. • 방실의 흥분전도 시간을 의미한다.
QRS	Q파, R파, S파를 합친 파이며 심실의 탈분극을 나타낸다.
ST 간격	• QRS 시작지점에서 T파 시작지점까지 간격이다. • 심실 전체의 흥분상태를 나타낸다. • 심근의 상태 반영 : ST 분절의 상승과 하강은 심장의 이상징후를 나타낸다.
QT 간격	• QRS 시작지점에서 T파가 끝나는 지점까지의 간격이다. • 심실의 흥분과 흥분이 안정될 때까지 시간이다. • 심박동수와 관계가 있다.

* 심방성분 : P파, PR 간격이다.

** 심실성분 : QRS군파, ST파, T파, U파이다.

(6) 심전도의 목적

심전도의 가장 큰 목적은 부정맥의 진단을 위한 것이다. 부정맥은 심장 내 전기적 신호의 전달 경로나 심장부위에 이상이 생겨 발생하는 것으로 심박동수가 정상보다 더 빨라지거나 느려지고, 불규칙한 주기로 인해 정상적인 활동을 하지 못하는 질환이다. 대표적인 부정맥의 파형은 그림 1-81과 1-82와 같다.

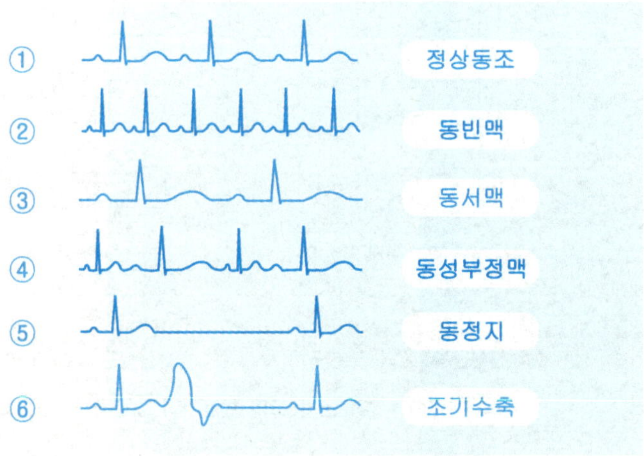

그림 1-81 • 부정맥의 심전도 파형(1)

① 정상동조(normal sinus rhythm) : P파, QRS파의 모양과 폭이 정상적이며 일정하고 심박수는 분당 60~100회이고, PR 간격은 0.12[s]에서 0.2[s] 사이로 일정하다.

② 동빈맥(inappropriate ginus tachycardia) : 운동, 과도한 카페인 음료섭취, 고열, 갑상선 기능항진증 등으로 인해 동방결절의 자극발생이 증가되어 RR 간격이 정상보다 좁아져 생기는 것으로 분당 100회에서 160회의 빠른 심박동수를 가지며, 심전도의 기본파형은 정상적이다.

③ 동서맥(sinus bradycardia) : 갑상선 기능저하, 고령자, 허혈성 심질환 등으로 인해 동방결절의 자극발생이 줄어들어 RR 간격이 길어져 생기는 것으로 분당 60회 이하의 심박동수를 가지며, 심전도의 기본파형은 정상적이다.

④ 동성부정맥(sinus arrhythmia) : 보통 숨을 들이마실 때 심박동수가 빠른 빈맥이 나타나고 숨을 내쉴 때 느린 서맥이 나타나는 호흡성 부정맥으로, 동방결절의 자극발생이 일정치 못할 때 발생하며 고령자 또는 소아, 심장질환자에게서 잘 나타난다.

⑤ 동정지(sinus arrest) : 심근경색이나 급성 심근염 등으로 인해 P파와 QRS군이 갑자기 소실되는 것으로 동정지는 동방결절의 자극발생이 일시적으로 정지되는 상태이다.

⑥ 조기수축(premature systole) : 정상적인 심박시기보다 빠른 자극이 심방, 방실접합부, 심

실과 같이 동방결절 이외의 곳에서 발생하는 것으로 기외수축이라고도 하며, 전체 부정맥의 30~40[%]를 차지할 정도로 매우 잘 발생하는 부정맥이다. 심장판막증, 고혈압증, 심근증 등에 의해 발생하며 노년층일수록 더 발병률이 높다.

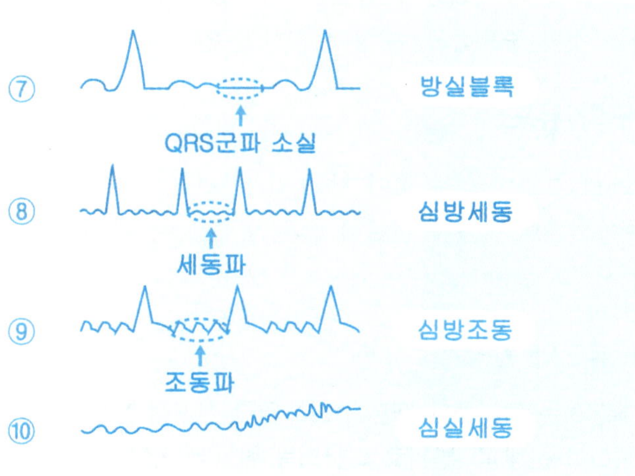

그림 1-82 • 부정맥의 심전도 파형(2)

⑦ 방실블록(atrio-ventricular block) : 심방에서의 자극전도가 심실로 전달되지 못하는 상태이며 노년기에 접어들수록 방실전도계의 퇴행이 원인이 되는 경우가 많다.

⑧ 심방세동(ventricular fibrillation) : 자극에 대해 심방과 심실이 모두 규칙적으로 수축하지 않는 상태이기 때문에 절대성 부정맥이라고도 한다. P파가 사라지고 대신 분당 300~600회의 출현을 갖는 빠른 템포의 불규칙한 세동파(F파)가 나타난다. RR 간격이 모두 불규칙하게 나타난다. 대표적으로 승모판막증, 갑상선 기능항진증, 허혈성 심질환 등에 의해 발생된다.

⑨ 심방조동(ventricular flutter) : 심방의 수축과 그 뒤를 따르는 심실의 수축이 모두 빠르게 수축하는 상태로 P파가 사라지고 분당 250~350회의 조동파(F파)가 나타난다. 정상적인 심전도 파형은 아니지만 심방세동과는 다르게 RR 간격이 비교적 규칙적이며 심방흥분에 의한 자극의 여분이 심실로 규칙적으로 전달된다.

⑩ 심실세동과 심실조동(ventricular fibrillation & ventricular flutter) : 가장 치명적인 부정맥으로 심실근이 제기능을 상실하고 심실의 어느 한 곳 또는 여러 곳에서 작은 흥분을 발생하며 빠르게 수축하는 현상이다. 체순환계로 어떠한 혈액도 공급할 수 없으며 수분 이상 지속되면 사망하기 때문에 즉각적인 응급처치가 필요하다. 급성심근경색, 쇼크, 중증심근장애 등에 발생한다. 심실의 세동과 조동은 뚜렷한 구분이 어렵기 때문에 통상 두 현상 모두를 심실세동이란 용어로 통일한다.

⑪ **동방 블록**(sino-atrial block) : 동방 결절에서 형성된 자극이 심방으로 전달되지 않아 심방, 심실의 수축이 일어나지 않는 것이며, 블록이 발생된 곳에서 P파와 QRS군이 보이지 않는다. 증상으로는 보통 심박수는 1분간 40회 이하가 된다. 원인으로는 심근경색, 류마티스 심염, 염증성 심질환, 약물중독 등으로 치료방법은 원인이 되는 질환을 제거하는 것이 중요하고, 증상이 심하면 영구적 인공 심박조율기를 사용한다.

(7) 심전도의 유도

심전도는 Einthoven(아인토벤)이 처음 인체 표면에서 서로 떨어진 두 부위에서 전기를 측정한 이래 전자기기의 발달과 더불어 많은 발전을 이루면서 심장질환의 진단에 필수적인 방법이 되었다.

1) 심전도 유도의 원리

심장에서 발생하는 탈분극과 재분극으로 인한 전기적 현상이 전기적으로 전도체이며, 신경과 신체조직을 통하여 신체 각 부위로 파급되는 현상에 의해 착안된 것이기 때문에 심근 개개에서 형성된 순간순간의 활동전위를 체표에서 연속적으로 측정하여 시간축상에 기록하는 방법이다. 하지만 유도부위와 심장으로부터의 거리, 또는 심장과 유도부위 중간에 위치하는 조직들의 물리적, 전기적 저항성 때문에 각 부위에서 측정한 전압의 크기는 일정하지 않다. 오른발에 연결하는 접지는 파형과는 상관이 없는 누설전류에 대한 보호접지이다.

2) 표준 심전도 기록

다섯 개의 전극이 환자에게 연결된다. 즉 오른팔(Right Arm : RA), 왼팔(Left Arm : LA), 왼다리(Left Leg : LL), 오른다리(Right Leg : RL), 그리고 흉곽(Chest : C)이다. 이들 전극은 유도선택스위치를 통해 차동증폭기의 입력에 연결된다.

서로 다른 쌍의 전극을 통하여 얻어진 기록은 서로 다른 모양의 파형과 크기를 나타낸다. 이 서로 다른 관점을 유도라고 한다. 각각의 유도방법이 다른 리드에서 볼 수 없는 몇 가지 독특한 정보를 전달한다.

3) 쌍극유도

심장으로부터 떨어진 체표면 두 점 간의 상대적인 전위차를 기록하여 심장기전력의 변화를 측정하는 유도법으로 그림 1-83과 같은 표준사지유도가 이에 속한다.

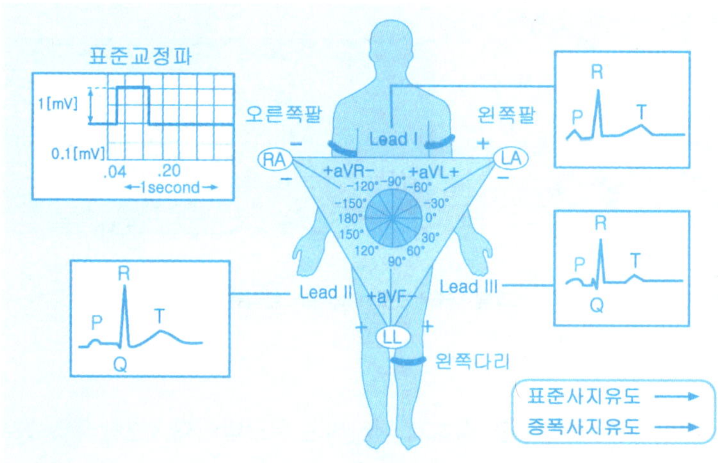

그림 1-83 • 표준사지유도법

① **표준사지유도** : Einthoven(아인토벤)은 좌우 양팔과 왼다리의 3점을 이용하여 왼팔과 오른팔 사이에 연결한 전극을 리드 I, 오른팔과 왼다리 사이에 연결한 유도를 리드 II, 왼팔과 왼다리 사이에 연결한 유도를 리드 III으로 규정하는 유도를 표준유도라 한다.

㉠ 표준사지유도법은 LA, RA, LL에 연결된 세 개의 전극을 이용해 측정하는 유도법이다.

㉡ 오른발(RL)에 연결된 전극은 파형의 안전성을 위해 접지연결을 위한 것으로 파형형성과는 관계없다.

㉢ 3개의 전극 중에서 두 개의 전극만이 이용되고 나머지 전극은 이용되지 않는다.

㉣ 3가지 유도위치에 대해 정상적인 심전도 피형의 R파는 양(+)의 크기를 가진다.

㉤ 유도법에 따른 전위차 기록

- Ⅰ : 오른손 - 왼손 간의 전위차
- Ⅱ : 왼발 - 오른손 간의 전위차
- Ⅲ : 왼발 - 왼손 간의 전위차

② Einthoven(아인토벤) : 공식은 식 (1-9)와 같다.

$$\text{I} + \text{III} = \text{II} \qquad (1\text{-}9)$$

Einthoven(아인토벤)은 그림 1-84와 같이 서로 간에는 일정한 대수관계가 있다는 것을 발견하였는데 리드 I로 측정한 QRS파와 리드 III으로 측정한 QRS파의 상하 진폭을 합하면 리드 II로 측정한 QRS파와 진폭이 일치한다.

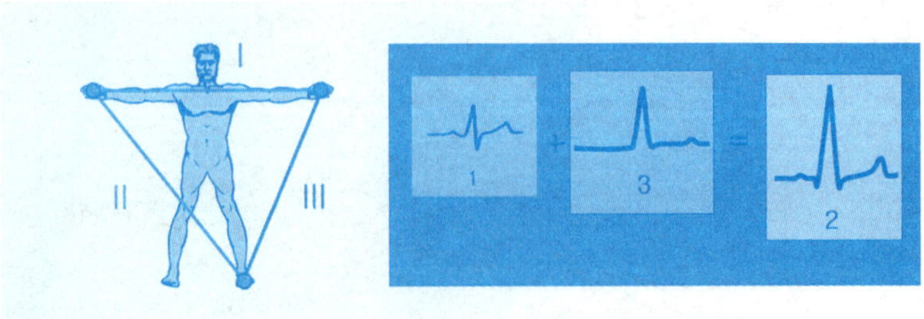

그림 1-84 • Einthoven 삼각유도법

4) 단극유도

체표면의 특정 부위의 전위변화만을 강하게 나타내는 유도법이다. 일반적으로 유도법은 심장기전력으로부터 영향을 받지 않는 0전위의 기준전극을 필요로 하는데, 현실적으로 신체부위로부터 얻는 것은 어렵기 때문에 윌슨이 개발한 중심전극이 기준전극으로 사용된다. 오른손과 왼손과 왼발에 5[kΩ]의 저항을 걸어 한 점에 묶으면 그 점의 전위는 0[V] 전위에 가까운 중심 전극이 된다. 따라서 이 중심전극을 이용하여 특정 부위에서 심장의 활동전위는 그림 1-85와 같다.

① **증폭단극사지유도** : 증폭단극사지유도법을 그림 1-86은 간략하게 표현하고 증폭단극사지유도법의 특징은 다음과 같다.

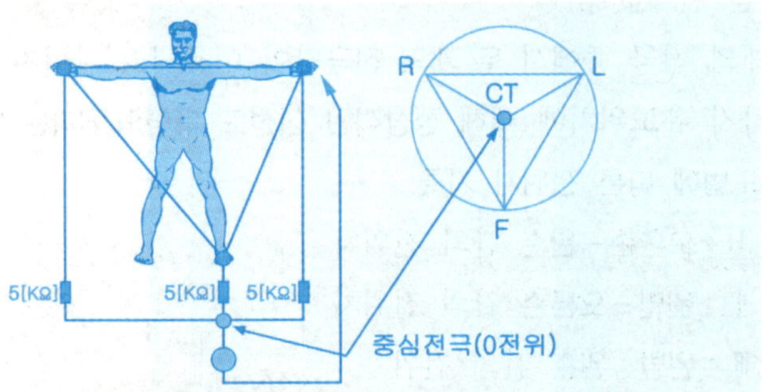

그림 1-85 • Wilson의 중심전극

㉠ Wilson(윌슨)의 단극사지유도법을 좀 더 개선한 것이 Goldberger(골드버그)의 사지의 단극유도법이다.

㉡ 왼손, 오른손, 왼발의 세 곳 중 어느 한 곳을 양극으로 정하고 그곳의 전위를 다른 두 개의 전극으로 연결된 기준점의 전위와 비교하여 기록하는 방식이다. 이러한 유도에 의해 측정되는 전위는 매우 낮기 때문에 원하는 파고의 크기를 나타내기 위해서 증폭기를 사용한다.

㉢ aVR, aVL, aVF가 이에 속하고 쌍극유도(표준사지유도)는 심장 전체를 멀리서 관찰한 상대적 전위인데 비해 증폭단극사지유도는 신체표면의 중심전극을 기준으로 절대값에 가까운 크기로 나타낼 수 있다.

ⓐ 증폭사지유도법은 유도부위의 전압을 그대로 기록하는 방법이다.

ⓑ 표준사지유도법으로 기록되는 심전도보다 펄스를 크게 기록하기 위해 리드를 변경한 유도법이다.

ⓒ 쌍극사지 유도에 비해 파형 자체는 변하지 않으나, 펄스의 크기가 약 50[%] 정도 증가되므로 aV(Augmented Voltage)유도라고 한다.

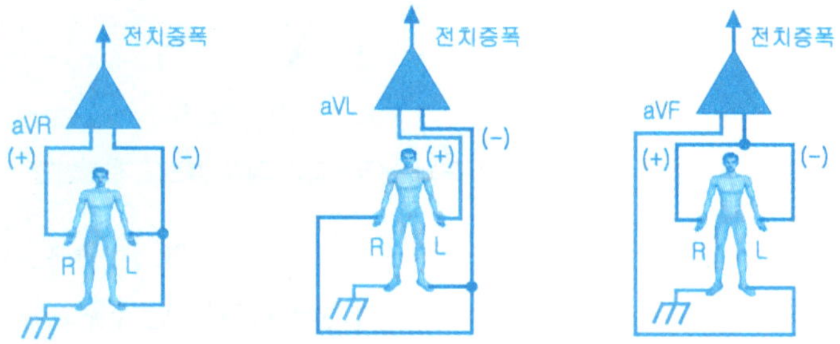

그림 1-86 • 증폭단극사지유도

ⓓ 사지의 전위를 절대값에 가까운 크기로 나타내기 위해 3개의 유도부위 중 2개에 저항을 넣어 사용하지 않고 1개의 전극부위만 사용한다.

- aVR 유도 : RA(+)와 LA, LL의 결합전극(E)의 전위차
- aVL 유도 : LA(+)와 RA, LL의 결합전극(E)의 전위차
- aVF 유도 : LL(+)와 RA, LA의 결합전극(E)의 전위차

심장의 벡터적인 활동전위를 쌍극유도와 단극유도로 여러 방향에서 측정하는 것을 간략히 나타낸 것은 그림 1-87과 같다.

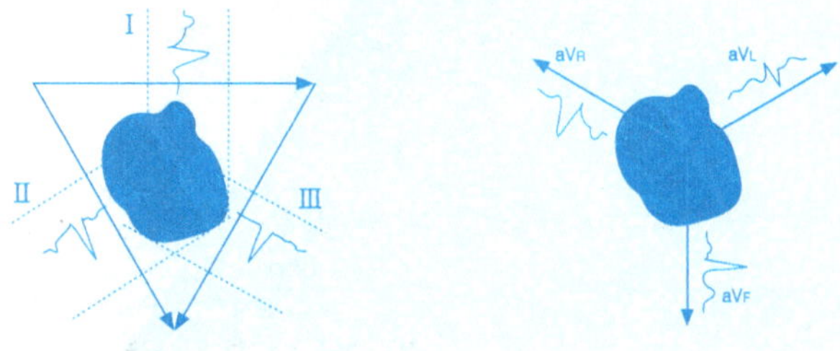

(a) Einthovean의 정삼각형　　(b) 증폭단극사지유도

그림 1-87 • 각 유도법에 따른 심전도 측정에서의 벡터 방향

Einthovean 삼각법에 의해서는 단지 3개의 측면에서만 심전도 파형을 얻을 수 있는 반면 증폭단극사지유도는 Einthovean의 삼각법으로 측정할 수 없는 방향의 심전도 파형을 얻을 수 있다. 이 두 가지 유도법에 의해 좀 더 다양한 방향으로 심전도 측정이 가능한 것은 그림 1-88과 같다.

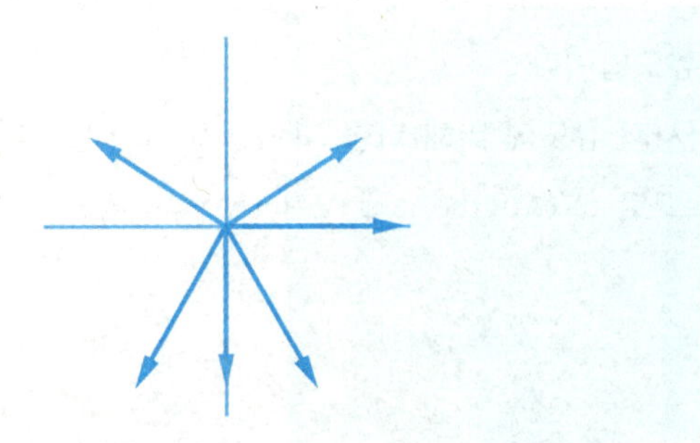

그림 1-88 • 단극유도와 쌍극유도에 의한 심전도 측정방향

② **단극흉부유도** : 윌슨의 중심전극을 기준으로 그림 1-89와 같이 흉골에 부착한 6개의 유도부위와의 전위차를 순서대로(V_1~V_6) 측정해 나가는 단극유도이며, 심장의 전기적 활동을 수평면에서 기록한 단극유도이다. 흉부유도를 기록할 때는 흡인형 전극을 흉벽에 올바른 위치와 간격으로 붙여야 한다. 기록전극을 부착한 부위(+)로부터 탈분극이 멀어지면 파형은 (−)Negative로 측정되며 반대로 탈분극이 가까워지면 파형은 (+)Positive로 측정된다.

㉠ 심장과 가장 가까운 거리에 전극이 있어 심근변화를 잘 반영하기 위한 유도법이다.

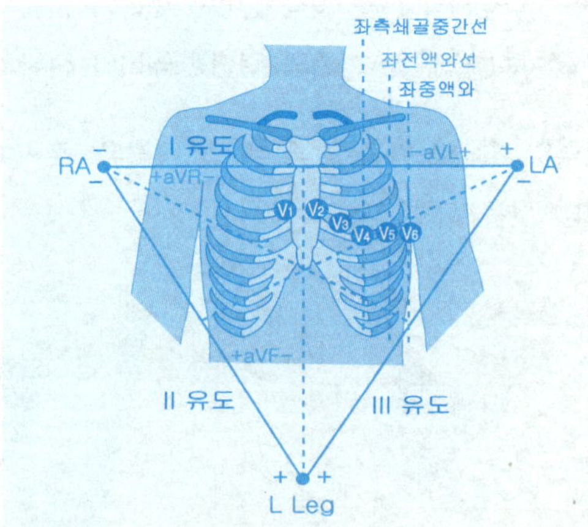

그림 1-89 • 흉부유도법

㉡ 심장에 가까운 흉부상에 부착한 전극(+)과 세 개의 유도부위(RA, LA, LL)의 결합전극과의 전위차를 측정한다.

㉢ RA, LA, LL에서 시작하는 도선에 각각 5[kΩ]의 저항을 연결하여 결합하면 결합전극의 전위는 0[V]가 된다.

㉣ 흉부유도 부위 앞가슴에 1~6까지의 전극을 부착하는데 위치는 그림 1-89와 같다. 심전도 표준 12유도법 정리표는 표 1-11과 같다.

표 1-11 • 심전도 표준 12유도법 정리표

유도	전극위치	유도명	
I II III	왼손(+), 오른손(-) 왼발(+), 오른손(-) 왼발(+), 왼손(-)	쌍극유도	표준사지유도 (아인토벤유도)
aVR aVL aVF	오른손(+), 왼손과 왼다리의 중간단자(-) 왼손(+), 오른손과 왼다리의 중간단자(-) 왼다리(+), 오른손과 왼손의 중간단자(-)	단극유도 (기준점 있다)	단극사지유도 (골드버그유도)
V1 V2 V3 V4 V5 V6	제4늑간, 흉골 오른쪽 가장자리 제4늑간, 흉골 왼쪽 가장자리 V2와 V4의 중간점 제5늑간, 좌쇄골 중간선과의 교차점 V4와 같은 높이에서 전액와선상 V4와 같은 높이에서 중액와선상 *흉부(+), 윌슨의 결합단자(-)	단극유도 (기준점 있다)	단극흉부유도 (윌슨유도)

(8) 기타의 심전도

1) 벡터 심전도

일반적인 심전도는 심장기전력에 의하여 발생한 전위의 변화량을 시간에 따라 기록한 평면적인 스칼라*심전계이기 때문에 방향을 가진 3차원적인 형태의 심장기전력을 정확하게 측정하기 위해선 크기뿐만 아니라 방향까지도 고려한 측정방식이 필요하다(표 1-12).

① 벡터** 심전도는 심수축의 각 순간에 심장기전력의 특유한 방향과 크기를 벡터량으로 3차원 형태인 정면도, 측면도, 수평면도로 투영하여 얻은 각 파형을 편광판에 걸어 정점을 연결시켜 루프(환) 형태의 l상을 얻는 심전도이다.

---

* 스칼라: 방향은 고려하지 않은 양을 의미한다.
** 벡터: 크기와 방향을 가진 역학적인 양을 의미한다.

② 기준유도법인 프랭크 유도법으로 측정한다. 그림 1-90과 같이 7개 유도전극 I, E, C, A, M, F, H를 부착하여 X, Y, Z평면으로 정면과 측면 수평면에 대한 벡터 심전도를 얻는다. 이것은 심장 1주기만의 기록이기 때문에 부정맥 진단은 불가능하다.

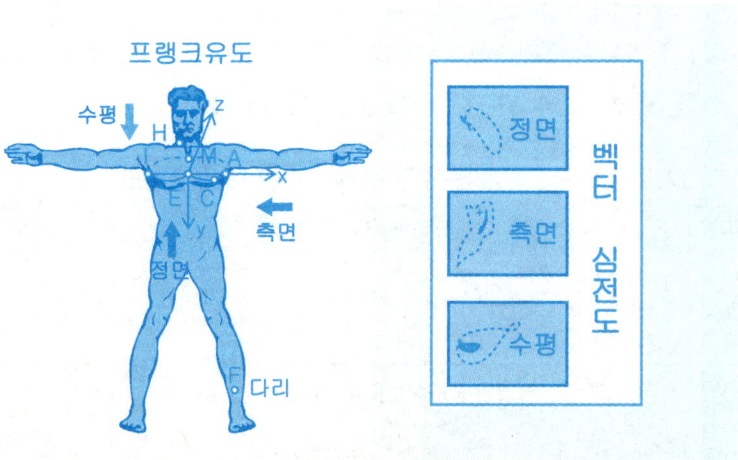

그림 1-90 • 프랭크 유도법

2) 24시간 심전도

부정맥이나 협심증은 항상 증상이 있는 것이 아니고, 하루에 잠깐씩만 증상이 나타나는 경우가 많이 있다. 이런 질환의 진단을 위해서는 환자가 하루 종일 심전도기계를 몸에 부착하고 생활하면서 심전도를 기록해야 하는데, 이때 24시간 동안 카세트테이프나 IC메모리에 환자의 심전도 정보를 기록하는 것이 24시간 심전도(holter : 홀터 심전도)이다. 쌍극 흉부유도방식으로 흉벽 관전극 4개와 접지전극 1개를 부착한다.

3) 부하심전도

관상동맥과 같은 질환은 안정 시에 심전도가 정상으로 측정되지만 심장에 일정한 부담을 주면 비정상적임을 발견할 수 있는데, 이와 같이 안정 시의 심전도에서는 명확한 변화를 알 수 없는 경우에 심장에 일정한 부담을 주어 잠재되어 있는 질환을 찾는 것이 부하심전도의 목적이다.

4) 텔레미터 심전도

텔레미터(telemeter) 심전도는 협심증이나 부정맥 환자의 일상생활 중 심전도 측정을 위해 또는 운동부하측정, 스포츠 의학분야 그리고 장시간 모니터를 해야 하는 중환자실에 사용하는 심전도로 심장기전력의 신호를 유·무선으로 송신하고 수신측에 기록하는 심전도이다.

5) 자동진단 심전도

자동진단 심전도(ECG analyzer)는 심장의 전기적 활동전위 신호를 자동 심전계에서 측정한 후 AD변환기를 거쳐 컴퓨터로 전송, 컴퓨터는 다시 그 값을 분석하여 라인프린터로 출력한다. 유도절환이나 심전도계측의 시작시점과 종료시점, 심전도편집 등의 조작을 전자적으로 제어할 수 있기 때문에 분석이 자동으로 되는 장점이 있다.

표 1-12 • 심전도 종류와 특성

종 류		특 성
벡터 심전도		크기와 방향을 고려한 심전도이다.
특수 심전도	홀터 심전도	24시간 환자를 감시한다.
	부하 심전도	심장에 부하를 주어 정상 심전도에서 보이지 않는 관상동맥질환을 진단한다.
텔레미터 심전도		심기전력 신호를 유 · 무선으로 전송, 수신한다.
자동진단 심전도		컴퓨터와 연결되어 신호의 분석과 편집이 용이하다.
안전 심전도		마이크로쇼크를 방지할 수 있다(누설허용값 : 10[μA]).
특수 유 도 법 심전도	CCU, ICU	흉벽의 2점에 전극을 부착, 흉부의 쌍극유도한다.
	넵(Nehb)	흉부쌍극유도를 심근경색의 진단에 이용한다.
	고위유도	흉부유도의 표준부위에서 1늑간 또는 2늑간을 올려 기록한다.
	식도유도	식도강에서 단극유도(P파가 명확히 유도됨)이다.
	히스속	심장 내부에 카테터 전극을 넣어 히스속 전위를 기록한다.

(9) 심전계

인체로부터 유도된 심전도는 신호의 크기가 매우 작으므로 이를 증폭하기 위한 증폭기가 필요하며, 잡음을 해소하기 위한 필터 장치와 마지막으로 환자의 안전을 위한 보호장치와 측정된 심전도를 기록하는 기록부가 필요하다. 전형적인 심전계의 구성은 그림 1-91과 같다.

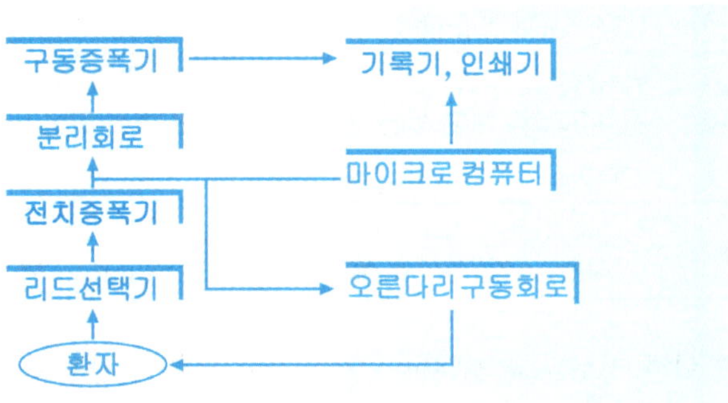

그림 1-91 • 전형적인 심전계의 구성도

심전계(electrocardiograph)는 심장박동에 따라 생기는 심근세포의 활동전위를 시간적 변동에 의한 곡선으로 기록, 표시하는 장치이다. 여기서 얻어진 기록을 그래프로 나타낸 것을 심전도라고 하며, 심전계의 개발은 네덜란드의 생리학자 W. 에인트호벤이 1903년에 해저신호용의 현선전류계(弦線電流計)를 개량하여 사람의 손발을 식염수를 담은 용기에 담가 심장의 활동전류를 기록한 것에서 시작되었다(그림 1-92).

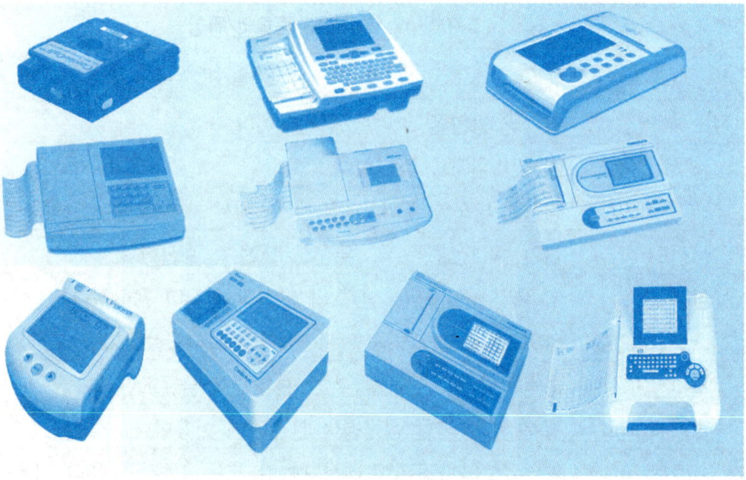

그림 1-92 • 심전계

그 뒤 진공관을 사용한 증폭기가 발명되었고 교류전원의 정전유도에 의해 잡음(hum)을 감소시키는 차동증폭기, 트랜지스터와 집적회로 등의 개발로 인하여 소형화하기 시작하였고 조작성 · 신뢰성 · 안전성 등 다면적 개량이 진행되었다(표 1-13).

표 1-13 • 심전계 측정장치

심전계 측정장치	심전계 측정장치 해설
리드 선택기	환자에 접속되는 각 전극은 심전계의 리드 선택기에 연결된다. 리드 선택기의 역할은 해당 리드에 필요한 전극들을 선택하여 적절한 회로와 접속시켜 주는 역할을 한다.
전치증폭기	입력 전치증폭기 : 심전도 신호를 초기에 증폭한다. 전치증폭기 : 매우 높은 입력 임피던스와 높은 공통성분 제거비를 가져야 한다.
분리회로	분리회로는 60[Hz]의 전류가 유입되는 것을 방지하는 회로가 내장되어 있다.
구동증폭기	심전도 신호가 기록기에 적절한 크기로 기록될 수 있도록 신호 레벨을 증폭하는 역할과 심전도의 주파수 특성에 맞는 대역 필터로 구성되어 있다.

① 심전도에 의한 정보는 부정맥이나 심근장애 등의 심장질환 진단에서는 빠뜨릴 수 없는 것으로 심음이나 심장내압 등 순환기계의 생체현상을 관찰할 때는 시간측정의 기준점(일종의 타임메이커)의 역할도 하므로 반드시 동시에 기록한다.

② 심전계의 표준형은 1유도씩 기록하는 채널 직기식인데 요즘에는 3유도를 동시에 기록하는 다채널 심전계가 늘고 있다. 유도라는 것은 전위차를 계측하는 2점의 조합이며 표준적으로는 12유도로 정해져 있으며, 심전계의 구성은 고입력저항의 차동형 전치증폭기, 차동형 주증폭기, 안정화 전원 등으로 구성되어 있으며, 여기에 유도전극의 조합을 선택하는 셀렉터 스위치와 1[mV]의 교정용 전원이 부속되어 있다.

③ 기록장치는 주로 직기식이 이용되는데 이것은 증폭된 심전신호를 가동코일형 팬모터에 연결하여 전기발열체의 팬을 움직이는 특수한 감열기록지에 물결 모양을 기록하는 것이다. 기록지는 보통 너비 4[cm]의 1[mm] 모눈종이가 인쇄되어 있고, 물결 모양의 진폭 10[mm]가 1[mV]에 해당하도록 조정되어 있다. 여기서 가로방향은 시간축이고 종이를 보내는 속도는 매초 25[mm](1[mm]는 0.04초에 해당한다)이다.

④ 기록장치에는 잉크 공급형의 팬리코더, 잉크젯 리코더 외에 연구용이나 장시간 기록용으로 자기테이프 리코더가 이용되며, 최근에는 환자감시(모니터)용으로 브라운관 표시가 많이 이용되고 있는 추세이다.

3. 심자도

심장에서 발생하는 미세한 자기신호를 측정하여 심장에서의 전기전도 상태와 심근의 활성화 상태를 검사할 수 있는 기술이다(그림 1-93).

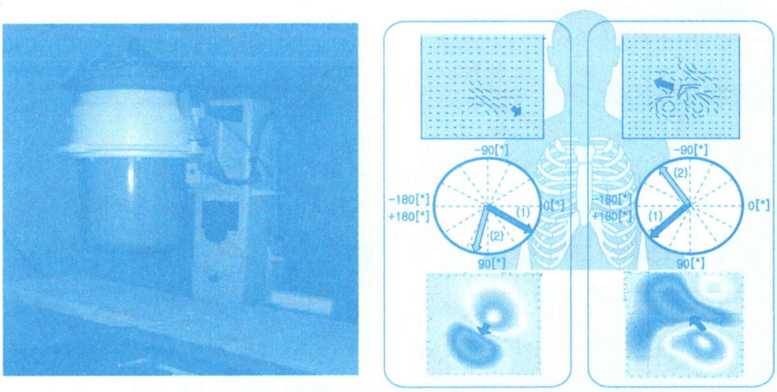

(a) 심자도 측정장치 (b) 심자도 및 심근 전류분포

그림 1-93 • 심자도 측정장치와 판독

심자도(MagnetocarDiography : MCG)가 가지고 있는 장점으로는 환자와 전혀 접촉하지 않은 상태로 심장에서 발생하는 신호를 증폭시켜 측정하기 때문에 인체에는 전혀 무해할 뿐만 아니라, 빠른 측정시간(통상 30초 정도), 그리고 매질에 의한 신호의 왜곡이 거의 없어 신호발생

원의 위치추정이 정확하다는 점을 들 수 있다.

현재 심자도 측정장치 및 측정기술개발 연구분야는 세계적인 수준에 도달하는 성과를 이룩하였으며 앞으로 이 기술의 실용화를 위한 연구가 진행 중이다. 이와 함께 뇌자도 측정기술 연구, 심혈관 정밀 측정기술개발 연구 및 나노 자성체와 SQUID를 이용한 암세포 검출기초 연구 등이 진행 중이다(그림 1-94).

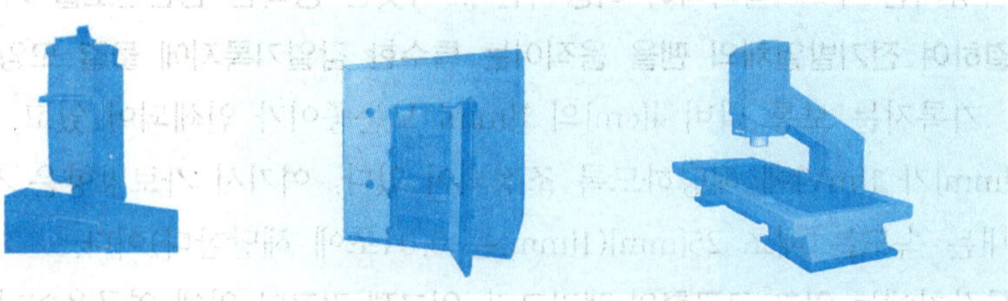

그림 1-94 • 심자계

(1) 자기장 노출

현대인은 생활 속에 항상 자기장에 노출되어 있으며, 그 강도의 정도에 따라 다양한 효과가 생체에 미치는 것으로 보고되고 있다. 정적인 자기장에 대한 생체의 영향은 초기에는 세포의 핵이 점진적으로 수축하고 염색질이 농축되어 작은 과염 색상의 덩어리로 변하는 핵농축(pyknosis)과 호흡의 억제, 창상 치유의 지연, 종양으로의 전이 등이 언급되었으나, 최근 실험실 연구에서 장기간 강한 자기장에 노출되어도 어떠한 영향을 미치지 않는다는 보고도 있어 자기장이 생체에 미치는 영향에 관해서는 앞으로 더 많은 연구를 하여야 한다.

(2) 동맥 하이라이터

MRI 스캔을 통하여 어떤 사람이 심장마비 위험이 있는지를 판단할 수 있을 것으로 보인다. 이는 심장마비 위험이 있는 사람들로 하여금 사전에 의사를 찾아 조치를 취할 수 있게 해 준다는 점에서 중요한 진전이라고 할 수 있다. 그림 1-95는 동맥 하이라이터 기기들이다.

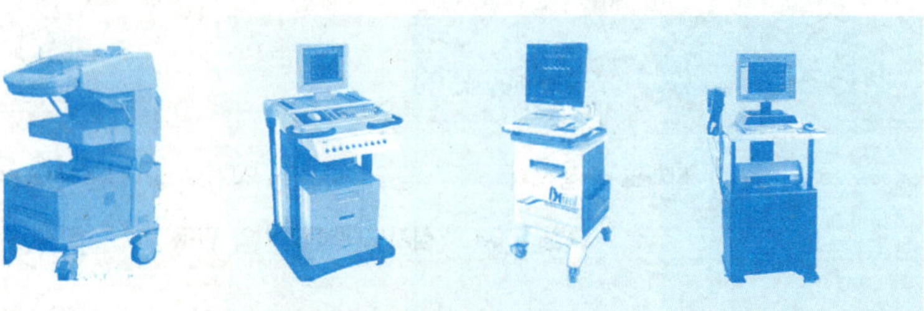

그림 1-95 • 동맥 하이라이터

① 심방마비의 원인들은 항체 세포들의 플라크와 관상동맥 안에 쌓인 콜레스테롤이다. 만일 플라크가 파괴되면 한 개의 덩어리가 형성되고 이것이 피의 흐름을 막아서 마비상태의 위험을 일으킨다. 플라크의 벽을 체크하기 위하여 카메라를 관상동맥 안으로 보낼 수 있지만 이러한 탐사침이 오히려 플라크를 터뜨릴 수 있는 위험성이 있다.

② MRI 스캔은 이런 위험성 없이 인체 내부를 들여다볼 수 있게 해주지만 관상동맥의 벽을 직접적으로 보여줄 수 있기에 충분한 이미지의 해상도를 가지고 있지 못하다. 그러나 가돌리늄 킬레이트는 이 문제를 해결하는 방법을 개발하였다. MRI 스캔에서 혈류를 밝게 보여주는 물질로 사용되고 있다.

③ 사람들의 관상동맥의 이미지를 통하여 플라크가 있을 가능성을 보여줄 수 있는 위험한 정도의 두께를 체크하여 심장마비의 위험성이 있음을 알려주도록 할 예정이다. MRI 스캔에서 밝고 두꺼운 지역이 발견되면 플라크가 진전되고 있음을 의미한다고 밝혔다.

④ 플라크를 가진 환자의 경우에는 콜레스테롤을 낮추는 약제인 혈액희석제를 투입하여 플라크가 파열되더라도 엉킨 덩어리의 형성을 막거나 관상동맥벽을 지지해줄 부목을 이용하여 플라크가 터지는 것을 막도록 조치를 취할 수 있다. 가돌리늄 킬레이트는 궁극적으로 관상동맥벽에서 제거되어 신장을 통하여 정화된다.

4. 심전도분석기

심전도분석기(ECG analyzer)는 심장에서 획득한 생체신호를 디지털 신호로 변환한 후 정형화된 데이터에 대입하여 빈맥, 서맥, 방실폐쇄 등 심장질환을 분석할 수 있는 장비이다(그림 1-96).

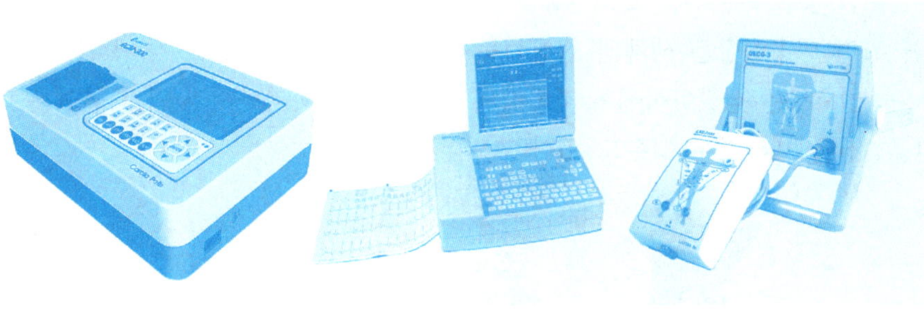

그림 1-96 • 심전도분석기

5. 생체신호분석진단기

생체신호분석진단기(biosignal analyze system)는 인체에서 발생하는 생체신호를 검출해 디지털 신호로 변환한 후 이를 정형화된 데이터에 대입하여 분석하며, 한 기기에 많은 여러 종류의 생체신호를 디스플레이할 수 있어 신체 건강나이 측정, 뇌활성도 측정, 학습능력평가, 중추신경계 및 자율신경계의 상태, 부정맥 등을 진단할 수 있는 종합적인 신호처리 의료기기이다(그림 1-97).

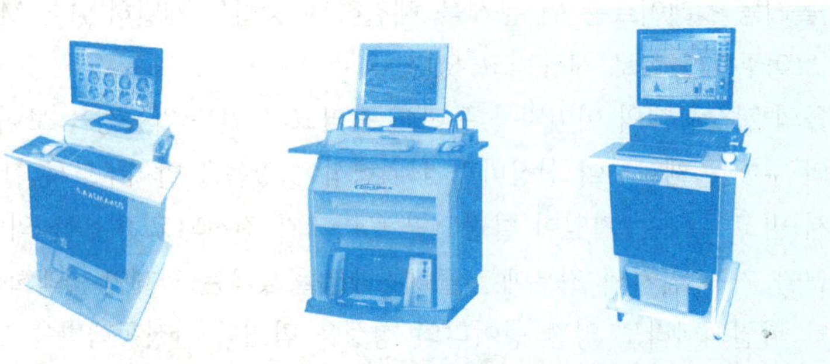

그림 1-97 • 생체신호분석진단기

6. 인공심장

심장의 펌프기능을 일시적 또는 영구적으로 대행하는 인공장기이다. 인공심장(artificial heart : 심실보조장치, 박동기) 중에서 심장기능을 부분적 · 일시적으로 대행하는 것을 보조심장이라 하며, 보조심장에는 좌심 보조심장과 우심 보조심장 및 양심 보조심장이 있다. 대개 환자는 좌심실 부전증이 많기 때문에 좌심 보조심장을 사용한다. 그러나 선천성 심장질환과 같은 우심실 부전증인 경우에는 우심 보조심장을 사용하며, 더욱 악화되면 양심 보조심장이 필요하다.

한편 완전 인공심장은 생체의 심장기능을 완전히 반영구적으로 대행하는 것을 목적으로 그 응용방법으로는 심장이식에서 제공자의 심장을 입수하기까지의 기간 동안은 일시적인 완전 인공심장을 대체하는 경우도 있다(그림 1-98).

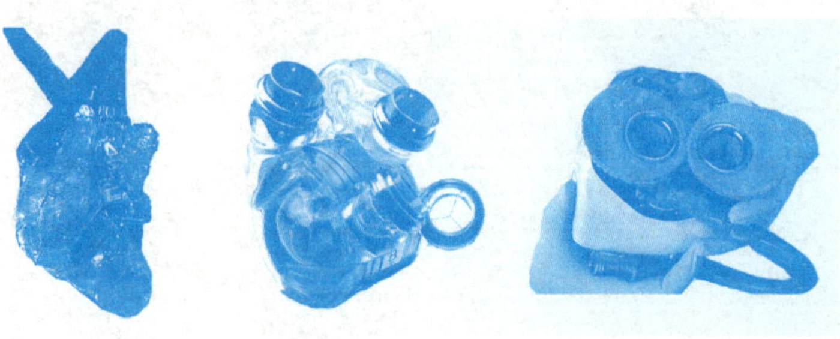

그림 1-98 • 인공심장

(1) 심실보조장치

심장질환이나 심장수술 후 회복되지 못한 심장의 회복을 돕기 위하여 심실로 유입되는 혈류의 일부를 받아서 동맥 쪽으로 우회해 배출시켜 줌으로써 심실의 부하를 감소시켜 회복을 돕는 장치이다.

(2) 심장박동기

심장 리듬의 문제를 감지하여 심장이 규칙적이며 제시간에 박동하도록 자체의 전기자극을 보내는 것이다(심장박동기는 자극을 생성한다). 심장박동기는 봉합된 케이스 내에 컴퓨터 칩과 크기는 작지만 오래 지속되는 배터리로 구성되어 있다.

① 심장박동기는 수술을 하여 상흉부 또는 복부에 이식하며 심장박동기에서 생성된 전기자극은 일반적으로 심장 내부에 삽입한 전극선(lead)이라는 특수도선을 통해 심장에 전달된다.

② 심장박동기가 심장의 리듬을 감지하도록 제작되는데 이는 정확한 시간에 전기자극을 심장에 전달하여 심장을 박동시키기 위함이다.

7. 홀터 심전계

홀터 심전계(holter electrocar diograph)는 인체에서 자연적으로 방출되지만 눈에 보이지 않는 적외선을 감지하여 통증부위나 질병부위의 미세한 체온변화를 컴퓨터가 천연색 영상으로 나타내 줌으로써 신체의 이상을 진단하는 방법이다(그림 1-99).

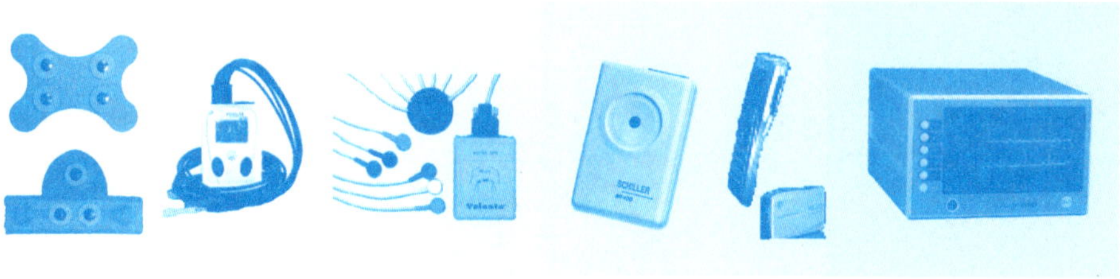

그림 1-99 • 홀터 심전계와 전극

① 사진관에서 사진을 찍는 것과 같이 편안하게 촬영함으로써 검사 시에 통증이 전혀 없으며, 특히 적외선을 이용하므로 인체에 전혀 해가 없는 안전한 검사방법이다.

② 홀터 검사는 24시간 동안 휴대용 홀터장비(seer light)를 부착하고 있으면서 그동안의 심장박동의 이상상태를 측정하는 검사이다.

③ 검사는 부정맥 등이 지속적으로 발생하지 않고 일시적으로 발생하였다가 없어지기 때

문에 일시적인 부정맥을 검출해내는 데 매우 유용한 검사방법이다.

④ 24시간 동안 기록된 검사결과는 다시 심장 전문의의 판독을 통하여 부정맥의 존재유무와 그 심한 정도를 판정하게 된다.

06 심음과 청진기

청진기로 심음을 듣고 의사는 환자 심장의 기능적인 특성에 대한 중요한 정보를 얻게 된다. 하지만 의사의 감각에 의존하는 방법이기 때문에 개인능력의 차가 크고, 신뢰성이 부족하다는 결점이 있으며, 주파수가 적거나 음의 에너지가 너무 작을 때는 정확한 측정이 어려운 단점이 있다.

심음도(Phonocardiogram : PCG)는 청진에 비해 심음의 소리 에너지를 전기적 에너지로 바꾸어 파동으로 기록, 시각화하여 특정한 심음과 심장의 한 박동주기 내에서 일어나는 기계적인 일 또는 전기적인 현상 사이의 관계를 시간의 관점에서 비교할 수 있는 장점과 또한 청진에 비하여 심음과 심잡음을 정밀하게 구분할 수 있으며, 청진의 한계 하한(약 20[kHz])에 가까운 저주파의 음을 정확하게 기록할 수 있는 장점이 있다.

1. 심음의 기원

네 개의 심음들과 심박동주기 내의 전기적인 현상이나 기계적인 현상들과의 관계는 그림 1-100과 같다.

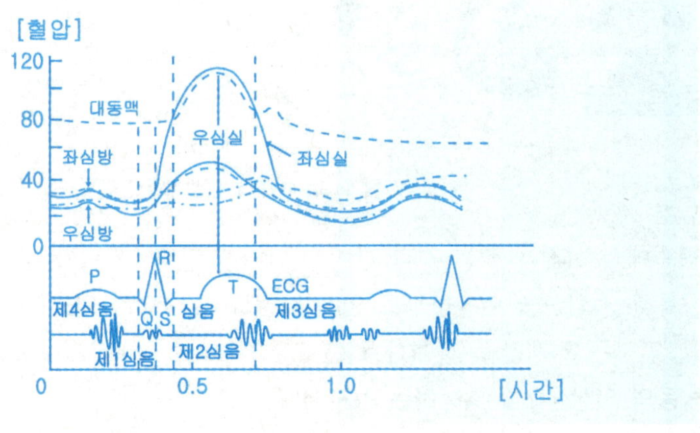

그림 1-100 • 4개의 심음과 심박동 주기

① 제1심음은 심실의 수축기에 일어나는 혈액의 이동과 관련되어 있다. 심실이 수축하면서 혈액은 심방 쪽으로 밀려나고, 심방과 심실 사이의 판막들이 닫히면서 혈액이 진동하게 된다.

② 제2심음은 심실의 이완기에 발생하는데 심전도상의 T파의 종료점과 일치한다.

③ 제3심음은 심방에서 심실로 유입되면 혈류가 갑자기 중지되면서 생기는데, 심실의 근육벽이 이완하며 생기는 진동과도 관계가 있다.

④ 제4심음은 청진기로는 들을 수 없다.

2. 심음도의 발생시점

청진시 심음을 잘 들어 보면 심장 주기마다 두 가지 소리가 들리는데 이 중 먼저 것은 제Ⅰ심음이라 하며 그 뒤에 것은 제Ⅱ심음이라 한다.

① 제Ⅰ심음은 소리가 약간 길고 저음이며 제Ⅱ심음은 짧고 고음의 소리가 난다. 하지만 청진이 아닌 심음도 측정에는 청진 시에 듣지 못하는 제Ⅲ심음과 제Ⅳ심음을 들을 수 있는데 이 제Ⅲ심음, Ⅳ심음을 확장기 심음이라고도 한다.

② 심음의 주파수는 정상 심장에서는 30~200[kHz] 정도이지만 판막질환이나 선천성 심질환을 가진 환자는 때때로 1[kHz] 이상의 심잡음이 발생하기도 한다.

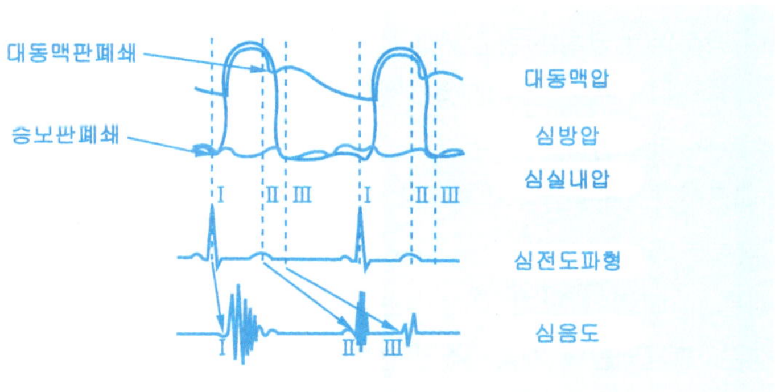

그림 1-101 • 심장의 활동과 심음도의 관계

③ 심음도(그림 1-101)의 제Ⅰ심음, Ⅱ심음, Ⅲ심음이 심장의 주기적인 심방과 심실의 수축과 그로 인해 발생하는 심장내 판막들이 움직이는 활동과 밀접한 관련이 있음을 보여주는데, 심음의 발생기전은 심장근의 수축과 판막의 폐쇄 및 혈액의 흐름 등으로 진동에서 발생한다. 심장의 한쪽 단면상에서 승모판과 폐동맥판의 변화를 위주로 심음도 파형과 시간적 관계는 그림 1-102와 같다.

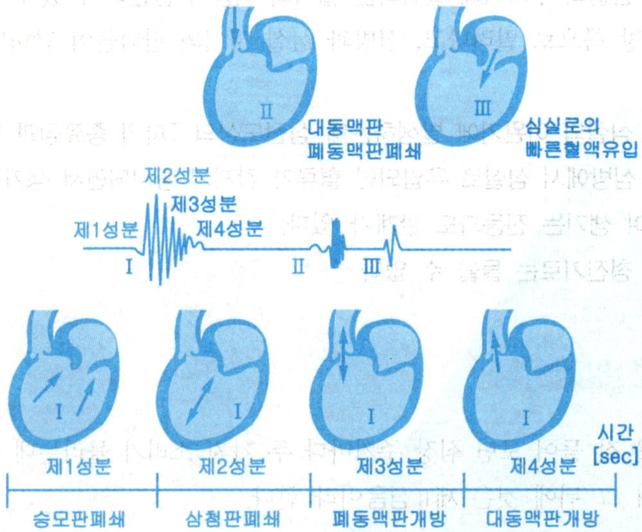

그림 1-102 • 심장박동에 따른 정상적인 심음도 파형

(1) 제 I 심음

첫 번째 심음은 30~110[kHz]의 다양한 주파수를 가진 복합파로서 심실근의 수축 초기에 방실판이 닫힘과 동시에 혈액이 판막벽에 부딪힘으로써 생긴 진동음이다. 심실의 수축 시 동시에 시작되며 방실판이 닫히는 순간부터 대동맥판이 개방되는 시점까지 약 0.146초 정도만 지속되는 심음이다. 제 I 심음은 초기진동(1성분), 중간진동(2, 3성분), 최종진동(4성분)으로 나누어지는데 이같이 제 I 심음이 나누어져 들리는 이유는 삼첨판과 승모판의 닫히는 시간이 서로 같지 않기 때문이다. 제 I 심음의 4가지 성분 다음과 같다.

① 제 1성분 : 그림 1-102와 같이 승모판이 닫힐 때 발생한다.
② 제 2성분 : 승모판이 닫힌 후 삼첨판이 닫힐 때 발생한다.
③ 제 3성분 : 폐동맥판의 개방 때 발생한다.
④ 제 4성분 : 대동맥판의 개방 때 발생한다.

(2) 제 II 심음

심실확장기의 시작 직후에 대동맥 판막과 폐동맥 판막이 닫힘으로써 일어나는 진동이다. 대동맥과 폐동맥 내의 혈류가 감속되고 나가서 그 방향이 바뀌는 대동맥판과 폐동맥판의 폐쇄와 일치하는 심실 이완기에서 발생하는 음이다. 대동맥과 폐동맥판의 반월판이 닫히면서 생기는 저주파 진동에 의해 발생되며 주파수는 제 I 심음보다 크지만 지속시간은 짧으며 2번째 심음은 심전도상의 T파의 종료시점과 일치한다.

(3) 제Ⅲ 심음

확장기 심음으로서 제Ⅱ심음보다 0.1~0.2[s] 후에 들리며 심실의 급속 충만기 끝에 심방으로부터 심실로 빠르게 유입되는 혈액이 심실을 진동시켜 발생한다. 심실의 근육벽이 이완하여 생기는 진동과도 관계가 있다. 이러한 작은 진폭의 저주파성 진동은 특히 어린아이들에게서 잘 들린다.

(4) 제Ⅳ 심음

제Ⅰ심음 발생직전, 심전도상에서의 P파 개시 후 약 0.12[s] 후에 나타난다. **심방이 수축하면서 혈액을 심실로 밀어내어 좌심실에서 유발되는 낮고 약한 소리를 내는 저주파 진동음이다**(표 1-14).

표 1-14 • 심장의 주기와 각 심음의 청취구간

수축기	Ⅰ음	구출전기 변용기 등용수축기	방실판폐쇄(승모판, 삼첨판) 반월판의 개방(대동맥, 폐동맥판)
		구출기	심실 내의 혈액이 동맥으로 구출되어 반월판이 닫힐 때까지이다.
확장기	Ⅱ음	등용이완기	반월판의 폐쇄 후 승모판 개방까지이다.
	Ⅲ음	급속충만기 완속충만기	심방에서 심실로 급속히 혈액이 유입된다. 심방에서 부드럽게 심실로 유입된다.
	Ⅳ음	전수축기 (수축전기)	심방수축에서 심실수축이 시작되기까지의 시기이다. P파가 나온 후 Ⅳ음이 나타난다.

3. 심음도 측정법

심음도를 측정하기 위해서 특정한 **트랜스듀서**(microphone)를 **흉곽상에 장착**하는데 이때 장착되는 위치에 따라 심장주기 중 특정한 상황과 시점에 대해 더 잘 들을 수 있기 때문에 그림 1-103과 같이 6개의 마이크로폰을 분할하여 장착한다.

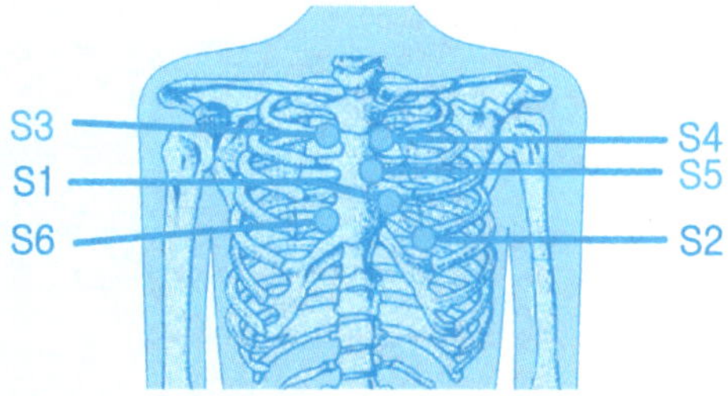

그림 1-103 • 심음도의 마이크로폰 장착(청취)부위

(1) 마이크로폰 부착위치

판막은 가장 잘 들리는 부위가 잘 구분되어 있는데, 이러한 청진 부위는 각 판막에 의해 **혈액이 들어가는 방**(chamber) 위에 위치한다. 승모판은 제4~5늑간의 왼쪽 **쇄골중앙선**(mid-clavicular line)에서 가장 잘 들리고, 삼첨판은 제5늑간의 **흉골좌연**(left sternal edge)에서, 대동맥판은 제2늑간 **흉골우연**(right sternal edge)에서, 그리고 **폐동맥판**은 제2늑간 **흉골좌연**에서 가장 잘 들린다.

① S1 : 제4늑간 흉골좌연(승모판, 좌심실 영역)
② S2 : 심첨부(승모판, 좌심실 영역)
③ S3 : 제2늑간 흉골우연(대동맥판 영역)
④ S4 : 제2늑간 흉골좌연(폐동맥판 영역)
⑤ S5 : 제3늑간 흉골좌연(대동맥판, 폐동맥판 영역)
⑥ S6 : 제5늑간 우연(삼첨판, 우심실 영역)

(2) 청취부위

각 부위마다 특정한 심장의 판막들의 움직임을 청취하는 특징이 있다.

① **승모판성음** : S1, S2에서 청취한다.
② **대동맥판성음** : S4, S5에서 청취, S3에서 일부 청취한다.
③ **폐동맥판성음** : S4, S5에서 청취한다.
④ **삼첨판성음** : S6에서 청취한다.

(3) 마이크로폰

심음도를 기록할 때 사용하는 것으로 **마이크로폰**(microphone)은 **소리신호를 전기적 신호로 변환하는 트랜스듀서의 역할**을 한다.

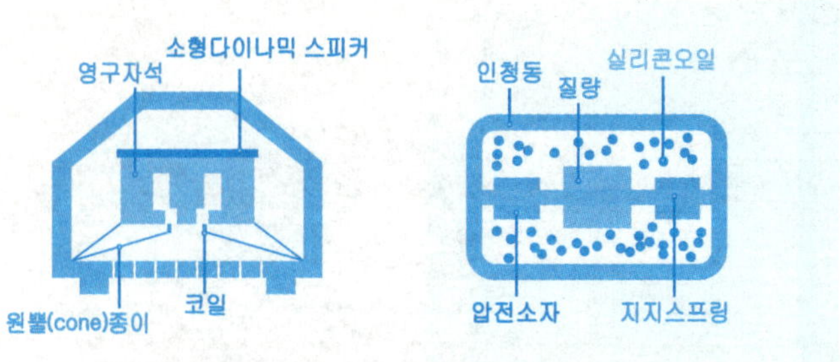

(a) 공기전도형 (b) 가속도형(직접전도)

그림 1-104 • 일반적인 마이크로폰의 구조

심음도용으로 사용되는 마이크로폰에는 그림 1-104와 같이 공기전도형 마이크로폰과 직접전도형 마이크로폰 등이 있는데 공기전도형은 심음만을 검출하며 직접전도형은 심음과 흉벽진동을 동시에 검출할 수 있다.

4. 심음도의 잡음

심잡음은 심장 내 압력차가 큰 두 곳에서 혈액이 빨리 움직일 때 와류에 의해 발생한다. 어린이들의 경우에는 수축기 초기에 발생하는 심잡음이 보통이지만 이런 심잡음은 대부분의 어른의 경우에도 운동 직후에 들을 수 있다. 비정상적인 심잡음은 대동맥판, 폐동맥판 그리고 승모판의 협착이나 폐쇄부전증* 등에 기인한다. 이러한 증세들은 심잡음의 발생시점이 심박동 주기 사이의 어느 곳에 해당하는가를 측정하여 찾아낼 수 있다. 잡음의 강도는 1~6[℃]로 구분하며 숫자가 높아질수록 그 강도가 강한 것을 의미한다. 일반적으로 압력의 차이가 큰 곳에서 발생하는 잡음은 고음을 발생시키며 압력의 차이가 작고 혈류량이 많은 곳에서 발생하는 잡음은 저음을 발생시킨다.

(1) 수축기잡음

1) 구출잡음

제Ⅰ심음 다음에 시작되어 수축기 중반에 최대가 되며 제Ⅱ심음 이전에 사라지는 음이다. 심실에서 대동맥이나 폐동맥으로 혈액이 분사될 때 발생되며 잡음의 강도가 1~2 정도되고, 짧은 저음이 특징인 기능성 잡음과 동맥판의 협착에 의해 발생하는 강도 3~4 정도의 탁성의 고음을 가진 협착음, 동맥판막을 통과하는 혈류량이 증가하여 발생하는 혈류잡음이 있다.

2) 범수축기 잡음

수축기 중 심실에서 비정상적인 유출에 의해 발생되는 것으로 제Ⅰ심음에서 시작하여 제Ⅱ음에서 끝나는 잡음이다. 승모판 폐쇄부전증에 의한 역류잡음이 있다.

(2) 이완기잡음

대동맥판을 통한 혈액 역류에 의해서 생성되는 잡음으로 제Ⅱ심음 직후에 시작하여 확장기를 거치면서 그 강도가 감소하는 이완초기 잡음과 승모판 협착 등으로 인해 천둥소리처럼 구르는 소리를 내는 협착잡음과 그밖에 혈류잡음 등이 있다.

---

* 폐쇄부전증 : 판막의 닫힘이 완전하지 않아 혈액이 새는 경우이다.

5. 필터를 이용한 심음도

심음계가 다른 의료기기와 다른 특징은 L, M, H, E 등 4종의 필터가 장착되어 있다.

① L : 30~100[kHz]의 주파수 대역이다.

② M : 중간 정도인 75~300[kHz]의 주파수 대역이다.

③ H : 150~600[kHz] 정도의 고주파수 대역이다.

④ E : 인간의 청각에 유사한 주파수 대역을 갖도록 설계된 필터들이다.

흉벽의 진동 성분을 청취되는 그대로 증폭하기에는 고주파 성분을 정밀하게 기록할 수 없기 때문에 원하지 않는 성분은 감쇠를 시키며 필요한 성분은 검출하기 위해서이다.

심음은 30~1000[kHz]의 넓은 주파수대역 특성이 있기 때문에 기록계는 비교적 주파수 특성이 좋은 전자 오실로그래프(oscillograph)와 같은 것을 사용해야 한다. L, M, H, E 등 4종의 필터를 통해 각각 걸러진 심음도 파형은 그림 1-105와 같다.

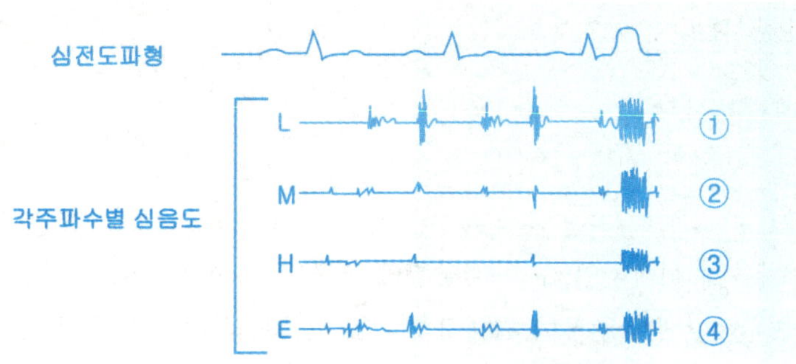

그림 1-105 • L, M, H, E 필터를 통한 심음도 파형

6. 심음계

일반적인 심음계의 구성도는 그림 1-106과 같다.

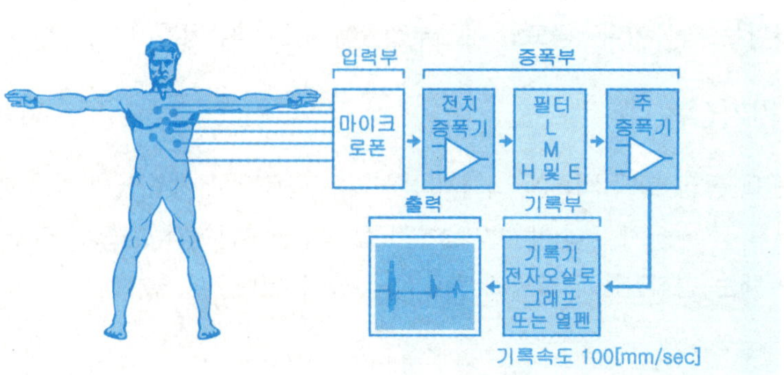

그림 1-106 • 심음계의 구성도

(1) 입력부(변환기, 마이크로폰)

음의 진동 에너지를 전기적 에너지로 변환시키는 역할을 한다.

(2) 증폭부(전치증폭기, 여과기(L, M, H, E), 주 증폭기)

미세한 마이크로폰의 전기적 에너지를 증폭하고 필요 없는 신호는 감쇠를 통해 제거하거나 필요한 신호만을 통과시킨 후 전자 오실로그래프를 작동시킬 수 있는 크기로 증폭한다.

(3) 기록부

① 잉크 분사식 : 500[kHz]까지 기록이 가능하고 가장 많이 보급되어 있는 기록기이다.
② 전자 오실로그래프 : 주파수 특성이 좋다.

7. 청진기

체내에서 발생하는 심음이나 호흡음을 비롯하여 동맥음, 장잡음, 혈관음을 청취하여 정상적인 상태인지의 여부를 확인하기 위해 사용된다. 또 혈압을 측정할 때는 상완동맥음을 청취하기 위해서 사용한다. 청진은 일찌기 그리스 시대에 히포크라테스가 환자의 몸에 자기의 귀를 대어 체내 음을 직접 청취한 데서 비롯되었다.

(1) 청진기의 역사

1816년 Ren Laennec(라엔넥, 1781~1826)은 어린이의 놀이에서 힌트를 얻어 종이로 만든 통을 귀에 대고 청진에 응용하였더니 그 효과가 큰 데 놀라 이것을 목제통으로 개량함으로써 1819년 청진기(stethoscope)를 개발하게 되었다. 현재 사용되고 있는 쌍이형 청진기는 1851년 에레아드에 의해 개발된 것이다. 그 후 여러 가지로 개량되어 모양도 다종 다양해졌다(그림 1-107).

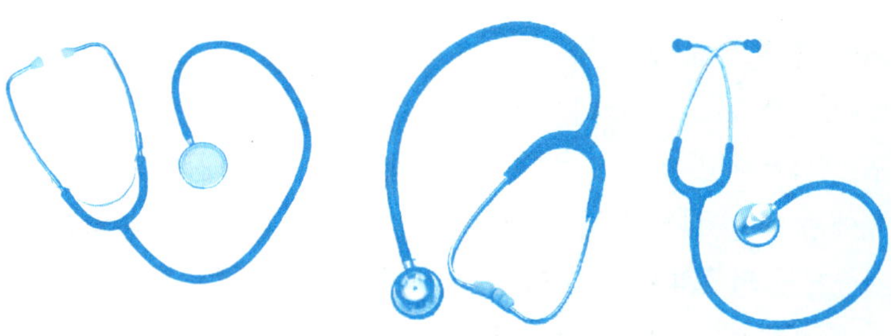

그림 1-107 • 청진기

(2) 청진기의 발전

청진기는 Ludwig Traube가 고안한 Traube형 청진기로 대변되는 단이식 청진기와 쌍이식 청진기로 크게 구별한다. Traube 청진기는 편이식이며, 청진할 수 있는 부위가 어느 정도 한정되어 있고, 또 옆을 향해서 청취해야 하는 등의 결점이 있다. 그러나 쌍이식보다 잡음이 적어서 태아심음 등을 청취하는 데 알맞으므로 현재도 산부인과에서 사용되는 일이 있다. 쌍이형에는 상아를 파서 만든 것, 금속성인 벨형, 막을 붙인 막면형이 있으며 각각 장 · 단점이 있는데, 최근에는 막면형이 사용되는 경향이 있다. 이밖에 쌍이형 청진기에 보청기와 같은 측미음계를 장치하여 성능을 좋게 한 것, 확대하여 여러 사람이 동시에 들을 수 있도록 한 것, 또는 옷을 벗지 않고 옷 위로 청진할 수 있도록 음을 증폭하는 전자청진기 등도 있다.

1) 트라우베 청진기

독일 출신의 의학자 Ludwig Traube(트라우베, 1818~1876)에 의해 고안되었는데, 1819년 프랑스 의사인 Ren Laennec(라엔넥, 1781~1826)에 의해 발명된 편이청진기를 개량한 것으로 소리의 성질이 변하지 않고 전해지는 장점이 있어 널리 쓰였다(그림 1-108).

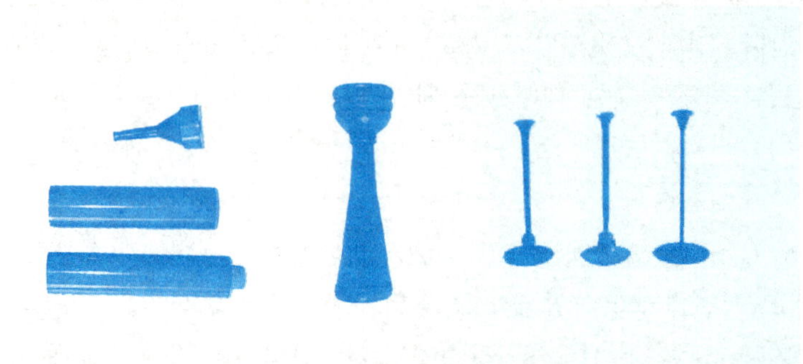

그림 1-108 • Traube형 청진기

2) 상아 청진기

Ren Laennec이 청진기를 발명하고 당시까지 의사가 환자의 가슴에 귀를 댄 채 손으로 가슴을 두드려서 나는 소리를 듣고 폐 등의 가슴속 상태를 짐작하였다. 그러나 Ren Laennec은 타진음을 귀로 듣는 것만으로는 건장한 사람의 가슴 속 상태를 진단하기 어렵고, 특히 여성 환자의 경우에는 가슴에 직접 귀를 대는 것이 어색하다는 데 문제의식을 가지고 있었다. 그는 환자의 가슴에서 의사의 귀로 소리를 전달하기 위해 종이를 원통처럼 말아 사용하였다.

Ren Laennec은 이 기구를 청진기라고 명명하고 1819년 이에 대한 논문을 발표하였다. 최초의 청진기는 편이용 청진기로서 나무를 깍아 만들었다.

1850년 뉴욕의 G.P.Caniman(카니만)은 이것을 쌍이용으로 개량하여 1855년 특허를 냈다. 상아는 Caniman이 청진기의 귀부분에 사용한 이래, 20세기 후반까지 청진기의 벨과 귀부분의 재료로서 가장 널리 사용된 재료이다(그림 1-109).

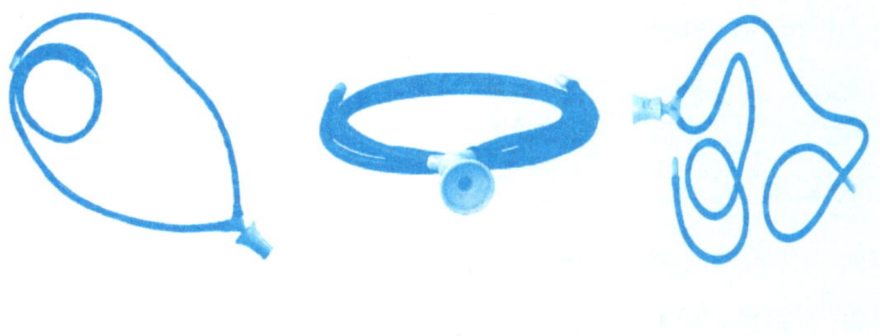

그림 1-109 • 상아 청진기

3) 전자청진기

진료자료를 디지털화하여 컴퓨터로 분석이 가능한 전자청진 시스템을 가진 의료기기로써 기존의 청음 방식에만 의존하던 일반 청진기보다 훨씬 유용하게 사용될 수 있다. 기존 청진기는 심장의 움직임을 혈관을 통해 귀로만 듣는 데 비해 전자청진기(electro stethoscope)는 귀로 들은 후 컴퓨터 분석 시스템을 통해 눈으로 보고 분석할 수 있다. 또한 청진음을 무선 송신을 통해 여러 사람이 들을 수 있도록 하여 보다 정확한 진단을 할 수 있다(그림 1-110).

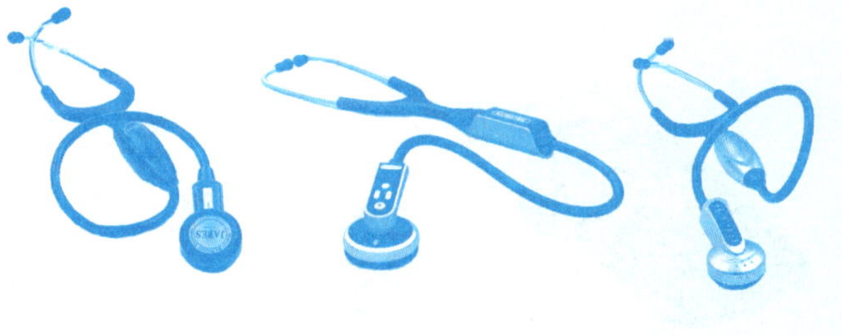

그림 1-110 • 전자청진기

① 작심(chest), 게싱(piece) : 환자의 심, 폐음의 검출을 위한 접촉부(마이크 센서부 위치)이다.
② 피에조폴리머(piezopolymer) : 필름 형태의 접촉형 마이크로필름을 이용하여 피부표면에서 떨리는 인체 내부의 음을 공기층 없이 직접 청음할 수 있어서 음의 소실과 생리신호의 왜곡 문제없이 크고 선명한 음을 들을 수 있다.
③ 제어부(control part) : 진단부위별로 Bell, Diaphram, Wide 모드가 있다. 16레벨 볼륨조절로 미세한 소리까지 증폭이 가능하고 모드의 상태, 배터리 교체시기의 확인이 가능

하며, 종료할 때 마지막 볼륨과 모드를 저장할 수 있다.

㉠ Bell Mode : 심장판막이 열리고 닫히는 소리, 혈류가 역류되거나 외류로 인해 발생하는 소리를 진찰하며, 주파수대역 20[Hz]~200[Hz] 대역의 소리를 들을 수 있다.

㉡ Diaphram Mode : 폐음과 장이 움직이는 소리를 들을 수 있으며, 주파수 200[Hz]~1[kHz] 대역의 고주파수 대역을 들을 수 있다.

㉢ Wide Mode : 복부진단용으로 사용한다.

4) 일반 청진기와의 비교

① 일반 청진기 : 잡음이 심하고 높은 대역의 소리를 잘 구별할 수 없어서 의사의 판단에 따라 환자의 질병을 측정하므로 오진률이 높다.

② 전자청진기 : 잡음이 적고 높은 대역의 소리를 들을 수 있어 오진률이 적고 옷 위에 대고 진찰할 수 있어 편리하지만 일반 청진기에 비해 가격이 비싼 단점이 있다.

5) 디지털 청진기

200년 전 발명으로 의사의 가슴을 설레게 했던 청진기는 의사와 환자의 만남이며 의료활동의 시작이자 마무리이다. 의료기술의 발달로 청진기 또한 꾸준히 발달되어 왔으나 일반 청진기 고무튜브관으로는 들을 수 없는 소리도 많았다. 디지털 청진기는 고무튜브관 때문에 발생되는 잡음, 막연하게 들리는 희미한 박동, 정확하지 않은 소리의 진원 등 진료에 어려움이 있던 문제들을 보안해주는 기존 청진기의 개량형이다(그림 1-111).

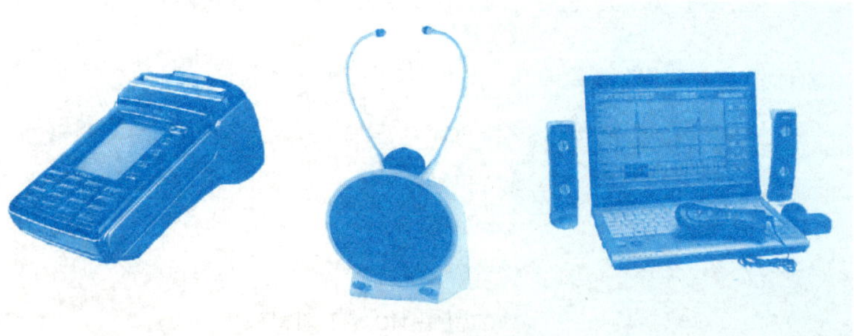

그림 1-111 • 디지털 청진기

07 전자혈류계

1. 전자기 유량계

전자기 유량계(electromagnetic flow meter)의 기본원리는 **자기장 내에서 전도성 물질이 이동하면 유도기전력***이 발생한다는 **패러데이의 유도법칙**을 이용한다.

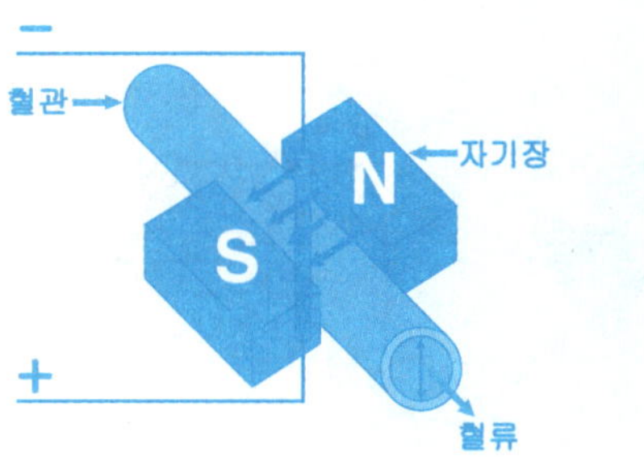

그림 1-112 • 전자기 유량계의 원리

혈류와 직각방향으로 그림 1-112와 같이 **자장 B를** 주면 혈류는 전기전도성이 있기 때문에 **패러데이**(faraday)의 **법칙**에 의해 각각의 **직각방향인 기전력 E가 발생**하는데 **자장의 세기 B를** 일정하게 하고 기전력 E와 혈관에 동일속도로 혈류가 흐르고 있다고 가정했을 때의 **혈류속도** v 사이에는 비례관계로 식 (1-10)과 같다.

$$E = Bdv \times 10^{-8}\,[\mathrm{V}] \tag{1-10}$$

이때 B(자속밀도)와 d(전극 간 거리)가 일정하다고 가정하면 전극 간 전압을 측정함으로써 혈류속도 v를 구할 수 있다. 또한 혈관의 지름 D가 정확하게 측정되면 **단면적이 계산되고** 혈관 내에 흐르는 **혈액의 체적유량**을 구할 수 있다.

전자유량계(magnetic flow meter)는 1830년대 전자유도의 법칙을 발견한 **패러데이의 원리를 이용**한 것으로 구성은 검출기와 변환기로 나누어지며 전자유량계를 사용하기 위해서는 유체가 관내를 가득 채워야 하고 도전성 유체이어야 한다. 1950년대에 이르러 처음으로 상품화가 이루어진 전자유량계는 현재 각 산업계에서 많이 이용하고 있는 대표적인 유량계이다.

---

* 유도기전력 : 전자기유도에 의해 회로 내에 생기는 기전력이다.

(1) 전자유량계의 오차 5가지 요인

① 측방향의 자속밀도 불균일로 축방향으로 순환전류가 흐른다.

② 횡단면의 자속밀도가 불균일하다.

③ 혈관벽의 외부에 있는 유체가 유량신호를 분류시킨다.

④ 혈류의 고속지역과 저속지역에 따른 유도기전력의 차이가 나서 이들 전위차에 의해 순환전류가 발생하게 된다.

⑤ 혈관벽의 혈액에 대한 전도율은 혈액에 대한 혈구의 헤마토크릿에 따라 변화하므로 혈관벽의 분류효과가 혈액에 따라 차이가 있다(그림 1-113).

그림 1-113 • 전자혈류계

(2) 직류 유량계의 오차요인 및 교류 유량계와의 차이점

① 심전도 파형의 주파수 대역이 신호전압과 유사하고 심장 근처에서는 심전도 파형이 훨씬 크기 때문에 간섭을 일으킬 가능성이 있다.

② 0~30[Hz] 주파수 대역에서는 증폭기의 $1/f$ 잡음이 크기 때문에 신호 대 잡음비가 떨어진다.

③ 전극의 금속-용액 간의 전압이 유량에 의한 신호전압과 직렬로 구성되어 있어 분리가 애매하다.

④ 교류 유량계는 약 400[Hz]의 교류를 사용하여 직류 유량계가 가진 단점을 해결할 수 있다.

2. 초음파 혈류계

혈관에 그림 1-114와 같이 초음파를 투사하면 혈관에 흐르는 혈구로부터 반사된 초음파는 도플러 효과에 의하여 주파수 편이가 생기는데, 만일 일정한 속도로 운동하고 있는 혈류에 초음파를 투영시킬 때 주파수가 일정하게 변하게 되면 주파수 양은 혈류의 속도에 비례한다.

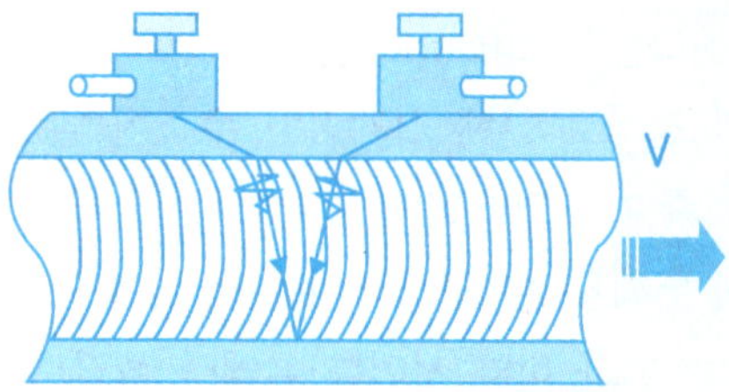

그림 1-114 • 초음파 혈류계의 원리

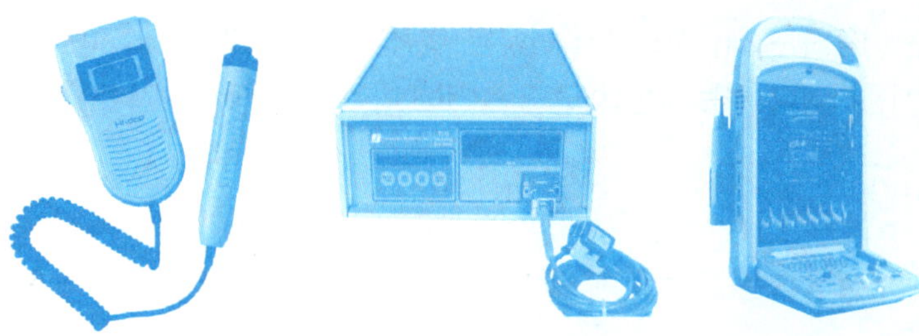

그림 1-115 • 초음파 도플러 혈류계

그렇기 때문에 변화된 주파수를 측정하면 혈류의 속도를 구할 수 있는데 이것이 도플러 혈류계의 원리이다. 초음파 도플러 혈류계는 그림 1-115와 같다.

① **혈류량** : 혈류속도를 구하여 혈관의 단면적과 곱하여 산출할 수 있고 실제로 혈관 내의 혈구*가 모두 일정한 속도로 흐르지 않기 때문에 도플러 신호(Doppler bit)는 여러 가지 주파수 성분을 갖게 된다.

② **초음파 유량계** : 전자기 유량계처럼 순간 혈류량을 측정할 수 있으며 피부를 통해 초음파를 혈관에 입사하여 측정한다. 최신의 초음파 유량계는 유량의 윤곽(profile)도 측정할 수 있고 여전히 활발한 개발이 진행 중이다.

(1) 변환기

초음파 유량계에서는 전기를 음향으로 변환시키는 압전물질을 변환기(transduce)로 사용한다. 효율이 가장 높은 크리스털의 일종인 지르코산-티탄산염(lead zirconate titanate PZT)이 가장 많이 사용한다.

---

* 혈구 : 혈액의 고체 성분으로 혈장 속에 부유하는 세포이다.

① **지르코산-티탄산염 압전물질** : 용융으로 어떠한 형태로도 주조가 가능하고, 강한 전계 내에서 자기변화가 일어나는 퀴리(Curie)온도로 냉각하면서 물질을 분극시킨다. 그리고 크리스털 내에 형성된 전계로 인해 기계적인 수축이 일어나며 피스톤 같은 운동에 의해 종파가 발생하여 조직 속으로 전파된다.

② **최대 효율** : 크리스털의 두께가 반파장이어야 하며 유체-기체 간의 높은 반사에 의한 손실을 방지하기 위해 크리스털과 피부 사이를 유체나 젤리로 채워야 한다.

③ **변환기의 직경** : 제한되어 있기 때문에 렌즈에서처럼 회절현상이 발생하게 된다.

④ **동작 주파수를 결정** : 관의 단면적이 일정하다고 가정할 경우 조직에서의 열흡수 때문에 출력이 지수함수적으로 감소한다.

⑤ **흡수계수** : 주파수에 비례하게 되므로 낮은 주파수를 사용해야 하지만, 대개의 초음파 유량계는 이동하는 적혈구로부터 반사된 출력에 의존하고, 그 크기는 비례하므로 높은 주파수를 사용하여야 하는데 대체로 2~20[MHz]가 가장 많이 사용된다.

(2) 통과시간 유량계

혈관에서의 유효음속은 음속 c에 초음파 경로를 따라 평균된 혈속 $\hat{u}$를 더한 값이 된다.

예 판상류*의 경우 $\hat{u} = 1.33\,\bar{u}$, 난류의 경우 $\hat{u} = 1.07\,\bar{u}$가 되는데, $\bar{u}$는 단면에서의 평균 혈속이다.

초음파 경로는 단면에서의 평균보다는 한 선을 따르기 때문에 $\hat{u}$와 $\bar{u}$는 다르게 된다. 혈류방향과 같은 식 (1-11)과 같다.

$$t = \frac{\text{거리}}{\text{속도}} = \frac{D}{c \pm \hat{u}\cos\theta} \tag{1-11}$$

역방향 식 (1-12)의 통과시간은 동일 방향과 역방향 통과시간의 차이다. 여기서 평균속도 $\hat{u}$는 Δt에 비례한다.

$$\Delta t = \frac{2D\hat{u}\cos\theta}{(c^2 - \hat{u}^2\cos^2\theta)} \cong \frac{2D\hat{u}\cos\theta}{c^2} \tag{1-12}$$

짧은 펄스가 교대로 동일 방향과 역방향으로 발사되며 Δt가 10^{-9}초 정도로 매우 작아 안정

---

* 판상류(Laminar flow) : 층류, 유체의 규칙적인 흐름으로 흐트러지지 않고 일정하게 흐르는 것이고 층흐름이라고도 한다.

성을 유지하기 위해 복잡한 회로가 필요하게 된다. 전자기 유량계처럼 위상변환을 이용하는 통과시간 유량계는 특별한 반사물질이 필요 없으므로 식염수나 혈액에서 작동할 수 있으나 혈관을 노출시켜야 하기 때문에 수술이 필요하다.

(3) 연속파 도플러 유량계

목표가 고정된 음원으로부터 후퇴할 때에는 수신음파의 주파수가 도플러 효과에 의해 낮아지게 되고, 변화가 작을 때는 주파수 변화율과 속도변화율이 같게 된다. 유량계는 혈구와 같은 반사물체가 필요하며 주파수는 두 번 낮아지게 된다. 첫 번째는 음원과 음파를 받는 이동하는 혈구 사이에서, 두 번째는 받은 음파를 반사시키는 혈구와 수신변환기 사이에서 식 (1-13)과 같다.

$$\frac{F_d}{f_o} = \frac{2u}{c+u} \cong \frac{2u}{c} \tag{1-13}$$

근사식에서 $c \cong 1500\,[\mathrm{m/s}]$이고, $u \cong 1.5\,[\mathrm{m/s}]$이기 때문에 유효하며 빔과 혈액의 진행각도를 고려할 경우에 식 (1-14), (1-15)와 같다.

$$f_d = \frac{2 f_o u \cos\theta}{c} \tag{1-14}$$

$$\frac{f_d}{f_o} = \frac{u}{c} \tag{1-15}$$

여기서 f_d는 도플러 주파수, f_o는 음원의 주파수, u는 목표물의 속도, c는 음속이며, θ는 빔과 혈관의 각도로 만일 혈액의 진행방향이 축방향이 아니거나 변환기가 같은 각도에 놓여 있지 않을 경우 삼각함수 요인을 고려해야 한다.

① 통과시간 프로브는 서로 마주보는 두 개의 변환기가 필요하고 혈관축과 각도 f로 길이 D만큼 떨어져 있다.

② 경피성 프로브에서는 두 개의 변환기가 혈관의 같은 쪽에 놓이기 때문에 프로브를 피부 위에 설치한다.

③ 변환기 앞부분의 투명 합성수지(lucite)는 변환기에 부하를 걸고 빔을 굴절시킨다.

④ 펄스 초음파의 경우 텅스텐 분말을 변환기 뒤에 에폭시로 부착시켜 손실은 커지지만 t는 낮아진다.

⑤ 초점을 맞추고 빔을 좁히기 위해 플라스틱 렌즈를 변환기에 부착한다.

⑥ 도관 앞에 설치된 변환기는 혈류방향으로 빔을 발사한다.

⑦ 펄스 초음파로서 변환기가 혈관과 각도를 이루어져 있다.

발진기의 출력 임피던스는 낮은 임피던스의 크리스털을 구동하기 위해 낮아야 하는데, 대부분의 주파수 대역에서 크리스털 변환기의 임피던스는 높지만 공진상태에서 동작을 하기 때문에 100[Ω] 정도로 낮아진다. 초음파가 이동하는 세포에 발사되면 그 세포는 도플러 효과에 의해 변화된 초음파를 수신변환기에 반사시키는데 수신변환기는 발신변환기와 같다.

증폭된 무선 주파수(RF) 신호와 전송(carrier) 신호가 합쳐진 신호가 검파되어 가청주파수의 신호를 발생시키게 된다. 가장 간단한 기기의 경우 초음파는 혈관벽을 통해 발사되고 적혈구에 의해 산란되어 압전 수정에 의해 수신된다.

3. 광혈량 측정기기

혈량측정법(plethysmography)은 사지의 용적 변화를 측정하여 사지에서의 혈류량을 결정한다.

(1) 광혈류측정

혈관 속의 적혈구에 적외선의 흡수량을 측정하여 정맥기능을 진단하는 방법으로 정맥 재충전 시간을 재는 것이다. 하지정맥류를 앓고 있는 사람은 정상보다 시간이 짧아지게 되며, 심부정맥 혈행에 장애가 있는 사람은 종아리 근육의 운동에도 적외선 흡수가 감소되지 않아 심부정맥 혈전증이나 만성 정맥부전과 같은 병을 진단한다. 즉 비정상적인 피의 역류장소가 표재성 정맥인지 심부정맥인지 감별 진단할 수 있고, 또한 심부정맥 혈전증 유무도 검사할 수 있다.

(2) 광혈량 측정기기

빛을 이용하여 혈액순환에 따라 변화하는 신체의 부분적 체적을 측정하는 방법이다.

① 혈량계(plethysmograph) : 동맥혈압 파형과 비슷한 파형을 만들어내면 파형은 펄스 속도를 측정하거나 동맥폐색(arterial obstruction)을 확인하는 데에만 이용한다.

② 광혈량계(photoplethysmograph) : 광센서 (PPG)와 광원으로 구성된다. 광원으로는 주로 발광다이오드와 광전지를 사용한다.

③ 검출기 : 정전류원에 의해 여자된 광저항기(photoresistor)이며, 광도의 변화는 광저항기의 저항값에 비례한다. 광저항기에 흐르는 전류는 일정하기 때문에 저항의 변화는 곧 출력단자의 전압변화를 일으킨다.

엄지손가락의 동맥 펄스(arterial pulse)는 혈액의 광밀도를 변화시켜 혈액용적(blood volume)을 변화시키고 혈액을 통과하는 광도(light intensity)를 변조시킨다. 광원으로부터 발생되는 빛은 산란과 뼈구조 하층으로부터의 직접반사에 의해 광저항기로 반사된다.

④ 광혈량계 : 펄스 속도, 심장박동률, 그리고 손가락에서의 펄스의 존재 유무 등을 측정하는데 한정하여 사용되며 교정 가능한 용적변화를 나타내지는 않는다. 실제적인 사지의 용적변화를 측정할 수 있는 혈량계를 제작하여 작동시키는 것은 어렵지만 정량적인 데이터를 얻을 수 있는 장점이 있다.

⑤ 광혈량 측정장치 : 측정하려고 하는 사지나 측정하려고 하는 손가락, 발가락 주위에 차폐실(sealed chamber)을 사용하는데 이 차폐실은 일정한 체적을 갖도록 설계되어 있기 때문에 사지에서의 체적변화는 차폐실 내의 입력변화로서 기록된다. 차폐실의 압력은 변환기와 증폭기에 의해 전기적으로 측정한다.

⑥ 압력증폭기 판독장치에 영(0) 기저선을 설정하고 작지만 정확하게 시스템의 용적을 변화시키기 위해 주사기의 흡인용 고무컵(plunger)의 위치를 변화시키는데, 출력파형을 표시하기 위하여 사용한 오실로스코프나 스트립차트 기록기의 'Span' 조정장치로 단위체적 변화를 적당하게 조정할 수 있다. 대부분의 작은 주사기는 체적의 단위인 [cc] 또는 [cm^3]으로 이미 눈금이 조정되어 있다. 차폐실에 가까이 위치한 혈압가압대(blood pressure cuff)는 정맥혈압보다 조금 더 높은 압력으로 부풀게 되나, 이로 인하여 동맥혈압은 사지로 흐르게 되는 반면에 사지의 체적을 각 수축에 따라 약간씩 증가시키는 정맥혈압의 역류를 방지한다.

(3) 광 원

광원으로부터 발생한 광선이 조직을 통과하고 광원으로 사용된 작은 텅스텐 전구의 램프에서 발생된 열이 혈관을 확장시키면서 측정이 부정확하게 된다. 이런 혈관확장 현상으로 더 큰 펄스가 측정될 수 있기 때문에 바람직하지 못하다. 그렇기 때문에 갈륨비소(GaAs) 발광 다이오드(Light Emitting Diode : LED)를 이용하면 기기를 작게 만들 수 있으며 940[nm]에서 최대방출을 하는 광원을 얻을 수 있다.

(4) 광전도 센서

광전도(photoconductive) 센서가 많이 이용되고 있는데 부피가 크고 사전에 광선에 노출되면 센서의 감도가 변하는 단점이 있기 때문에 가시광선 영역에서 현저한 혈중산소농도의 변화가 센서의 감도에 영향을 주지 않도록 필터를 사용하여 근적외선에 대한 감도를 감소시켜야 한다. 실리콘(Si), 광트랜지스터를 이용하면 센서의 부피를 더 작게 할 수 있고, 형광등에서 발생하는 120[Hz] 잡음을 차단하기 위해 모든 종류의 센서에 적외선만 통과시키는 필터를 사용하면 좋다. 이런 필터를 사용하더라도 기저선을 변동시키는 텅스텐 전구나 햇빛의 직류성분의 광선을 차단시킬 수 없으므로 외부의 빛을 차단하는 덮개가 부착되어 있다.

08 청력검사기

청각상태를 검사하는 것으로 검사결과에 따라 병변부위정도, 성질을 알고 질환의 예후판정, 치료방법을 선택한다(그림 1-116). 순음을 사용하는 최소가청역치를 측정, 피로검사, 변별력측정 및 복합음을 사용하는 어음명료도검사, 양이 청력검사 등이 있다. 순음역치에는 전도매질에 의하여 기도와 골도로 나누어진다. 기도는 중이를 거쳐 내이로 들어가는 경로의 청력이며, 골도는 뼈를 지나서 내이로 이르는 청력이다. 또 음향자극에 대한 뇌파나 근수축의 반응을 시표로 한 따른 청력검사는 주로 유아에 대하여 사용되고 있다.

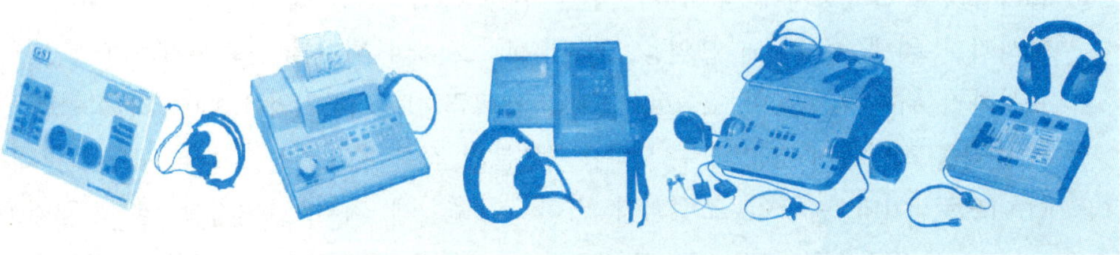

그림 1-116 • 청력검사기

1. 청력검사기의 정의

청각기능을 측정하는 기기로 청력상실의 정도와 난청의 형태를 검사하는 데 사용되며, 청각의 예민한 정도를 측정하는 청각검사와 듣는 능력의 정도를 측정하여 난청의 원인이 되는 병소를 진단하는 청력검사로 2가지가 있다.

① 청력검사(audiometer)는 가청범위 내의 저 · 중 · 고음 영역에서의 청력상실의 정도와 회화 음역에서 언어청취의 지장 정도를 측정함으로써 직업에 대한 적성 여부와 치료를 위한 참고자료로 사용된다.

② 음의 세기는 데시벨 [dB]로 표기하며 정상인은 0[dB], 경증환자는 41~55[dB], 난청은 60[dB] 이상, 농아자는 70[dB] 이상을 듣지 못하는 것으로 진단한다.

2. 청력검사를 위한 음원

청력검사를 위한 음원*으로는 음색적인 특징이 없고 음의 크기도 일정한 단일 주파수의 정

---

* 음원 : 전자회로에 의해 가청주파수의 자극음을 발생시키는 오디오 제너레이터(audio generator)가 있으며, 파형의 형태는 순음으로 정현파가 사용되며 주파수변조(Frequency Modulation : FM)를 사용하기도 한다.

현파가 필요한데 이런 음을 **순음**이라 하며, 소리굽쇠를 두드렸을 때 나는 소리가 이러한 순음에 가까워서 많이 사용하였으나, 전자기술의 발달로 전자회로에 의하여 순음에 가까운 음을 발생시키며 다양한 부가기능을 갖춘 기기들이 많이 개발되고 있다.

3. 청력검사의 종류와 목적

청력검사의 목적은 올바른 **청능훈련**을 하기 위한 것이다. 따라서 올바른 청력검사가 중요하고, 청력검사 시 절차에 의해 정확한 측정과 진단을 해야 하며, 그 결과를 청능훈련에 적용해야 한다. 청력검사의 종류와 목적은 다음과 같다.

(1) 종 류

① **순음 청력검사**(pure tone) : **음차에서 발생되는 것과 같은 순음을 전기적으로 발생시켜 각 주파수에 따라 음의 강도를 조절하여 청력 역치를 측정하는 방법**이다.

② **기도전도 청력검사**(air conduction audiometry) : **헤드폰**이나 **인서트 폰**(insert phone)을 **이개**(pinna)나 **외이도에 착용시킨 후** 검사한다. 청각의 모든 경로, 즉 **외이, 중이, 내이 및 중추 청각신경의 청각을 총괄적으로** 검사하는 방법이다.

③ **골도검사**(Air-conduction-Bone conduction Gap : ABG) : **외이나 중이를 우회하여 내이의 반응을 직접** 검사한다.

④ **어음검사**(speech audiogram) : 어음청력은 **청기에서 청각중추까지 복잡한 기능이** 관여하고 이 양자를 비교 검토함으로써 **청력장애의 감별진단에 중요한 보조수단으로 이용, 청력증진 수술 후의 회화능력 개선여부를 예측**한다.

⑤ **임피던스**(impedance) : **외이도를 밀봉한 상태에서 외이도 내의 압력을 변화시키면서 특정 주파수 및 강도**(intensity)**의 소리에너지를 줄 때 고막에서 반사되는 음향에너지를 측정하는 검사**이다.

⑥ **뇌간 유발반응검사**(ABR) : **음자극 후 초기**(10[msec] 이내)**에 청신경 및 뇌간 내 청각중추로에서 일어나는 전기적 활동의 변화를 두피의 표면전극을 이용하여 기록하는 검사**이다.

⑦ **이관기능검사**(e-tube function) : **이관의 기능상태검사**이다.

⑧ **이명상태검사**(tinnitus) : **본인(환자)귀에서 들리는 비슷한 소리를 찾기 위한 검사**이다.

(2) 목 적

① **피검인의 청취수준을 결정하여 청능훈련을 계획함에 있어서 출발점 행동을 찾는 진단의 목적**이다.

② **피검인에게 적합한 보청기를 선택하기 위한 목적**이다.

③ 진단용 청력검사는 골도검사로 외이나 중이에 전달장애가 있는 전음난청과 내이신경에 장애가 있는 감음난청으로 구별하며, 방향감각이나 평행감각검사는 뇌손상으로 청각전도나 중추신경장애가 발생한 중추성 난청을 진단한다.

④ 검사방법은 기도검사로 청력에 장애가 발견되면 골도검사를 실시하여 외이도, 고막, 이소골 등에 병소가 있는지 또는 내이, 청신경, 중추신경계의 장애인지를 진단하게 된다.

⑤ 피검자의 귀에 헤드셋을 착용하고 주파수와 음의 세기를 바꾸어가면서 소리를 들려줄 때, 피검자가 소리를 인지하면 검사자에게 신호를 보내서 판단하는 방법이다. 검사실은 피검자가 안정을 취할 수 있는 환경을 조성해야 하며 검사를 실시하는 방은 방음과 흡음 시설이 되어 있어야 한다.

(3) 주파수와 음압관계

검사영역은 가청주파수 대역인 20[Hz]~20[kHz]의 모든 대역을 검사하는 것이 아니라 음성 주파수 대역에서 125[Hz], 250[Hz], 500[Hz], 1[kHz], 1.5[kHz], 2[kHz], 3[kHz], 4[kHz], 6[kHz], 8[kHz]와 −10[dB]~90[dB] 사이를 5[dB]나 10[dB] 간격으로 선택한다.

① 자극음의 종류는 연속음, 단락음, 주파수 변조음 등이 있으며 단락음은 2.5[pulse/sec]로 200[ms] 동안 자극음의 발생과 중지를 반복하고 연속음은 설정된 주파수와 진폭으로 계속 발생하며 주파수 변조자극음은 설정된 주파수에서 5[%] 이내로 변조음을 발생한다.

② 단속음을 발생시킬 때에 릴레이와 같은 기계적인 접점을 사용하면 자극음을 단속하는 경계에서 잡음이 발생하여 진단결과에 영향을 줄 수 있으므로 정현파 신호를 제로 크로싱(zero crossing)하여 변환하거나 완만하게 상승과 하강하는 등의 대책이 필요하다.

③ 자극음과 음의 세기와의 관계는 표 1-15와 같으며, 수동인 경우에는 검사자가 선택하지만 자동진단기에서는 각 주파수에 대한 음의 세기를 자동으로 변환한다.

표 1-15 • 주파수와 음압관계

주파수	음 압
125[Hz]	-10~50[dB]
250[Hz]	-10~70[dB]
500[Hz]~6[kHz]	-10~90[dB]
8[kHz]	-10~70[dB]

④ 검사 시 피검사와 검사자가 격리된 방에서 창문을 통하여 마주보며 검사를 진행한다. 자극음 발생기로부터 입력되는 신호를 헤드셋을 직접 구동하거나 진폭의 크기로 임의

세기를 설정한다. 경우에 따라서 전력증폭기의 출력에 감쇠기(attenuator)를 삽입하여 헤드셋에 흐르는 구동전류를 제어하여 음의 세기를 조절한다.

(4) 버튼과 표시기

피검사자가 헤드셋에서 들리는 자극음을 인식하여 좌우 버튼을 사용해서 누르면 표시기에 나타나고 검사자가 이를 기록한다. 표시기는 전구나 LED를 이용한다.

(5) 뇌파기

유아나 어린이, 지체부자유자와 같이 의사표시에 어려움이 있는 피검자를 위한 진단방법으로 수면상태에서 전극을 두정에 부착하여 얻은 뇌파를 활용하여 검사한다. 하지만 뇌파신호에 대한 분석과 해석이 난해함으로 평균 덧셈법*으로 인식여부를 판단하게 된다.

(6) 기록계

검사를 위한 자극음의 주파수와 음압, 자극음의 형태와 피검자로부터 얻어지는 신호를 그래프로 기록하는 방법으로 폴리그래프(polygraph)로 출력하거나 컴퓨터에 의해 신호를 분석하여 그래프와 함께 화면에 표시하고 파일 형태로 저장한다. 청력검사의 종류는 그 목적과 대상, 난이도에 따라서 음차검사, 유소아 청력검사, 순음청력검사, 어음청력검사, 장애부위검사로 나눠진다.

1) 음차검사

① 시바바흐 검사(Schwabach test) : 피검자의 골도청력을 검사자와 비교하기 위한 검사이다.

② 린네 검사(Rinne test) : 기도의 청력과 골도의 청력을 비교하기 위한 검사이다.

③ 빙 검사(bing test) : 인위적인 폐색효과에 의하여 전음성 난청인지, 감음성 난청인지를 진단하기 위한 검사이다.

④ 베버 검사(Weber test) : 편측성 난청이 있거나 양쪽의 청력손실도가 다를 때 청력손실의 형태가 감음성인가, 전음성인가를 진단한다. 또한 양측성일 때는 어느 쪽의 청력손실이 심한가를 구별하는 검사이다.

2) 유소아 청력검사(유희 청력검사법)

유소아들에게는 청력검사를 통해서 청력 그 자체를 측정하기가 어렵다. 검사자가 측정할

---

* 평균 덧셈법 : 신호의 크기를 여러 번 덧셈하여 잡음과 같은 불규칙 파와 함께 존재하는 원래의 신호를 추출하는 방법이다.

수 있는 것은 청각적 자극에 대해서 반응하는 어린이의 행위이다. 유소아의 경우 청력을 결정할 때 어린이의 반응을 가지고 청력을 추론해 나간다. 어린이 나이가 좀 있거나 성인의 경우에는 반응하는 방법이 큰 문제가 되지 않지만, 어떻게 반응할지 모르는 유소아의 경우에는 반응의 정도와 형태가 진단에 결정적인 영향을 미친다.

유소아들은 음자극에 대해서 자의적 반응을 보이기도 하고, 비자의적인 신체 동작을 하기도 하며, 조금의 변화만 있어도 울어 버리기도 한다. 또한 자신이 흥미있는 것에는 너무 집착을 하기도 하며, 그렇지 않을 경우에는 전혀 반응을 보이지 않기 때문에 유소아들의 청력검사(Play Audiometer : PA)가 어렵다.

① 이음향방사검사법(Otoacoustic Emissions : OAEs) : 내이에 존재하는 청각유모세포에서 발생하는 신호를 중이와 외이를 통해 측정하는 검사로서 소리감지기능에 매우 중요한 청각유모세포의 이상 유무를 확인할 수 있으며, 난청의 조기진단 및 유소아 청력검사에도 활용된다.

② 신생아 청력검사 : 대개 아동의 반사반응을 이용하여 검사한다.

㉠ 방향정위검사(Auro-Orienting Reflex : AOR) : 음자극을 주면 소리가 나는 쪽으로 몸을 돌리는 방향정위 반사기전을 이용한 검사이다.

㉡ 눈꺼풀 반사검사(Auro-Palpebral Reflex : APR) : 방울을 유아의 귀 가까이 대고 손바닥을 가볍게 치면 정상아동의 경우 눈 주위의 근육이 수축한다. 출생일부터 7일 사이에 실시한다.

㉢ 모로 반사검사(auro-moro reflex) : 음자극을 줄 때 모로 반사, 즉 팔과 발을 벌리고 손가락을 펴다가 마치 무엇을 껴안듯이 몸 쪽으로 팔과 다리를 움직이는 반사를 이용한 검사이다.

㉣ 방향정위검사(Auro-Orienting Reflex : AOR) : 경악반응검사라고 하며 이와 같은 반응 외에도 음자극을 갑작스럽게 주면 심장고동이 빨라지거나, 움직이던 활동을 정지하거나, 호흡속도가 변화하거나, 눈썹이 움직인다거나, 얼굴을 찌푸리는 행동으로 아동의 청력을 검사한다.

③ 이들 검사의 검사음은 1[kHz]~3[kHz] 정도의 순음(악기음)을 앉아서 놀이를 하는 유아들의 등 뒤, 양 옆 혹은 사면에 달린 확성기를 통해서 제시하되 검사시각은 젖(모유, 우유)을 먹기 1시간 전이 좋다. 이때가 자극에 대한 반응이 매우 민감하기 때문이다.

3) 유아의 청력검사의 종류

① 음성에 의한 청력검사 : 청능훈련의 효과 예후에 대한 진단, 보청기 적합여부, 언어습득 가능성을 예측할 때 사용한다. 다양한 음성을 사용해서 검사할 수 있는 것이 장점이다.

② 악기에 의한 청력검사 : 유아의 주위에 있는 음을 가진 물체는 어떤 것이든지 자극음으로 사용할 수 있다. 가능하면 물건이 가지고 있는 주파수와 일정한 충격에서의 강도를 확인해두면 도움이 된다.

예 템버린 100~200[Hz], 심벌즈 1[kHz], 큰북 500[Hz], 호루라기 2[kHz]

③ 음장상황에서의 청력검사(sound field test) : 음장검사는 음장상황에서 확성기를 활용하여 검사하는 방법이다. 동물의 소리나 유아들의 울음을 녹음해서 자극으로 사용하는 것도 반응을 유도하는데 상당히 효과가 있다. 때로는 휘파람, 벨, 북소리나 음성 등을 특정 주파수를 제시하기 위해 사용하지만 정확한 결과를 제시해 주는 것은 아니다. 음장상황에서의 청력검사를 이용한 검사들은 다음과 같다.

㉠ 작동조건화 검사 : 어린이들의 청력검사 신뢰도를 높일 수 있는 방법이 많은 측면에서 연구되고 있다. 그러나 특히 정신지체아의 경우에는 신뢰도가 높은 청력검사를 한다는 것이 매우 힘들다. 그래서 이와 같은 어려움을 조금이나마 해결하고자 하는 것이 작동조건화 검사이다.

㉡ 조건화된 방향정위검사(conditioned orientation reflex) : 어린이는 시각적 범위 내에 인형과 짝지어진 두 쌍의 확성기를 이용하여 인형 짝 앞에 앉는다.

ⓐ 순음과 짝지어진 빛을 3~4초 동안 반복해서 제시한다. 이와 같은 자극을 몇 번 제시하고 난 뒤에 조건자극인 소리는 무조건 자극인 빛에 의해 조건화되어 소리만 들어도 어린이는 장난감 쪽으로 고개를 돌린다.

ⓑ 검사음의 주파수는 500[Hz], 1[kHz], 2[kHz], 4[kHz]의 범위로 선정하는 것이 일반적이다.

㉢ 유희청력검사(play audiometer) : 어린이에게 자극에 대한 반응게임을 한다. 곧 음자극이 있을 때 고리걸기, 상자에 나무토막 넣기, 염주꿰기놀이 등을 할 때 어린이에게 흥미를 가져다 줄 수 있어야 한다.

ⓐ 뇌간 유발반응검사 시 100[dBHL]보다는 더 큰 소리(200[dBHL])의 청각자극을 줄 수가 있어서 뇌간 유발반응에서 반응이 없는 경우에 잔청상태를 보다 잘 파악할 수 있다.

ⓑ 놀이를 통해서 하는 유희 청력검사는 만 2세부터 검사가 가능하다.

㉣ 완구식 청력검사기에 의한 검사 : 기계화된 청력검사기의 딱딱한 분위기 때문에 아동의 반응을 유도하는데 흥미와 관심을 유발하기가 어려우므로 완구 속에 청력검사기를 설치하여 아동이 반응을 했을 때 완구를 안게 하는 방법이다.

4) 유아의 청력검사기계에 의한 검사

① 유소아 청력검사 : 음자극에 대한 아동의 반응을 중심으로 검사를 하므로 검사의 신뢰도가 의문시되기 때문에 다음의 검사들은 과학의 발달로 인해 객관적인 도구를 이용하는 검사방법이므로 검사의 객관성 및 신뢰도가 비교적 높다고 볼 수 있다.

② 뇌간 유발반응 청력검사(Brainstem Evoked Response Audiometry : BERA) : 청성유발전위 중 가장 진보된 검사로써 음자극 후 10[msec] 이내에 와우에서 중추신경에 이르기까지 발생하는 전위를 컴퓨터로 계산하여 그래프로 볼 수 있게 측정하는 검사이다.

㉠ 청신경종양의 진단과 객관적인 난청도의 측정이 가능하다. 특히 생후 직후부터의 청력의 상태를 정확히 파악하는데 이용될 수 있다.

㉡ 음자극에 따른 청신경계의 전기적 반응을 컴퓨터에 의한 평균기법(averaging technique)으로 기록할 수 있게 됨으로써 뇌간 유발반응 청력검사를 시행할 수 있게 되었으며 청력손상의 진단이 보다 쉽게 되었다.

㉢ 어린이에 대해 쉽게 검사할 수 있는 이점이 있으나 특수 장비가 필요한 단점이 있다.

③ 뇌파검사(electro-encephalograpy) : 상당히 객관도가 높은 검사로서 청각자극에 대한 뇌활동을 기록하는 장치이다.

④ 전기와우 청력검사(Electrocochleography : ECGO) : 고막을 통하여 침형전극을 감각 또는 구형 전극을 정원 창와에 부착시켜 음자극에 따른 와우 활동전압의 전기적 반응을 기록하는 검사이다.

㉠ 청력장애의 정도와 병소부위의 진단에 관한 정보를 얻을 수 있다.

㉡ 고막을 통하여 전극을 감각(promontary)에 부착시켜 음자극에 따른 와우의 전기적 반응을 기록함으로써 청력장애의 정도, 와우의 이상유무를 관찰할 수 있으나 특수장비가 필요하다는 단점이 있다.

⑤ 심리 전류검사(Psycho Galvanic Skin Response : PGSR) : 상당히 널리 사용되어 온 유아용 청력검사로 대개 1세 이상의 유아에게 유용한 검사이다.

㉠ 심리 전류검사는 조건화 원리를 이용한 것으로 무조건 자극에 약한 유도전기와 음을 짝지어 음을 조건화시킨다.

㉡ 약한 전기를 수반한 음을 몇 회 계속하면 음자극에 의해서 땀이 분비되는 현상을 얻을 수 있다. 곧 소리만 들려도 쇼크를 예상하여 땀이 나오고 그 반응을 자동적으로 그래프화하도록 장치한 것이 심리 전류검사이다.

4. 순음청력검사

기도전도검사와 골전도검사가 있으며 인간이 들을 수 있는 범위 중에서 말소리가 들리는 범위를 옥타브마다 한 개의 주파수의 순음을 들려주면서 어느 정도씩 청력이 손실되었는지를 측정하는 검사이다. 순음청력검사(Pure-Tone Audiometry : PTA)로 난청도, 난청곡선, 난청의 병변부위를 알 수 있다(그림 1-117).

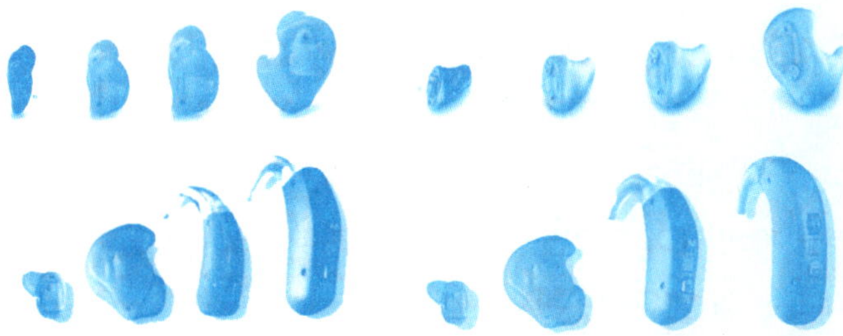

그림 1-117 • 귓속형 보청기

정밀한 청력검사를 통해 다방면으로 청력손실 원인을 진단해야 정확히 문제를 진단하고 효과적으로 치료할 수 있다. 식 (1-16)과 같다.

$$\text{순음청력검사(PTA)} = \text{기도청력검사} + \text{골도청력검사} \qquad (1\text{-}16)$$

(1) 기도전도 청력검사

가장 일반적으로 유아의 청력을 결정하는 검사이다. 이 검사를 통하여 보청기의 착용 및 조절을 하는 기초검사라고 할 수 있다. 공기를 통해 전달되는 소리를 잘 들을 수 있는지 파악하는 청력검사이며, 우리가 일상에서 듣는 거의 모든 소리는 소리 에너지가 공기를 진동시켜 귀로 전달되고, 귓구멍을 통해 귀 안으로 들어온 소리를 대뇌에서 인식하는 절차로 소리를 듣는다. 대개 청력검사는 헤드폰을 끼고 소리가 들릴 때 버튼을 누르는 방식이고, 일반적으로 청력상태를 파악할 수 있는 검사이다. 외부의 소리가 전혀 들어오지 않는 청력검사 부스에서 실시해야 정확한 결과를 얻을 수 있고, 검사를 진행하는 의료기사는 소리의 크기와 주파수를 바꾸어가면서 헤드폰으로 소리를 들려 준다. 양쪽 귀의 청력에 차이가 있다면 좋은 쪽 귀부터 청력검사를 시작한다. 난청이 있는지의 여부와 난청이 어느 정도 심한지와 같이 일반적인 평가를 위한 검사이며, 상승법과 하강법이 있다.

① 상승법 : 1[kHz]에서 시작하여 고주파수로 가서 검사를 하고 다시 1[kHz]를 검사하고 낮은 주파수로 내려가는 방법으로 상승법은 피검자의 예상 역치 이하에서 점차 강도를

높여 역치를 찾아낸다. 검사음의 강도는 5[dB]씩 상승하고 검사음을 제시하는 시간은 각 단계별로 1~2[s]가 적당하다.

② 하강법 : 1[kHz]에서 검사를 하고 난 뒤에 낮은 주파수를 검사하고 다시 고주파수를 검사하는 방법이다.

㉠ 검사하는 주파수의 범위는 125[Hz], 250[Hz], 500[Hz], 1[kHz], 2[kHz], 4[kHz], 8[kHz]이다. 하강법은 피검자의 역치 이상에서 음의 강도를 5[dB]씩 낮추어 역치를 찾아낸다.

㉡ 1[kHz]의 경우에는 두 번 이상 측정하여 검사값이 같을 때는 측정값을 인정하지만, 다를 때는 반복적으로 검사를 하여 검사횟수의 과반수에서 같은 측정값이 나올 때까지 검사를 실시한다.

㉢ 역치를 찾을 때 반응이 없으면 10[dB]씩 올리고 내려서 반응이 있으면 다시 5[dB]씩 올리거나 내리는 방법을 사용한다.

㉣ 간단한 청력검사를 할 경우에는 500[Hz], 1[kHz], 2[kHz]만을 측정한다. 각주파수의 최소가청역치를 측정할 때 상승법과 하강법이 있지만 임의로 선택해도 문제가 되지 않는다.

(2) 골도 청력검사

두개골이 움직이는 동안 관성의 작용에 의해 이소골은 등골이 난원창에 전진 · 후퇴운동을 하도록 뒤로 물러난다. 그리고 난원창의 진동은 내이에 전달되어 기도전도 자극처럼 전기적 자극을 일으킨다. 이내이 자극의 유형을 관성 골도전도(inertial bone conduction)라 한다. 공기를 통해 전달되는 소리가 아닌 뼈를 통해 전달되는 소리를 파악하는 청력검사이며, 목적은 청력손실이 귀의 어느 부위 이상으로 생겼는지 진단하는 데 있다. 귓구멍에서 고막, 중이를 거치지 않고 소리가 직접 내이의 달팽이관에 들어가므로 청력검사를 통해 외이도나 중이의 문제로 인한 전음성난청 혹은 감음신경성난청을 파악할 수 있다. 귀 뒤쪽의 볼록한 부분의 뼈를 통해 소리를 전달해주어 청력상태를 확인하고 난청의 원인이 어디에 있는지 알려준다.

① 두 개의 진동은 동시에 외이도의 공기를 진동시킨다. 관성 골도전도는 진동 가운데 일부는 외이도 밖으로 빠져나가고 일부는 귓속으로 들어가 고막을 진동시켜 기도와 같은 경로를 통해 음이 전달된다.

② 귓속으로 들어가 고막을 진동시켜 기도와 같은 경로를 통해 음이 전달되는 유형을 골고막 골전도(osseotympanic bone conduction)라 한다. 골도청력은 귓속으로 들어가 고막을 진동시켜 기도와 같은 경로를 통해 음이 전달된 세 번째 기전에 의하여 얻어진 것이다.

③ 골전도 역치를 측정하는데 있어서 진동자의 위치로 이마부위가 유양돌기보다 더 측정이 우수하다.

④ 정상 귀나 감음성 귀는 귀를 막고 골전도 검사를 하면 폐색효과(occlusion effect)에 의해서 골전도 음의 강도가 증가된다. 폐색효과는 1[kHz] 주파수 이하에서 일어난다. 이 폐색효과는 전음성 장애아에게는 거의 볼 수 없다.

⑤ 귀를 막은 골전도에서 상당히 많은 양의 개인내적 가변성이 있으므로 이런 것을 고려한 측정의 어려움으로 인해 대개 귀를 막지 않은 상태에서 검사한다.

5. 어음청력검사

어음검사는 말소리를 어느 정도 크게 하면 들리는지를 측정하는 어음청취역치와 말소리 구별능력이 어느 정도인지를 측정하는 어음명료도 검사를 구하는 것으로써, 보청기(그림 1-118)의 효과를 예측하고 의사소통능력을 알기 위한 검사이다. 어음에 대한 청취 및 이해능력을 측정하기 위하여 자극음으로 어음을 사용한다. 실제 말을 듣고 이해할 수 있는 능력의 준거가 되므로 보청기 선택과 적응을 위해 청능훈련 계획에 중요한 정보를 제공한다. 흔히 소리는 들리지만 이야기를 잘 이해하지 못하거나 비슷한 단어로 잘 못 알아듣는 경우가 있는 청력손실일 때 어음을 어느 정도 정확히 들을 수 있는지 점수화한다.

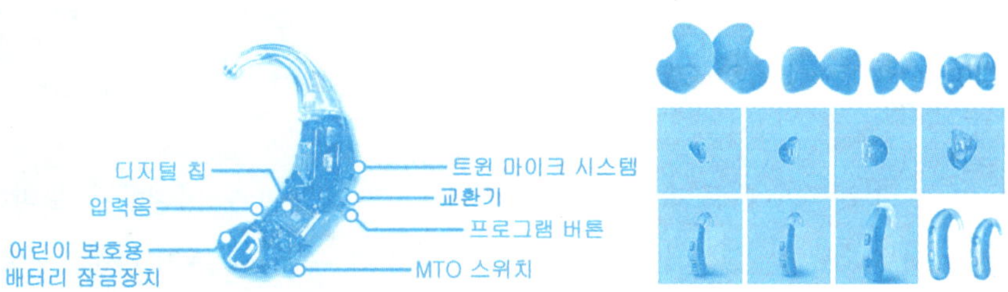

그림 1-118 • 귓속형 보청기 구조

일상적인 의사소통능력을 알아보기 위한 검사로, 결과를 토대로 난청치료에 있어 단순히 소리를 잘 듣게 하는 것이 아닌 대화나 TV시청 시에 말을 정확히 듣도록 한다. 의료기사가 들려주는 일음절과 이음절의 단어를 듣고 따라 말하는 청력검사법으로 정확히 들은 어음의 개수를 파악해 [%]로 결과를 파악한다.

6. 장애부의 검사

(1) 어음역치검사

① 어음탐지역치(Speech Detection Threshold : SDT) : 피검자가 말을 확인하는 최저 수준의 음의 강도로 정의한다. 때때로 어음감지역치(Speech Awaresness Threshold : SAT)라고 한다. 말을 이해하는 수준이 아니고 말을 탐지하는 경우이다.

② 어음청취역치(Speech Reception Threshold : SRT) : 피검자가 말을 이해하는 최저 수준의 청력수준이다. 개개의 피검자가 50[%]를 이해할 수 있는 음의 강도를 어음청취역치라 한다. 어음청취역치도 어음탐지역치를 구할 때와 마찬가지로 계속적인 이야기나 독립단어를 사용하여 측정한다. 재미없는 이야기를 검사자극으로 사용하기도 하나 대부분이 강강격 단어*를 사용한다. 강강격 단어를 말할 때는 VU미터기에 피크가 제로로 되어야 한다.

㉠ 재미없는 말을 사용한 SRT 검사를 시행할 때는 피검자는 말하여진 내용을 아주 조금 이해하였을 경우라도 반응을 해야 한다는 것을 인식시켜야 한다. 이때의 반응은 구어, 손들기, 버튼 누르기와 같은 것을 사용할 수 있으며 피검자 스스로 청력수준 다이얼을 돌려가며 조정하도록 해도 된다. 말의 수준은 2[dB] 또는 5[dB] 수준으로 올리거나 내린다.

㉡ 강강격 단어로 SRT 측정은 대개 강강격 단어 리스트의 50[%]를 정확히 이해하는 최저 수준의 청취역치수준으로 정의한다.

(2) 어음명료도 검사

청각장애아가 청력평가에서 자신들이 말하는 내용을 검사자가 이해하지 못한다고 한다. 청각장애아동의 말은 크기가 커지면 명료도는 떨어진다. 그러나 전음성 장애를 가진 청각장애아동은 소리의 크기를 크게 할 때 변별능력이 개선된다. 청각장애아동의 변별능력을 양적으로 결정함에 있어서 검사자는 다음과 같은 도움을 줄 수 있다.

① 변별능력은 변별의 곤란 정도를 결정한다.
② 병리적 부위를 진단하는 데 도움을 준다.
③ 보청기의 필요성과 적절한 선택을 결정하는데 도움을 준다.
④ 재활의 진전에 도움을 준다.

단어변별을 측정하는 데는 여러 가지 방법이 있다. 무의미 음절, 단음절, 문장 등을 사용하며, 사용하는 방법은 개방반응과 폐쇄반응이 있다. 개방반응(open response)은 무한정적인 발

---

* 강강격 단어 : 2음절로 구성된 단어이다.

음에서 대답을 선택하는 방법이고, 폐쇄반응(close response)은 한 집단의 단어나 문장에서 선택하려는 것이다.

(3) 이명검사

이명은 흔히 귀에서 소리가 나는 증상이다. 원인은 두 종류가 있으며, 어떤 원인의 이명인지 파악하고 이명소리의 크기와 높낮이 등을 객관적으로 측정하기 위한 피치매치검사, 라우드니스 밸런스 검사, 차폐검사를 청력검사와 함께 받는다.

혈관이나 근육의 수축, 턱관절 장애와 같이 몸에서 나는 소리가 들리는 원인 혹은 청각세포가 손상되었거나 일시적으로 피곤해서 청각세포가 과도하게 피곤할 때, 당뇨병과 같은 성인병이 있어 이명이 쉽게 나타나는 경우 등 전자의 타각이명 외에는 그 원인이 아주 다양하다.

(4) 문장에 의한 단어변별검사

단어변별검사를 반대하는 이유는 문장에서는 그 의미를 추측하기가 쉽기 때문이라고 지적하고 있다. 그렇기에 일련의 문장에 의한 어음명료도법이 개선되었다.

1) 임피던스 검사

중이의 상태를 간접적으로 측정하는 검사법이며, 고실도(tympanogram)검사를 통하여 고막이 정상인지, 변형되었는지, 찢어졌는지를 알 수 있으며, 청각반사검사와 청각반사피로검사를 통하여 청력손실의 범위, 안면신경마비, 청신경종양 등에 관한 정보도 얻는다.

2) 보충현상검사

물리적인 음의 크기가 증가하면 느끼는 소리의 크기도 커진다는 느낌을 측정하는 검사이다.

3) 유발반응검사법

최근 흔히 시행되는 청성유발전위는 음자극 후 청각중추로에서 일어나는 일련의 전기적 변화를 피부전극을 사용하여 생체 밖에서 측정하는 방법이다.

4) 양이 교대성 음크기의 평형검사

청능사들이 보충현상을 직접적으로 검사하는 가장 일반적인 방법이다. 양이 교대성 음크기의 평형검사(Alternate Binaural Loudness Balance test : ABLB)를 사용하기 위해서는 검사받는 주파수에서 한쪽 귀는 정상 청력을 지녀야 한다(그림 1-119). 그래서 나쁜 쪽 귀의 청력이 좋은 쪽 귀의 청력보다 적어도 25[dB] 정도 떨어져야 검사를 할 수 있다. ABLB 검사의 목적은 손상된 귀의 음의 크기와 정상귀의 음의 크기를 비교하는 것이다.

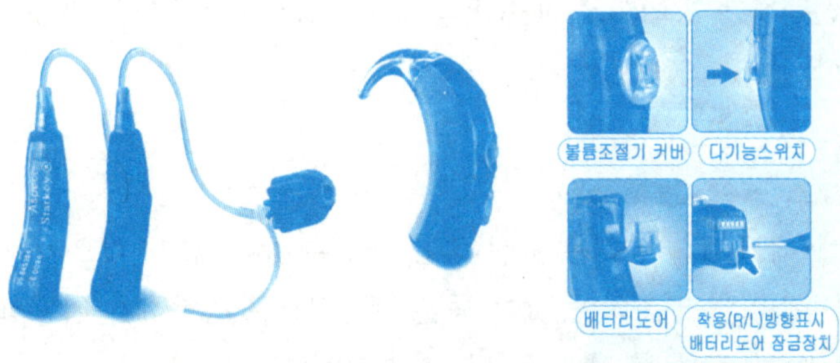

그림 1-119 • 외장형 보청기 구조

7. 청력장치의 구성

(1) 주파수 발진부

측정에 필요한 순음의 주파수를 얻기 위한 회로이며 2개의 채널로 구성되어 있다.

① 채널 1 : 일반적인 순음의 주파수인 125, 250, 500, 1000, …, 8000[Hz]를 발생시키는 발진기, 주파수 선택 스위치 등으로 구성된다.

② 채널 2 : 500, 1000, …, 8000[Hz]를 발생시키는 발진기와 차폐(마스킹)효과를 얻기 위하여 잡음을 발생시키는 회로로서 두 개의 필터 회로가 보조기능으로 사용된다.

(2) 회화회로부

회화회로는 회화음을 검사하는 데 필요한 회로로서 마이크(mic), 테이프(tape), 포노(phono), 보조(aux)의 4개의 입력단자와 입력선택 스위치 및 전치증폭기로 구성된다. 출력증폭기와 감쇠기는 주파수 발진부의 채널 1과 공용으로 사용한다.

(3) 출력증폭기

발진된 주파수를 파형의 변화 없이 트랜스듀서에서 충분한 출력을 낼 수 있도록 전력증폭을 하기 위한 것이며, 채널 1과 채널 2에 각각 하나씩 있다.

(4) 감쇠기

출력증폭기에서 증폭된 음이 원하는 레벨이 되도록 감쇠시켜 트랜스듀서에 전달하는 목적으로 사용된다. 이것은 채널 1과 채널 2에 각각 하나씩 있으며 발진된 파형의 진폭이 찌그러짐 없이 감쇠되어야 한다.

(5) 트랜스듀서

주증폭기의 전기적 출력신호를 검사에 사용되는 음파 또는 진동파로 바꾸어주는 변환기이다. 트랜스듀서로는 헤드폰과 골진동기가 있다. 골진동기는 골전도검사에 사용되는 트랜스듀서이며 측정에 사용될 주파수의 신호전류가 흐르면 코일이 전자석이 되며, 영구자석으로 자화된 아마추어가 전자석과 영구자석 사이에서 흡인, 반발을 되풀이하여 진동하게 된다. 이 진동은 케이스에 전달되며 다시 골(bone)을 통해 내이에 전달된다.

09 체열진단

1. 체열진단의 기초

열의 사진이라고 표현할 수 있다. 체열진단(thermography)은 사람의 체표로부터 나오는 적외선을 감지하고 기록하여 우리의 눈으로 볼 수 있는 이미지로 만들어 내는 일련의 영상진단 절차를 의미한다. 즉, 아픈 부위의 생리학적 통증 즉 환자의 주관적인 통증이나 염증을 객관화시킬 수 있는 유일한 수단이며, 컬러 영상을 통해 직접 눈으로 확인이 가능하므로 환자를 고통에서 치료할 수 있는 진단장비이다.

(1) 체열진단의 원리

인체에서 발생하는 8~12[μm] 범위의 적외선을 기계가 감지하여 체표면의 온도를 컬러로 영상화하며, 적외선 에너지가 많이 나오는 곳은 붉은색 영역으로 에너지가 적게 나오는 곳은 푸른색으로 표시를 해준다.

(2) 체열진단의 장점

① 비관혈적 절차 : Non Invasive Procedure
② 안전성 : No Risk
③ 진단으로 인한 불편함 유발이 없음 : No Pain

(3) 체열진단의 유용성

① 통증의 진단 : 가시적 영상과 수치를 통한 통증의 객관화할 수 있다.

② **조기발견** : 유방암, 염증성 질환 등을 조기 발견할 수 있다.
③ **치료평가** : 치료전, 후 영상비교를 통한 객관적 평가를 할 수 있다.
④ **가병의 판별** : 교통사고 환자 등의 경우를 판별할 수 있다.

(4) 체열진단의 적응증

체열진단의 적용분야는 표 1-16과 같다.

표 1-16 • 체열진단의 적용분야

주요 적용분야	• 통증분류(Pain Diagnosis) • 치료평가(Treatment Evaluation) • 가슴 영사(Breast Screening)
신경계 질병 (Neural Disease)	• 만성 신경통과 격렬한 등 통증, 손목 터널 신드롬(Neuralgia, Chronic & Acute Back Pain, Carpal Tunnel Syndrome) • 디스크와 척수신경 부상, 척수협착증(Disc & Spinal Nerve Injury, Spinal Stenosis) • 말초신경 부상, 작열통, 반사적인 교감, 영양실조(Peripheral Nerve Injury, Causalgia, Reflex Sympathetic Systrophy) • 자율신경계 부상, 하이포히드로시스, CVA(Autonomic Nerve Injury, Hypohydrosis) • 안면마비, 미그라인, 감각중추 신경 이상(Facial Palsy, Migrain, Sensory Nerve Abnormality)
근골격 질병 (Musculoskeletal Disease)	• 근막통증후근, 관절염(Myofascial Pain Syndrome, Arthritis) • 팔의 망상조직 부상(Brachial Plexus Injury) • 류머티즘성 관절염, 머스큘로라이그멘토스 경련 (Rheumatoid Arthritis, Musculoligmentous Spasm) • 염좌와 결림, 근근막증후근(Sprain & Strain, Myofascitis)
심장혈관 질병 (Cardiovascular Disease)	• 깊은 정맥 질병(Deep Vein Disease) • 정맥류의 정맥, 혈전증, 말초혈관 질병(Varicose Vein, Thrombosis, Peripheral Vascular Disease) • 버거 질병, 레이노 신드롬(Burger's Disease, Raynaud's Syndrome) • 혈관 염증 질병(Vascular Inflammation Disease)
암의 질병 (Cancerous Disease)	• 유방암 영상 테스트(Breast Cancer Screening Test) • 갑상선과 부갑상선 질병(Thyroidal & Parathyroidal Disease)
다른 적용 범위	• 치과 질병(E.N.T/Dental Disease) • 비뇨기계 질병(Urological Disease) • 피부병학 질병(Dermatological Disease)

(5) 체열진단의 생리학적 기초

① 피부는 체온조절 중추이다.
② 체표온도의 조절에는 크게 신경계의 조절에 의한 것과 자율신경계의 반응에 의한 기전이 있다.
③ 정상인의 체표온도는 좌우가 대칭이다.

1) 체온조절 중추 : 피부

피부는 인체 중 가장 큰 기관으로 중요 역할 중 하나가 체온의 항상성을 유지하는 것이다. 피부는 자율신경계의 지배를 받는 미세혈관 신경 네트워크를 포함하고 있어 이를 통해 체온을 조절한다. 따라서, 자율신경의 조절을 받는 특성상 체온은 인간의 의지로 조절될 수 없으며 반사작용에 의해서만 변화가 가능하다.

2) 체표온도 조절의 기전

① 일반적 기전
㉠ 국소적 근육활동을 한다.
㉡ 감각신경의 역행성 자극이 있다.
㉢ 척추동 신경의 활성화가 이루어진다.
② 자율신경계 관련 기전
㉠ 척추 부교감신경의 자극이 있다.
㉡ 교감성 혈관이완 세게의 자극이 있나.
㉢ 교감성 혈관수축이 일어난다.
㉣ 체성 교감성 반사의 분할 자극이 있다.

3) 정상 체표온도의 기준

인체의 중추성 조절은 언제나 동시에 좌우 대칭적인 균형을 이루며, 체표온도도 예외가 아니다. 따라서 정상 체열 패턴은 언제나 좌우 대칭적인 양상을 보인다. 일정한 수치 이상의 좌우 온도차는 비정상적 신체상태를 반영하는 중요한 지표로 해석된다.

32명의 건강인을 대상으로 한 연구에 따르면 신체부위 중 가장 높은 온도를 보이는 곳이 이마(34.5[°C])였고, 발가락(27.1[°C])이 가장 낮은 온도분포를 보이는 것으로 나타났다. 하지만, 많은 연구에 의해 측정부위의 절대적인 온도수치보다 체표온도의 분포양상(열 패턴)이 체열진단에 더 중요한 지표인 것으로 밝혀졌다.

2. 진단의 기준

① 체표온도의 좌우 대칭성은 인체의 정상 생리기능의 지표이다.

② 인체의 생리기능적 이상은 좌우 체표온도차로 진단 내릴 수 있다.

③ 두개골 - 미골부의 관계(cranial-caudal relationship), 신체부위 상하의 정상 온도차를 보여주는 관계도, 또한 진단의 기준으로 사용될 수 있다.

(1) 정상 체표온도의 좌우 대칭성

정상적인 상태에서의 인체의 체표온도는 좌우 대칭적인 양상을 보인다. 이 점은 체열진단으로 생리적 기능 이상을 판단하기에 중요한 요소이다. 컬러 영상으로 표현된 이미지에서 열의 양상을 파악하고 수치화된 온도차를 통하여 보다 정확한 진단을 내릴 수 있게 된다. 객관적 온도차는 IRIS5000의 ROI(Region Of Interest)라는 기능을 사용함으로써 얻어질 수 있다.

(2) 비정상 체표온도의 판단기준

상당수의 건강인을 대상으로 한 한 연구에 따르면 인체 전반의 체표온도차는 겨우 0.24[°C]에 불과했다. 또한 각 부위별로 좌우의 정상 온도차의 크기도 달랐다. 많은 연구로부터 신체의 기능적 비정상 판단을 위한 다양한 온도차 기준이 제시되어 왔다. 가장 엄격하게는 좌우차가 0.3[°C] 이상일 경우를 비정상이라고 보았으나 질병의 판별을 위해 가장 널리 쓰이고 있는 온도차의 기준은 0.5~0.6[°C]이다.

일반적으로 한국의 경우 0.5[°C]를 비정상의 진단기준으로 삼고 있다. 그러나 어느 부위라도 좌우의 온도차가 1.0[°C] 이상을 보이면 증상이나 타 장비의 검사결과와 상관없이 생리적 이상이 확실히 있는 것으로 판단할 수 있다. 각 부위별 정상 온도차는 표 1-17과 같다.

표 1-17 • 정상인의 신체 각 부위별 좌우 체표온도차

겉면과 신체 사이의 피부 - 체온 차이 (Skin-Temperature Differences Between Sides of the Body)			
신체구분 Body Segment	피부의 감각신경과 알맞은 조각들 Cutaneous Sensory Nerves and Segments Measured	평균 체온변화 Mean Average Temperature Differences	
		(C)	S.D.
(이마) Forehead	(삼차 신경의) Trigeminal Nerve(V-1)		
(볼) Cheek	Trigeminal Nerve(V-2)		
(흉부) Chest	(늑간의) Intercostal(T1~T7)	0.12	0.093

겉면과 신체 사이의 피부 - 체온 차이 (Skin-Temperature Differences Between Sides of the Body)			
신체구분 Body Segment	피부의 감각신경과 알맞은 조각들 Cutaneous Sensory Nerves and Segments Measured	평균 체온변화 Mean Average Temperature Differences	
(복부) Abdomen	Intercostal(T7~T10)	0.18	0.186
(목(후부)) Neck(Posterior)	(경부의) Cervical(C2~C5)	0.14	0.151
(흉부의, 척추측방의) Thoracic, Paraspinal	(피부 뒷면) Post-Cutaneous(T2~T12)	0.18	0.131
(군살(등, 몸통평균) Lumber(Back, Trunk Average)	Dorsal div. spinal (T11, 12, L1, 2, 3, S1, 2, 3)	0.15 0.15	0.091 0.092
(어깨뼈) Scapula		0.25	0.201
(팔(이두근, 삼두근)) Arm(Biceps) (Triceps)	Dorsal div. spinal(T1, 5) Med. antebrachial(C8, T1)	(0.17) 0.13	(0.042) 0.108
(팔뚝(내측)(측면)) Forearm(Medial) (Lateral)	Dorsalantebrachial, axillary(C5~C6)	0.13 0.22	0.119 0.155
(손바닥) Palm(Lateral) (Medial)	Med. antebrachial(C8, T1) Lat. antebrachial(C5~C6)(중 동맥)	0.32 0.23	0.158 0.198
(넓적다리) Thigh(Anterior) (Posterior)	Median(C6, 7, 8) Uinar(C8, T1)	0.25 0.23	0.166 0.197
(무릎(슬개골)) Knee(Patellar)	Ant. fem. cutaneous(L2~L3)	0.11	0.085
(슬와) Popliteal	(피부 후부) Posterior cutaneous(S1, 2, 3)	0.15	0.116
(다리) Leg(Anterior)	Ant. fem. cutaneous(L2, 3)	0.23	0.174
(장딴지) Calf	Post.fem.cut.,Com. Peron(L4~5, S1~3)	0.12	0.101
발(척추)Foot(dorsal)	Saphenous,sup. Peroneal(L3, 4, S1~2)	0.31	0.277
뒤꿈치(사지, 평균) Heel(Extremities, Average)	(장딴지 복제정맥) Sural, Saphenous(L3~4, S1~2) (종아리) Peroneals(L4~5, S1) (경골) Tibial(S1~S2)	0.13 0.30 0.20	0.108 0.201 0.220
(손가락)Finger(Tips), *Average	(중동맥과 척골) Median & ulnar(C5, 6, 7, 8, T1)	(0.20) (0.38)	(0.073) (0.064)
(발가락)Toe(Tips), **Average(평균)	중동맥, 측면, 파종기 Median, lateral, planter(L4~S5, S1~S2)	(0.50)	(0.143)

* 5개의 조각이나 평균값만 여기에 있다. (Uematsu, 1986)

** 5개의 조각.

(3) 체표의 상하온도차 분포도

상하온도차(cranial-caudal relationship)**는 일정 부위를 기준으로 하여 상하 부위의 온도차를 측정하여 정상값과 영역을 표시해 둔 체표온도 분포도**라고 할 수 있다(그림 1-120).

상체에서는 **전면 상완부**(anterior brachial region)를, 하체에서는 **후면 대퇴부**(posterior thigh region)를 기준값([0°C])으로 설정하였다.

특히 양측성 질환의 경우 좌우온도차이로만은 판별이 불가능하여 좋은 보조적 진단기준으로 사용될 수 있다. 각 기준점과 비교하여 측정부위가 제시된 수치와 비교하여 현저한 차이(높거나 혹은 낮은)를 보이면 질환을 의심해 볼 수 있다.

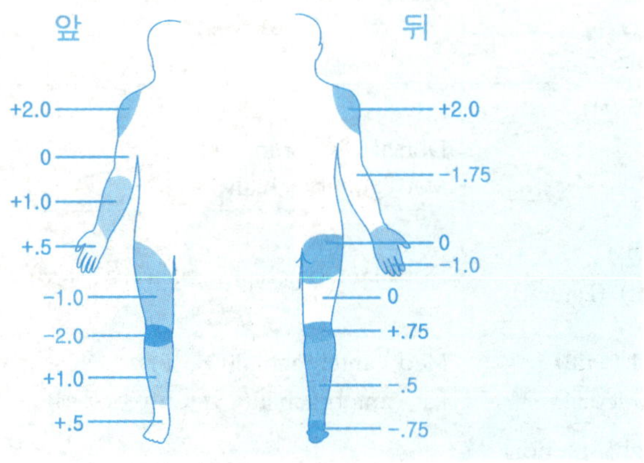

그림 1-120 • **상하온도차(전면상완부)**

3. 체열진단 판독

(1) 열의 온도값

평균온도차(BT)**는 인체 좌우 체표온도차의 평균**을 의미한다. 보통 이상이 의심되는 부위의 지정한 영역의 평균온도를 측정하여 이상 여부를 판별하는 데 사용된다. 비정상을 판단하기 위한 가장 객관적인 지표가 된다.

(2) 열의 색상

붉은 계열 혹은 푸른 계열, 온도에 따라 다르게 표현되는 영상의 색 또한 질환판별을 위해 중요한 요소가 된다. 일정 계열의 색을 통해 질환의 상태를 파악한다.

① **붉은(밝은) 계열 색** : 질환의 급성 단계, 염증성 질환 혹은 근육의 과사용, 신전 등이다.

② **푸른(어두운) 계열 색** : 질환의 만성 단계, 신경계 관련 질환, 근육의 위축 등이다.

(3) 열의 패턴

국소적, 특정 영역의 혹은 일정한 모양을 이룬 패턴, 서로 다른 모양의 온도변화가 체열영상에서 보이며 진단의 기준으로 사용된다. 크게 3가지 패턴으로 나누어 볼 수 있으며, 각각 다른 원인의 질환으로부터 발생하는 것으로 파악되고 있어 진단의 정확도를 높일 수 있게 해준다.

① **국소적 패턴** : 점 모양, 일반적으로 국소 근육의 활동과 관련된 경우가 많다.

② **영역 패턴** : 일정 범위 모양, 체성, 내인성 질환으로 인한 질병의 경우이다.

③ **방사 패턴** : 체온분절, 신경계 질환으로 인한 통증이다.

(4) 정상 체표온도의 열 패턴(NTP)

① 좌우 대칭적 체열상은 그림 1-121과 같다.

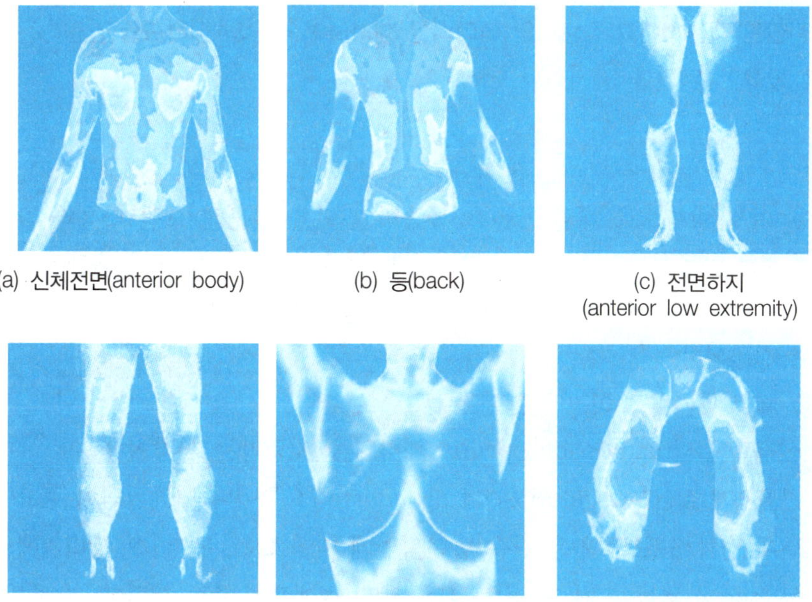

(a) 신체전면(anterior body)　(b) 등(back)　(c) 전면하지(anterior low extremity)

(d) 후면하지(posterior low extremity)　(e) 가슴(breast)　(f) 발바닥(plantar)

그림 1-121 • 정상 체표온도의 열 패턴

② 등 정중선의 Y자 모양의 열 무늬상의 연결성을 유지한다.

③ 대체적으로 고온을 보이는 부분이다.

㉠ **근육부위** : 승모근, 상와요골근, 전면 경골 등이다.

㉡ **혈류분포부위** : 쇄골, 팔꿈치, 구멍, 슬와, 팔람 돌섬, 안구 부분 등이다.

㉢ **피부가 겹치는 부위** : 액와, 살부위, 유방 아래 등이다.

④ 대체적으로 저온을 보이는 부분이다.
   ㉠ **관절부위** : 팔꿈치, 발꿈치 등이다.
   ㉡ **말단부위** : 손가락끝(손바닥 방향), 발가락끝, 뺨 등이다.
   ㉢ **지방부위** : 유방, 둔부, 팔뚝 등이다.

⑤ 관절부위의 등고선 형태의 열무늬 등이다.

위의 언급된 특정 부위들을 제외한 영역에 전반적인 **중온색 분포**이다. 참조할 만한 정상 체열 이미지 등이다.

4. 체열진단의 임상적 유용성

통증에 대한 진단은 진단을 위한 모든 정보가 주관적이므로 오랫동안 딜레마로 남아 있었다. **체열진단은 객관적이고 정량적인 데이터를 제공하여 진단의 정확도를 높인다는 점에서** 통증 진단에서 중요한 역할을 차지한다.

(1) 체열학에서 보는 통증의 분류

크게 두 가지 방향으로 체열을 통한 통증의 진단을 접근해 보면 다음과 같다.

① **급성 혹은 만성***(acute or chronic) : 상대적으로 짧은 기간 내의 혼란이나 격렬한 상태이다. 6개월 이하로 지속되는 정신병은 급성으로, 6개월 이상 지속되는 정신병은 **만성**으로 간주된다.

② **공통 체열 패턴을 보이는 질환별 분류**
   ㉠ **신경계 질환**(neuropathic pain) : 뇌막염을 치료하는 처방이다.
   ㉡ **근골격계 질환**(musculoskeletal disorders) : 요통이나 어깨결림이 주요 증상인 **근골격계**(筋骨格系) 질환은 단순 반복작업에 따라 **허리, 목, 어깨, 팔다리**에 **통증**이 생기는 것이며 **용접, 조립, 운송, 컴퓨터, 사무, 설계직**에 주로 생긴다. 가벼운 근육피로가 풀리지 않고 오래 누적되어 나타난다. 대부분 통증과 감각이상 등을 호소한다. 컴퓨터 작업으로 인한 **영상표시단말기**(VDT) **증후군도 이 질환**에 속한다.
   ㉢ **염증성 질환**(inflammatory disease) : **염증**을 주 병변으로 하는 질병이며, 종류에는 **천식, 아토피, 비염** 등이 있다.
   ㉣ **혈관계 질환**(angiosis) : 혈관 내벽에 어떤 이유로 염증을 일으키는 물질을 **백혈구들이 제거**하는 작업 가운데 발생되는 플라크에 의해 생기거나 체내에서 쓰여지지 않

---

* 만성 : 병 또는 장해가 나타나는 증상이 아주 느린 상태이다.

는 불활성 칼슘덩어리가 탄산칼슘화되면서 덩어리가 되어 정맥의 판막작용을 방해하면서 생기는 경우, 혈액이 산성화되면서 여러 가지 면역반응에 의해서 면역복합체가 형성되면서 생기는 경우도 있다. 뇌졸중(중풍)과 말초혈관질환 등이 있다.

(2) 급성 혹은 만성의 진단

세계 통증학회에서 정의한 급성과 만성 통증에 대한 분류는 6개월을 기준으로 한다. 하지만 실제 임상에서는 관련 질환과 상황에 따라 급·만성의 분류를 질병발생 3개월 기준으로, 혹은 2주를 기준으로 하는 경우도 있다. 체열상으로 보면 만성과 급성이 일반적으로 일정한 계열의 색으로 나타나 모두에게 일괄적인 잣대가 아닌 환자 건강상태에 따른, 또 질환에 따른 급·만성의 구분과 치료를 하는 데 도움을 줄 수 있다. 체열 이미지상에서는 대상 인체가 열이 많을수록 이미지의 색은 더 밝게(혹은 붉게) 표현된다.

(3) 신경계 질환

미 보건국의 보고는 미국 내에서만 2~4[%]의 인구가 신경병증성 통증을 겪고 있다고 한다.

1) 신경병증성 통증

신경병증성 통증(neuropathic pain)은 그리스어의 신경을 뜻하는 neuro와 비정상 pathy가 합성된 신경계의 이상을 원인으로 하여 발생되는 통증을 의미한다.

국제통증학협회(International Association for the Study of Pain : IASP)는 여러 가지 종류의 신경병증성 통증이 있으나 협회에서는 체열신단과 관련이 깊고 연구가 많이 이루어졌다.

2) 추간판 탈출증

추간판 탈출증(HIVD, Intervertebral Disc Herniation)은 많은 보고에서 특히 요천추부와 경추부의 추간판 질환의 진단 시 체열진단의 높은 정확도와 민감도 그리고 특이도에 대해 보고가 되어 왔다. 그뿐 아니라 체열진단이 다른 진단검사들, 예를 들어 EMG, CT, Myelogram, MRI와 같이 현재 널리 사용되고 있는 검사들과 상당히 높은 상관성(대부분 90[%] 이상의)을 보여주는 것으로 밝혀졌다.

(4) 근골격계 질환

근육, 건, 인대, 관절낭과 관절에 야기되는 질환의 진단에도 체열진단이 중요한 역할을 해왔다. 염좌, 좌상, 열상, 타박상 등이 이와 관련된 질환들이다. 근육 및 건막 손상의 질환에서는 무엇보다 급성기의 즉각적인 치료가 예후에 중요한 영향을 미처 조기진단이 강조된다. 치료의 지연은 완전한 회복과 치유의 확률을 떨어뜨리기 때문이다.

1) 비신경 병증성 근육, 섬유 속 질환

① **각 질병의 진단기준**(Diagnostic Standard for each Disease) : **근육경련**(Muscle Spasm)

② **고열**(Myositis : Hyperthermia) : **인대와 근육분열이나 염좌**(Ligament & Muscle Tear or Sprain)

③ **고열과 만성상태** : **고열**(Hyperthermia & Chronic State : Hypothermia), **근막동통증후근**(Myofascial Pain Syndrome)

2) 경추부 염좌(Cervical Sprain)

염좌는 관절을 연결하고 있는 인대가 자기의 탄성의 한계를 넘어서 늘어나 제 위치로 원상복귀가 되지 않는 상태이며, 실제로 인대의 손상에 의한 통증은 외상성인 경우를 제외하고는 있을 수 없다. 경추에 발생하는 염좌는 흔히 관절의 정상범위를 벗어난 운동, 심한 근육활동이나 무거운 것을 장기간 지탱하는 경우에 자주 발생한다(그림 1-122).

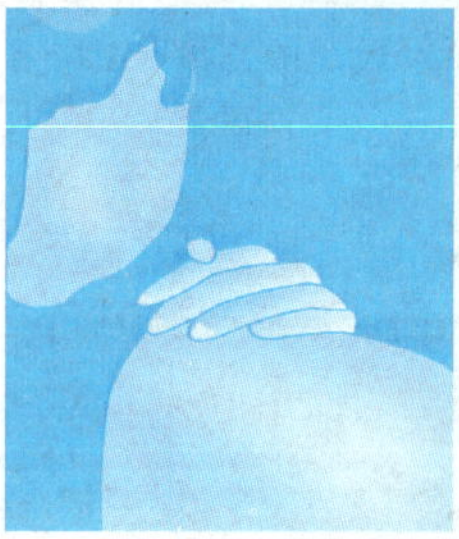

그림 1-122 • 경추부 염좌

3) CX 염좌(경부염좌)에 제안되는 진단기준

CX 염좌에 제안되는 진단기준(Suggested Diagnostic Standard for CX Sprain)은 그림 1-123과 같다.

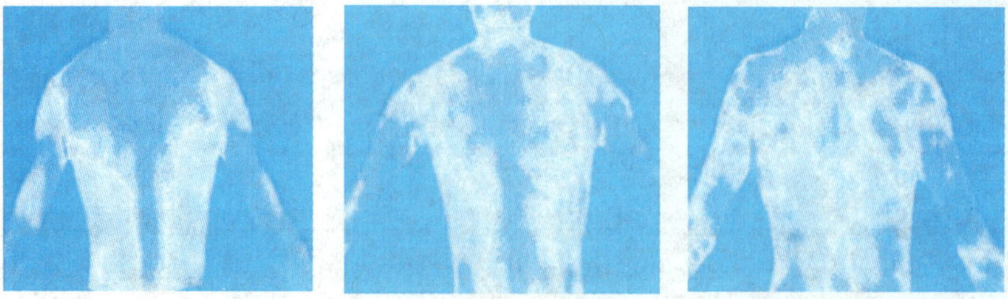

(a) 보통신체 (b) 적당한 염좌 (c) 심각한 염좌

그림 1-123 • 염좌 비교

① 비정상 열 패턴 비교와 보통 혈관분포상태(Abnormal Thermal Pattern Compare With Normal Vascular Distribution(e.g, Average 0.44))
② 차가운 반점(Cold Spots(e.g, Average 0.87))
③ 같은 경우에 심각한 증상 중에서 자주 보이는 두 가지 패턴(1과 2)(Frequently Shows Both Pattern(1and 2) At The Same Time In Severe Case)
④ 심각한 질환, 더 높고 더 빈번한 뜨거운 반점과 비정상 체온 패턴(The Severe The Pain, The Higher The Frequency of Hot Spots And Abnormal Thermal Pattern)

4) 근막동통증후군

근막동통증후군(Myofascial Pain Syndrome : MPS)은 만성통증의 가장 흔한 원인 중의 하나로, 촉지되는 단단한 밴드, 통증유발점(trigger point) 및 연관통과 국소 연축반응 등 특징적인 이학적 소견을 가진 하나의 증상군이다. 비정상적인 국소적 혈관운동의 자극, 발한자극, 심리적 장애와 생체 평형유지의 파괴 등과 관련이 있다고 하며, 이들이 지속될 때 자율신경계의 말초자극에 의해 통증, 혈관수축 혹은 확장과 국소적 부종 등을 유발시키게 된다.

체열진단기로 통증유발점을 정량적으로 분석할 수 있으며, 근막동통증후군 같은 근골격계 질환에서 근육상태를 객관적으로 가시화할 수 있다는 장점이 있다(그림 1-124).

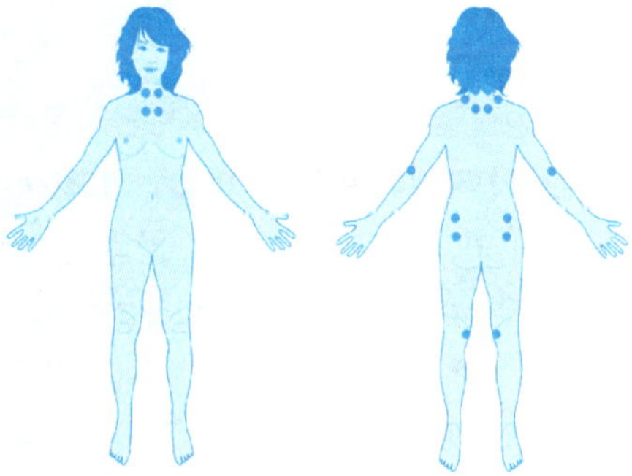

그림 1-124 • 근막동통증후군

5) MPS에 추천되는 진단기준

① 두드러진 뜨거운 반점(트리거 포인트)(Distinguished Hot Spot(Trigger Point))
② 트리거 포인트의 특징들, 열 차이[°T>1.0°](Characteristics of The Trigger Point, Thermal Difference[°T > 1.0°])
③ 디스크 모양 : 5~10[mm] Diame Disc Shape
④ AMA 협회 리포트 신경학상과 근골격의 상태에서의 피부온도측정(AMA Council Report : Thermography In Neurological And Musculoskeletal Conditions, 1987)(그림 1-125).

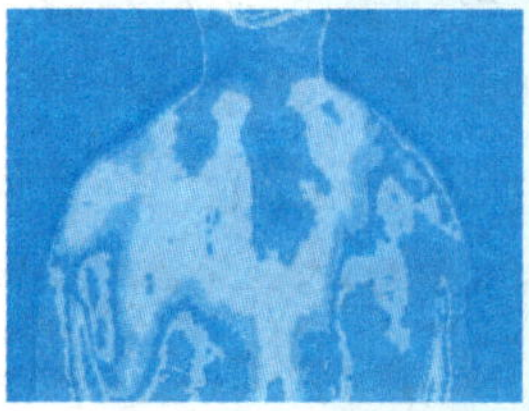

그림 1-125 • 피부온도측정

⑤ 목과 어깨 부분에서의 통증 : Pain On The Neck And Shoulder Area

⑥ 세 가지 디스크 모양 뜨거운 반점 온도 차이는 1.0[°]보다 커야 한다 : Three Disc Shape Hot Spots Thermal Difference Greater Than 1.0[°](1.8[°])

(5) 염증성 질환

열은 많은 질환상태와 관계가 있지만 그 중 가장 대표적인 것이 염증이다. 염증상태는 MRI나 CT로 해부학적인 변화를 관찰할 수 없는 조기의 상태도 체열진단으로 감지될 수 있으며, 빠른 진단과 치료가 가능하다고 하겠다. 증상이 없는 시작단계의 질환의 발견과 더불어 치료 후의 경과관찰, 질병의 진행 정도파악이 체열진단을 통해 얻을 수 있는 이득이다.

1) 골관절염

골관절염(osteoarthritis), 퇴행성관절염, 변성관절염, 노인성관절염 등의 다양한 이름이며, 관절연골의 변화로 인해서 관절연골의 매끄러운 면이 파괴되어 울퉁불퉁한 면을 이루거나 또는 체중을 많이 받는 부위에 관절연골이 파괴되는 질환이다. 골관절염은 50세 이하에서는 상대적으로 그 빈도가 낮고 점차 연령이 증가할수록 급격히 증가하게 된다(그림 1-126).

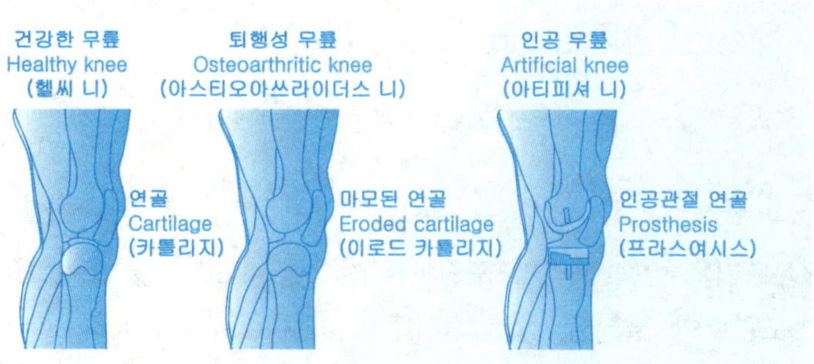

(a) 건강한 무릎 (b) 퇴행성 무릎 (c) 인공무릎

그림 1-126 • 골관절염

고관절은 남녀의 이환률이 비슷하나 슬관절과 수부관절에서는 여자에게 더 많이 이완된다. 증상은 통증과 더불어 관절운동의 제한을 갖는다. 불규칙하게 나타날 수도 있고, 특히 오랫동안 의자에 앉아 있거나 자동차에 앉아 있는 경우 나타난다. 염발음을 호소하기도 하고 동통을 동반하며 변형도 올 수 있고 보행장애가 오기도 한다. 검사로는 X-선상 관절간격이 비대칭적으로 좁아지고 연골 하골이 경화되고 골낭종이 보이며 골극이 형성된 소견이다.

2) 진단상 기준(diagnostic standard)

① 무릎에 보통 체온 윤곽에서의 소실(Disappearance of the Normal Thermal Contour line On The Knee)

② 뜨거운 구역이나 염증을 일으킨 구역의 반점(Hot Area or Spot on Inflamed Area)

③ 괴로운 접합구역 주위의 전반적인 고체온(Overall Hyperthermia Around the Painful Joint Area)

④ 심각하거나 장기간에 걸친 관절염에서의 차가운 구역생성(Cold Area Appears in Case of Severe and Chronic Arthritis)

(6) 혈관계 질환

피부에 분포하는 미세 망조직의 혈관분포가 체온변화의 주요인인 만큼 혈관의 질환은 피부온도의 변화로 쉽게 관찰될 수 있다. 각 말초혈관은 각기 다른 체온 패턴을 나타내는 것으로 보고되었다. 따라서 체표온도 관찰로 보다 쉽게 혈관질환을 판별할 수 있고 체열진단은 또한 혈관질환의 치료평가에 큰 역할을 차지하고 있다.

1) 레이노 병

레이노 병(Raynaud's disease)은 손가락, 발가락 등에 나타나는 색조변화를 일으키는 병변으로 사지의 혈류량이 떨어지는 질병이며, 특히 찬 환경에서 노출된 후에 정상적인 온도로의 복귀가 늦게 된다. 고통스런 국소 빈혈(painful ischemia)이 나타나면서 심해지며 피부의 궤양과 괴저가 나타난다(그림 1-127).

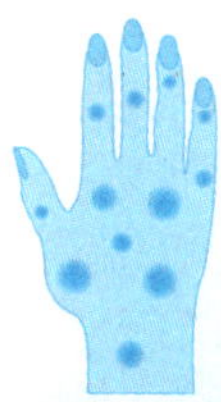

그림 1-127 • 레이노 병

주로 동맥폐색으로 일어나는데 일반적으로 창백하다가 홍조를 띠며 변화한다. 요골동맥과 척골동맥에서 동맥폐색을 동반하기도 한다.

2) 제안된 진단기준

① 손가락 장애(Finger Lesion), 손상
② 저온과 보통 다섯 손가락의 복잡한 패턴(Confusion Pattern of Lower Temperature & Normal In 5 Fingers)
③ 낮은 사지의 근소한 변화(Slight Change of Toes and Lower Limbs)
④ 관절염(Arthritis)
⑤ 차가움을 야기하는 저온 패턴(Coldness Induce low Temperature Pattern)
⑥ 차가움으로부터의 늦은 회복(Delayed Recovery from Coldness)

3) 폐쇄성 동맥경화증

폐쇄성 동맥경화증(Arterio Sclerosis Obliterance : ASO)은 동맥경화에 의한 말초동맥 질환이다. 50세 이상에서 말초동맥이 좁아지게 되는 가장 흔한 원인이며 주로 50대가 지나 나타난다. 복부대동맥 이하의 말초동맥이 동맥경화증에 의해 좁아지는 것이며, 서혜부(사타구니)와 무릎의 동맥이 좁아지는 경우가 가장 흔하다. 주로 혈관이 분지되는 부위가 좁아지게 된다(그림 1-128).

가장 흔한 증상은 간헐적인 파행(절뚝거림)이다. 즉 통증, 저림, 쥐가 나는 듯한 증상이 어느 정도 이상의 거리를 걸으면 악화 내지는 유발되며 휴식을 하게 되면 호전되는 것이다. 관상동맥 질환이나 뇌혈관 질환과 유사하게 동맥경화가 원인이므로 이들 질환이 있는 환자에게 동반되어 나타나는 경우가 많다. 동맥경화의 위험요인으로 알려진 고혈압, 고콜레스테롤혈증, 당뇨, 흡연 등이 역시 이 질환의 빈도를 높이는 것으로 알려져 있다.

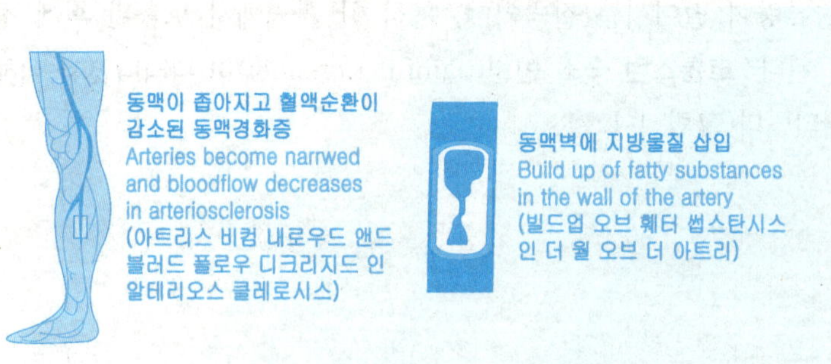

그림 1-128 • 폐쇄성 동맥경화증

4) 암시 진단표준(suggested diagnostic standard)

① 낮은 사지장애, 손상(Lower Limb Lesion)

② 보통 케이스나 사이트보다 낮은 체온(Lower Temperature Than Normal Case Or Site)

③ 넓은 저온 패턴(Wide Low Temperature Pattern)

④ 체온분포 패턴의 희귀한 변경(Rare Change of Temperature Distribution Pattern)

⑤ 차단된 손상에 같은 체온상승 패턴(High Temperature Pattern Could Be Appeared Around The Obstructed Lesion)

⑥ 차단된 손상에 같은 체온강하 패턴(Same Temperature Decrease Pattern Under The Obstructed Lesion)

⑦ 희귀한 손 장애, 손상(Rare Hand Lesion)

(7) 유방질환

1) 유방 체열촬영의 의의

1956년 Lawson이 유방이 정상적으로 방사하고 있는 적외선을 포착하여 영상화하는 유방 적외선 체열영상술을 발표한 이래 유방질환(breast disease)의 상태를 평가하는 데에 이용하고 있다. Lawson(라우손)과 Gaston(가스톤)은 유방암의 암 종괴가 있는 주변조직에 비해 온도가 높다는 사실을 확인하였으며, 이어서 암조직을 관류한 정맥혈의 온도가 주변 동맥혈보다 높다는 사실도 관찰하였다. 최근 유방암에 대한 체열촬영술이 널리 임상에 적용되면서 유방암의 열발생기전에 대한 연구가 활발히 진행되고 있는 실정이다. 그리고 유방암에서 방사되는 비정상적 열은 암의 물질대사가 증가된 것과 신생혈관 형성과 연유된다.

2) 유방 체열촬영술의 대상

유방암 진단, 유방의 양성종양과 악성종양의 감별, 병변의 진행 정도, 종양 성장속도의 측정, 유방암 예후 판정, 선별(screening) 검사 등이다.

3) 유방 체열의 소견과 해석

추진된 기준진단(suggested diagnostic standard)은 표 1-18과 같다.

표 1-18 • 기준진단

분 류	판독소견
Th-1(정상)	양측 유방이 무혈관 혹은 혈맥관 무늬가 대칭이다.
Th-2(의증)	유방 종괴부위에 국소적 열소견을 보인다.
Th-3(비정상)	유방 종괴부위에 국소적 열과 주위의 맥관 소견을 보인다.

4) 판독 소견

유방암 환자의 체열사진의 판독방법은 학자에 따라 약간의 차이는 있다. 판독의 기준은 열소부위의 유무, 혈맥관 무늬, 열 무늬의 대칭성 그리고 병소부위의 피부온도와 반대편 대칭부위의 온도차를 기준으로 한다. 국내대학병원 외과연구진에서는 유방 체열촬영의 판독은 유방 종괴부위에 열소견이 없고, 양측 유방이 무혈관 혹은 혈맥관 무늬가 대칭일 때를 정상(Th-1), 유방 종괴부위에 국소적 열소견만 있을 때는 의증(Th-2), 유방 종괴부위에 국소적 열 소견과 주위의 맥관 소견이 있을 때 비정상(Th-3)으로 판독하였다(그림 1-129, 1-130, 1-131).

① Th-1(정상 : normal) : 양측 유방이 무혈관 혹은 혈맥관 무늬가 대칭(그림 1-129(a))

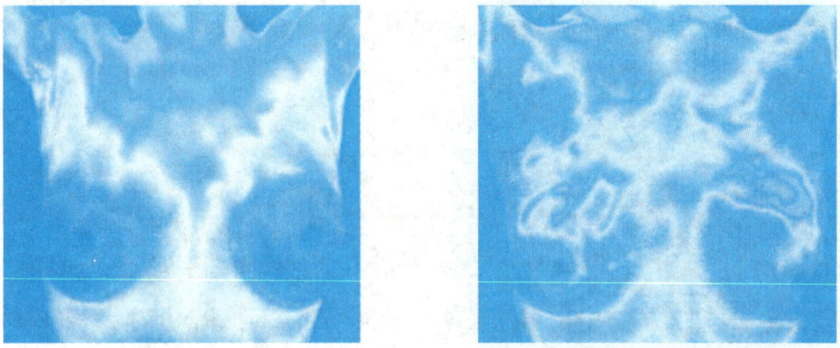

(a) 보통 무혈관대칭 (Avascular Symmetry) (b) 보통 혈관대칭 (Vascular Symmetry)

그림 1-129 • 유방 체열촬영(1)

② Th-2(의증 : equivocal) : 유방 종괴부위에 국소적 열소견(그림 1-130)

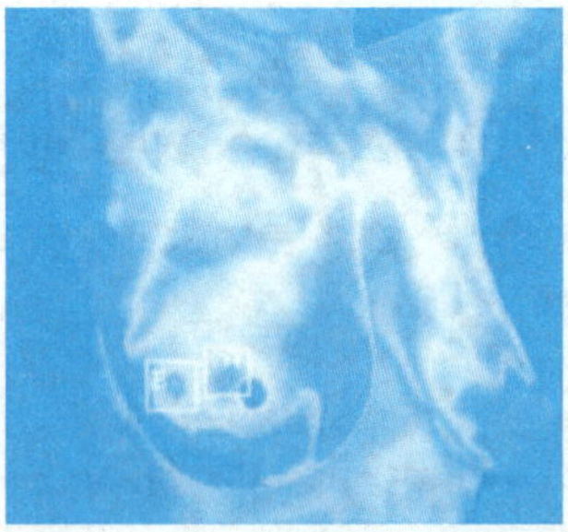

비정상 : 국한된 열변칙(Localized Heat Abnormality Only)

그림 1-130 • 유방 체열촬영(2)

③ Th-3(비정상 : abnormal) : 유방 종괴부위에 국소적 열소견과 주위의 맥관 소견(그림 1-131)

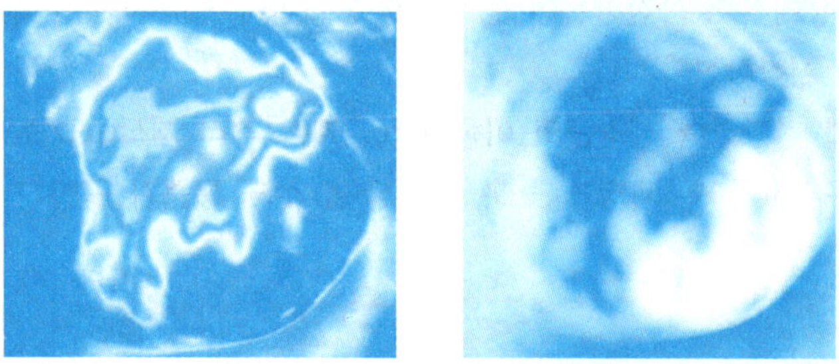

비정상 : 집중화된 열과 혈관변칙(Localized Heat & Vascular Abnormality)

그림 1-131 • 유방 체열촬영(3)

5. 컴퓨터 적외선 체열촬영검사

컴퓨터 적외선 체열촬영검사(Digital Infrared Thermographic Imaging : DITI)는 컴퓨터 적외선 체열영상진단으로서 인체표면에서 자연적으로 방출되는 미세한 적외선을 감지하여 촬영, 동통부위나 질병부위의 미세한 온도변화와 체온변화를 컴퓨터 그래픽화해 통증을 정확히 진단하는 것으로 감지기가 인체 표면의 온도변화를 관찰함으로써 천연색 영상으로 나타내주는 비침투성 검사방법이다. 최근 이러한 원리를 이용하여 근골격계 질환, 척추계 질환, 신경계 질환, 심혈관질환, 암검사, 유방질환 및 자율신경 질환, 말초신경손상, 염증성 질환뿐만 아니라 히스테리 신경성을 실제 통증과 구별하고 인체 내의 신경학적(생리학적) 이상유무를 판단해서 진료의 방향설정에 큰 도움을 주기 위한 검사이다(그림 1-132).

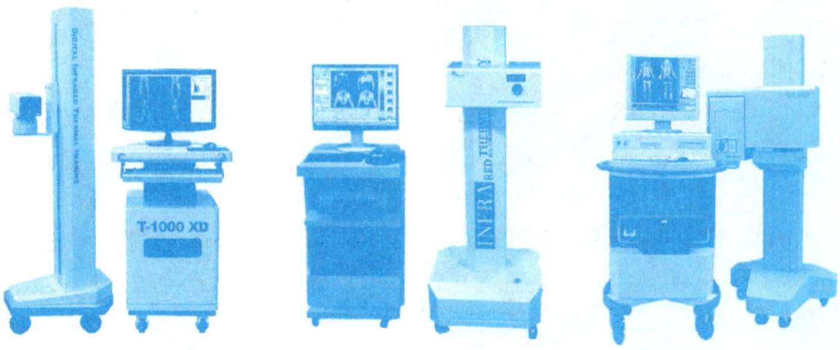

그림 1-132 • 컴퓨터 적외선 체열촬영검사

컴퓨터 적외선 열영상 진단기 특징은 다음과 같다.

① 방사선 방식이 아니므로 방사선 노출이 전혀 없다.

② 인체에 무해한 적외선을 사용하므로 통증이 전혀 없다.

③ 신체 각 부위별로 촬영하여 정확한 진단이 가능하다.
④ CT나 X-ray상에서도 사진판독이 불가능한 통증환자도 감지할 수 없는 통증을 천연색으로 촬영하여 시각화한다.
⑤ 수술 전후에 비교하여 신경근의 이상영역이 계속 추적 저장이 가능하다.
⑥ 히스테리 신경성(특히, 꾀병을 구분 진단함)을 실제 통증과 구별 가능하다.

(1) 동작원리

히포크라테스는 환자 몸에 진흙을 얇게 바른 후 체온에 의하여 진흙이 각기 다른 속도로 말라 굳어지는 현상을 발견했다. 특히 염증이 생긴 신체부분이 다른 정상부위보다 빨리 굳는 것을 확인하여 인체 열반사가 병의 부위진단에 아주 중요한 방법 중의 하나라는 것을 인식하게 되었다. 이러한 최고의 기원원리를 바탕으로 Jhon Herschel(존 허셸)은 적외선을 이용하여 인체 표피 체온변화를 영상으로 나타내주는 DITI를 개발하였다.

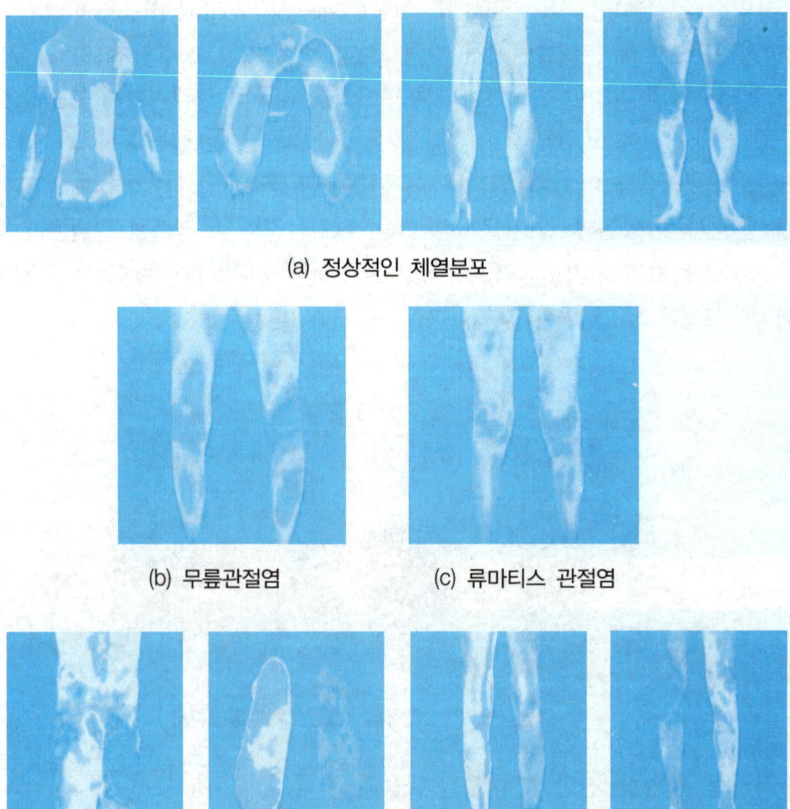

(a) 정상적인 체열분포

(b) 무릎관절염 (c) 류마티스 관절염

(d) 허리디스크 체열분포

그림 1-133 • DITI 체열분포 영상

신체의 비정상적인 성장은 보통과는 달리 현저히 높은 신진대사를 나타내는데 역시 인체의 혈관이나 신경계통의 이상발생 시에도 피부의 민감한 온도변화를 나타내게 된다. DITI의 열그래프는 이와같은 인체의 이상체온을 감지하여 비침투방식, 고감도의 화면구성으로 정확하게 비정상부위를 찾아서 영상으로 나타낸다(그림 1-133).

(2) 적응질환(DITI 적용범위)

인체에서 자연적으로 방출되는 눈에 보이지 않는 적외선을 촬영하여 통증있는 부위나 질병부위에 미세한 체온변화를 컴퓨터가 천연색 영상으로 나타내 줌으로써 신체의 이상을 진단하기 때문에 검사 시 통증이 전혀 없으며, 더욱이 자연광선인 적외선을 이용하므로 인체에 전혀 해가 없는 안전한 검사방법으로 신경외과 외에 다른 병과에서도 많이 쓰이고 있다.

1) 신경계 질환

신경계통은 우리 몸의 활동을 조절하고 규제하는 복잡하고 정교한 시스템인데 크게 두 가지로 분류하게 된다. 중추신경계(central nervous system)로 뇌와 척추로 나누어지며, 말초신경계(peripheral nervous system)는 중추신경계를 제외한 모든 신경조직을 포함하게 된다.

신경계통의 질환은 부상, 감염, 퇴행성(degeneration), 구조적 결합(structural defect), 종양(tumor)으로 분류하게 된다.

① 만성 및 급성요통증 : 추간판 헤르니아*와 같은 신경학적 변화가 없으며 X-선상으로 변화가 없는 요통을 일괄해서 요통증이라고 한다.

㉠ 일단 요통이 일어나면 반사적으로 요배근은 수축하고 근의 대사이상에 박차를 가해서 악순환이 형성된다. 자세이상, 중요(中腰)에서의 지속적 작용 등도 요인이 된다.

㉡ 치료는 온열요법, 요통 체중, 근이완제 등으로 요통과 근피로와의 악순환을 끊는 것이다. 또한 요배근(腰背筋)의 부담을 경감시키기 위해 표백이나 탄성 붕대를 요부에 꽉매는 것도 유효하다.

② 척추 디스크 질환 : 일반적으로 디스크(disk)라고 한다. 추간판은 딱딱한 척추뼈와 척추뼈 사이에서 완충역할을 하는 수분이 많이 포함된 조직으로서 무거운 물건을 들어올릴 때 힘이 집중되는 곳이다.

㉠ 추간판을 뒤에서 지탱하고 있는 인대조직이 파열되어 추간판이 뒤로 밀리면 그 후방에 위치한 신경근이나 척수경막을 압박하여 통증을 일으킨다.

㉡ 면역학적으로 볼 때 추간판은 독립하여 분리되어 있지만 터져서 인체 면역계로 노출이 되면 체내에서 이물질로 인식하고 공격을 한다. 그 과정에서 여러 화학물질이

---

* 추간판 헤르니아 : 척추뼈 사이에는 쿠션 역할을 하는 추간판이 있는데, 이것이 피막을 찢고 탈출한 상태이다.

나와 통증을 일으키게 된다.

㉢ 보통 요추에 많이 나타나지만 경추(頸椎)에 일어나는 경우도 있다. 주로 20대 초반부터 발생하는데, 30대를 전후하여 많이 나타나며, 50대 이상 고연령층의 경우에는 드물게 발생한다.

㉣ 심한 외상이 일어난 경우, 반복적으로 잘못된 자세로 물건을 들어 올리거나 허리 및 복부근육이 약해져 추간판이 견딜 수 없는 데도 힘이 가해지는 경우에 일어난다.

㉤ 지속적으로 부적절한 자세를 취하여 하중이 요추부에 가해졌을 때도 발생할 수 있다.

③ 척추관 협착증 : 어떤 원인으로 척추 중앙의 척추관, 신경근관 또는 추간공이 좁아져서 허리의 통증을 유발하거나 다리에 여러 복합적인 신경증세를 일으키는 질환이다.

㉠ 척추관이란 척추 가운데 관모양의 속이 빈 곳으로 아래위 척추에 의해 추간공이 생기며, 가운데 관 속은 뇌로부터 팔다리까지 신경(척수)이 지나가는 통로이다.

㉡ 관모양은 타원형 또는 삼각형으로 경추부위(목 쪽)에서 가장 크며, 흉추부위(가슴 쪽)에서 좁아졌다가 요추부(허리 쪽)에서 다시 커진 후 하부로 갈수록 좁아지는 구조를 갖고 있다.

㉢ 요추부에 주로 많이 발생하는데, 보통 척추관 협착증(척추강 협착증)이라 하는 것은 요추 척추관 협착증(요추관 협착증)이 정확한 표현이다. 이러한 협착증이 경추부위에 발생하면 경추 척추관 협착증(경추관 협착증)이라고 한다.

④ 말초신경 손상 : 외상에 의한 말초신경장애이다. 많은 것은 완신경총의 장애로 상부신경근마비(Duchenne-Erb), 하부신경근마비(Dejerine-Klumpke type), 중부신경근마비, 전신경근마비 등의 형태가 있다. 그 외 요골신경마비, 척골신경마비, 정중 신경마비, 수근관증후군, 경골신경마비, 족근관 증후군 등이 있다.

⑤ 자율신경계 질환 : 동물의 신경계 중 말초신경계의 한 부분이며 주로 내장기관을 무의식적으로 제어하는 역할을 하는 신경계의 질환이다.

⑥ 다한증 : 과도한 땀분비가 일어나는 것이며 땀분비에 따라 국소적 혹은 전신적 다한증으로 구분한다. 국소적 다한증은 신체 일부에 국소적으로 과도한 땀분비가 일어나는 것으로, 손바닥, 발바닥, 팔다리의 접히는 부분(간찰부), 겨드랑이(액와부), 서혜부(허벅지가 시작되는 우묵한 부위), 회음부 등에 주로 나타난다. 그 외 이마, 코끝 등에 나타나기도 한다.

㉠ 정서적 자극에 의한 반응으로 땀이 나는 것은 대부분의 사람이 경험하는 것으로 대개의 경우 별 문제가 되지 않으나 어떤 사람에서는 사회생활에 지장을 줄 정도로 심각할 수가 있다.

㉡ 전신적 다한증 : 피부의 온도 수용체에서 자극이 전달되기도 하지만 대부분 주위의 높은

온도에 의한 외부적 요인이나 질병에 의해 체온이 상승하는 경우이다.

㉢ 미각 다한증 : 보통 자극적인 음료나 음식물을 섭취한 후 몇 분 내에 얼굴, 특히 이마, 윗입술, 입주위, 흉골부, 뺨에 땀이 많이 나는 경우이다.

⑦ 삼차신경통 : 삼차신경(trigeminal nerve)은 얼굴과 머리에서 오는 통각과 온도감각을 뇌에 전달하는 뇌신경이다.

㉠ 삼차신경에 병적인 변화가 생겨 얼굴의 감각이상과 함께 씹기 근육의 근력약화 등의 증상이 나타나는데 이를 삼차신경병증이라고 한다.

㉡ 통증이 주된 증상일 때에는 삼차신경통(trigeminal neuralgia)이라고 한다. 삼차신경통은 비교적 흔한 뇌신경통으로 연간 인구 10만명당 4.5명꼴로 발생하며, 중년 이후의 여성에서 비교적 흔하다.

⑧ 뇌졸중 후유증 · 편두통 : 뇌의 혈행장애로 인해 갑자기 의식을 잃고 운동기능을 상실한 상태이다. 대체로 뇌출혈(뇌일혈)에서 많이 나타나지만 뇌졸중은 발작 후유증으로 반신불수 등 운동마비증상을 남긴다.

㉠ 뇌졸중은 사망원인으로서 통계상 빈도가 대단히 높으며, 그 원인 중에는 뇌출혈이 가장 많고, 다음은 뇌혈전이며 뇌색전이 가장 적다.

㉡ 연령적으로는 뇌색전은 젊은 나이에서 비교적 많지만 뇌혈전은 나이가 많아질수록 그 빈도가 증가한다. 일반적으로 편두통은 머리의 한쪽에서 나타나는 두통이다.

㉢ 의학적으로 편두통은 일측성, 박동성 통증이 일정시간 이상 지속되고, 구역이나 구토 및 빛이나 소리공포증이 나타나는 특징적인 두통이다.

㉣ 편두통은 연령 및 성별에 따라 유병률에 많은 차이를 보이는데 주로 젊은 성인 여성에게서 많이 발생한다.

㉤ 국내의 조사에 의하면 편두통의 유병률은 6.5[%]로 추산되며 여자가 남자에 비해 약 3배 정도 많이 발생한다.

㉥ 편두통은 중등도 이상의 강도를 보이기 때문에 편두통 환자의 약 80[%] 정도가 두통으로 인하여 일상생활에 지장을 받는다.

⑨ 척추손상 : 교통사고, 낙상, 운동 중 사고 등으로 인한 척추의 골절 등으로 인한 외상이 가장 흔하다. 또한 척수종양, 척수염증 등이 그 원인이 되기도 한다. 척수손상 부위와 그 손상 정도는 매우 다양하게 나타나는데, 일반적으로 손상부위의 감각신격과 운동신경, 그리고 방광 및 대장기능을 조절하는 자율신경이 그 기능을 상실하게 되고, 이로인해 하지마비 또는 전신마비, 호흡장애, 배뇨기능장애 등이 나타나게 된다.

2) 심혈관계 질환

심혈관계 질환은 심장과 주요 동맥에 발생하는 질환이다. 심장병은 태어날 때부터 있는 선천성 심장병과 살아가면서 발생하는 후천성 심장병이 있으며, 심장의 구조를 심장근육, 심장혈관, 판막, 심장 전기신호를 담당하는 전도계로 나누고 심장병도 각 부위에 생기는 질환들로 분류할 수 있다. 주요 혈관계 질환은 대동맥, 허파동맥, 목동맥, 뇌혈관, 신장동맥, 하지동맥(온엉덩(장골)동맥, 넙다리(대퇴)동맥 등) 등의 주요 동맥이 막히거나 늘어나거나 터지는 출혈이 일어나는 질환이다. 주된 원인으로 (죽상)동맥경화증, 고혈압, 퇴행성 변화, 유전 등이다.

① 당뇨성 말초혈관 장애 : 심장에서 보내는 혈류량이 저하된 상태로 말초혈관순환부전 또는 말초혈행장애라고도 한다. 여러 원인으로 혈관이 막혀서 팔이나 다리의 통증을 수반하는 몇 가지 질환을 포함한다.

㉠ 출혈 · 외상 · 화상 · 수술 등에 의한 혈액 및 혈장의 손실, 설사 · 장폐색 등으로 탈수 · 쇼크 · 복부손상 · 소화관천공 등이 일어난다. 이로 인해서 혈액이 소혈관에 고이게 되고 심장으로 돌아오는 정맥의 혈액환류량이 감소함으로써 심장에서 내보내는 혈류량이 저하된다.

㉡ 일반적으로 급격한 전신쇠약, 의식장애, 사지냉각, 식은땀, 빈맥, 혈압저하 등의 증세가 나타난다.

㉢ 통증, 피부색깔 및 온도감의 변화, 조직괴사 등이 나타난다.

㉣ 가장 중요한 증세는 통증인데 초기에는 움직이는 경우에만 오는 간헐적 파행에서 시작하여 점차 휴식기에도 통증이 나타난다.

㉤ 오랜 시간이 경과하면 치료를 해도 잘 낫지 않는 피부의 종창 · 궤양 등이 생길 수 있고, 환자들은 극심한 통증을 호소하게 된다.

② 버거스씨병 : 일명 폐쇄성 혈전혈관염이라고 하며, 전형적으로 젊은 남성 흡연자에서 잘 발생하는 질병이다. 혈관폐쇄로 인해 사지말단이 괴사(세포나 조직의 일부가 죽음) 상태에 빠지거나 심할 경우 절단까지 초래할 수 있는 혈관질환이다.

③ 심혈관 혈전증 : 혈전은 혈관 속에서 피가 굳어진 덩어리이며, 혈전증은 혈전에 의해 발생되는 질환이다. 혈전색전증이라고도 하며, 특히 혈전에 의해 혈관이 막힌 질환을 일컫는다. 우리 몸은 여러 가지 혈전형성인자와 조절인자가 균형을 이루고 있어서 정상인에서는 과도한 혈전이 만들어지지 않는다. 그러나 혈전형성억제에 관여하는 인자들의 균형이 깨지게 되면 혈전이 형성될 수 있다.

④ 레이노드씨병 : 손가락 끝 부분의 조직이 혈액 내 산소부족으로 손상돼 색조변화, 통증, 조직괴사 등을 가져오는 질환이며, 손을 자주 사용하는 사람들에게서도 나타날 수 있고, 외상의 과거력이 있거나 루푸스 등의 질환을 가지고 있는 사람들에게서 많이 나타나지

만 원인을 모르는 경우도 많다.

㉠ 겨울철에 더욱 심해지며 혈액순환이 안 좋아 통증으로 인해 밤잠을 자지 못해 고생하는 환자들이 많다.

㉡ 환자들은 손을 따뜻하게 하고, 추운 날씨에는 장갑을 끼고 다니며, 피임약 등의 혈관수축제는 피하며, 금연을 하는 등의 대중요법이 있다.

㉢ 교감신경억제재(reserpine)를 사용해 혈관경련을 억제하고 혈관수축을 막거나, 알파 아드레날린성 차단제(phentolamine)로 혈관을 확장시키거나, 칼슘채널 차단제(felodipine)로 혈관을 확장시키는 등의 약물요법으로 치료해 왔으나 효과는 좋지 못하거나 매우 제한적이었다.

⑤ 혈관문합술 후 효과확인 : 혈관 또는 신경이 서로 연락되는 상태이며, 고등동물의 혈관계는 이중 삼중으로 문합되어 있어서 그 일부에 혈류장애가 있어도 다른 곳으로부터 측부혈행로를 통하여 혈류가 유지되도록 되어 있다.

㉠ 일반적으로 세동맥과 세정맥의 중간에는 모세혈관을 개입시키지 않는 단락로가 있는데, 이를 정동맥문합이라 하고, 같은 동맥 분지간의 문합을 동지간문합이라고 하고 다른 동맥간을 이지간문합이라고 한다.

㉡ 신경계도 마찬가지이다. 근래 뇌신경 영역에서는 현미경 아래에서 1[mm] 이하인 신경도 혈관문합술이 이루어진다.

3) 골관절계 질환

관절은 뼈와 뼈가 만나는 부위이다. 관절은 뼈와 뼈 사이가 부드럽게 운동할 수 있도록 연골, 관절낭, 활막, 인대, 힘줄, 근육 등으로 구성되어 있으며, 움직임에 따라 발생하는 충격을 흡수하는 역할을 한다. 골관절계 질환이라 하면 이러한 골관절에 염증 등이 생기는 질환이다.

① 각종 관절염 : 관절염은 여러 가지 원인에 의해 관절에 염증이 생긴 것으로, 이로 인해 나타나는 대표적인 증상은 관절의 통증이다. 그러나 관절에 통증이 있다고 해서 모두 관절염이라고 할 수는 없으며, 붓거나 열감이 동반되어야 관절염이라고 할 수 있다. 관절염이 있을 경우 의사들은 이것이 급성인지 만성인지, 관절 자체의 문제인지 관절 주위의 문제인지, 기계적 문제인지, 염증으로 인한 문제인지, 중추 관절인지 말단 관절인지 등을 파악하여 관절염의 원인을 알아내고 정확한 진단을 내린다.

② 근건막증후군 : 근막동통증후군은 두피의 통증보다는 어깨나 목의 통증을 주로 유발하며, 환자들은 이러한 증상을 '목이 뻐적지근하고 뒤통수가 뻐근하다'고 이야기하는 경우가 많다. 근막동통증후군은 경부(목)통증을 유발하는 가장 흔한 원인이며, 활동성 유발점(trigger point)에 의해 통증이나 자율신경 증상이 나타나며 발병위치는 전신의 근육(주로 목, 어깨, 위팔, 허벅지 등)이다.

4) 암검사

암검진은 일반적으로 신체적 이상이나 증상이 없고 스스로 건강하다고 생각될 때 검사를 받아 병을 조기에 발견하여 치료한다. 검진을 통하여 암을 조기에 발견하여 치료하면 완치를 크게 높일 수 있다. 암을 불치병 혹은 난치병으로 생각하는 이유는 이처럼 치료가 가능한 초기에 병원에 오는 것이 아니라 상당히 진행되어 증상이 있을 때 병원을 찾는다. 환자가 몸에 이상 증상을 느끼고 병원을 찾을 때는 이미 수술로 제거할 수 없을 만큼 암이 커져 있거나 다른 조직으로 퍼져 있을 경우가 많다.

암은 상당히 진행될 때까지도 특이 증상이 없으며, 암이 진행되어 나타나는 증상들도 평소 흔히 경험해 오던 증상들과 비슷하기 때문에 치료시기를 놓치는 경우가 많다. 따라서 건강검진 및 예방으로 암의 발생을 찾고 건강검진 시 암이 발생하더라도 조기에 검진을 받아 치료하면 암으로 인한 사망을 크게 줄일 수 있다. 한국인에게 흔한 위암, 간암, 대장암, 유방암, 자궁경부암 등은 비교적 쉽게 조기에 발견, 치료받으면 대부분 완치가 된다.

① 유방암 : 유방에 생긴 암세포로 이루어진 종괴(만져지는 덩어리)이다. 일반적으로 유방암은 유방의 유관과 소엽에서 발생한 암이다.

② 부갑상선 또는 갑상선 질환 : 날개를 편 나비의 모양으로 나비의 날개에 해당되는 부분을 각각 우엽과 좌엽이라 하며, 동체에 해당되는 부분을 협부(峽部)라 한다.

㉠ 우엽과 좌엽은 소화관의 일부인 인두의 바깥 벽에까지 닿는다. 갈색을 띠며 무게는 30~60[g]으로 개인에 따라 약간씩 크기에 차이가 난다.

㉡ 인체에서 가장 큰 내분비선이며, 정상적인 경우에는 대체로 만져지거나 눈에 띄지 않지만 이상이 생기면 커진다.

㉢ 갑상선의 주된 역할은 음식물을 통해 섭취한 아이오딘을 이용해 갑상선 호르몬을 생성한 후 체내로 분비하여 인체 내 모든 기관의 기능을 적절하게 유지시키는 것이며, 갑상선에서 발생하는 대표적인 질환으로는 갑상선 기능항진증(그레이브스병) 및 갑상선 기능저하증(하시모토 갑상선염), 갑상선결절 등이 있다.

③ 전이성암(전이성난소암) : 자궁, 난관 등 주위근접 장기로부터의 침윤성전이와 유방 · 담낭 · 소화관 등의 원격장기로부터의 파종성 또는 림프성 전이가 있다. 우리나라에서는 림프성 전이가 많고, 대표적인 것이 크루켄베르그 종양이다. 이는 소화관을 원발소로 하여 조직 중에 인환륜세포(印環輪細胞)를 인정하는 전이성암을 의미하는 일이 많다. 극히 불량 하고 치료는 원발소의 검색을 행하여야 한다.

5) 이비인후과 및 치과계 질환

이비인후과는 귀, 코 및 인후의 질환을 취급하는 의학의 한 분야이며, 치과는 치아와 그 지지 조직 및 구강의 생리 · 병리 · 치료기술 등을 연구하는 의학분야이다. 이 두 분야와 관련된 질환을 적외선 체열촬영검사를 통해 진단 가능하다.

① 부비동염 : 급성 부비동염은 부비동 점막에 급성으로 발생한 염증성 질환으로, 질환기간이 4주 이내로 후유증이 남지 않고 완전 회복되는 경우이다. 염증 과정은 내과적 치료로 회복이 가능하다.

② 악관절 질환 : 악관절은 아래턱 뼈와 두개골이 만나 이루는 관절이다. 악관절은 입을 벌리거나 다물 때, 턱을 좌우로 움직이거나 앞으로 움직일 때, 음식물을 씹을 때 버팀목 역할을 하는 매우 중요한 관절이다. 그러나 악관절에 장애가 일어나면 귀 앞부분에서 입을 움직일 때마다 소리가 심하게 나거나, 입을 크게 벌리기가 곤란하거나 딱딱한 음식을 씹으면 턱이 아프거나 가만히 있어도 턱, 목, 등, 어깨 등이 뻐근하고 아픈 증상이 오게 된다.

③ 하악골 염증질환 : 하악골은 아래턱을 이루는 뼈로 말굽 모양으로 구부러져 다른 뼈와 떨어져 있으며 뒤쪽으로 이틀이 있다. 하악골체와 하악지로 구별되어 있고 섭유골과 두골 사이에 끼워져 가동관절을 이루고 있다. 하악골 염증질환은 이러한 하악골에 염증이 생기는 것이다.

6) 비뇨생식계 질환

비뇨기와 생식기를 합친 것으로 기능상 거의 관련이 없지만 발생학상 유래가 같으며 형태학적 입장에서도 서로 불가분의 관계가 있다. 비뇨기와 생식기의 질환을 비뇨생식계 질환이라 한다.

① 고환 정맥류(정계정맥류) : 남성불임의 가장 흔한 원인 중 하나이지만 치료 가능성이 높다. 소아기에서 성인에 이르기 전 연령에서 관찰되며, 일반 남성의 10~15[%]에서 정계정맥류가 발견되지만 불임 남성에서는 21~41[%]에서 발견된다. 이 질환은 대부분 좌측 고환에 발생한다. 정계정맥류는 정삭에 위치한 정계정맥이 확장된 질환으로, 고환에서 나오는 정맥(망상정맥총 : pampiniform venousplexus)이 매우 늘어나서 지렁이가 얽혀 있는 것처럼 덩어리로 만져지거나 눈으로 보여진다.

② 발기부전(impotence) : 성생활에 충분한 발기가 되지 않거나 유지되지 않은 상태이다. 일반적으로 이러한 상태가 3개월 이상 지속되었을 경우 발기부전으로 정의한다.

㉠ 발기부전의 원인은 고령, 흡연, 음주, 당뇨, 고혈압, 뇌혈관질환 등이다. 그 외에 호르몬제, 고혈압 치료제 중 일부, 향정신성 약물 등도 발기부전의 원인이 되며, 뇌와 척수, 골반의 수술 및 손상도 발기부전을 야기한다.

㉡ 만성질환으로는 다발성경화증(뇌, 척수, 시신경을 포함하는 중추신경계에 발생하는 만성 신경면역계 질환), 기타 신경계 질환, 우울증, 만성신부전 및 간부전증, 만성폐쇄성 폐질환, 피부경화증(피부가 굳어져 탄력이 없어지는 질환) 등이 발기부전의 원인

이 될 수 있다.

㉢ 신체적 원인 없이 정서적 스트레스, 우울증이나 불안장애 등 심리적 요인도 발기부전을 일으킬 수 있다.

㉣ 당뇨, 고혈압, 비만, 고콜레스테롤혈증과 같은 지질대사 이상, 흡연과 운동을 하지 않는 습관에 의한 심혈관계 질환 등이 발기부전의 위험인자로 작용할 수 있다.

7) 기 타

위의 적응 범위 외에 적외선 체열촬영검사를 이용하여 알레르기성 피부염, 수술 전후 통증효과 확인, 피부 및 각막이식수술 후의 효과판정 등을 할 수 있다.

① 알레르기성 피부염 : 피부염을 일으키는 항원에 접촉하여 알레르기 반응이 일어나 생기는 피부염이다.

② 수술 전후 통증효과 확인 : 인체에서 자연적으로 방출되는 눈에 보이지 않는 적외선을 촬영하는 적외선 체열촬영검사는 통증있는 부위나 질병부위에 미세한 체온변화를 컴퓨터가 천연색 영상으로 나타내 줌으로써 통증없이 수술 전후 통증효과를 확인할 수 있다.

③ 피부 및 각막이식수술 후의 효과판정

㉠ 피부이식수술 : 1차 봉합으로 닫을 수 없는 크기의 피부 및 연조직 결손이 있을 때 다른 부위에서 피부이식편(이식할 피부조각)을 떼어내어 결손부위에 봉합하여 이식하는 수술이며, 피부이식편을 떼어낼 때 피부의 두께에 따라 부분층 피부이식과 전층 피부이식으로 나눌 수 있다.

㉡ 각막이식수술 : 각막은 눈의 검은 동자의 표면을 덮고 있는 투명한 막이다. 이것은 외부로부터 눈을 보호하는 일차적인 역할뿐만 아니라, 빛을 눈 안으로 받아들여 사물을 볼 수 있게 해주는 창문과 같은 역할을 한다. 각막에 기능적이거나 구조적으로 회복 불가능한 손상이 생기게 되면, 각막이 붓거나 혼탁해져 시력에 타격을 받는다. 각막 혼탁이 생기면 각막이 하얗게 변하고, 심해지면 미용상의 문제를 초래할 수 있다. 이와 같이 손상된 각막을 다른 사람에게서 기증받은 깨끗한 각막으로 바꾸어 주는 수술이 각막이식이다. 각막이식은 시력을 개선하기 위해서일 뿐만 아니라 눈의 구조를 유지하거나, 각막 질환 자체를 치료하기 위해서 그리고 미용적인 목적으로 시술하기도 한다. 적외선 체열촬영검사로 피부 및 각막이식수술 후 체열변화를 검사함으로써 수술 후의 효과를 판정할 수 있다.

6. 적외선 체열촬영

적외선 전신 체열촬영기는 인체에서 자연적으로 방출되는 적외선을 감지하여 통증부위나 질병부위를 컬러 영상으로 나타나는 진단 의료기기이다.

적외선 체열촬영은 통증이나 질병에 의해 유발되는 피부의 온도조절기능 변화를 검사하는 방법으로 기존의 X-선, CT나 MRI의 해부학적인 진단방사선법과는 전혀 다른 신체의 생리적인 변화를 검사하는 새로운 방법이다. 통증을 객관화시킬 수 있는 검사로서 기존의 검사로는 불가능한 자율신경계의 질환을 진단할 수 있다. 체온의 변화는 질병의 상태를 간접적으로 표현한 것으로 전자공학의 발달로 환자의 신체에 접촉이 없이 0.1[℃]까지 정확하게 인체에서 발산되는 전 영역의 온도를 측정할 수 있게 되어 있다. 이를 기초로 동통을 객관화하여 영상화해 주는 의료기기로 환자도 느낄 수 없는 통증을 나타낼 수 있으며 인체에 무해한 적외선을 이용한다.

(1) 적외선 센서의 종류

적외선 센서는 적외선의 0.78[m]에서 1,000[μm]까지의 빛을 감지하는 센서이다. 동작원리에 따라 양자형과 열형으로 구분된다.

① 양자형 : 적외선 중에서도 3[μm] 이상의 긴 파장을 검출하는 것으로 동작원리에 따라 광전도형과 광기전력형으로 나누어진다. 바이어스된 반도체의 접합면에서의 에너지 흡수차이에 따라 이동되는 전하량을 이용한 광전도효과나 광기전력효과에 의한 전압 또는 전류변화를 이용하는 방식이다. 감도가 높으며 수[μs] 정도로 응답속도가 빠르고 파장에 따른 감도변화가 크며, 작동 중 열의 발생으로 냉각이 필요하다.

② 열형 : 적외선이 열로 바뀌어 열에 의한 저항변화에 따라 전류나 기전력의 형태로 적외선을 감지하는 방식이다. 주로 상온에서 동작하며 파장에 따른 감도변화가 낮으며 수십[ms]정도로 응답속도가 느리다.

(2) 적외선 센서의 원리

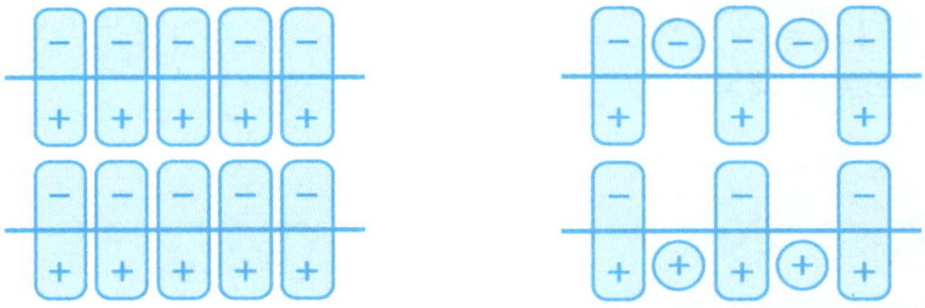

(a) 안정상태$(T)K$　　(b) 온도변화직후$(T+\Delta T)K$

그림 1-134 • 초전형 센서 원리

① 초전효과는 감지소자의 표면온도가 변화하면 온도변화량만큼 극성의 크기가 변화한다. 즉 온도변화에 따라 전하가 서로 평형인 안정상태에서 전기적 평형상태가 무너지게 되고 결합할 상대가 없는 전하가 발생한다(그림 1-134). 초전계수는 온도변화에 따른 발생전하의 비율은 식 (1-17)과 같고, λ는 초전계수, ΔQ는 발생전하, ΔT는 온도변화이다.

$$\lambda = \frac{\Delta Q}{\Delta T} \tag{1-17}$$

(3) 적외선 센서의 구성

1) 적외선 센서

동작원리에 따라 양자형과 열형으로 나누어진다. 양자형에는 포토트랜지스터(photo TR)나 포토다이오드(photo diode) 또는 CdS 셀 등이 있고, 열형에는 서모파일이나 초전형 적외선 센서가 있는데 최근에는 인체를 감지하여 활성화시키는 초전형 센서를 주로 쓴다.

2) 초전형 센서

초전효과를 이용하고 재료로는 지르콘산 티탄산염(PZT), 강유전체 세라믹, 혹은 탄탈산리튬($LiTaO_3$) 등의 단결정, PVDF 등의 유기재료가 초전효과를 보이는 물질이다.

3) 구성요소

어떤 물체의 온도범위에 따른 파장 부근의 적외선만을 통과시키기 위한 광필터, 통과된 적외선의 방사에너지를 흡수하여 발열하도록 하는 흑체, 열을 전기 에너지로 변환하는 센서, 센서에서 출력되는 미소전압을 증폭하기 위한 증폭기(FET)로 구성된다.

4) 센서와 증폭회로

센서는 외부로부터 자기장에 의해 잡음이 쉽게 유도되고 또한 피사체의 온도가 낮을 경우 출력전압이 매우 낮아 이를 증폭하여 낮은 출력 임피던스를 유지해야만 한다. 따라서 센서와 동일한 기판에 증폭회로를 내장한다.

7. 체열진단기

(1) 체열진단기의 특성

① 주변 환경의 온도변화로부터 보호하기 위한 온도보상장치와 항온, 항습장치가 필요하고

센서가 감응하는 적외선 파장대의 광학 필터가 필요하다.

② 전극 간 임피던스가 높아 잡음에 취약하며, 증폭기의 입력 임피던스에 따라 센서의 특성이 달라질 수 있다.

③ 전극으로 유입되는 적외선의 변화량에 따라 미분형태의 출력전압이 얻어지므로 온도 변화가 없으면 출력전압이 변하지 않으므로 초퍼 회로나 셔터 장치가 필요하다.

④ 전극 간 바이어스 전압공급을 위한 안정된 전원장치가 필요하다.

⑤ 압전효과를 이용한 초전 세라믹은 진동에 의한 잡음제거를 위해 역방향으로 직렬연결하여 사용한다.

⑥ 양자형 센서로부터 영상신호획득을 위한 이미지 센서는 냉각장치가 필요하다.

(2) 체열진단기의 원리 및 구성

흑체의 온도가 결정되면 그것에 대응한 파장특성을 가진 에너지를 방사하는 것은 플랑크 법칙으로 주어지고 있다. 따라서 피측정물의 온도를 예측할 수 있고 방사 에너지의 이용률이 결정되면 검출기에서 필요한 파장 감도대역이 결정된다. 피부의 방사율은 상온에서 대체로 0.99이므로 흑체로 보아도 큰 오차가 생기지 않는다.

㉮ 체온이 37[°C]라고 하면 절대온도에서 310[°C]가 되고 적외선 방사 에너지가 최대로 되는 파장은 빈(Wien) 법칙에서 9.35[μm]가 된다.

① 적외선 검출기를 사용해서 체표의 온도분포를 구하기 위해서는 주사기구(scanning mechanism)가 필요하고 이것을 갖춘 것이 서멀 카메라*(thermal camera)이다. 전기적 주사를 하는 적외선 비디콘, 이미지 주사관 등이 있으나 현재 서멀 카메라라고 하는 것의 대부분은 기계적 주사를 하는 것인데 주사와 동기시켜 브라운관, 필링 위에 열분포상을 얻는다.

② 기본적인 구성으로는 광학계 주사장치, 검출장치, 표시부로 구성된다.

㉠ 주사장치 : 기계적인 구성방법으로 사용하고 광학계는 반사경으로 구성된다.

㉡ 검출기 : 강도가 높은 인듐안티몬 검출기를 사용한다.

㉢ 표시부 : 브라운관으로 하고 이것을 폴라로이드 카메라로 촬영해서 기록으로 남기거나 컬러 프린트한다.

③ 선상의 온도분포를 표시하는 방법으로 5가지가 있다.

㉠ X-Y측으로 단순히 표시하는 방법이 있다.

㉡ 평면으로 확장해서 표시하는 방법이 있다.

---

* 서멀 카메라 : 피사체의 렌즈에 의한 결상면에 이것을 놓고, 상 전체를 회전경에 의해 주사하여 출력을 모니터로 표시하며 신호발생부는 서멀 카메라라 한다.

㉢ 휘도변조상으로 표시하는 방법이 있다.

㉣ 등온선 분포상 방법이 있다.

㉤ 컬러로 온도분포를 촬영할 수 있다.

④ 일반적으로 상온 부근의 방사 온도계측은 기술적으로 어려운 영역으로 특히 체온분포의 측정은 고성능이 요구된다.

㉮ 공간적 분해능 150선/프레임, 온도분해능 0.1[°], 주사속도 5~ 90초/프레임, 구경 200[mm], 시야 수평 20[°], 수직 15[°]가 사용된다.

(3) 체열진단기의 촬영목적

정상적인 인체의 피부온도는 항상 좌우 대칭적인 양상을 보인다는 미국의학협회(AMA)의 가이드 라인에 따른 것이다. 통증, 염증 등으로 발생되는 미세한 체온변화가 피부에 전도되어 나타남으로써 이를 적외선 촬영을 바탕으로 가공과 처리과정을 통하여 색깔로 표시하는 영상을 사용하므로서 발열위치와 질병의 유무를 쉽게 찾을 수 있도록 진단할 수 있는 기기이다.

(4) 체열진단기의 촬영장치

1) 적외선 열화상 카메라

적외선 열화상 카메라(thermal camera)는 피사체에서 방사되는 적외선을 광학 필터로 측정하고자 하는 범위의 파장대만을 통과시키고 렌즈로 집광 후 이미지 센서에 조사하여 영상을 얻는다. 초기 적외선 카메라는 피사체를 고정하여 고정된 영상을 확보하고 종축과 횡축으로 분할한 픽셀을 한 개의 센서에 주사하여 적외선 정보를 얻어 이미지를 재구성하는 방식이 사용되었다. 최근에는 반도체 제조기술의 발달로 적외선 센서들 간의 특성이 균일하게 개발되었다.

2) 이미지 센서

독립된 센서들을 평면에 나열한 마이크로볼로미터(microbolo meter)이다. 기본적으로 초전형 적외선 센서로서 제조회사에 따라 구성과 형태는 달리하며 종축과 횡축으로 배열되는 픽셀 숫자에 의해 해상도가 결정된다. 적외선 센서는 온도변화를 전압변화의 형태로 변환하므로 정시된 피사체를 측정하는 것은 불가능하다. 따라서 센서의 바이어스를 변화시키는 전자초퍼방식과 기계적인 셔터로 피사체의 영상을 단속하여 이미지 센서(image sensor)에 조사되는 적외선 영상을 강제적인 온도변화가 일어나도록 하는 방식이나, 이미지 센서에 가해지는 바이어스를 조절하여 촬영하고자 하는 피사체의 측정온도 범위를 설정하여 원하는 적외선 영상을 얻는다.

3) 이미지 그라베

이미지 그라베(image grabber)는 IR 카메라로부터의 영상신호를 필터링과 이득조정을 통해 화상을 최적화하여 라인 스캔데이터를 만들거나 동일한 온도값을 갖는 각 픽셀들을 배열하여 패턴 인식처리 후 등고선 맵핑(mapping)방식으로 이미지 프로세서가 가능하도록 메모리에 저장한다.

4) 이미지 프로세서

이미지 프로세서(image processor)는 이미지 그라베(image grabber)에서 1차 처리된 신호를 이미지 파일 포메이션에 의해 각기 대응하는 정의된 색깔로 처리하여 화면과 파일로 저장한다.

5) 중앙처리장치(CPU)

이미지 프로세서에 의해 처리된 이미지 파일을 외부기억장치(HDD)에 저장하고 영상장치(CRT, LCD)에 표시하며 프린터와 네트워크에 전송할 수 있도록 한다.

(5) 체열진단기 설치환경 조건

① 습도 30[%]~60[%] 범위이며, 온도는 23[℃]~25[℃] 정도이어야 한다.
② 화학물질, 가스, 염분 등이 없어야 한다.
③ 태양광선을 차단하는 적절한 커튼이 설치되어야 한다.
④ 먼지가 없어야 하며 카펫 설치를 금지하여야 한다.
⑤ 공기의 흐름이 적고 난방기, 에어컨, 공조기 등의 공기가 직접 유입되지 않아야 한다.
⑥ 파장이 비교적 짧은 형광등과 같은 조명기구를 설치한다.
⑦ 수평이 맞고 진동이 없어야 하며 상용전원 접지를 설치한다.
⑧ 발열하는 전열기, 전기제품, 가습기와 전자파를 발생하는 제품을 격리한다.

(6) 촬영 시 유의사항

① 촬영 10여분 전에 피부온도의 분포가 왜곡되지 않도록 장식품(반지, 목걸이, 귀걸이, 옷)을 착용하지 않는다.
② 물리치료, 촬영 전 운동과 피부를 자극하는 검사와 치료(주사, EMG, ECG) 등을 금지하여 체온이 변하는 것을 방지한다.
③ 로션, 연고도포, 반창고, 파스, 흡연, 음주와 같은 피부온도변화를 유도하는 치료나 검사를 하지 않아야 한다.

8. 적외선 체열진단기

적외선 체열진단기(infrared imaging system)는 인체에서 방출되는 적외선 8~12[μm]을 감지하여 인체의 통증부위 및 질병부위의 미세한 체열변화를 컬러 영상으로 나타냄으로써 인체의 이상 유무와 질병여부를 진단하는 첨단의료 영상진단기이다(그림 1-135).

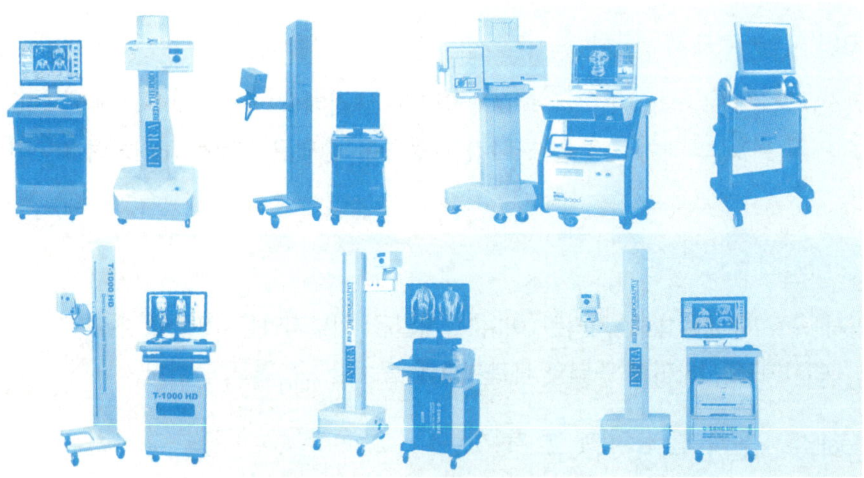

그림 1-135 • 적외선 체열진단기

인체에는 전혀 해가 없으며 각종 통증유발 질환(허리통증, 목통증, 손발저림, 손발통증, 혈액순환장애, 유방질환, 관절통증, 오십견, 스포츠 손상, 자율신경계 이상 등)이나 시술전후의 환자상태를 객관적으로 알 수 있는 검사법이며, 장점은 다음과 같다.

① 공통점을 이용한 프로브(probe) 방식 적외선 체열진단기이다.
② 별도의 촬영실이 필요하지 않다.
③ 프로브의 간단한 조작으로 사용한다.
④ 재현성이 정확하므로 정밀진단이 가능하다.
⑤ 저렴한 진단비용으로 환자의 의료비 부담을 줄일 수 있다.
⑥ 필요한 인체해부도 프로그램을 제공한다.
⑦ 실내공기온도에 영향을 받지 않는다.
⑧ 계속적인 환자관리가 가능하여 지속적 진료에 도움을 준다.

9. 초음파 도플러 측정 시스템

초음파 도플러 측정 시스템(ultrasound doppler measurement system)에서 도플러 검사는 초음파 검사를 실시하면서 유체, 즉 혈액의 흐름을 도플러 효과를 이용해서 측정하는 것이다.

가까이 오는 것과 멀리 떨어지는 흐름을 적색, 청색으로 표시할 수 있어 다양한 혈류의 속도측정이 가능해졌으며 그 결과 심장의 혈류 및 혈관의 협착도를 간접적으로 측정하는 것이 가능해졌다(그림 1-136).

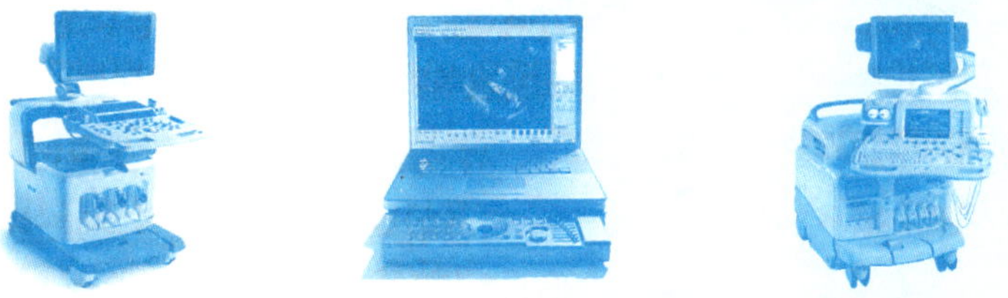

그림 1-136 • 초음파 도플러 측정 시스템

그 중 하나로 Color Doppler가 있는데 Color Doppler에서는 통상 프로브에 가까이 다가오는 혈류는 붉은색 계통으로 표시하며, 멀어지는 혈류는 청색 계통으로 표시한다.

㉰ 화면의 우측에서 좌측으로 흘러가는 혈류는 접촉자에 가까이 다가올수록 붉은색으로 나타나다가 접촉자의 표면과 일치하여 흘러가는 부분에서는 일시적으로 혈류의 흐름이 끊어진 것 같이 색깔이 표시되지 않지만 곧 이어서 접촉자에서 멀어지면서 청색으로 혈류의 흐름을 나타낸다.

따라서 Color Doppler를 이용하여 혈류의 방향성을 알 수 있다. 그러나 그 혈류의 연속성을 측정할 경우 앞에서 지적한 것처럼 실제 혈류가 흐르는데도 불연속적인 것으로 잘못 인식할 수 있는 위험성이 있으므로, 이와 같은 단점을 보완한 것이 강화 도플러(power doppler)로 이는 혈류의 방향성과는 무관하게 혈류가 있는 장소를 모두 다 표시하여 동일 화면상에 나타나는 혈류의 연속성을 파악할 수가 있다. 요즘 사용되고 있는 초음파 기계는 대부분이 스위치 하나로 Color Doppler와 강화 도플러 기능을 변환할 수 있다.

10. 적외선 조사기

태양광선 중에 눈에 보이지 않는 파장(780~106[nm])이 가장 긴 광선인 적외선(infrared radiation)은 모든 생명체의 생육과정에 있어 절대적인 광선이다. 적외선 조사기(infrared spectrometer)는 피부 속 깊이(약 40[mm]) 침투하여 피하심층의 온도를 상승시켜 미세혈관의 확장과 혈액순환을 촉진하여 혈액량과 산소량을 충분히 공급시키는 인체에 유익한 적외선을 조달하는 치료기이다(그림 1-137). 가시광선보다 파장이 긴 전자기파를 적외선이라 하는데 자연계에 존재하는 모든 물체는 적외선을 방사한다. 적외선은 사람에게서는 9~10[μm] 파장대의 원적외선을 방사하고 400~700[℃]로 가열된 물체에는 3~5[μm] 파장대의 적외선을 방사한다. 방사적외선 파장은 온도에 따라 다르다.

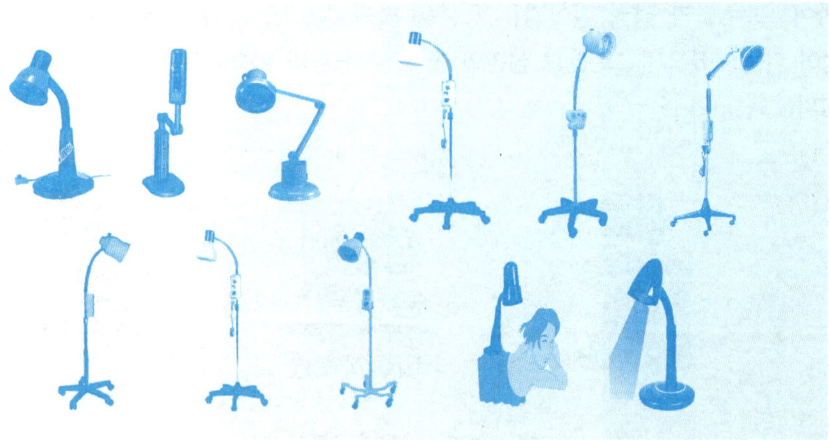

그림 1-137 • 적외선 조사기

10 체온계

1. 체온계

보통 인체에 열이 발생하는지를 알아보기 위하여 체온을 측정할 때 사용하는 온도계로서 검온기라고도 한다. 종류로는 수은체온계 및 전자체온계가 있으며, 요즘은 수은체온계 대신 사용 및 관리가 편리한 전자체온계가 많이 보급되어 있다. 체온계는 체온의 대표값이라고 인정되어 있는 일정조건하의 온도를 정확하게 측정할 수 있으나, 정확한 구간(겨드랑이, 귀, 구강 등)에 특정 시간 이상 열이 축적되는 것을 기다린 후 측정하여야 정확한 체온값을 측정할 수 있다.

또한 한국에서는 섭씨(기호는 [℃])를 사용하고 있는데 비해 외국에서는 화씨(기호는 [°F])를 사용하는 곳도 있으며, 체온계의 종류로서는 사용하는 부위에 따라 겨드랑이나 구강(혀 밑) 내, 귀에서 검온하는 보통의 것 외에, 직장(直腸) 내의 체온을 재는 항문체온계, 기초체온을 측정하는 여성체온계, 체온이 낮은 미숙아용 체온계(32[℃] 정도까지 눈금이 매겨져 있다) 등이 있다(그림 1-138).

온도를 측정하는 장치인 체온계가 나온 것은 16세기 갈릴레오에 의해서이다. 하지만 그 당시의 온도계는 실용성이 부족한 상태로 매우 조잡한 모양이었다.

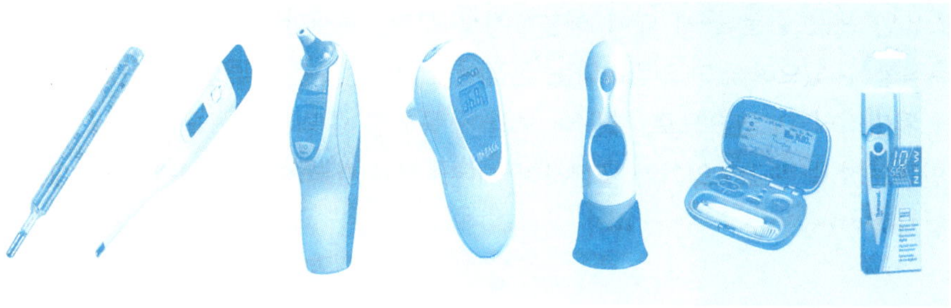

그림 1-138 • 체온계

온도계의 출현은 자연히 체온의 측정으로 이어졌는데 갈릴레오의 온도계를 향상시켜 1614년 파두아 대학의 Santorio Santorio(산토리오)가 체온을 포함한 통계의학 기술을 저술하면서 체온과 의학에 대한 관심이 집중되었다. 그러나 그후 17세기에도 온도계의 눈금이 통일되지 못해 30개 이상의 서로 눈금이 다른 온도계가 생기는 등 온도와 체온을 측정하는 것에 대한 기준이 명확하지 못하였는데, 암스테르담에서 활동한 독일의 기기제조가인 Daniel Fahrenheit(화렌하이트)가 이를 통일하게 되었다. 그는 1709년 알코올 온도계, 1714년 수은온도계를 제작 및 공급하였는데 이것이 오늘날의 화씨온도계로서, 화씨온도계가 나온 후 네덜란드의 식물학자며 의사인 Hermann Boerhaave(부르하베)가 이를 열환자의 체온측정에 사용하면서 체온계의 발달이 가속화되기 시작했다.

그후 19세기 라이프치히 의과대학 교수인 분더리히에 의해 체계적으로 질병과 체온에 관한 자세한 연구가 진행됨으로써 그는 2만 5,000명의 환자의 자료에 기초하여 1868년 '질병에서의 체온'을 출판하였다. 그 당시의 체온계는 길이가 1[ft]였으며 한번 측정에 20분이 소요되던 등 여러 가지로 문제가 많았지만, 1867년 영국의 Thomas Clifford Allbutt(올벗)이 6[inch] 체온계를 만들어 정확도와 측정시간에서 체온계를 획기적으로 향상시키면서 이러한 문제들을 해결하고 오늘날의 수은체온계와 비슷한 모습으로 발전시켰다.

2. 체온계의 종류

체온계는 측정방식에 따라 크게 수은방식과 디지털, 적외선 방식으로 나뉜다. 예전에는 일반적으로 가격이 싸고 측정이 정확했던 수은체온계를 많이 사용하였으나, 최근에는 보관 및 사용이 간편하고 환자들의 불편함을 최소화하기 위하여 측정시간이 빠른 디지털 체온계 및 적외선 체온계를 많이 사용하고 있다.

(1) 수은체온계

일상적으로 우리가 많이 사용해 오던 체온계이다. 겨드랑이에 끼워 체온을 체크하는게 일반적이고 입안 또는 항문 등에 넣어 사용하기도 한다. 현재까지의 체온계들 중 가장 정확한 체온을 측정할 수 있으며 값이 저렴하다는 장점이 있으나, 수은이 사람의 몸속에 들어갈 경우 축적되어 치명적일 수 있으므로 사용과 보관에 특별한 주의가 요구된다. 또한 유리관을 사용하여 만들어졌고 눈금을 읽기가 불편하며 체온측정에 수분 이상의 시간이 걸린다는 단점이 있다(그림 1-139).

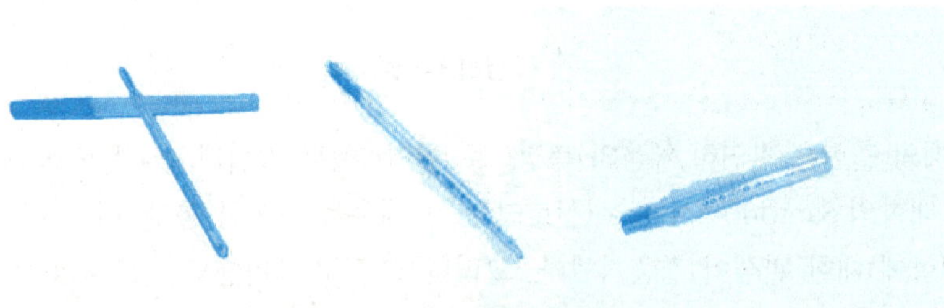

그림 1-139 • 수은체온계

(2) 디지털 체온계

수은체온계와 마찬가지로 센서 부분이 수은체온계와 유사하게 만들어진 것도 있고 여러 형태로 측정하기 편리하게 구부러지거나 납작한 형태도 있는데, 디지털 기능이 장착되어 있어 체온을 빠르고 정확하게 측정할 수 있으며, 측정값이 숫자로 표시되므로 읽기가 쉽다. 또 비교적 값이 저렴하며 사용법과 발열 기준온도는 수은 체온계와 같고 측정시간은 약 30~40초 정도이다. 수은체온계보다 읽기 쉽고 안전하지만 측정하는 사람에 따라 차이가 많이 나며, 센서의 신호를 디지털로 나타내는 방식이므로 제조사의 정밀성에 따라 허용편차가 달라지는 경우도 있으므로 주의하여야 한다(그림 1-140).

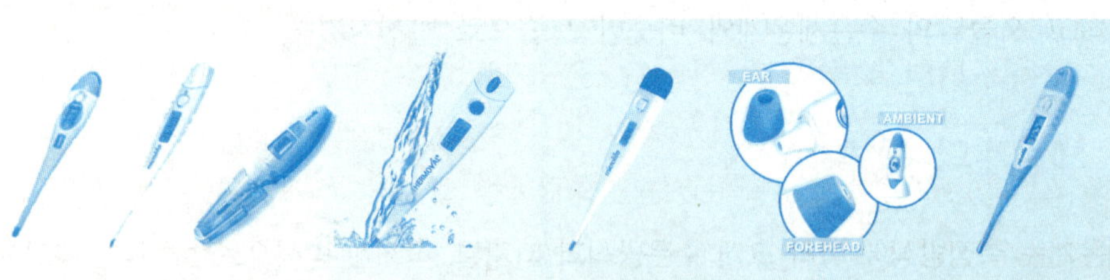

그림 1-140 • 디지털 체온계

(3) 적외선 체온계

피부에 접촉하지 않고 적외선을 쏘아 피부의 체온을 체크해내는 방식이다. 사용이 편리하므로 환자에게 불편함을 최소화할 수 있으며 1[s] 이내에 즉시 체온체크가 가능하다는 장점으로 유아 또는 소아들의 체온측정에도 유용하다. 그러나 노출된 피부를 비롯한 각 측정부위에 따라 심한 온도편차를 보이므로 충분한 사용법을 숙지해야 정확한 판단이 가능하다는 단점이 있으며, 가격도 고가인 편이다(그림 1-141).

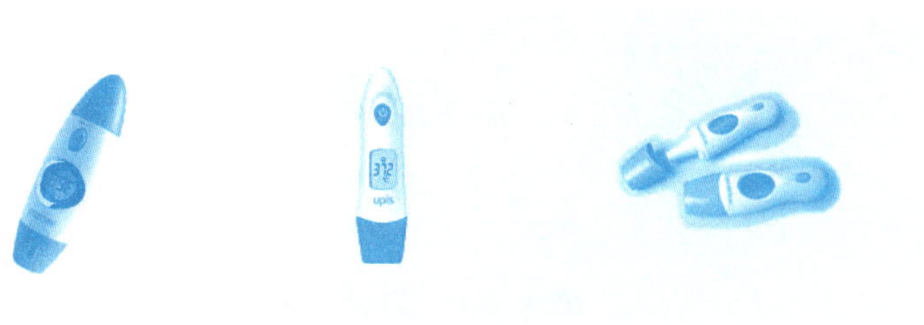

그림 1-141 • 적외선 체온계

(4) 적외선 고막체온계

적외선 체온계의 일종으로 수은의 팽창을 이용한 일반체온계와는 달리 적외선 램프와 이를 감지하는 센서로 구성된다. 적외선을 환자 귀에 쏜 다음 반사되는 열을 센서로 감지해 파장의 변화를 온도로 바꿔주는 방식이다. 체온측정 시 5분 정도 걸리는 수은체온계와는 달리 1[s] 정도만 귀에 대고 있으면 체온을 쉽게 잴 수 있다. 이런 간편함 때문에 간단한 체온 체크나 사스같은 전염병 환자를 가려내는데 자주 이용한다.

고막체온계의 원리는 고막을 지나는 혈관이 간뇌의 시상하부로 이어진다는 점에 착안되었다. 시상하부는 체온을 조절하는 기관이기 때문에 몸에 이상이 생기면 그 부위 온도가 정상 때와 달라져서 다른 부위보다 먼저 고막에서 온도변화를 감지할 수 있게 된다. 하지만 귀에 귀지가 많으면 정확한 온도 측정이 어렵고 가격이 매우 비싼 편이라는 단점이 있다(그림 1-142).

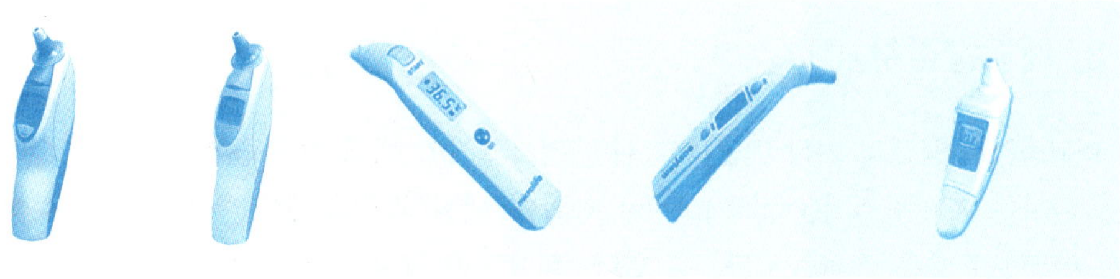

그림 1-142 • 적외선 고막 체온계

(5) 붙이는 밴드형 체온계

보통 소아용으로 많이 사용되는 체온계로서 이마, 귀밑, 또는 팔 등의 피부에 직접 부착하여 체온을 체크해 낸다. 액정 또는 감온 변색 색소 등을 이용하여 색변환으로 온도를 체크해 내는데, 다른 온도계에 비하여 체크온도 단위가 비교적 크거나 측정범위가 한정되어 있어 정밀성과 정확성이 다소 떨어진다. 하지만 신체 부위에 언제든 직접 대어 보기만 하면 온도를 체크해 낼 수 있고 사용에 크게 불편함이 없기 때문에 소아용으로 많이 사용된다(그림 1-143).

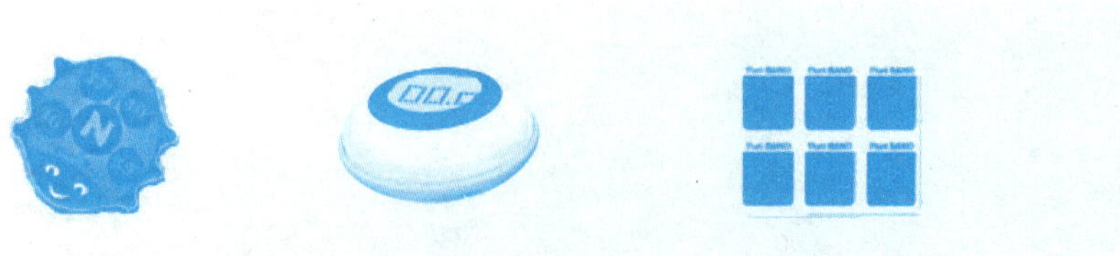

그림 1-143 • 붙이는 밴드형 체온계

11 진단 폐활량계

1. 폐기능검사

호흡곤란 환자에 대한 원인을 진단하기 위해 실시하는 검사로서 환자가 시간에 따라 공기를 들이마시고 내쉬는 양과 흐름을 계측하여 기록하는 것이다. 폐기능검사(pulmonary function test)의 필요성은 흉부 X-선 촬영 시에는 음성이지만 폐기능검사 시에는 양성을 나타내는 호흡곤란, 호흡 근육마비와 같은 호흡곤란의 진단에서 매우 유용하기 때문이며 호흡기 질환의 진단과 치료에 널리 이용되는 방법이다.

2. 폐활량검사

폐기능검사 중에서 가장 간단하고 쉬운 검사법이며 비교적 저렴한 기본적인 검사방법이다. 단, 환자는 폐활량검사(vital capacity test)에 대한 과정을 충분히 이해하여야 하며 지시를 잘 따라야만 좋은 결과를 얻을 수 있다. 정상 성인의 호흡수는 안정 시에 분당 13~23회이며 1회 호흡량은 500[ml(cc)] 정도이다.

① 흡기 시에는 횡격막의 수축과 외늑간근의 수축 그리고 복부근육의 이완이 일어난다.

② 호기 시에는 횡격막의 이완과 외늑간근의 이완 그리고 복부근육의 긴장이 일어난다.
환자가 숨을 내쉬는 호기와 숨을 들이쉬는 흡기를 통해 그 압력의 변화를 호흡계로 측정하는 것이 폐활량검사법이다(그림 1-144).

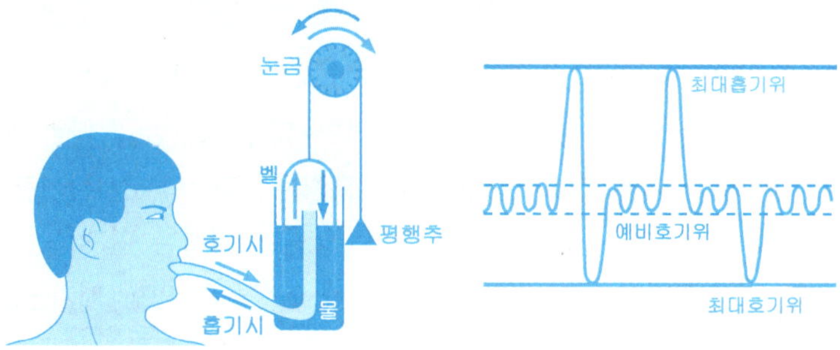

그림 1-144 • 호흡계원리

검사방법에 따라 폐활량, 노력성 폐활량, 최대 자발성 폐활량을 측정하며 다음과 같다.

(1) 폐활량

환자가 평상시처럼 호흡을 2~3회 반복하게 한 후 숨을 최대한 끝까지 들이마시게 하고 천천히 그리고 가능한 한 끝까지 내쉬게 하여 폐활량(vital capacity)과 예비흡기량, 그리고 예비호기량 등을 측정하여 기록한다.

① 1회 환기량 : 안정호흡 시 1회 호흡량이다.
② 예비호기량 : 안정호기 후에 다시 호출할 수 있는 최대량이다.
③ 예비흡기량 : 안정흡기 후에 다시 흡입할 수 있는 최대량이다.
④ 잔기량 : 최대 호출상태에서 기도, 폐에 남아있는 공기량이다.
⑤ 안정호기위치 : 안정상태에서 보통 호흡을 하고 있을 때의 호기위치이다.
⑥ 안정흡기위치 : 안정상태에서 보통 호흡을 하고 있을 때의 흡기위치이다.
⑦ 최대 호기위치 : 가능한 한 크게 호출할 때의 호기위치이다.
⑧ 최대 흡기위치 : 가능한 한 크게 흡입할 때의 흡기위치이다.

(2) 노력성 폐활량

노력성 폐활량(forced vital capacity)은 사람이 의식적으로 최대한 들이킬 수 있는 흡기량이며 검사자의 나이와 성별에 따른 폐활량의 예측수치이다. 환자가 최대로 숨을 들이마신 후 가능한 한 빠르고 세게 내쉬게 하면서 최대 노력성 호기곡선을 그린다. 최대 노력성 호기 시에 유량의 감소는 호흡장애와 매우 관계가 깊다. 건강한 사람들은 보통 3[s] 내에 모두 호기할 수 있는데 만약 4[s] 이상이 걸린다면 폐질환을 의심할 수 있다.

(3) 최대 자발성 호흡량

최대 자발성 호흡량(maximal voluntary ventilation)은 환자가 자발적인 최대 노력으로 1분간 호흡할 수 있는 기량이며, 실제로는 환자가 12~15초 동안만 최대한 빠르고 깊게 호흡을 하게 하여 최대 호흡의 높이를 측정하여 그 호흡량을 1분간의 분사환기량으로 환산하는 호흡량이다. 피검사가 1분간 최대로 호흡할 수 있는 양을 지칭하나 실제로는 12~15초간 측정하여 1분간의 양으로 환산한다. 근골격계나 신경계의 이상으로 인한 폐기능장애의 진단에 유용하다.

3. 폐용적검사

완전한 호기 시 폐에 남아 있는 공기의 양인 잔기량의 절대값은 폐용적(lung volume) 측정법에 의해서만 가능한데 측정된 기능성 잔기용량을 폐활량 측정법에서 구한 호기예비기량으로 빼면 잔기량이 구해지며 여기에 흡기용량을 더하면 총폐용량이 된다.

제한성 폐질환의 총폐용량 감소에 의한 경우 또는 폐쇄성 폐질환의 잔기량 증가에 의한 경우 폐활량 측정법 측정 시 환자에게서 폐활량이 감소하는 현상이 나타나는데 이 원인에 대한 감별진단이 어려울 때 폐용적 측정이 사용된다.

(1) 체적기록법을 이용한 폐용적 측정법

피검자를 그림 1-145와 같이 밀폐된 체적기록실 안에 앉힌 후 체적기록실 밖으로 호흡을 시키다가 호기 혹은 흡기 시 마우스피스(mousepiece)를 닫은 후 구강의 압력과 체적기록실의 압력을 재어 원하는 폐용적을 측정하는 방법이다.

폐용적 측정원리는 어느 폐쇄 공간 내의 압력과 용적의 곱은 항상 일정하다는 보일의 법칙을 이용한 것으로 마우스피스가 막혔을 때 피검자가 흡기 시 폐용적은 커지는 대신 폐포압은 줄고 따라서 구강압도 줄고, 체적기록실 쪽에서 보면 흡기 시 흉곽이 늘어나므로 기록실내의 용적은 주는 대신 기록실 내의 압력은 커지게 된다. 이때 폐용적의 증가량과 상자 내의 용적 감소량은 공통이므로 같아야 한다.

따라서 미리 기록실 안의 용적변화에 따른 압력의 변화를 측정하여 그 상관관계를 알고 있으면 검사 시 기록실 안의 압력변화로 기록실 내의 용적변화를 알 수 있고 피검자의 이는 피검자의 폐용적 변화량과 같으므로 보일의 법칙이 수식에서 원래의 폐용적을 계산할 수 있다.

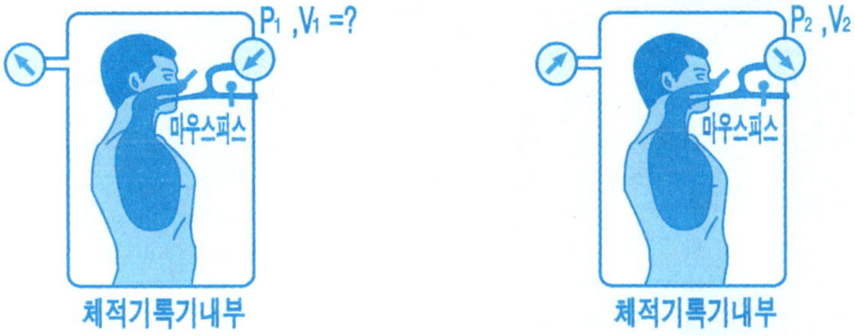

(a) 안정 시 측정한 구강압

(b) 마우스피스를 닫고 흡기(들숨) 시 측정한 구강압

그림 1-145 • 체적기록에 의한 폐용적측정

체적기록실의 용적변화에 따른 압력변화의 상관관계를 조합하면 폐용적을 구할 수 있다. 각 압력과 용적 간의 관계는 식 (1-18)과 같다.

$$V_1 = \frac{P_2 \Delta V}{P_1 - P_2} \tag{1-18}$$

P_1 : 검사 전 안정 시 측정한 구강압

V_1 : 구하려는 폐용적

P_2 : 마우스피스를 닫고 흡기 시 측정한 구강압

V_2 : 마우스피스를 닫고 흡기 시의 폐용적(체적기록실)

$\Delta V = V_2 - V_1$: 체적기록기 안의 압력변화에서 환산한 용적변화

(2) 헬륨 희석법

헬륨 희석법(Hellium dilution method)은 환자의 폐와 이미 정해진 용적과 일정한 농도의 헬륨이 들어 있는 용기에 연결한 후(그림 1-146) 헬륨의 확산에 의해 환자의 폐 내 공기가 포함하는 헬륨의 농도가 완전히 평형을 이룬 상태에서 헬륨의 농도를 측정하면 폐 내 용적을 쉽게 계산할 수가 있다.

1) 측정방법

① 일정농도와 용적의 헬륨을 포함하는 체계와 헬륨농도 0[%]체계인 환자를 연결한다.

② 환자로 하여금 호흡을 하게 하여, 헬륨농도가 호기말상태에서 평형에 이르면 헬륨농도를 측정한다.

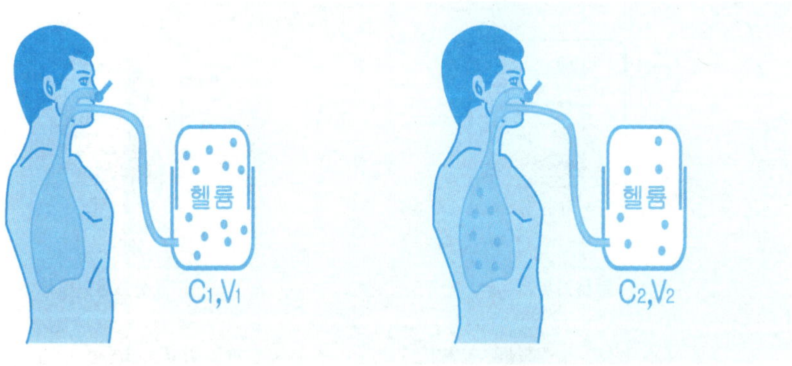

(a) 검사 전 일정농도의 헬륨

(b) 검사 후 평형을 이룬 폐 및 용기에서 측정된 헬륨농도

그림 1-146 • 헬륨 희석법에 의한 폐용적 측정

③ 평형 후 헬륨농도를 알면 공식에 따라 폐용적 계산이 가능하다.

④ 호기말폐용적이 기능적 잔기용량이다.

각 농도와 용적과의 관계 식 (1-19)와 같이 폐용적만큼 헬륨이 희석되는 원리를 이용한 것이다.

$$V_2 = \frac{C_1 V_1}{C_2} \tag{1-19}$$

C_1 : 검사 전 헬륨의 농도

V_1 : 검사 전 일정한 용적의 용기 내 가스

C_2 : 검사 후 평형을 이룬 폐 및 용기에서 측정된 헬륨농도

V_2 : 구하려는 폐 및 용기의 용적

(3) 질소세척법

질소세척법(nitrogen cleaning)에 대한 간략한 모식도는 그림 1-147과 같다. 질소세척법의 원리는 공기 중에 약 79[%] 함유되어 있는 질소를 이용한 것이다. 질소는 비슷한 농도로 폐 속에도 존재하는데 100[%] 산소를 흡입시켜 질소를 폐 속에서 완전히 세척해 낸다.

질소가 거의 세척되어 나오는 약 7분 동안 완전히 밀폐된 폐 속을 통해 내쉰 가스를 모아서 내쉰 가스 용적과 질소농도를 측정하여 이들 두 요소를 곱하면 폐 내에 들어 있던 질소의 양이 구해지는데 이 값은 최초 폐 내에 들어 있던 질소농도(79[%])와 폐용적의 곱과 같다.

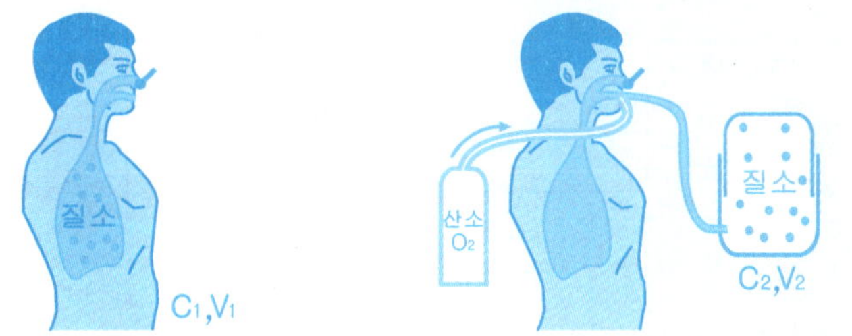

(a) 검사 전 폐용적 (b) 검사 후 측정한 내쉰 가스 용적

그림 1-147 • 질소세척법

각 용적과 질소농도의 관계는 식 (1-20)과 같다.

$$V_1 = \frac{V_2 C_2}{C_1} \tag{1-20}$$

V_1 : 구하려는 검사 전의 폐용적

C_1 : 최초 폐 내의 질소농도(79[%])

V_2 : 검사 후 측정한 내쉰 가스 용적

C_2 : 검사 후 측정한 용기 내 질소농도

4. 기도저항검사

기도저항(air condition resistance)은 기도의 굵기에 반비례하며 폐기량이 크다는 것은 기도저항이 작다는 것을 의미한다. 기도저항의 크기는 폐의 말초부위보단 상부 기관지의 병변에 의해 크게 영향을 받는다. 기도 입구부의 압력과 폐포 내의 압력의 차이를 기류속도의 비율이며 기도 입구부와 폐포 간의 기도의 점성저항을 의미한다.

① 노력성 호기유량의 측정에 의해 폐쇄성 폐질환의 진단과 장애 정도를 진단하는 것에 비해 더욱더 정확한 측정과 좋은 정보를 제공해 준다.

② 환자를 그림 1-148과 같이 밀폐된 체적기록기 안에 앉게 한 후 호흡은 체적기록기 밖으로 내쉬는 것이 아니라 기록기 안에서 빠르고 얕은 숨을 쉬게 한다.

③ 구강에서의 공기 유량변화와 체적기록기 안의 압력변화를 동시에 측정한 후 기록한다. 그 다음 마우스피스를 닫은 후 호흡을 시켜 체적기록기 안의 압력과 구강압의 압력변화를 동시에 측정하여 두 요소 상호간의 상관관계를 이용하면 공기 유량변화에 따른 구강압, 즉 폐포압의 변화에서 기도저항을 계산할 수 있다.

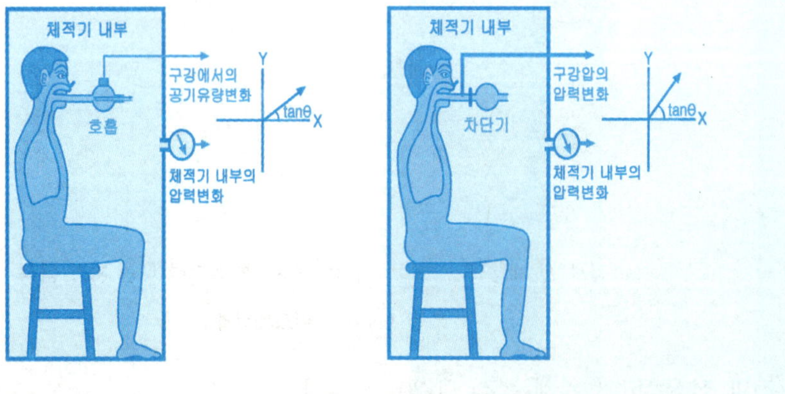

(a) 체적기 내부에서 호흡

(b) 체적기 내부에서 호흡차단 시 압력변화로 인한 tanθ 상승

그림 1-148 • 기도저항 측정법

④ 기도저항 측정의 체적변동기록기법(plethysmograph method) : 가장 정확하고, 대부분의 피검자들에게 수용 가능하며(acceptable), 흉곽내 폐용적이 동시에 측정 가능하여 임상적으로 널리 쓰이고 있다. 헐떡임(panting) 방법이 정상호흡(normal breathing) 시 측정보다 선호된다.

⑤ 기도저항 측정의 체적변동기록방법

㉠ 피검자가 일정 용적의 체적기록기 안에 앉아 있으면 기록기 내 압력은 호흡주기에 따라 변동한다. 압력의 변동은 흉곽안과 흉곽밖 사이의 기도저항에 의한다.

㉡ 흡기 시 : 흉곽의 확장은 폐포 내 압력은 하락, 기록기 내 압력은 상승한다.

㉢ 호기 시 : 흉곽의 압축으로 폐포압은 상승하며 기록기 내 압력보다 커진다.

㉣ 기록기 내 압력은 폐포 내 압력에 역비례하며 기도저항 계산을 위한 폐포압력 대신 기록기 내 압력으로 이용 가능하다.

5. 폐탄성검사

폐탄성(pulmonary elasticity)은 폐의 탄력성을 나타내며 그 의미는 경폐압력의 변화량에 따른 폐용적의 변화량은 식 (1-21)과 같고 P_m은 구강압, P_o는 식도압, ΔV는 폐용적 변화량이다.

$$\text{경폐압(구강압과 식도압의 차)} = \Delta P = P_m - P_o \tag{1-21}$$

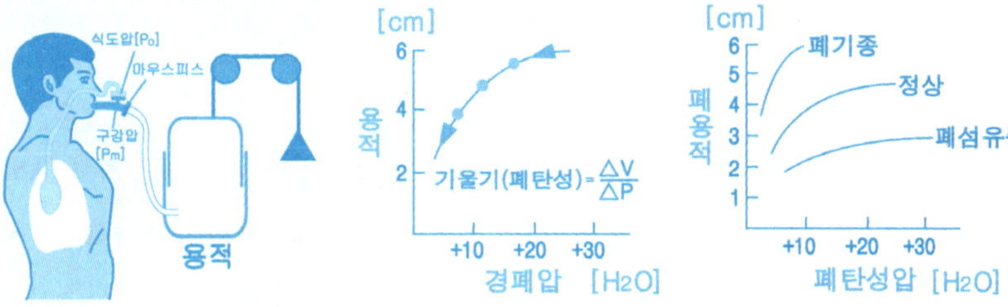

(a) 폐탄성 측정 (b) 경폐압 (c) 폐탄성압

그림 1-149 • 폐탄성의 측정과 질환별 경폐압의 용적곡선

① 식도 내에 그림 1-149(a)와 같이 작은 고무풍선을 삽입하고 총폐용량까지 흡입시킨 후 숨을 서서히 내쉬면서 의도적으로 약간의 간격을 두고 마우스피스를 막아 공기의 흐름을 차단시킬 때마다 식도압과 구강압의 차이(경폐압)를 측정하고 동시에 폐용적을 측정하여 경폐압 변화에 따른 폐용적 변화곡선은 식 (1-22)와 같고, ΔV는 폐용적, ΔP는 경폐압이다.

$$폐탄성 = \frac{\Delta V}{\Delta P} \tag{1-22}$$

② 질환별 경폐압 곡선을 그림 1-149(b), (c)와 같다. 정상곡선 위에 위치하며 기울기가 큰 것은 폐기종이며, 정상곡선 아래에 있으면서 기울기가 완만한 경우는 폐섬유증을 나타낸다. 폐기종은 폐의 탄성력이 저하되어 폐의 과팽창이 일어나 기능적 잔기량이 증가되는 질환이며, 그 반대인 폐섬유증은 폐의 탄성력이 증가되어 폐의 과수축으로 인해 기능적 잔기량이 감소되는 질환이다.

6. 폐기능검사의 목적

폐기능검사는 다음과 같은 상황에 대하여 매우 유용한 검사법이다.

① 호흡곤란을 겪는 환자에 대한 1차적인 검사이며 폐질환 여부를 진단한다.

② 환자에게서 그 질환의 경중도를 판단하는 데 사용된다.

③ 환자에 대한 치료방법의 선택과 치료 후에 경과를 판단하거나 수술 전 위험여부를 판단하는 데 사용된다.

④ 열악한 근로여건과 작업 등으로 인해 환자에게 호흡장애가 초래되었는지 판단한다.

7. 폐기능검사 관련 장비

(1) 진단 폐활량계

피검자가 표준화된 방식으로 호흡하는 동안 입을 통해 드나드는 기류(호흡기체의 유량, 즉 단위시간당 호흡하는 공기의 용적)신호를 시간의 함수로 연속 측정하여 컴퓨터 장치에 축적한 후 기류 데이터를 분석하여 제반 진단매개변수(1~30종)와 그래프(2종)를 산출하는 폐활량검사를 수행하는 전자 의료기기로써 모든 호흡기 관련 질환자가 의무적으로 수행해야 하는 검사용 장비이다. 특히 천식(asthma)과 같은 만성호흡질환의 경우 매일 오전, 오후에 집에서 스스로 행하여 최대호식기류(PEF)를 누적 · 관리해야 한다.

진단폐활량계(spirometry)는 일반 신체검사나 산업공해 평가를 위해서도 광범위하게 사용되는 의료기기로써 최근에는 환자 개인이 휴대하며 간편하게 자가 검사를 수행할 수 있는 형태로 개발되고 있다. 환경오염에 따라 선진국형 만성호흡기 질환자가 급증하고 있어 환자 개인이나 나아가 흡연자들의 활용도도 증가하고 있다(그림 1-150).

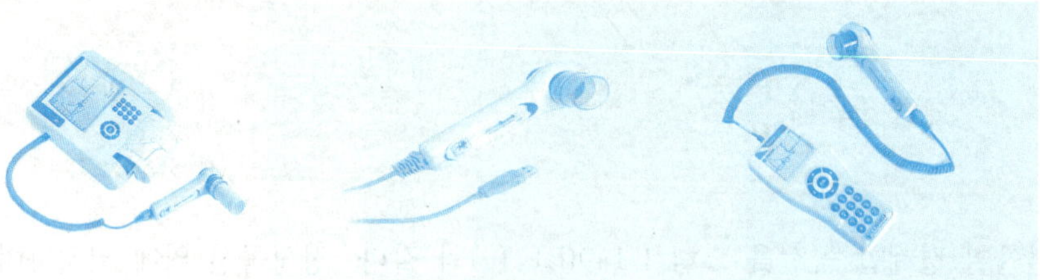

그림 1-150 • 폐활량계

(2) 가스 분석기

가스 분석기(gas analyzer)는 질소(N_2)를 이용한 기능적 잔기량 측정과 이산화탄소(CO_2)를 이용한 폐확산능 측정에 이용된다(그림 1-151).

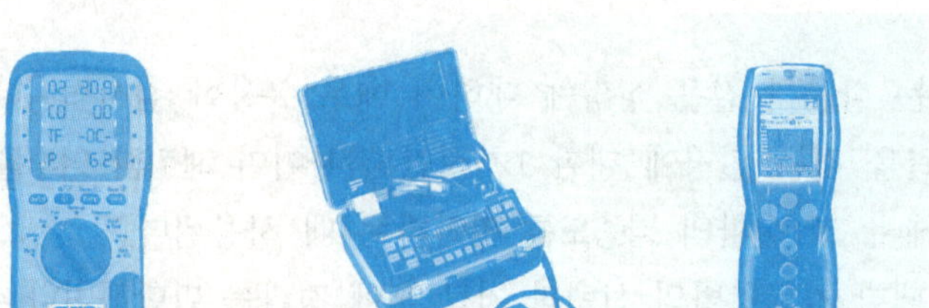

그림 1-151 • 가스 분석기

(3) 산소포화농도측정기

산소포화농도측정기(pulse oximeter)는 광의 흡수에 관한 Beer의 법칙을 이용한 장비로써 펄스 옥시미터는 동맥혈액의 산소분압이나 농도를 직접 측정하는 기구는 아니고, 광원과 센서 사이에 있는 박동성 동맥혈관의 팽창과 수축에 따라서 감지되는 광량이 산소헤모글로빈과 환원헤모글로빈의 흡수도에 의해서 좌우되는 성질을 이용하여 비침습적 방법으로 계속해서 동맥혈액의 산소포화도를 측정할 수 있도록 고안된 장치이다(그림 1-152).

① 많은 연구결과 맥박산소계측기에 나타나는 산소포화도(SpO_2)는 실제로 측정한 동맥혈액의 산소포화도와 거의 일치하는 것으로 알려져 있어 정확성은 매우 좋다.

② O_2 Care는 소형 혈중산소농도측정기로서 핸드폰 크기와 비슷한 옥시미터는 휴대용으로 간편하게 착용하여 사용할 수 있도록 만들어져 있어 환자가 이동 중에도 쉽게 측정할 수 있고 사용법이 간단하고 장시간 연속 측정이 가능하며 매우 가볍다.

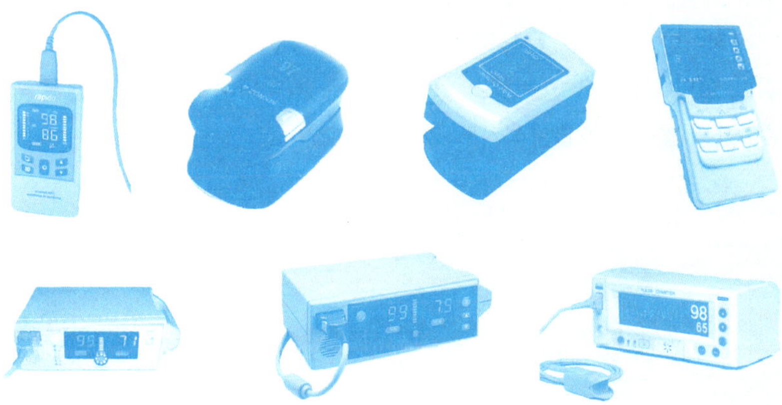

그림 1-152 • 산소포화농도측정기

(4) 폐기능측정기

상대적인 호흡운동은 호흡에 따라서 같이 변화하는 신체부분의 물리적 변화나 콧구멍을 통과하는 공기흐름을 조사하여 검출한다. 폐기능측정기(spirometer)에서 절대값은 필요하지 않으므로 피검자에 장착하는 트랜스듀서도 간단한 것이 쓰이며, 단순히 호흡운동을 검사하는 기기는 뉴모그래프(pneumograph), 시간에 따라 호흡운동을 기록한 것을 뉴모그램(pneumogram)이라고 하고 호흡운동의 측정(폐기능측정)기라고도 한다(그림 1-153).

폐기능측정에 이용되는 기기로서 폐기능측정기는 천식, 만성폐색성폐질환(Chronic Obstructive Pulmonary Disease : COPD) 등 호흡기 질환의 검사에 도움을 주는 진단장비로 조작이 간편하고 3분 이내에 검사가 완료되는 편리한 진단기기이다.

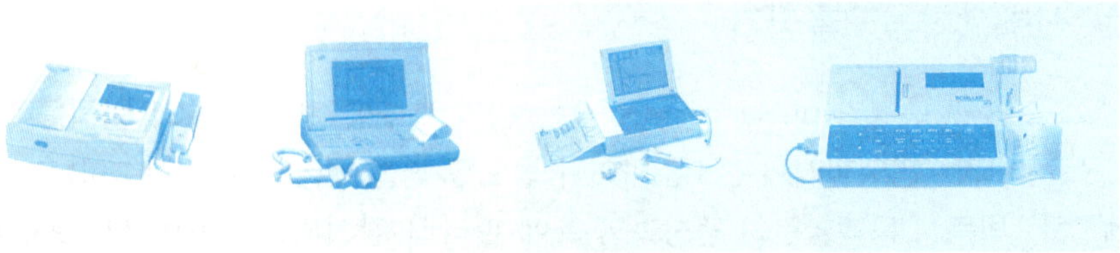

그림 1-153 • 폐기능측정기

(5) 호흡분석 레이저광

조만간 레이저를 이용하여 호흡에 섞인 분자를 검출하는 광학분광법의 도움을 받아 천식이나 암과 같은 질병을 진단할 수 있을 것이다. 공동강화 직접 광학주파수 빛 분광법이라는 기술을 더욱 민감하고 더 큰 스펙트럼(spectrum) 대역폭으로 향상시켰다고 미국 연구진이 주장했다(그림 1-154).

채혈이나 소변 등을 통한 시료채취 및 분석에 비해 호흡분석은 간편하고 통증이 없다는 점에서 매력적이다. 궤양과 낭성섬유증 등의 임상분야에 가능성을 보여왔던 호흡분석은 당뇨진단을 위한 혈당측정에도 가능성이 있을 것으로 기대되고 있으며, 대장균 박테리아와 결핵을 진단할 수 있는 휴대용 호흡분석기도 개발되었다.

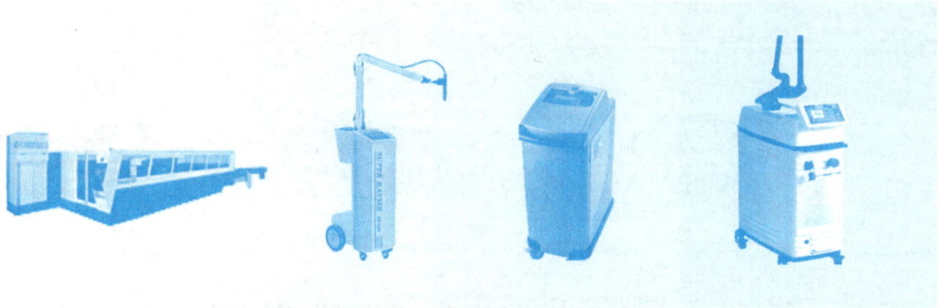

그림 1-154 • 호흡분석 레이저광

① 기존의 호흡분석 방식은 호흡시료의 농축이 필요해 절차가 까다롭고 시간이 걸리지만, 광학분광법 방식은 절차가 간단하기 때문에 즉석 호흡분석이 가능한 장점이 있으며, 협대역 레이저 광원을 이용하여 사람의 호흡에서 메틸아민의 양을 측정하는 장치가 스위스에서 고안되기도 했다. 그러나 OFC 기술을 이용하면 더 다양한 분자들을 검출할 수 있다.

② OFC(Oxygen Free Copper) 기술은 모드 잠금 레이저를 이용하여 넓은 스펙트럼 범위를 만든다. 단일 주파수 레이저 시스템과는 달리 주파수 빛은 수많은 여러 가지 분자들을 동시에 검출할 수 있다. 더군다나 개별분자들을 구별하는데 더 우수하여 더욱 신속하게 검출하며 비교적 저렴하기 때문에 질량분광계보다 뛰어나다.

③ 주파수 빛을 이용한다는 생각이 새로운 것은 아니지만, 이용자 친화적인 모드 잠금 펨

토초 광섬유 레이저를 이용할 수 있게 된 덕분에 최근 확대되고 있다. 이 레이저는 현재 사용자의 조정없이도 연속으로 동작이 가능한 견고한 주파수 빛을 발생시키는데 사용될 수 있다.

④ 100[fs] 펄스들을 발생하며 1.5~1.7[μm] 사이의 스펙트럼으로 동작하는 모드 잠금 이터븀(Ytterbium) 첨가 광섬유 레이저를 사용한다. 이 펄스들을 광학 향상 공동 속으로 결합시키고 VIPA(Virtually Imaged Phased Array) 검출기를 이용함으로써 800[MHz]라는 높은 스펙트럼 분해능이 달성된다. 이렇게 독특한 광학 부품조합으로 넓은 스펙트럼 영역, 높은 감도, 높은 분해능이 제공되어 복잡한 가스 시료들을 분석한다.

⑤ 레이저광 펄스는 광학 공동 속으로 발사되며 공동에는 호흡시료가 들어 있다. 레이저빔은 공동 내에서 앞뒤로 반사되어 전체 부피의 시료를 조사할 수 있다. 이것은 광-분자 상호작용 시간을 증가시키고, 그 결과 감도가 증가된다. 공동 속으로 들어간 빛과 나온 빛을 비교함으로써 어떤 주파수의 빛이 얼마나 흡수되었는지를 알 수 있다.

⑥ 공동으로부터 전송된 빛은 2차원 패턴으로 분산되며 분광계에 의해 카메라로 비춰진다. 기록된 스펙트럼과 미리 알고 있는 분자 스펙트럼들을 컴퓨터 데이터베이스와 소프트웨어를 통해 비교하여 가스 시료 속에 포함된 개별분자들의 양을 결정한다. 호흡 분석을 통한 질병진단 외에도 이 방식은 대기의 온실가스 감시, 기후연구를 위한 빙핵 시료분석, 그리고 반도체 제조에 사용되는 가스 속의 불순물 검출과 같은 분야에도 유용할 것이다.

⑦ 향후 임상시험이 수행될 것으로 연구팀은 기대하고 있으며, 새로운 레이저 시스템, 새로운 형태의 광학 공동 및 전송된 빛을 검출할 새로운 방법을 연구할 계획이다. 수백 혹은 수천 개의 서로 다른 주파수 성분으로 이루어져 있는 OFC(Oxygen Free Copper)는 차세대 광학 원자시계와 같이 높은 정밀도의 파장측정이 필요한 계측분야에 널리 사용되고 있다.

⑧ 최근 독일 연구팀은 75[μm] 직경의 유리 마이크로 환상체를 이용하여 100[GHz] 이상의 반복률과 10~17 이상의 정밀도를 가진 주파수 빛을 발생시키기도 했다. 모드 잠금 펨토초(Femto second) 광섬유 레이저를 사용했지만, 이와 같은 초소형 주파수 빛 발생기와 결합된다면 휴대용 호흡분석기로도 제작될 수 있다.

(6) 호흡측정기

호흡기(spirometer)는 19세기 중엽부터 폐기능 검사기구로 이용되고 왔는데 주로 폐용적 변화를 측정한다. 수봉(Water-seal)형과 건식조건(dry-rolling-seal)형이 있으며 현재는 전자장치로 있는 Pneumotach를 이용하여 호기류 속도와 호기용적을 측정하고 대부분 컴퓨터 체계로 되어 있다(그림 1-155).

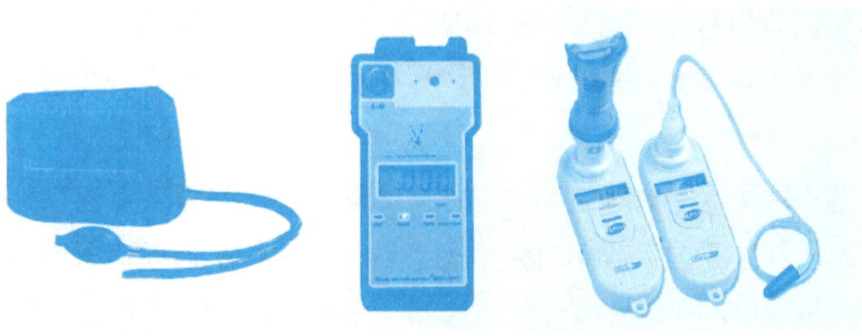

그림 1-155 • 호흡측정기

(7) 흉부가스용적

흉부가스용적(body plenthysmography : 기능적 잔기량), 기도저항, 폐의 탄성도를 측정하는 기구인데 대학병원 등 일부 특수 진료소에서 이용되고 있다.

12 혈압계

혈압계(sphygmomanometer)는 혈압을 측정하는 기기로 맥압계(脈壓計)라고도 한다. 측정법에는 직접법과 간접법이 있는데, 직접법은 동물실험용으로서, 경동맥 등에 카테터라고 하는 가는 관을 직접 삽입하고 압력계에 연결하여 측정한다. 직접법은 혈관 속에 카테터를 삽입하고 압력계를 접속하여 혈압을 측정하는 정밀한 방법으로 심장 카테터법과 함께 보급되어 순환기 계통의 전문적 검사에 사용하고 있다. 직접법의 압력계로는 압력을 막으로 받아 막의 미소한 편위를 스트레인게이지(저항선 변형계) 등으로 검출하여 전기신호로 바꾸는 것과 카테터가 압력측정에 영향을 미쳐 주파수 특성을 열화시키는 것을 막기 위해 그 앞 끝에 작은 압력변환기를 부착한 것 등이 있으며, 일반적인 진료용 또는 가정용 혈압계이다.

대표적인 혈압계로 수은기압계를 사용하는 리바로치(Riva-Rocci)형 혈압계, 아네로이드 압력계를 사용하는 타이코스(Tycos)형 혈압계가 있다. 사용방법은 압박대를 감은 팔과 상완동맥을 압박하고 압박을 서서히 풀면 동맥의 혈류가 재개되며, 이때 청진기를 주와부에 대면 코로트코프음(Korotkov's sounds)이 들린다. 코로트코프음 소리가 들리기 시작할 때가 최고(수축기)혈압이고, 사라질 때가 최저(확장기)혈압이다.

간접법은 인체용으로서, 보통은 이것을 가리킨다. 수은기압계를 사용하는 리바로치형 혈압계와 아네로이드 기압계를 사용하는 타이코스형 혈압계가 대표적인 것인데, 자기용의 혈압계(recklinghausen 형) 등도 있다. 모두 기압계와 압박대(Manschette) 및 송기구로 되어 있다.

압박대는 너비 약 12[cm]의 평평한 고무주머니가 붙은 띠이며 가죽 또는 주크제로 되어 있다. 공기를 송입함으로써 고무주머니는 부풀어 오르지만 띠는 늘어나지 않으므로 안쪽만 부풀어서 압박하게 된다. 이것을 위팔 부위에 감고, 송기구로 충분히 공기를 보내면 상완동맥이 압박되는데, 이때 혈류를 변화 또는 저지하는 압력을 기압계로 읽는다.

압박대에는 대퇴부용 큰 것과 소아용 작은 것이 있는데, 쥐와 같이 작은 실험동물의 혈압 간접측정에는 꼬리 기부(基部)를 작은 압박대로 압박하여 꼬리 끝 박동을 검출한다. 또한 전자혈압계는 압박대에 부착한 마이크로폰으로 코로트코프음의 시작과 소실 때의 압력을 보통 디지털로 표시하는데, 소형 모터를 사용한 펌프로 송기와 배기가 자동적으로 작동되어 혈관음을 쉽게 측정할 수 있다. 측정내용에는 수축기혈압, 이완기혈압, 맥박이 있다(그림 1-156).

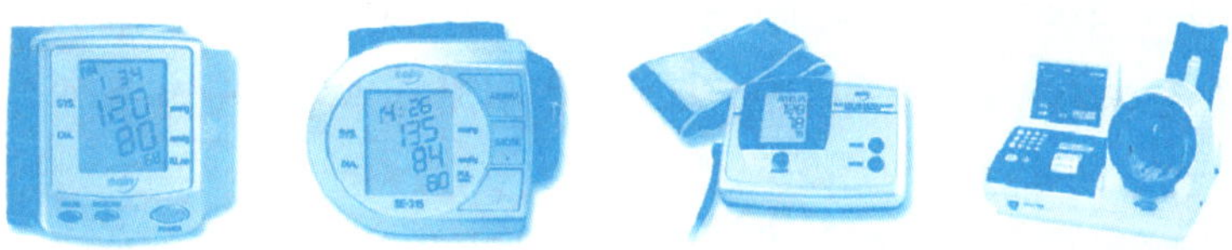

그림 1-156 • 혈압계

1. 직접측정(관혈적 측정)

혈압의 직접측정은 혈관 안에 카테터[**](catheter)를 입관하여 혈압을 측정하는 방법이다. 카테터의 바깥쪽에 수은주를 바로 연결하면 즉시 읽을 수 있지만, 이것은 측정 시스템의 관성이 커서 혈압파형에 왜곡을 만들 수 있다. 그러므로 여러 종류의 트랜스듀서가 개발되어 사용된다. 주로 사용되는 압전기 트랜스듀서는 가변정전용량, 가변유도용량, 선형가변차동변압기, 광전기, 스트레인게이지, 그리고 반도체 소자 등이 있다.

(1) 직접측정의 혈압파형

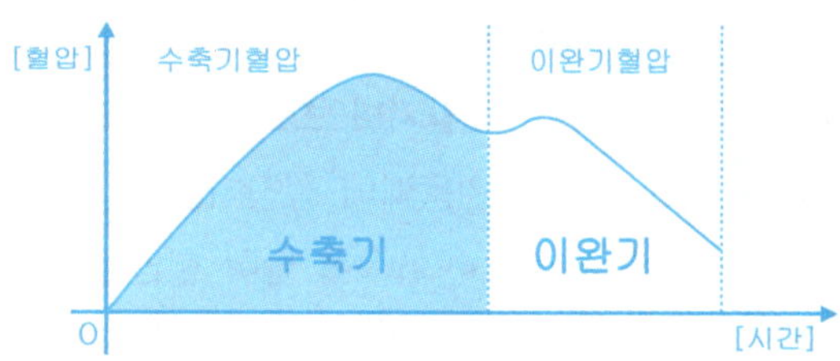

그림 1-157 • 직접측정의 혈압파형

[**] 카테터 : 외과에서 주로 사용되는 의료기구로 혈관이나 신체장기 속에 삽입하여 그 내용물을 배출하거나 약제 등을 투입할 때 쓰이는 튜브로 폴리에틸렌 재질로 만들어졌다.

(2) 직접측정의 장 · 단점

① 장점 : 정확한 혈압을 측정할 수 있다. 이러한 직접측정은 수은혈압계 등을 통해 압력 센서를 혈관 내에 삽입시켜 최대한 심장 가까이에서 측정하므로 그래프와 같이 정확한 혈압을 측정할 수 있게 된다(그림 1-157).

② 단점 : 피부를 절개하여 카테터를 인체에 삽입하기 때문에 피검자에게 고통과 불안함을 주게 된다.

(3) 직접측정의 적용

① 쇼크나 출혈 등으로 인해 간접측정법으로는 동맥혈압을 측정하기가 어려운 경우이다.

② 심혈관계가 불안정하여 지속적으로 동맥혈압의 감시가 필요한 경우이다.

③ 혈액가스 분석 및 기타 혈액검사를 시행하기 위해 동맥혈액을 자주 채취할 필요가 있는 경우에 많이 이용된다.

④ 직접 동맥혈압을 측정하기 위해 카테터를 삽입할 수 있는 동맥으로는 요골, 상완골, 액와, 족배, 대퇴동맥 등이 있으며, 이 중 요골동맥과 족배동맥을 많이 이용한다.

2. 간접측정(비관혈적 측정)

요즘은 비관혈적인 방법의 혈압측정을 많이 이용한다. 간접 혈압측정법은 사지 또는 하지의 동맥을 기낭(pneumatic bladder)으로 감싼 후 압력을 가하여 혈류를 차단한 다음 기낭의 압력을 서서히 낮춤으로써 혈류가 재개될 때 혈액의 와류에 의해서 일어나는 소리를 청진기로 듣고 동맥폐쇄 압력을 측정하는 방법이다.

(1) 촉진법 및 청진법

① 촉진법 : 요골* 동맥의 맥을 촉진하면서 맥이 끊길 때까지 일단 가압대 압을 높인 후 커프압을 천천히 떨어뜨리다 끊겼던 맥이 출현한 점에서 수은주 높이를 찾아 최고혈압으로 정하는 방법이다. 최고혈압은 측정할 수 있지만 최저혈압을 측정할 수 없는 단점이 있다.

② 청진법 : 상완부에 감은 커프 아래 상완동맥에 청진기를 대고, 커프에 의한 혈관압박에 따라 생기는 코르트코프음** (Korotkoff sound)을 들어 혈압을 측정하는 방법이다. 처음 청진되는 1기와 갑자기 작아지는 4기, 그리고 아주 없어지는 5기의 압력을 확인한다.

---

* 요골 : 아래팔 뼈를 이루는 두 개의 뼈 중 바깥쪽에 있는 삼각기둥 모양의 뼈이다.

** 코르트코프음 : 커프를 사용하여 혈액이 혈관벽에 부딪쳐서 발생되는 혈관음을 청진기를 통하여 들을 수 있는 소리이다.

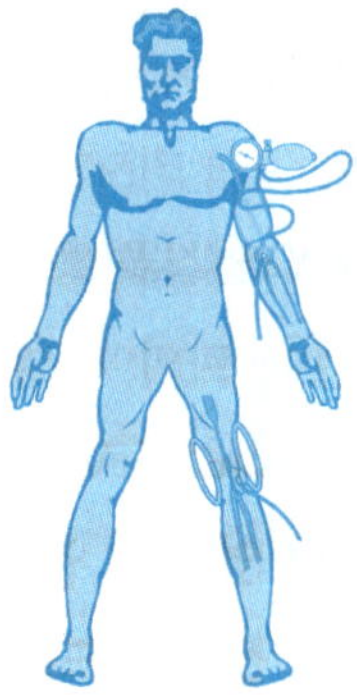

그림 1-158 • 청진법에 의한 혈압측정

이로 청진법은 최고 · 최저혈압을 모두 측정할 수 있다. 그림 1-158과 같이 청진법에 의해 혈압을 측정한다.

낮은 주파수의 코르트코프음을 사람이 청취해야 하므로, 주변의 소음에 의해 오차가 생길 수 있으며 측정하는 사람마다 혈압이 다를 수 있는 단점이 있다. 이러한 청진법에 사용되는 측정기의 혈압계 기기는 그림 1-159와 같다.

(a) 수은혈압계 (b) 일반혈압계

그림 1-159 • 수은혈압계와 일반혈압계 실물사진

(2) 오실로메트릭 방식

오실로메트릭(oscillometric) 측정방법은 청진법의 단점인 외부의 소음에 영향을 받지 않고 커프만 장착하므로 구조가 단순하여 장착이 자유롭고 쉬우므로 가정이나 병원에서 가장 일반적으로 사용되고 있다.

① 오실로메트릭은 동맥혈관에 혈액의 흐름이 없어질 때까지 커프에 공기를 가압한 후 서서히 압력을 낮추면 압박된 혈관 내로 생긴 공간 속으로 혈액이 흐르기 시작하면서 맥박이 뛰며 진동이 발생하게 되는데, 커프의 압력을 더 줄이면 혈관은 더욱 넓어지며 흐르는 혈액량은 더욱 많아지고 진동도 더 커지게 된다.

② 최대의 진동폭을 기록하며 커프의 압력이 더욱 낮아지면서 결국은 진동이 없어지게 되는데

이러한 심장의 박동과 동기한 혈관벽의 운동을 반영하는 커프압의 작은 진동을 측정하는 방식으로 사용하며 다른 구조들은 보편적인 일반 혈압계와 유사한 모양을 가졌다.

③ 일반적으로 진동이 급격히 증가했을 때의 커프압을 최고혈압이라고 하며 진동의 진폭 감소율이 갑자기 기울기를 변경시킬 때의 혈압을 최저혈압으로 한다(그림 1-160).

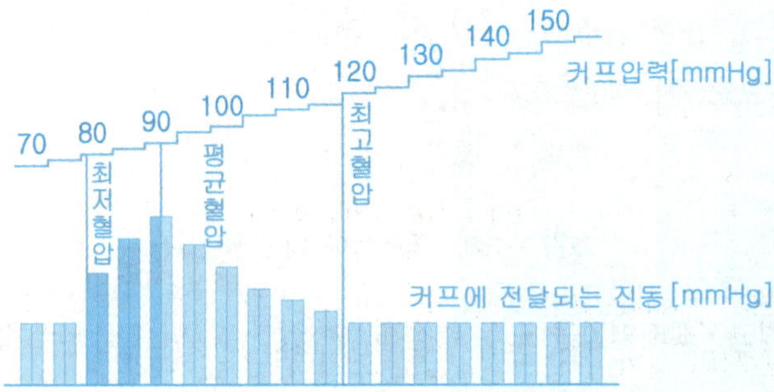

그림 1-160 • 오실로메트릭 방식 혈압계의 원리

④ 진동파형의 진폭 크기는 평균동맥압력(Mean Arterial Pressure : MAP)과 일치하는데 최고혈압과 최저혈압의 산술적인 평균이 아니라 일시적으로 측정된 혈압의 평균값이며 혈압의 시간평균을 의미한다. 또한 이 값은 컴퓨터화한 혈압 측정장치를 통해서 측정할 수 있고 식 (1-23)과 같다.

$$\text{평균동맥압[mmHg]} = \text{최저혈압} + \frac{\text{최고혈압} - \text{최저혈압}}{3} \qquad (1\text{-}23)$$

⑤ 평균동맥압은 최고혈압보다는 최저혈압과 더욱 가깝기 때문이며 실제로 평균동맥압의 40[%]는 최고혈압에 의해 나머지 평균동맥압의 60[%]는 최저혈압에 의해서 각각 결정되고 있다. 또한 나이가 들수록 평균동맥압은 최저혈압에 더욱 가까워지게 된다.

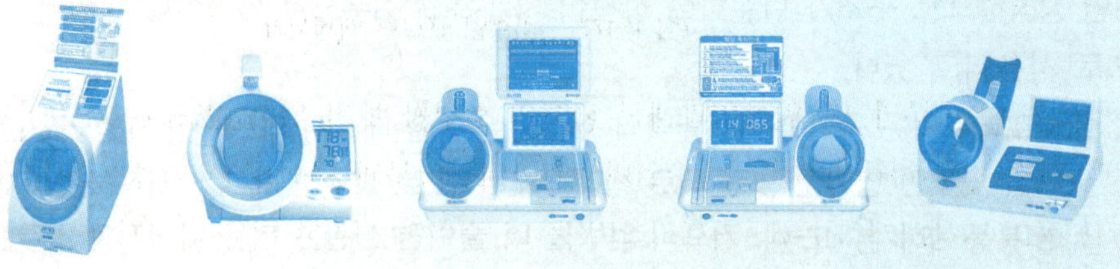

그림 1-161 • 병원용 오실로메트릭 혈압계

⑥ 우리가 일반적으로 사용하고 있는 전자식 혈압계의 모든 제어는 마이크로프로세서(microprocessor)에 의해서 통제하며 주기적으로 커프를 팽창시켰다가 서서히 수축하도록 설계되었고 압력 센서는 정적인 압력값을 판독하기보다는 압력변이를 최대화할 수 있도록 설계되어 혈압을 자동 측정하도록 한다.

⑦ 전자식 혈압계는 그림 1-161과 같이 병원에서 사용하는 것과 혈압의 심각한 장애가 있을 경우 그림 1-162와 같은 휴대용 혈압계를 소지하고 다니며 수시로 혈압을 측정하는 휴대용 혈압계가 있다.

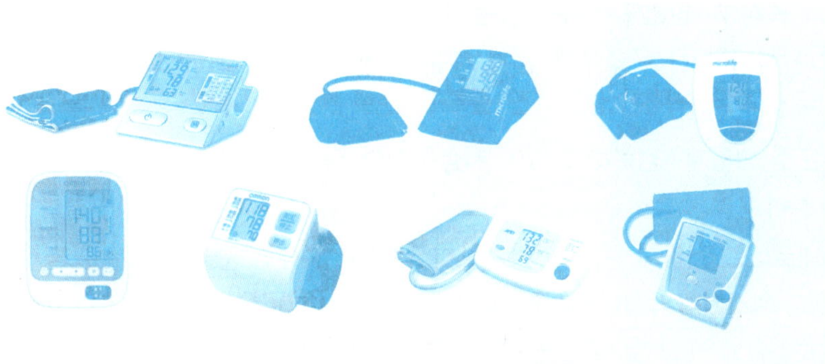

그림 1-162 • 휴대용 오실로메트릭 혈압계

(3) 압력혈압계

혈압계(tonometer : 안압계)의 기본원리는 그림 1-163과 같이 압력을 받고 있는 혈관이나 기관이 외부물체에 의해 부분적으로 움푹 들어갈 경우, 이 혈관이나 기관의 벽에 작용하는 원주 방향의 내력*(응력)은 제거되고, 혈관 내부와 외부의 압력이 같아진다는 것을 이용하여 측정하는 방법이고 이런 방법은 안압**의 측정에 주로 이용되며 동맥압의 측정에도 이용된다.

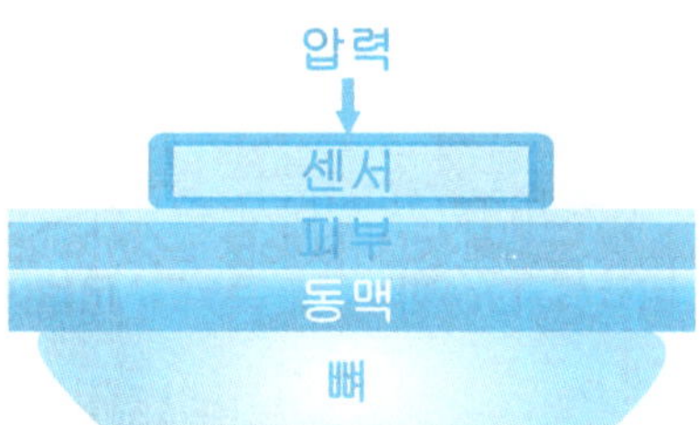

그림 1-163 • 압력 혈압계의 측정방법

---

* 내력 : 물체가 외부로부터 힘을 받았을 때 물체 안에 생기는 반작용의 힘, 응력이다.

** 안압 : 각막과 공막에 싸인 안구 내막의 압력이다.

(4) 초음파 감지법

청진기로 들리는 코르트코프음 대신 초음파 감지(doppler method)기를 이용하여 동맥벽의 운동을 탐지하고 혈압을 측정하는 방법이다.

3. 혈압계의 종류

혈압계는 수은주혈압계, 아네로이드(aneroid) 혈압계, 디지털 혈압계가 있으며, 측정의 정확성과 반복 측정 시 일치도가 높은 것은 수은주혈압계이며, 아네로이드 및 디지털 혈압계는 실제 혈압과 차이가 나는 경우가 많기 때문에 정기적으로 수은주혈압계와 비교하여 정확성을 점검할 필요가 있다.

① 수은주 혈압계 : 정확하고 값이 저렴하지만 측정하는데 기술이 요구되고 휴대가 불편한 단점이 있다.

② 아네로이드 혈압계 : 수은혈압계보다 이용과 휴대가 편리하나 정확도가 떨어지고, 어느 정도 측정기술이 요구된다.

③ 자동혈압계 : 디지털 혈압계라고도 하며, 자동혈압계는 청진법을 자동적으로 행하도록 커프압을 제어하고, 코르트코프음의 확인과 식별을 자동화한 기기로써 비관혈식 자동혈압계는 상완부에 청진기 대신에 마이크로폰이나 다른 변환소자를 장착하여 코르트코프음을 전기신호로 변환시켜 자동으로 혈압을 측정한다. 손쉽게 혈압을 측정할 수 있으나 수은주혈압계에 비해 정확도가 떨어진다.
측정기가 미묘한 코르트코프음의 발생이나 소멸 등을 측정하기 어렵고, 일부 디지털 혈압계에서는 코르트코프음을 이용하지 않고 오실로미터를 이용하여 혈압을 측정하므로 양방법 간의 차이를 비교하여 정확성에 대한 점검이 필요하다.

4. 혈압계의 구조

① 압박대(occlusive cuff) : 공기주머니가 있어서 외부에서 압력을 가할 경우 부풀어 올라 상완을 압박하게 된다. 커프는 나이와 팔의 굵기에 따라 적절히 선택하여야 한다.

② 고무구(inflation deflation bulb) : 외부에서 공기주머니로 압력을 넣는 펌프 역할을 하며, 고무관 안에서 협착이 일어나지 않도록 항상 팽팽하게 보관하여야 한다.

③ 압력계(pressure manometer) : 압력을 미터나 숫자판으로 나타낸다.

④ 압력조절 밸브(pressure control valve) : 압력조절기능을 한다.

5. 혈압계의 장 · 단점

(1) 아날로그형 혈압계의 장 · 단점

① 장점 : 경제적이며 이동이 간편하고 디지털형보다 정확한 혈압측정이 가능하며, 측정하는 데 기술이 요구되나 숙련된 사람은 혈압을 측정하기가 용이하다.

② 단점 : 사용상 부주의에 의한 부정확한 측정 가능성이 있고 자율적인 측정 및 청진기를 사용함에 따라 청력이 약한 사람들은 이용하기 불편하다.

(2) 디지털 혈압계(전자혈압계)의 장 · 단점

① 장점 : 청진기가 필요 없어 청력에 장애가 있는 사람도 쉽게 혈압측정이 가능하고 에러 표시기능으로 인해 혈압의 오차측정 예방이 가능하다. 또한, 스스로 혈압측정이 가능하며, 디지털(숫자) 표시로 인한 개인오차를 줄여준다.

② 단점 : 측정 시 환자의 움직임이나 심장박동이 불규칙한 사람의 혈압은 부정확하고 건전지 이용에 따른 불편함이 있다.

6. 혈압에 영향을 미치는 요인

혈압은 하루에도 여러 번 변화하며 사람의 건강상태, 외적 변화 등에 따라 달라진다.

(1) 혈압에 영향을 미치는 외적 요인

① 운동 : 신체적 노동이나 운동을 할 경우 혈압은 올라가고 안정하면 내려간다.

② 정신적 스트레스 : 각성상태나 스트레스, 불안, 공포, 화를 낼 경우 혈압은 올라간다.

③ 온도 · 습도변화 : 겨울, 낮은 기온, 낮은 기압, 냉탕 등은 혈압이 올라가고 최고혈압의 차가 더욱 크다.

④ 하루 동안의 변동 : 혈압은 아침과 저녁에 10～30[mmHg] 정도의 혈압 차이를 보이고, 아침(최저) → 점심(최고) → 오후(하강) → 저녁(재상승) → 취침(최저) 혈압의 양상을 보인다.

⑤ 음식 : 술, 담배, 커피 등 카페인 함유음식이나 염분섭취량 증가는 혈압을 올린다.

⑥ 동통 : 통증이 있으면 혈압이 올라가지만 지속적인 통증에는 오히려 혈압이 내려간다.

⑦ 나이 : 중년 이후 혈관의 탄력성이 떨어지기 때문에 혈압의 급상승의 원인이 된다.

⑧ 성별 : 20～40세 사이에서는 남자의 혈압이 여자의 혈압보다 다소 높고, 50～60세 사이인 경우 여자가 남자보다 다소 높다.

⑨ 혈압측정 중 말을 하게 되면 이완기혈압이 상승할 수 있다.

⑩ 커프를 너무 느슨하게 감거나 폭이 좁은 커프 사용 시 혈압은 높게 측정될 수 있다.

(2) 혈압에 영향을 미치는 내적 요인

혈관계 변화, 호흡성 변화(기관지 천식), 갑상선 호르몬의 변화 및 혈액의 점도, 장기 내 장애 발생, 발열 등이 있을 때 변화한다.

① 혈관저항 : 세동맥의 직경이 가늘수록 혈관저항이 증가하여 혈압은 높아진다.
② 혈류 : 혈관저항이 일정하더라도 심장에서 나가는 혈액량이 많아지면 혈압이 상승한다. 불안, 운동 시, 대동맥판 폐쇄부전증*의 경우 증가한다.
③ 혈액의 점도 : 혈액의 점도는 적혈구수, 혈중포도당이나 콜레스테롤의 농도에 비례하여 높아지고 점도가 높을수록 혈압이 높아진다.
④ 대동맥의 탄력성 : 혈관의 탄성이 떨어지거나 혈중 지질이 증가하면 혈압이 높아진다.

(3) 측정자세 및 위치에 따른 혈압의 차이

① 기본 측정자세는 앉아서 측정한다.
② 위쪽 팔일수록, 팔의 굵기가 굵을수록 더 높게 측정된다.
③ 팔의 위치가 심장보다 높으면 최고혈압이 낮게, 낮으면 높게 측정된다.
④ 좌, 우, 중 주로 사용하는 팔의 혈압이 5~10[mmHg] 정도 더 높다.
⑤ 옆으로 누워서 재는 경우 위쪽 팔의 혈압이 아래쪽 팔의 혈압보다 낮게 측정된다.
⑥ 수액을 주입하는 경우 반대쪽 팔을 이용하여 혈압을 측정한다.

7. 혈압의 분류

혈압의 분류는 표 1-19와 같다.

표 1-19 • 혈압의 분류

분 류	최고혈압	최저혈압
정상혈압	120 이하	80 이하
전고혈압	121~139	81~89
1단계 고혈압	140~159	90~99
2단계 고혈압	160 이상	100 이상

* 대동맥판 폐쇄부전증 : 루마티스열, 매독, 대동맥의 동맥경화증 등으로 심장의 대동맥판이 완전히 닫히지 않는 증상이다.

8. 정맥압의 측정

정맥의 혈압을 측정하는 것은 우측 심장이나 모세혈관의 기능을 진단하는 데 도움을 주며 모세혈관 내의 압력은 소정맥의 혈압보다 높지만 모세혈관 압력을 추정할 수 있게 해주는 역할을 한다. 또한 흉곽 내의 정맥압은 우심실의 이완기 혈류 유입압력을 결정하는 중요 요소이다.

① 중심정맥압 : 우심방이나 중심정맥에서 측정하는 것으로 피검자의 호흡에 따라 대기압을 중심으로 상하로 움직이게 되며 흉곽의 정맥압은 대기압보다 조금 높고 정맥압의 측정에서 기준점은 우심방으로 한다.

② 외과나 내과 환자 등에게 발생된 쇼크, 심장기능 이상, 과소혈증이나 과다혈증 상태 또는 순환장애 등의 경우에 사용되고 있는 치료방법이 적당한가를 판단하기 위해 보통 중심정맥압을 계속해서 감시한다.

③ 중심정맥압 : 심근의 기능에 대한 중요한 지표로 사용된다.

13 기타 진찰 · 진단용 기기

1. 동맥경화 진단기

동맥경화증(arteriosclerosis)은 동맥의 탄력이 떨어지고 동맥에 혈전 등이 생기거나 하는 등 기타의 이유로 동맥이 좁아지는 질병이다. 뇌혈관에 생기면 뇌졸중, 심장에 생기면 심근경색증, 협심증이 생기고, 동맥이 완전히 막히면 막힌 동맥이 혈액을 공급하는 신체 각 부위가 죽는 괴사가 발생하는 치명적인 질병이다. 다행히 많은 인체의 기관들이 한 동맥에서만 혈액을 공급받는 것이 아니라 다른 측부 혈관으로 혈액을 공급받기도 하므로 괴사에 안 빠질 수도 있지만

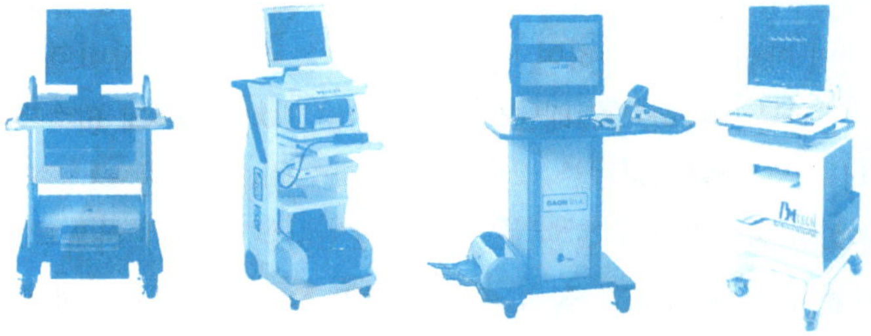

그림 1-164 • 동맥경화 진단기

대개는 치명적인 문제를 일으킨다. 동맥이 좁아지면 이 동맥이 공급하는 혈액이 가지 않는 부위는 창백, 통증, 무감각, 감각이상, 마비가 생길 수 있다. 동맥경화진단기는 그림 1-164와 같다.

2. 생체신호 원격측정기

생체신호를 측정할 때 피검사자인 환자를 침대에 뉘어놓고 유선인 전극, 트랜스듀서를 이용하여 생체신호를 측정하는 것이 일반적인 방법이지만 이는 계측장비에 대한 불안감, 생체활동의 제한 등으로 정확한 생체신호를 얻을 수 없다. 이러한 영향을 최소화하면서 생체신호를 원격측정하는 기술을 생체 텔레메트리(bio-telemetry)라고 한다.

① 전송매체로서 전파를 사용하는 전파 텔레메트리(radio telemetry)는 가장 많이 사용되고 있는 것이며 전송매체로 적외선을 사용한 적외선 텔레메트리, 초음파를 이용하는 초음파 텔레메트리가 있다.

② 홀터 모니터링, 휴대용 계측장치(ambulatory monitoring) 등의 기억 텔레메트리(storage telemetry), 체내에 이식하여 사용하는 임플란트(implant) 텔레메트리, 입으로 삼켜 소화기관 내의 검사나 연구에 사용되는 라디오 필(radio pill) 등 여러 가지가 연구 개발되고 있다.

3. 설진영상기기

혀의 색깔과 설태(혀에 낀 하얀 이물질)의 분포를 인식해 환자의 병증을 판별할 수 있는 기기(그림 1-165)이다.

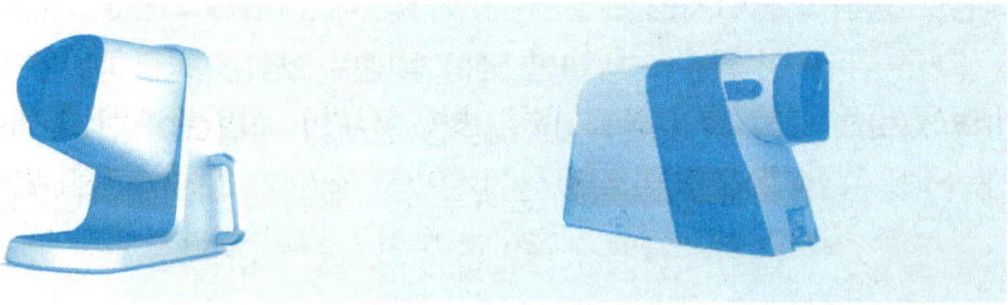

그림 1-165 • 설진영상기기

① 구취를 유발하는 가장 주요한 원인인 설태는 입안에서 떨어져 나온 세포나 섭취한 음식물의 찌꺼기, 각종 세균 및 침의 끈적이는 성분들이 뒤섞여 쌓여 있는 것으로, 이 가운데 세균이 설태 중의 다른 요소들과 어울려 역겨운 냄새를 만들어 내는 것이다.

② 설태가 쌓여 있는 정도를 정확히 평가하고, 치료 전후의 상태를 객관적으로 판정하는 것은 구취 치료과정에 매우 중요하다.

③ 구취환자의 원인을 확인하면서 혀의 색깔과 설태 등의 분포를 인식해 환자의 병증을 판단할 수 있다. 그 이후 분석기는 혀의 상태를 부위별로 분할한 뒤 설태와 설질(설태가 끼지 않은 부위)의 색깔과 표면상태 등의 특징을 인공지능으로 판독해 병증을 통보한다.

④ PC(Personal Computer)를 기반으로 디지털카메라가 장착된 인체인식장치를 통해 혀의 상태를 촬영하고 있으며 한의원이나 보건소 등에서 환자의 건강상태와 질환을 확인하는데 큰 도움이 될 것으로 기대하고 있다.

4. 스트레스 진단기

심박의 변이를 측정해 혈관의 탄력도, 동맥경화도, 심혈관기능과 자율신경 균형상태 등을 비교하여 스트레스를 진단하는 장비이다(그림 1-166).

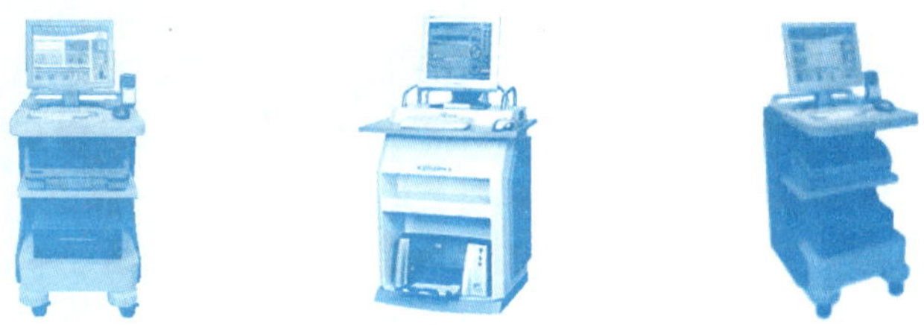

그림 1-166 • 스트레스 진단기

① 인체에 무해하고 비침습적인 검사 방식이며 혈관탄력도, 동맥경화도를 신속하고 정확하게 진단한다.

② 심혈관기능과 자율신경 균형상태를 동시에 검사할 수 있으며 쉽고 간편한 조작으로 누구나 쉽게 신속한 결과를 환자가 볼 수 있고, 강력한 DB(database)구축으로 환자관리 및 진단결과, 치료 전후 비교, 약물복용 후의 치료경과를 체계적으로 나온 결과를 읽을 수 있다.

③ 세계적으로 활발한 논의와 연구로 인해 적용 범위가 확대되고 있으며 내적, 외적인 환경요인에 의하여 미세하게 변화하는 자율신경계의 활동을 정량적으로 분석함으로써 스트레스에 대한 인체의 반응을 가시화하고, 현재의 건강상태 및 정신 생리학적 안정상태를 확인할 수 있는 장비이며 우수한 재현성을 제공한다.

④ 주로 사용하는 기관은 병원(신경정신과, 신경외과, 신경과, 내과, 가정의학과 등), 한의원이나 종합검진실, 건강관리센터, 보건소에서 많이 쓰고 있다. 긴장성 두통, 편두통 우울증, 당뇨, 과민성 대장증후군, 무기력증 같은 질병을 판단할 수도 있다.

⑤ 자율신경 균형도 검사를 통해 시간에 따른 주기적인 심박동의 미세한 변화와 심박변이도(Heart Rate Variability : HRV)를 모니터상에 출력을 하여 자율신경계 균형도 또는 활성도의 확인, 스트레스 관련 질환의 발병 위험도 예측과 심장에 대한 발병 위험도 예측, 질병

에 대한 저항능력의 평가, 우울증, 불안, 공항장애 등과 같은 신경증의 진단과 학습 및 집중력장애 등으로 인한 학습능력평가를 내릴 수 있다.

5. 안면 색 영상진단기기

한의학에서 얼굴에 나타나는 생리상태와 체질특성에 따라 몸의 건강상태를 진단하는 것을 재현한 것으로 디지털 영상기기로 촬영한 얼굴의 이목구비 생김새와 안색으로 사상체질을 판독하고, 인체의 각각의 장부별 건강수준을 진단할 수 있으며 콧날이 낮은 사람은 심폐기능이 떨어진다는 등의 한의학 소견을 검증하는데도 쓰일 수 있으며, 나타나는 체질특성과 병증수준을 진단할 수 있고, 체질별 안면진단추출, 병증별 안면특서 변수추출, 부위자동 인식기능 등을 통한 진단은 한방병원에서 최근에 쓰이고 있다(그림 1-167).

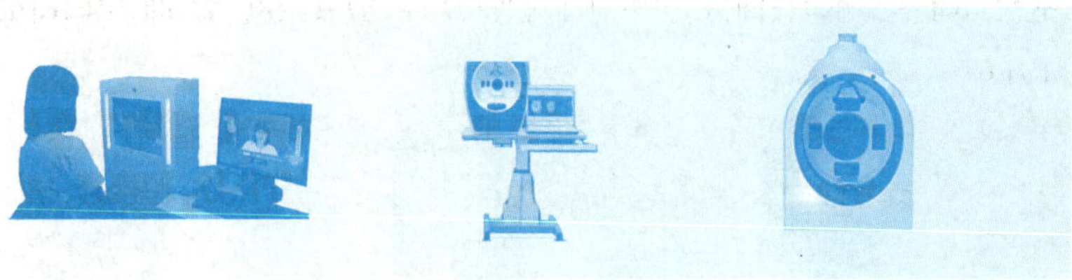

그림 1-167 • 안면 색 영상진단기기

6. 원격진단기기

컴퓨터와 정보통신의 발달로 의학계의 변화 중 하나는 원격진단 시스템이다. 이는 원격지 또는 재택환자와 병의원의 의료진 사이에 실시간으로 화상대화를 하면서 사진과 청진을 하거나 생체신호를 일정기간 동안 수집한 자료들을 일괄 송신하고 환자의 임상자료를 토대로 진단과 치료 등의 기초적인 의료행위를 할 수 있는 시스템이다(그림 1-168).

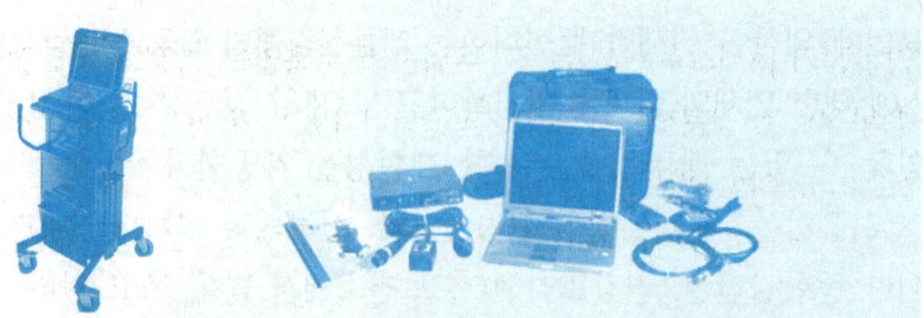

그림 1-168 • 원격진단기기

영상화면, 대화용 카메라, 마이크, 스피커는 의사와 재택환자 사이에 화상과 음성으로 진료를 할 수 있게 하는 것이다.

① 진단용 확대 카메라 : 원격제어로 환자 신체의 특정부위를 줌(zooming)하여 확대 후 사진 촬영을 한다.

② 전자청진기 : 환자의 생체에서 발생하는 심음, 혈류음, 호흡기류음 등을 청진한다.

③ 심전도 : 싱글채널(Electro Cardio Graphy : ECG)을 내장하여 심장의 상태와 맥동수를 진단하며 12채널를 연결하기도 하고, 근래에는 수[mW]급의 아주 작은 출력의 무선기와 초소형 기억장치를 내장한 모바일(mobile) ECG의 상용화로 환자의 심전도상태를 24시간 기록하고, 이상증후가 발생하면 재택진단기에 송신하여 원거리에 위치한 의료진에게 실시간으로 심전도 데이터를 보내거나 수집된 자료를 일괄 송신하여 주고 있다.

7. 의료용 비중계

비중계는 일반적으로 물체의 비중을 측정하는 기계이다. 이를 의료용으로 사용하게 되면서 의료용 비중계(그림 1-169)라고 한다.

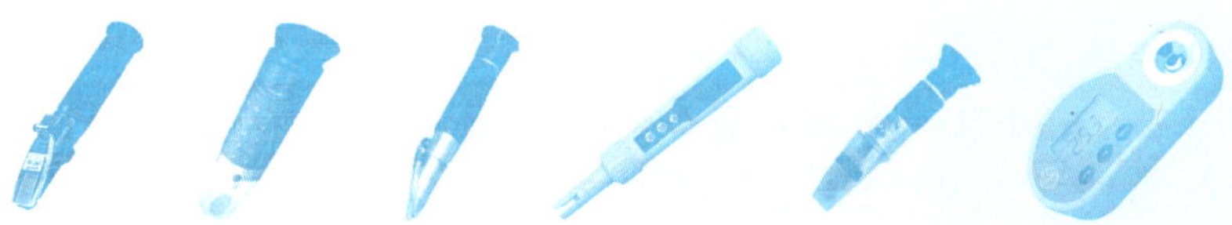

그림 1-169 • 의료용 비중계

의료용 비중계는 소변을 검사하는데 사용된다. 소변에 포함된 당의 농도나 혈액 속 단백질의 농도를 측정하는데 사용된다. 기본원리는 당이나 단백질을 빛이 투과할 때 굴절되는 각도가 다르다는 것을 이용한다.

① 기계의 구성은 원통형 구조를 기본으로 한쪽 끝에는 관찰할 수 있는 접안렌즈가 있으며 원통형 구조 내에 광학렌즈와 눈금자가 들어있다. 반대쪽 면에는 시료를 넣을 수 있는 개폐형 구조로 되어 있으며, 접안렌즈와 일직선상으로 프리즘이 장착되어 시료의 굴절여부를 눈으로 확인할 수 있다.

㉠ 기본사용법은 시료를 개폐형 안쪽의 반사경에 한방울 떨군 뒤덮개를 덮고 반사경을 발광체 쪽으로 향하게 한 뒤 접안경을 사용하여 반사경을 통하여 들어온 빛이 프리즘을 투과하여 눈금자 쪽에 비춰지는 명암을 읽어 측정한다.

㉡ 소변의 정상적 비중수치는 1.015~1.025이다. 또한 혈액 속 단백질의 비중은 가정 상수값이므로 의료용 비중계를 사용하여 비중을 측정하게 되면 피검사자의 소변과 혈액속 단백질의 수치를 알게 되어 기준점인 정상수치와 비교하게 되어 피검사자의 이상

유무를 파악할 수 있다.

② 액체를 사용한 장치이므로 매 검사 시 보정이 필요하다. 또한 측정장소의 온도에 따라서도 측정값이 변하게 된다.

㉠ 측정장소의 적정온도는 20[℃](68[F])이며 온도가 3[℃](5[F]) 이상 차이나는 경우 재 보정을 해야 한다.

㉡ 측정장소의 온도가 10[℃] 이하거나 30[℃] 이상인 경우 정확한 값을 얻을 수 없게 되므로 주의해야 한다.

③ 보정방법으로는 소변이나 혈액을 삽입하는 반사경 쪽 투입구를 깨끗하게 세척한 후 증류수를 한 방울 삽입하여 반사경을 발광체 쪽을 향해 측정하여 그 값이 1,000인가 확인한 후 그렇지 않으면 조정하여 기준점을 잡는다.

8. 의료조명

전기로 빛을 발하는 LED 소자를 이용한 조명방법으로써 발광원리를 이용하여 색의 기본요소인 적색, 녹색, 청색에 백색까지 다양한 색의 빛을 만들 수 있다. LCD 배경조명, 자동차조명, 일반조명, 경관조명, 건축조명, 환경의료조명 등 응용범위가 넓을 뿐만 아니라 기존 조명기구보다 에너지를 획기적으로 줄일 수 있고, 수명도 길며 형광등처럼 수은 등 유해물질을 전혀 사용하지 않기 때문에 친환경적인 제품으로 인식된다(그림 1-170).

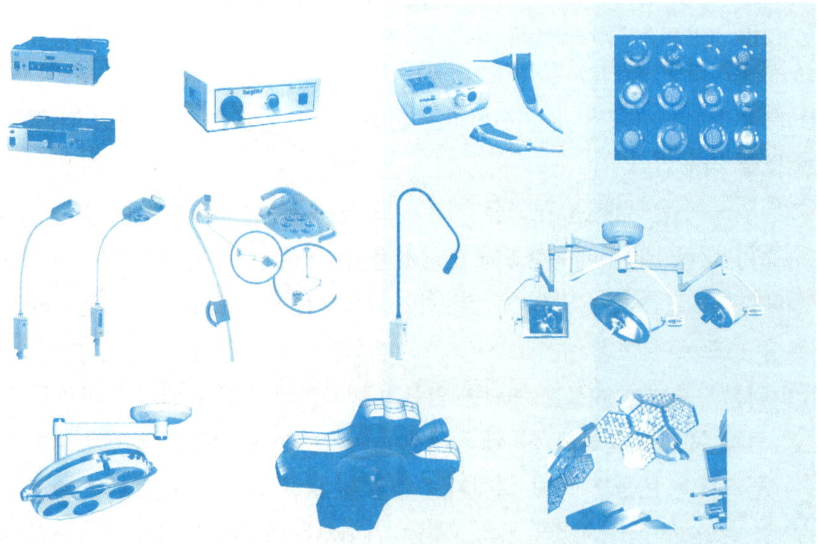

그림 1-170 • 의료조명

① 할로겐 조명 의료기기가 발열에 의한 열상승으로 수술환경상의 불편과 시술 시의 세포파괴 등의 문제점을 갖고 있으나, 반도체 소자를 이용한 냉광원인 LED를 응용한 조명 의료기기는 열상승 현상이 없을 뿐 아니라 자외선, 적외선 등의 유해파장을 완전히 차단하여 세포에 대한 악영향을 피할 수 있다.

② 의료용 파장가변 LED 조명은 특정 파장대를 활용해 피부치료 및 암세포치료, 아토피치료, 심리치료, 정신질환치료, 살균소독이 가능하며 연구 및 개발이 활발히 일어나고 있다.

③ 피부질환 치료용 LED 치료기기(Machinery Based on LED Light Source)에서 피부질환 치료를 위한 광선요법은 태양광, 레이저, 형광등, UV 램프 등 다양한 광원을 이용하여 광이 피부내에서 생화학적 반응을 촉진하는 원리를 이용해 피부조직의 선택적 재생 또는 파괴 등을 통해 손상된 피부를 치료하는 광의료기술이다. 최근 발전하고 있는 LED 광원 기술은 광선요법에서 사용되어온 광원을 대체할 수 있는 기술로 각광을 받고 있다.

9. 의료용 카메라

카메라의 확대기능을 이용하여 육안으로 확인하기 어려운 인체부위를 자세하게 확대하여 내부를 직접 눈으로 관찰하고자 하는 목적에서 개발되었으며 이비인후과, 산부인과, 소아과, 피부과, 대장항문과 등에서 주로 쓰인다.

이비인후과의 경우 작은 프로브를 환자의 구강, 귀 등에 직접 삽입하여 모니터에 나타난 이미지를 확대하고 정지화면을 만들어 관찰하거나 크기 등을 측정하여 질병 유무를 알 수 있도록 하는 데 도움을 준다. 산부인과는 자궁경부를 관찰하거나 생체검사*(biopsy) 등을 할 때 편리하게 사용할 수 있다. 항문외과는 내상, 항문 등의 관찰을 통하여 암까지도 진단하는 데 도움을 준다. 의료용 카메라는 모니터, 본체(광원), 프로브 등으로 구성되어 있으며, 이미지는 카메라의 용도에 따라 최대 수만배까지 확대가 가능하며 할로겐 램프를 광원으로 사용한다.

(1) 의료용 카메라 시스템의 구성

의료용 카메라 시스템은 영상을 출력시켜 주는 모니터부, 환자의 환부로부터 영상신호를 만들어 본체로 보내주는 프로브부, 어두워 보이지 않는 환부에 빛을 전달하여 주고 프로브의 카메라로부터 만들어진 영상신호를 처리하는 본체부, 모니터와 본체, 프로브 및 옵션 프린터를 장착할 수 있는 카트부로 구성되어 있다(그림 1-171).

---

* 생체검사 : 생체검사를 생검이라고도 하고 바이옵시라고도 한다. 세포진과는 달리 생체 내의 모든 부위를 검사할 수 있다.

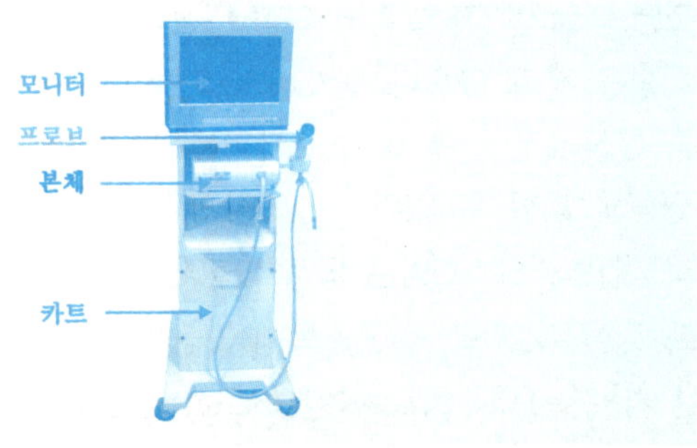

그림 1-171 • 의료용 카메라 시스템 구성

시스템에 연결된 모니터는 각종 TV나 방송용 모니터 등에 연결하여 사용 가능하며 프린터 또한 특정 상표와 상관없이 연결하여 사용 가능하다. 시스템의 구분은 본체에 연결된 프로브의 종류에 따라 크게 Endo scope/Visual scope System으로 나누어진다.

(2) 각 부의 기능과 명칭

1) 전면 조작부(그림 1-172)

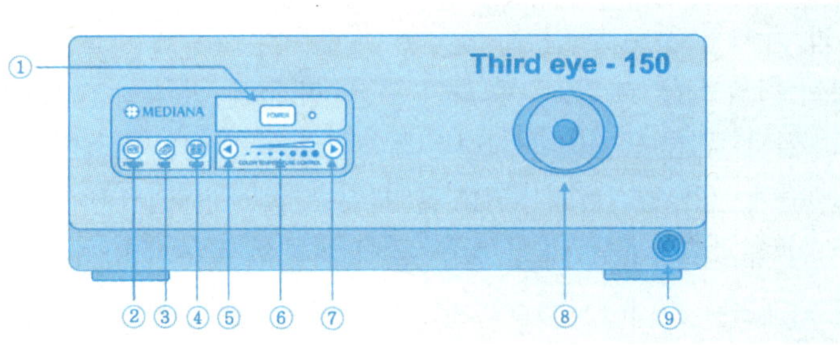

그림 1-172 • 의료용 카메라 전면

① **전원 버튼** : 전원장치의 전원을 ON/OFF(켜짐/꺼짐)할 때 사용하는 버튼으로 ON상태일 때 표시등에 불이 들어온다.

② **FREEZE(멈춤) 버튼** : 진료 시 화면의 정지/활성화, 내장되어 있는 캡처 보드의 설정값을 조정하는 버튼이다.

③ **MEM 버튼** : 진료 시 정지 화면상태에서 8화면까지 저장된 화면을 하나씩 보여주고, 내장 캡처 보드의 설정 메뉴를 조정하는 버튼이다.

④ **QUAD(4개의) 버튼** : 내장 캡처 보드의 설정상태를 조정하는 버튼으로 전체 화면, 2분할 화면, 4분할 화면, 내장 캡처 보드 설정사항 조정화면의 네 상태를 보여주는 버튼이다.

⑤ **광량조절(DOWN) 버튼** : 본체의 150[W] 할로겐램프에서 나오는 빛의 양을 줄여주는 버튼이다.

⑥ **광량 표시부** : 본체의 램프에서 나오는 빛의 양을 눈으로 확인할 수 있도록 표시해 주는 부분으로 7단계의 빛으로 표시한다.

⑦ **광량조절(UP) 버튼** : 본체의 150[W] 할로겐램프에서 나오는 빛의 양을 늘려주는 버튼이다.

⑧ **광섬유 연결부** : 본체에서 나오는 빛을 광섬유를 통해 환자의 환부에 비춰주는 프로브의 광섬유 단자의 연결부이다.

⑨ **신호선 연결부** : 프로브의 카메라에서 만들어진 영상신호 및 프로브에서의 동작신호를 본체에 전달해 주는 신호선의 연결부이다.

2) 후면 연결부(그림 1-173)

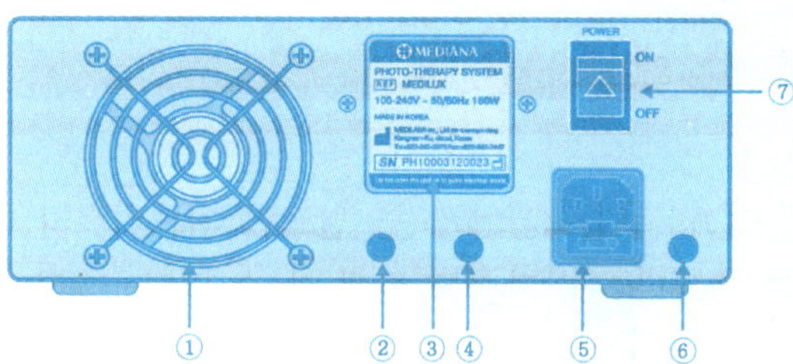

그림 1-173 • 의료용 카메라 뒷면

① FAN : 본체에서 발생한 열을 방출하여 주는 장치이다.

② V-OUT 단자 : 카메라로부터 입력된 화상신호의 출력단자이다.

③ 표시사항 라벨 : 제품에 관한 표시사항이다.

④ P-IN 단자 : 프린터 연결 시 이 단자를 통해 프린터 입력단에 연결한다.

⑤ 전원 입력단 : AC 110/220[V], 50/60[Hz] 정격 전원을 사용한다.

⑥ 접지단자 : 외부접지 연결 단자이다.

⑦ 전원 스위치 : 본체의 전원을 ON/OFF(켜짐/꺼짐)하는 스위치이다.

3) 옆면 램프 교환부(그림 1-174)

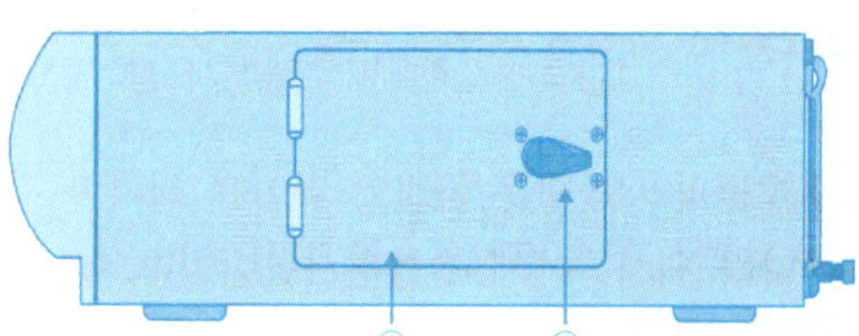

그림 1-174 • 의료용 카메라 옆면

① **램프 교환 커버** : 커버를 열고 수명이 다 된 램프를 교환할 수 있다. 램프 교환 시 램프가 뜨거워 화상의 염려가 있으므로 식은 후에 새로운 램프로 교환해야 한다.

② **SNAP LATCH** : 평상 시 램프 커버가 열리지 않도록 잡아주는 역할을 하며 램프 커버가 열렸을 시 보호장치가 있어 전원이 들어오지 않으므로 램프 교환 시 외에는 꼭 닫혀 있어야 한다.

4) Visual probe-1

비주얼 프로브(visual probe)는 본체에서 나오는 빛을 받아 환부를 비춰 내부의 카메라를 이용하여 영상신호를 발생시키는 기구로 산부인과/피부과/일반외과/대장항문과 등에서 사용하는 프로브이다(그림 1-175).

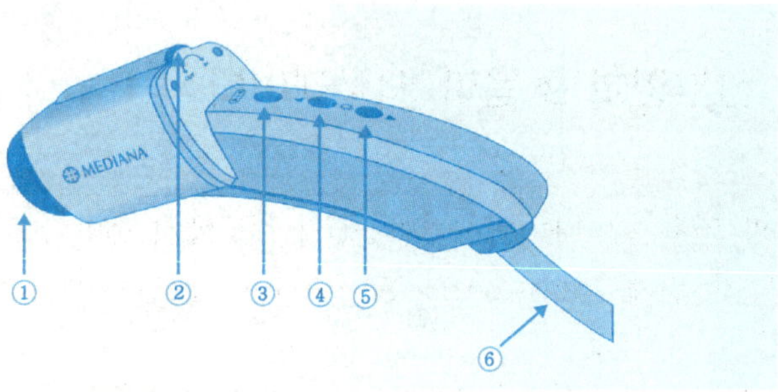

그림 1-175 • 비주얼 프로브-1

① **렌즈** : 현재 배율은 x10~x 00000 최대이다.

② **Rebar 스크루** : 카메라와 렌즈 간의 거리를 조정하여 영상의 초점을 맞춘다.

③ **FREEZE(멈춤) 버튼** : 본체에 있는 버튼과 같은 기능을 하는 것으로 영상을 보며 필요화면을 최대 16화면까지 정지하여 비교할 수 있다.

④ **광량조절(UP) 버튼** : 빛의 양을 조절하는 버튼으로 빛의 양을 늘릴 때에 사용한다.

⑤ **광량조절(DOWN) 버튼** : 빛의 양을 줄이는 데 사용한다.

⑥ **광섬유 튜브** : 본체에서 나오는 빛을 전달해주는 광섬유와 프로브의 카메라에서 생성된 영상신호를 전달해주는 신호선이 들어 있다.

5) Visual probe-2

경성 내시경을 부착한 프로브로 귓속이나 콧속을 보기 위한 것으로 내시경의 두께와 길이에 따라 구분한다(그림 1-176).

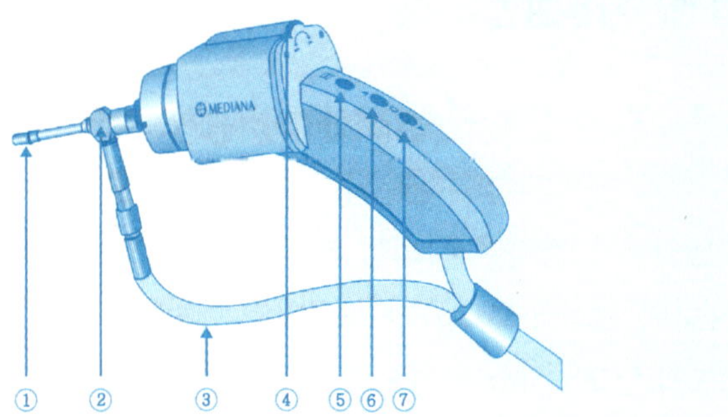

그림 1-176 • 비주얼 프로브-2

① **보호용 캡** : 환자의 귀나 고막 등을 보호하기 위한 보호용 캡이다.
② **Otoscope** : 환자의 고막이나 귀 벽 등을 보기 위한 경성 내시경으로 4, 50[mm] 기본 비주얼 프로브에 기타 2.7, 120[mm] 등을 사용할 수 있다.
③ **광섬유 튜브** : 본체에서 나오는 빛을 전달해 주는 광섬유가 들어 있는 튜브이다.
④ **Rebar 스크루** : 렌즈와 카메라 간의 거리를 조정하여 피사체의 초점을 맞추는 것으로 영상이 흐릿하게 보일 때 초점을 맞추어 사용할 수 있다.
⑤ **FREEZE(멈춤) 버튼** : 본체에 있는 버튼과 같은 기능을 하는 것으로 영상을 보며 필요화면을 최대 16화면까지 정지하여 비교할 수 있다.
⑥ **광량조절(UP) 버튼** : 빛의 양을 조절하는 버튼으로 빛의 양을 늘릴 때에 사용한다.
⑦ **광량조절(DOWN) 버튼** : 빛의 양을 줄이는 데 사용한다.

6) 기타 Visual probe 관련 액세서리(그림 1-177)

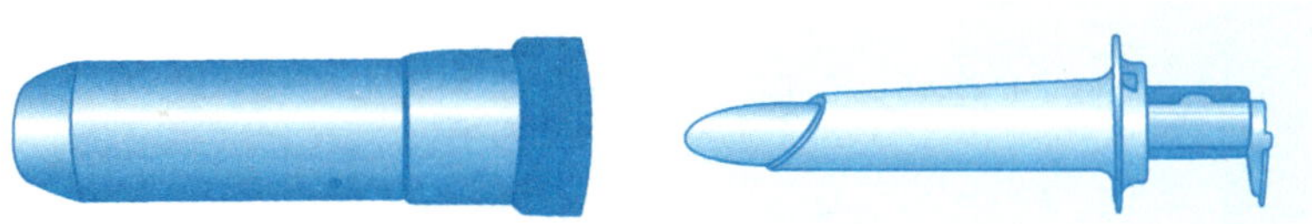

(a) 어댑터 (b) 일반외과용 검경

그림 1-177 • 비주얼 프로브 액세서리

① **어댑터** : 피부과 및 일반외과에서 환자의 환부를 보기 위한 어댑터이다.
② **일반외과용 검경(speculum)** : 일반외과, 대장항문과 등에서 사용하는 스페큘럼이다.

(3) 설치방법 및 사용방법

1) 설치방법

① 기본사양

㉠ 신호선 연결 : 각 기기를 시스템 카트의 제 위치에 올려놓고 본체와 동봉된 신호선을 이용하여 본체의 V-OUT과 모니터의 Video A-IN을 연결한다(그림 1-178).

㉡ 전원 코드의 연결 : 시스템 카트의 앞문을 열고 멀티탭에 전원 코드를 연결하고 장비의 본체 및 모니터의 전원 입력단에 전원 코드를 연결한다.

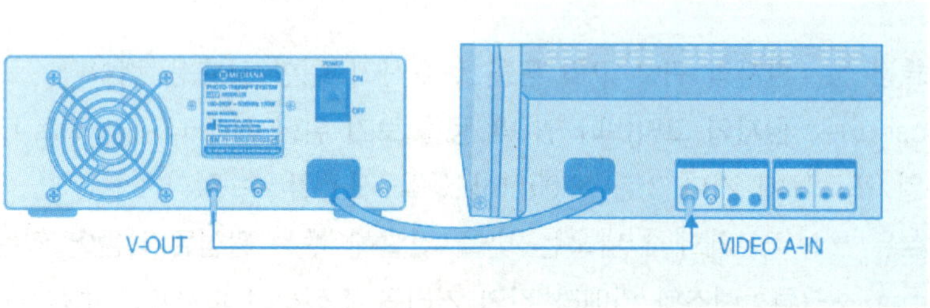

그림 1-178 • 의료용 카메라 신호선 연결

㉢ 프로브의 연결 : 시스템 카트의 프로브 홀더에 프로브를 놓고 본체에서 나오는 빛을 전달하여 주는 광섬유 부분을 광섬유 연결부에 삽입한다. 그런 다음 신호선 부분은 쇠부분을 잡고 구멍을 맞춘 후 딱 소리가 날 때까지 밀어 넣는다(그림 1-179).
프로브를 연결하거나 제거할 때 하얀색 실리콘 부분을 잡아당기면 빠질 염려가 있으므로 금속 기구물을 잡고 연결, 제거를 해야 한다.

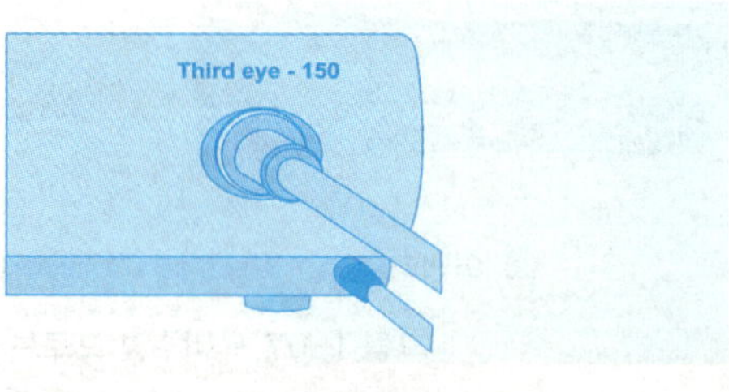

그림 1-179 • 프로브의 연결

② 컬러 비디오 프린터 사용 시

㉠ 신호선 연결 : 각 기기를 시스템 카트의 제 위치에 올려놓고 본체와 동봉된 신호선을 이용하여 본체의 P-IN과 CVP(Color Video Printer)의 Video IN, CVP의 Video-OUT과 모니터의 Video A-IN을 연결한다(그림 1-180).

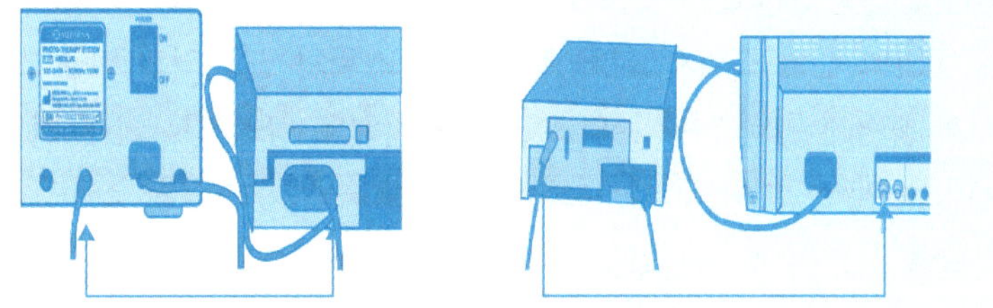

그림 1-180 • 컬러 비디오 프린터 신호선 연결

ⓛ 전원 코드의 연결 : 시스템 카트의 앞문을 열고 멀티 탭에 전원 코드를 연결하고 장비의 본체 및 모니터의 전원 입력단에 전원 코드를 연결한다. 대부분의 CVP의 전원은 AC 110/220[V] 입력전원을 사용하므로 전원사용에 주의해야 한다.

ⓒ 프로브의 연결 : 시스템 카트의 프로브 홀더에 프로브를 놓고 본체에서 나오는 빛을 전달하여 주는 광섬유 부분을 광섬유 연결부에 삽입한다. 그런 다음 신호선 부분은 쇠 부분을 잡고 구멍을 맞춘 후 딱 소리가 날 때까지 밀어 넣는다(그림 1-181).

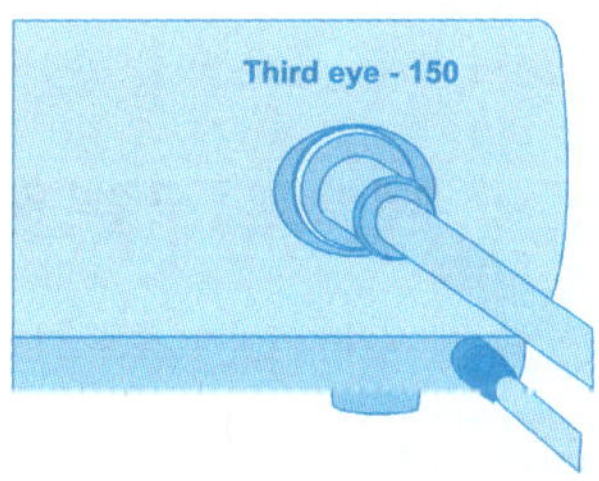

그림 1-181 • 컬러 프로브의 연결

2) 사용방법

① 의료용 카메라 기능 : 의료용 카메라 시스템으로 귓속이나 콧속과 같이 어두워서 잘 보이지 않는 부분 등을 150[W] 할로겐램프의 열을 차단한 빛을 광섬유를 통하여 환자의 환부에 전달하여 주고, 환부를 촬영하여 보여주는 것으로 환자의 진단 및 교육 보조자료로 사용할 수 있다.

② 사용 전 점검사항

㉠ 전원은 AC 110/220[V], 50/60[Hz]에 연결이 잘 되어 있는지 확인한다.

ⓛ 접지는 연결이 잘 되어 있는지 확인한다.

ⓒ 장비의 신호선 등이 정확하게 연결되어 있는지 확인한다.

③ 시작하기

㉠ 카트에 부착되어 있는 전원 코드를 전원에 연결한다.

ⓛ 카트 내부의 멀티탭이 전원이 ON(켜짐)되어 있는지 확인한다.

ⓒ 카트 전면의 전원 스위치, 본체 뒤의 전원 스위치, 모니터의 전원 스위치를 ON시킨다.

ⓔ 본체의 전면에 있는 전원 스위치를 눌러 전원을 ON한다. 이때 전원 스위치 옆, 광량 표시기에 불이 들어온다.

ⓜ 프로브를 환자의 환부에 위치시키고 레버를 돌려 초점을 맞춘다(그림 1-182).

ⓑ 광량이 맞지 않을 경우 UP, DOWN(광량조절 버튼)을 눌러 광량을 조절한다.

ⓢ 환자의 환부 및 모니터를 보면서 필요한 화면은 멈춤(FREEZE) 버튼을 눌러 저장한다(최대 16장까지 저장 가능).

ⓞ 사용이 끝나면 본체 및 카트 등의 전원을 OFF(꺼짐)한 후 보관방법에 따라 보관한다.

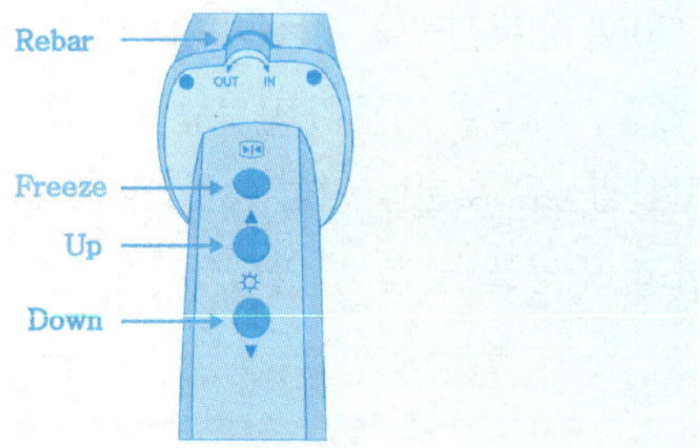

그림 1-182 • 프로브 작동법

④ 본체 조작부 사용방법 : 화면의 정지/LIVE는 프로브를 환자의 환부에 대고 초점을 맞춘 후 본체 또는 프로브에 있는 FREEZE 버튼을 한 번 누르면 정지화면이 저장되며 FREEZE 버튼을 한 번 더 누르면 정지화면이 풀리고 LIVE 화면이 된다(최대 8화면까지 정지가능). 정지된 화면을 재생할 때 최대 8화면까지 저장된 화면을 볼 수 있다(그림 1-183). 한 장씩 보고자 할 때에는 화면이 정지된 상태에서 MEM 버튼을 눌러 기존에 저장된 화면을 한 장씩 확인할 수 있다.

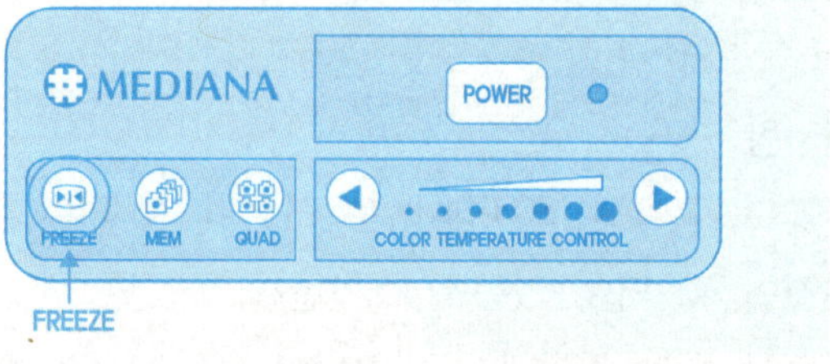

그림 1-183 • 화면의 정지(최대 8화면)(수정요망)

⑤ 장비의 설정변경 : 프로브로부터 입력된 화면의 출력상태를 변경하고자 할 때에는 본체의

QUAD(4개의) 버튼을 눌러 변경 가능하며 변경내용은 그림 1-184와 같다.

㉄ 현재 화면설정 상태가 2분할 화면일 경우 QUAD 버튼을 한 번 누르면 4분할 화면이 되고 한 번 더 누르면 내장되어 있는 캡처 보드의 컬러 값 등을 변경할 수 있는 화면으로 바뀐다.

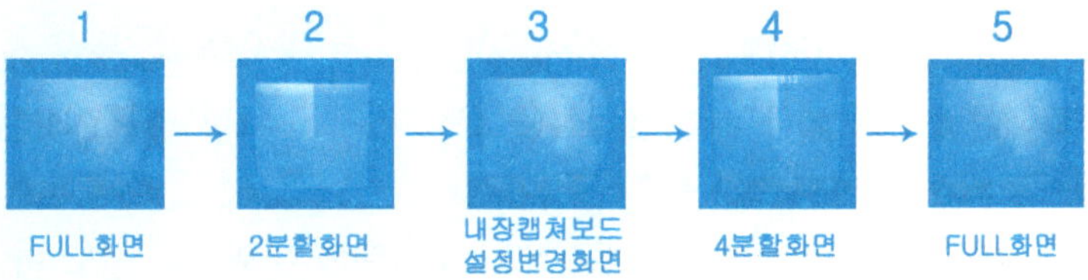

그림 1-184 • 화면 4개 분리방법

⑥ 내장된 캡처 보드의 설정변경 : 현재 설정되어 있는 캡처 보드의 밝기(B)/컬러(C)/거칠기(S)/H(미사용)/모드(M)/D(미사용)를 변경하는 것으로 변경된 내용은 전원을 껐을 경우에도 저장된다. 변경방법은 다음과 같다.

㉠ QUAD 버튼을 눌러 내장 캡처 보드 설정화면으로 변경한다. 화면상태는 좌우로 나뉜 2분할 화면의 우측에 설정값이 나타난다. 본체의 조작부에 있는 FREEZE(멈춤) 버튼[프로브의 가장 위쪽 FREEZE 버튼과 동일]을 눌러 설정값을 변경할 수 있다. 설정값은 전체 60단계로 이루어져 있다.

㉡ 변경하고자 하는 메뉴(B, C, S, H, M, D)를 바꾸려면 본체의 조작부에 있는 MEM 버튼을 눌러 바꾸고 설정값은 FREEZE 버튼을 눌러 변경 가능하다. 변경이 완료되었으면 QUAD 버튼을 눌러 메뉴에서 빠져 나온다. 의료용 카메라의 기본 설정값은 B : 32, C : 18, S : 16, H : 00, M : 01, D : 00이다.

(4) 의료용 카메라 종류

의료용 카메라는 고막, 비갑개, 편도 등을 자연색의 고화질 영상으로 전달해 이비인후과 · 소아과 · 내과 · 가정의학과 등의 진료에 효과적인 필수 장비이다. 의료용 화상카메라는 기존의 진료 형태와는 달리 환자가 직접 자신의 진료부위를 확인할 수 있어 질병 및 환부에 대해 즉각적인 이해를 도모하기 때문에 선진국형 의료기기로 각광받고 있다(그림 1-185).

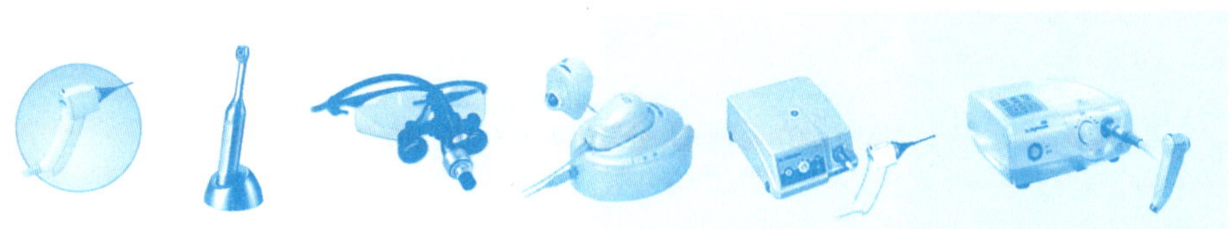

그림 1-185 • 의료용 카메라

특히 용도에 따른 광전달용 캡을 사용해 피부확대진단, 자궁경부 및 치질진단까지 가능하다는 것이 이 기기의 장점이다.

1) HD급 의료용 카메라

의료용 카메라는 선명하고 깨끗한 화질이 절대적으로 중요하며, 특히 정확하고 세심한 진단을 위해서 고해상도 영상 카메라의 필요성은 점점 커지고 있다. 최근 HD급 카메라가 상품화되면서 HD급 의료용 카메라에 대한 관심도가 늘어나고 있는 추세이다.

HD급 의료용 카메라(그림 1-186)은 기존 VGA급 제품에 비해 4배 정도 더 선명한 최대 해상도 픽셀 영상을 제공하며, 환부를 좀더 선명하고 세밀하게 관찰할 수 있다는 점이 특징이다.

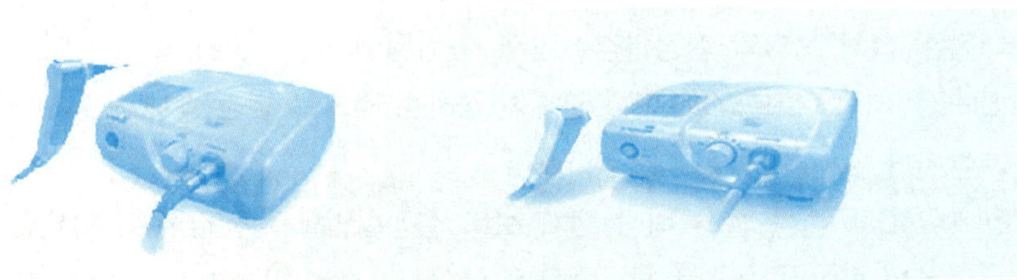

그림 1-186 • HD급 의료용 카메라

2) 3D 입체영상 카메라 초소형 모듈

최근 들어 3D 촬영이 가능한 의료기기용 입체영상 카메라 초소형 모듈이 개발되어 3D장비 시장의 블루오션으로 평가되고 있다. 개발에 성공한 3D 입체영상 카메라 초소형 모듈(그림 1-187)은 입체영상 생성용 이미지 센서 및 3D 카메라 모듈기술과 입체영상 신호처리를 하나의 칩(System on a chip : SoC)으로 구현한 초소형 영상기기용 모듈이다.

새끼손가락 두 마디만한 크기의 이 모듈은 3D 화상촬영을 위해 2개의 카메라를 내장했으며, 특히 자연스러운 3D 화상구현을 위해 좌우 카메라의 컬러와 밝기, 명암 등을 동기화시키는 기능을 제공하며, 영상처리 및 전송속도를 향상시켜 HD급 3D 영상촬영을 가능케 했다.

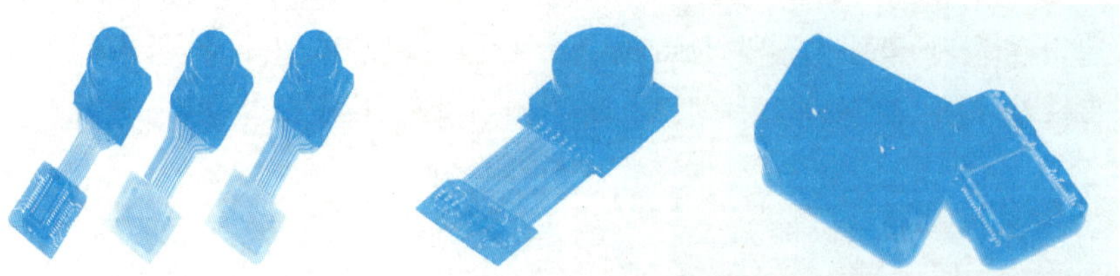

그림 1-187 • HD급 화상촬영이 가능한 3D 카메라 모듈

10. 자궁경부암 확대기

자궁경부에 5[%] 초산을 바른 후 병변이 있는 곳으로 사진촬영을 하여 전문판독자가 판독하여 자궁경부의 이상 유무를 알아보는 검사이다.

세포진검사와 함께 자궁경부암검사 시 기본검사로 많이 행해지며 환자의 자궁경부사진을 첨부하여 직접 자신의 자궁경부를 확인할 수 있다(그림 1-188).

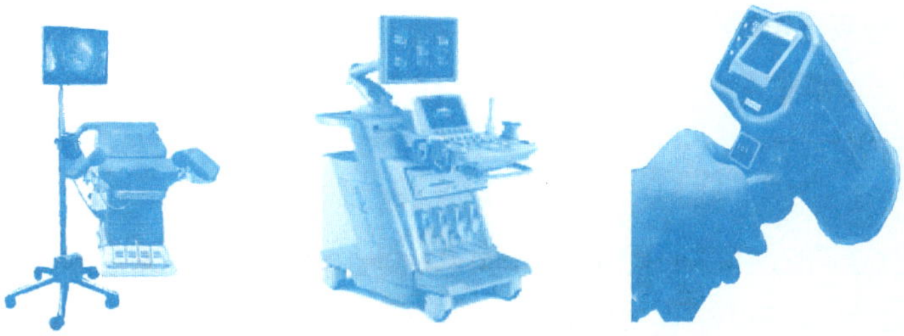

그림 1-188 • 자궁경부암 확대촬영기

자궁경부 확대술의 장점은 다음과 같다.

① 빠른 시간에 판독이 가능하여 효과적인 진단과 치료가 가능하다.

② 검사시간이 짧고 검사 시 상처가 나지 않으며 통증이 전혀 없다.

③ 객관적인 영상자료(환자의 자궁경부사진)를 제공함으로써 환자의 이해도를 높일 수 있다.

④ 세포진 검사의 높은 위음성률을 보완할 수 있다.

11. 중이 임피던스 측정기

고막의 유동성, 관내를 통과하는 기압의 변동 그리고 중이의 상태를 측정하는 기기이다. 중이를 검사하는 기기로서 소리를 이용한 측정법이다. 소리를 발생하여 고막을 거쳐 중이 쪽으로 전달되어 중이 쪽에 위치한 이물질에서 반사된 소리를 받아 정상상태의 소리와 비교하여 이상 유무를 판단하게 된다(그림 1-189).

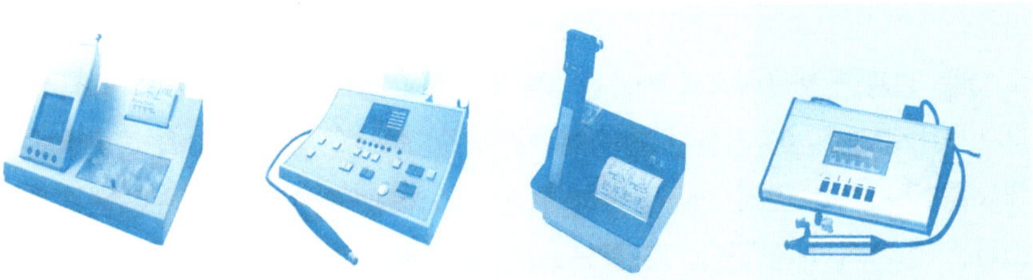

그림 1-189 • 중이 임피던스 측정기

① 사용방법은 중이 임피던스 측정기를 귀 쪽에 가져간 후 측정할 귀의 구멍을 막고 그 사이로 측정기를 넣어 기기를 작동시켜 귀 안쪽으로 소리를 발생시킨다.

② 중이 내의 이물질 혹은 귀 내부의 기관과 충돌하여 반사되는 소리를 수집하여 정상적인 상태의 수치와 측정값을 비교하여 귀의 상태를 결정한다. 이로 인해 고실 내의 질환을 파악할 수 있으며 고실 내 기관의 반응 또한 확인할 수 있다.

③ 전달과정에서 중이압과 전달압이 같은 경우를 정상으로 하며 귀의 이상여부에 따라 전달압이 변하게 된다. 이런 결과를 도표화하여 진단한다. 정밀하고 사용법이 간단하기 때문에 병원과 연구소에서 사용하며 사용자의 설정에 따라 설정변경이 가능하다.

12. 초음파 방광검사기

본체와 프로브로 구성되어 있으며 프로브를 사용하여 하복부에 초음파를 발생하여 방광에 도달한 후 되돌아오는 초음파를 분석하여 본체로 보내 방광의 부피를 측정하는 무통증 검사기기이다(그림 1-190).

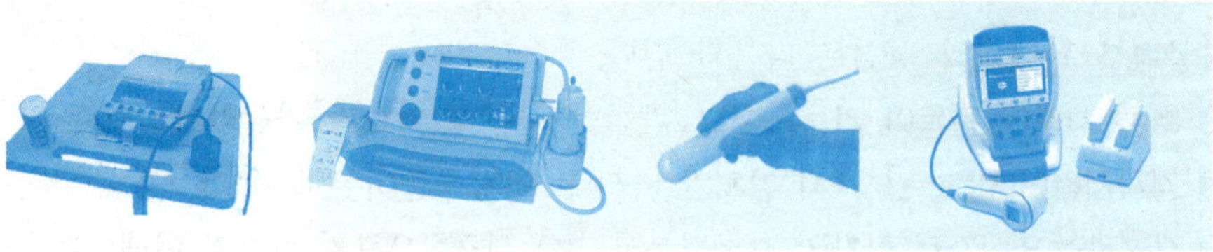

그림 1-190 • 초음파 방광검사기

① 방광 내에 잔류하는 소변의 양을 측정하여 수술 도중의 불필요한 카테터 사용을 줄이고 방광수술에서 야기될 수 있는 질환을 예방하며 수술 후에 발생할 수도 있는 요실금에 적절한 대응책 마련 및 방광질환의 발견 및 처방에 대한 적절한 방법을 찾을 수 있다.

② 비뇨기과 장비로 활용되며 무통증 검사로 환자사이에 선호도가 높아 많은 병원에 보급되어 활용되고 있다.

③ 검사방법과 종류 : 초음파 방광검사기의 경우 방광의 과팽창, 요정체, 요실금 같은 방광의 비정상적인 기능을 판단하기 위해 사용하고, 최적의 방광영상과 함께 배뇨후의 잔뇨량을 비침습적인 방법으로 도출하여 방광의 잔뇨량을 측정하는 장비로 빠르고 정확하고 신뢰할 수 있는 결과를 제공하므로 배뇨장애를 진단하고 치료하는데 필수적인 장비라 할 수 있다.

④ 검사기의 강점 : 검사기를 사용하는 대상자는 배뇨 후 잔뇨감을 호소하는 환자나 잦은 배뇨를 호소하는 환자나 혹은 요실금을 호소하는 환자나 하복부 통증이나 불편감을 호소하는 환자가 해당된다. 잦은 도뇨관 삽입 횟수를 최소화하여 요도손상이나 경직 혹은 감염을 최소화한다.

⑤ 관찰방법 : 방광영상을 통한 진단의 정확성을 확인하고 방광 내 잔뇨의 정확한 측정과 빠른 검사 및 진단을 통한 비용절감과 비침습적 방법을 통한 비용절감 이외에 환자의 거부감 및 불편함 해소를 통한 삶의 질을 향상하는데 많은 기여를 하고 있고 심지어는 초음파 검사의 경우 암검진의 목적으로 검사를 하되 갑상선이나 심장, 간, 신장, 비장, 자궁, 난소, 방광, 전립선, 혈관, 근육 등을 쉽게 볼 수 있다는 것이다. 그리고 주로 하복부 초음파 검사에 해당되어 질환 유무 등을 관찰할 수 있다.

13. 태아 심박동 진단기

태아 심박동 진단기(Doppler-fetus pulse)는 태아의 심박동음을 가장 간단한 방법으로 청취할 수 있는 장치로서 다른 진단방법에 비하여 가장 이른 임신초기에 태아의 건강상태, 태반위치 또는 포상기태 등 이상상태를 정확하게 진단할 수 있고, 분만할 때 모니터로 사용할 수 있다(그림 1-191).

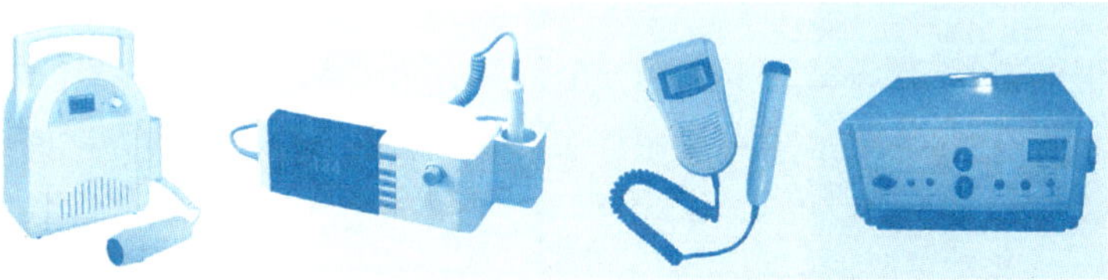

그림 1-191 • 태아 심박동 진단기

초음파의 도플러 효과를 이용하는 장치이기 때문에 인체에 무해하며 사용방법이 간단하다. 태아의 심박동수를 녹음할 수 있고 임산부와 함께 청취할 수 있기 때문에 임산부가 심리적으로 안정감을 얻을 수 있다. 산모의 뱃속에 있는 신생아의 심박동을 확인하여 건강상태를 체크한다.

14. 회음질압측정기

회음질압측정기(perinometer)는 질 주위근의 수축압을 측정하여 요실금 및 성교장애 등을 진단, 교정할 목적으로 사용되는 기구이다(그림 1-192). 또한 간편하고 정확하며 정밀한 진단, 효과적인 케겔운동, 지속적인 운동욕구를 고취시킨다.

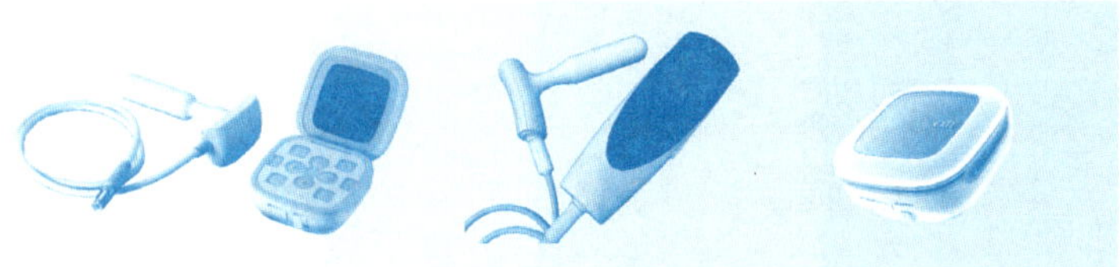

그림 1-192 • 회음질압측정기

제2장

진찰 · 진단용 해외 의료기기

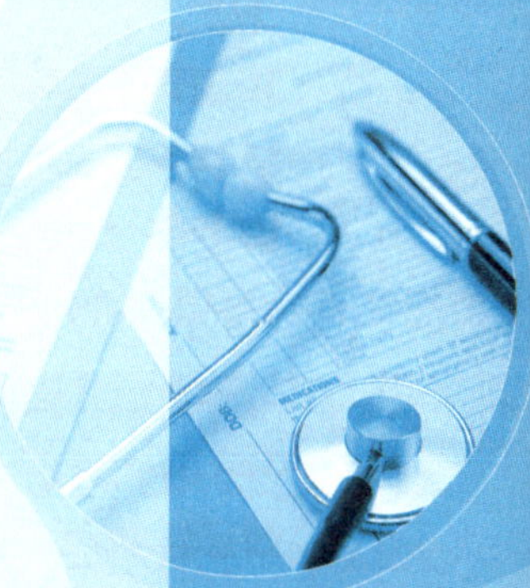

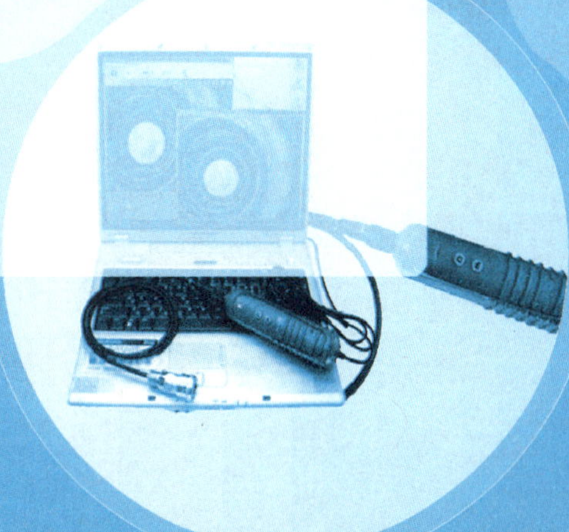

01 노인황반변성 모니터링 기기

노인황반변성 분석장치인 이 기기는 횡빈변성 원인인 맥락막신생혈관* (CNV)이 진행되는 과정을 확인함으로써 노인황반변성을 모니터링할 수 있다(그림 2-1).

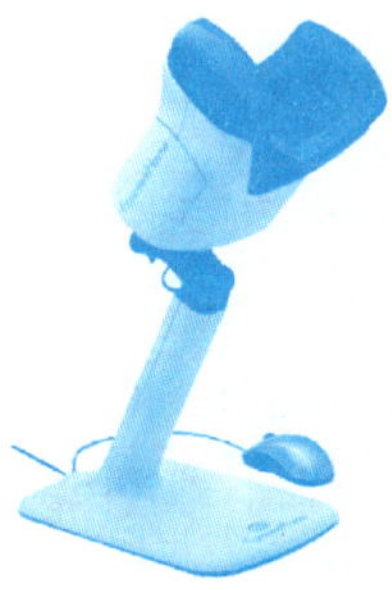

그림 2-1 • 노인황반변성 분석기기

① 기능방식은 밝혀지지 않았지만 제품사용을 위해서는 의사처방이 필요하고, 안과 전문의가 결과를 진단할 수 있다.

② 노인황반변성 분석장치는 노인환자를 타깃으로 개발되었으며, 자동화로 사용이 간편하고 가정용이기 때문에 편안하게 자주 검사해볼 수 있다.

③ 사용자에 맞춰 개인화시켜 더욱 정확한 결과를 얻을 수 있다. 결과는 자동분석되며 응급 시 즉각적인 알람 신호를 제공한다.

02 블루투스 무선청진기

차세대 청진기는 심장, 폐 및 여타 신체에서 나는 소리를 블루투스 기술을 사용해 무선으로 소프트웨어에 전송함으로써 추가적인 분석을 가능케 해준다(그림 2-2).

---

* 맥락막신생혈관 : 고도근시, 맥락막 파열 등 여러 가지 원인에 의해 유발되지만 주로 연령 관련 황반변성에서 부르크막이 변성되어 색소상피변성 및 색소상피박리가 발생되어 약 10[%]에서 맥락막의 신생혈관을 동반하게 된다.

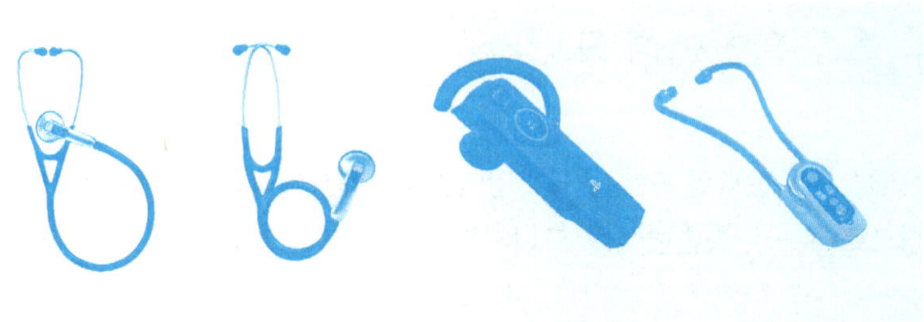

그림 2-2 • 전자청진기(모델 3200)

① 출시된 후 현재까지 50년 가까이 리트만 브랜드는 청진기분야의 품질과 혁신을 의미해 왔다고 3M 측은 자랑한다. 청진기 기술의 새로운 시대가 열렸음을 의미하는 리트만 전자청진기 모델 3200은 진단의 재확인과 협력 진료를 용이하게 해준다는 장점을 지녔다.

② 3M은 자기스 메디컬(Zargis Medical)과 협력하여 리트만 전자청진기 모델 3200과 함께 사용할 수 있는 통합 소프트웨어 2종을 개발했다. 그 중 하나인 자기스 카디오스캔(Zargis Cardioscan) 소프트웨어는 리트만 전자청진기와 함께 사용하면 심장 및 폐 등 중요한 소리를 듣고 1분 안에 이상이 있는지 찾아내어 보고할 수 있는 기능을 제공한다.

03 초음파 시스템

기존의 어떤 제품보다 작고 가벼운 최첨단 초음파 시스템이 출시되어 많은 사람들의 관심을 끌고 있다(그림 2-3).

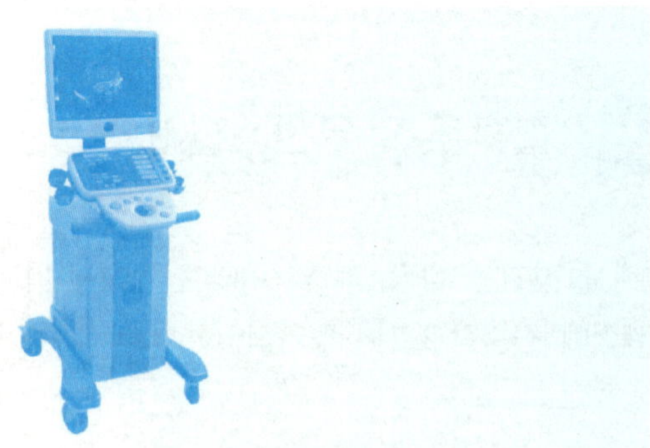

그림 2-3 • 초음파 시스템(소닉스터치)

① 소닉스터치(SonixTOUCH)는 Ultrasonix(울트라소닉스)사가 혁신을 기조로 선보이는 가장 최신제품이다. 소닉스터치 시스템에는 유저 인터페이스 기반의 완벽한 터치스크린, 프리미엄 영상품질, 첨단 이미징 모드가 장착되어 있다.

② 시스템에는 프리미엄 수준의 이미싱, 공간합성과 플러스 인버전 하모닉스를 포함한 첨단 이미징 모드, 확장 플러스 이미징, 자기공명, 파노라마 이미징, 첨단 3D 및 4D기능이 모두 탑재돼 있다.

③ 소닉스터치는 업계 최초로 선보이는 터치스크린 주로 유저 인터페이스로 애플리케이션 적응 콘솔과 첨단 연결성, 데이터 관리 기능을 갖춘 제품이다.

04 산부인과 초음파 시뮬레이터

영국 초음파 연수기업 MedaPhor(메다포)가 런던에서 해마다 열리는 부인과학 박람회 BSG에서 자사의 첫 번째 Trans-vaginal ScanTrainer 초음파 연수 시뮬레이터를 선보였다(그림 2-4).

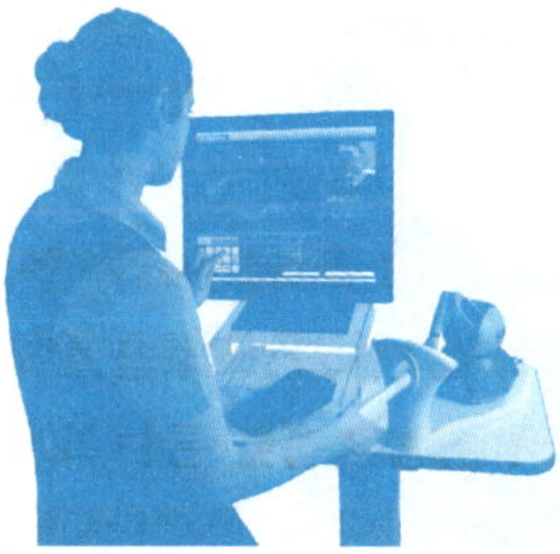

그림 2-4 • 초음파 시뮬레이터

① MedaPhor사의 독창적이고 새로운 형태의 스캔트레이너(ScanTrainer) 초음파 훈련용 시뮬레이터에는 최첨단 애니메이션 및 실제 느낌과 똑같은 촉각을 제공하는 시뮬레이션 기술이 결합되어 있다. 따라서 커리큘럼을 따르는 인터렉티브한 학습 모듈을 바탕으로 빠르고 효과적인 초음파 훈련과정을 제공한다.

② 스캔트레이너의 프로브는 실제로 환자를 검진하는 것과 같은 경험을 제공한다. 즉 가상 환자의 복부를 검진하며 훈련생에게 필요한 손기술과 눈, 손 조정력 발달기회를 준다. 터치스크린 화면은 실제 스캐닝에서 발생하는 초음파 이미지에 맞춰 진행상황을 보여준다.

③ 매번 훈련과제가 끝날 때마다 결과가 표시되며 훈련담당관은 학습 매니지먼트 시스템(learning management system)에 대한 훈련원의 성적을 바로 볼 수 있으며 실력향상 과정을 정기적으로 모니터할 수 있다.

④ 스캔트레이너는 임상 서비스 제공과 훈련의 필요성 사이에 발생하고 있는 업계 내 갈등 문제를 해결할 수 있다. 스스로 배우도록 고안되었으므로 전문가가 직접 지도할 필요가 없어 비용효율이 높은 시스템이다.

05 휴대용 초음파 시스템

초음파 의료기기는 이제 우리 생활에서 꼭 필요한 의료기기가 되었다. 새 생명의 잉태확인도, 심장의 이상증세도 초음파 진단장비를 통해 알 수 있다. 그런데 기존의 초음파 기기는 부피가 커서 이동이 불편하기 때문에 환자가 직접 초음파실에 가서 이용해야 하는 불편이 있었다(그림 2-5).

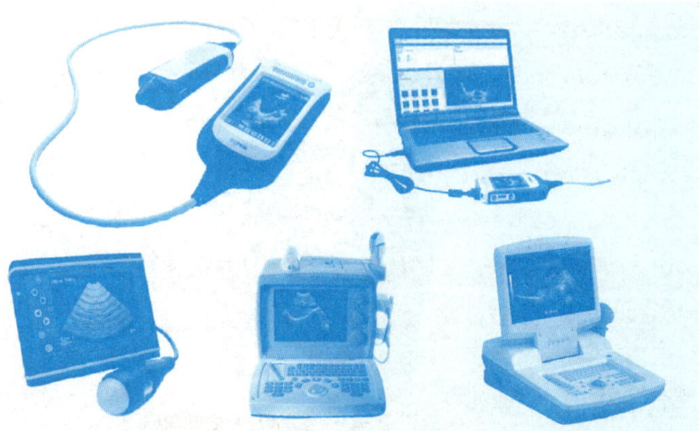

그림 2-5 • 휴대용 초음파 시스템

① 이동이 용이한 소형 초음파 시스템은 화질이 떨어져 정확한 진단이 어렵다는 문제가 있다. 이는 환자뿐 아니라 의사들에게도 불편사항이었다. 이러한 문제를 깨끗이 해결할 수 있는 해결책을 로얄 필립스 전자(Royal Philips Electronics)가 제시했다.

② 휴대용 초음파 시스템 '필립스 CX50 콤팩트엑스트림(Philips CX50 Compact Xtreme)'을 출시한 것이다. 휴대용이면서도 기존 초음파 시스템의 프리미엄급 화질을 갖췄다는 것이

특징이다.

③ 초음파 시스템은 심장병 전문의들이 환자의 침대 옆에서 정확하게 심장상태를 진단할 수 있도록 개발된 것이다. 필립스 헬스케어(Philips Healthcare)의 초음파 부문의 한 관계자는 많은 의사들을 대상으로 수요조사를 한 후 그들이 필요로 하는 시스템을 개발했다고 설명했다. 노트북 크기의 시스템이면서 들고 다닐 수 있어 환자가 있는 병실의 침대나 일반의원에서도 손쉽게 사용할 수 있도록 한 것이다. 게다가 기존의 대형 초음파 기기 수준의 고화질 이미지를 얻을 수 있어 정확한 진단에도 큰 도움이 된다.

④ CX50 콤팩트엑스트림의 편의기능은 휴대하기 간편하도록 핸들이 달려 있으며 배터리로 작동하기 때문에 어디에나 휴대할 수 있다. 또한 병원에서 쉽게 이동할 수 있도록 전용 카트도 나온다. 케이스에도 바퀴가 달려있어 멀리까지도 쉽게 운반할 수 있다. 그리고 기계를 잘 알지 못하는 의사들도 직관적으로 쉽게 사용할 수 있는 인터페이스를 사용했으며 iSCAN 자동 최적화 기능과 OLAB(on-cart quantification) 소프트웨어를 사용했다.

⑤ 기존 초음파 시스템의 불편사항을 최소화하면서 고화질 영상을 촬영할 수 있는 필립스 CX50 콤팩트엑스트림은 병석에 누워 거동이 불편한 환자들의 내과질환 진단에 큰 도움을 줄 것으로 기대된다.

06 수면상태 측정장치

수면장애는 일상생활에서 얻어지는 질병이나 비만과 관련이 높은 것으로 알려져 있다. 현재 일본에서는 5명 중 1명이 수면 관련 문제를 안고 있지만, 지금까지는 이러한 수면장애 확인을 위해 병원검사를 받아야 했다. 환자들은 신체적, 금전적으로 큰 부담이 되고 있다(그림 2-6).

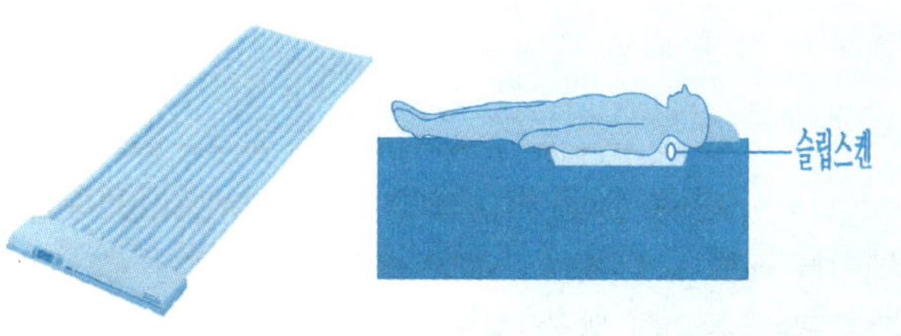

그림 2-6 • 수면 측정장치(슬립스캔)

① Tanita(타니타)사가 수면상태 체크 장치 '슬립 스캔 SL-501'을 판매하고 있다. 이 제품은 수면 중 맥박, 호흡, 체동 상태를 근거로 한 수면 깊이와 상태 등을 확인하는 수면 측정 장치이다.

② 슬립스캔은 사용자 침구에 본체를 부착해 사용할 수 있기 때문에 비교적 값싼 가격에 사용할 수 있다.

③ 본체는 침구 아래에 부착해 사용하면 된다. 본체 안에는 500[ml] 물이 들어가며 센서는 내압을 감지해 맥박수, 호흡수, 체동을 감지한다.

④ 감지한 데이터는 본체의 SD카드에 기록된다. 이것을 컴퓨터에 연결해 슬립스캔 전용 애플리케이션을 이용해 분석함으로써 수면의 깊이나 상태를 보여준다.

07 심박동 모니터

수영하는 동안 심박동수를 측정하여 알려주는 '스위머스 토킹(swimmer's talking) 심박동 모니터'가 새로이 출시되었다(그림 2-7).

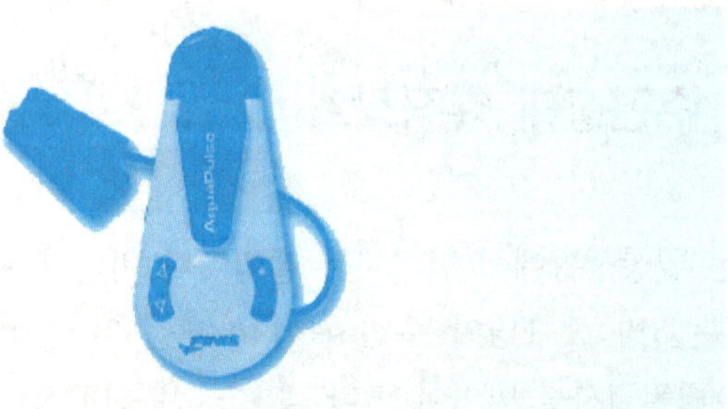

그림 2-7 • 심박동 모니터(스위머스 토킹)

① 심박동계를 손목에 차게 되면 측정치를 보기 위해 수영을 멈추어야만 한다. 그러나 이 기기는 적외선 기술을 사용 심박동을 측정하므로 손목 대신 귓불과 수영모자에 연결하여 사용한다.

② 사용자의 광대뼈를 통해 고막으로 소리를 전달하는 전도기술을 사용하여 심박동수를 주기적으로 알려주므로 수영을 멈출 필요가 없어 매우 편리하다.

08 심장초음파 검사장비

심장초음파는 심장의 구조와 기능을 관찰함으로써 심장질환의 진단, 추적관찰 및 향후 치료방향을 결정하는 중요한 검사이다. 또한 심장에 영향을 미치는 여러 내과질환의 진단 및 치료에 도움이 되는 검사이다(그림 2-8).

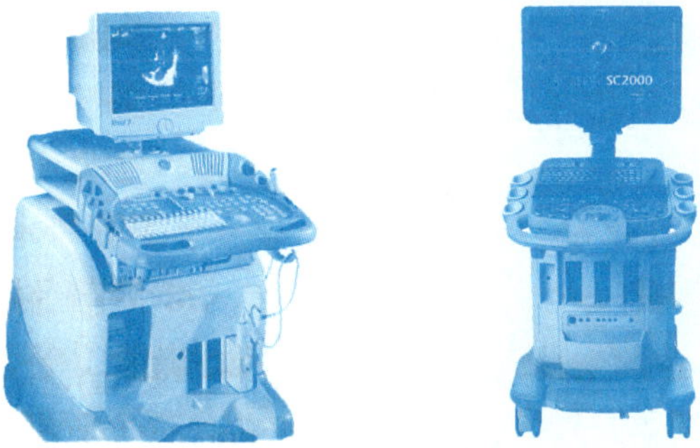

그림 2-8 • 심장초음파 검사장비(어쿠슨 SC2000)

① 어쿠슨 SC2000(ACUSON SC2000) 볼륨 이미지 초음파 시스템이 새로 나왔다. 초음파 진단장비 제조업체의 선두인 어쿠슨이 개발한 이 초음파 시스템은 전자파 반사를 이용한 초음파 진단에 새로운 패러다임을 형성할 것으로 기대된다. 기존의 심장초음파 검사보다 훨씬 정밀한 검사가 가능하고 결과도 즉시 알 수 있다는 것이 장점이다.

② 심장기능 진단을 위해 4사이클에서 7사이클 정도 관찰해야 하는 기존의 심장초음파 검사장비와 달리 어쿠슨 SC2000은 새로운 구조와 코히어런트 볼륨 포메이션(coherent volume formation) 기술로 단시간에 심장질환 진단이 가능하다. 기존 장비는 여러 사이클 동안 관찰된 심음을 하나로 이어서 듣는 것인데 반해 어쿠슨 SC2000은 실제 볼륨으로 실시간 관찰이 가능하기 때문이다.

③ 어쿠슨 SC2000은 실시간 심장기능 검사의 길을 열었을 뿐 아니라 기존 시스템보다 훨씬 더 정밀하게 검사할 수 있다는 점에서 심장초음파검사 시스템에 새로운 획을 그었다고 평가된다. 덕분에 심장기능 이상으로 고통받는 많은 환자들이 보다 정밀한 진단을 받을 수 있을 것으로 기대된다.

09 알츠하이머 환자용 모니터 팔찌

이스라엘의 Dmatek(디매텍)은 시계처럼 생긴 대형 팔찌를 개발했다. 이 팔찌는 알츠하이머와 치매를 앓고 있는 환자를 수시로 체크할 수 있는 기능을 제공한다(그림 2-9).

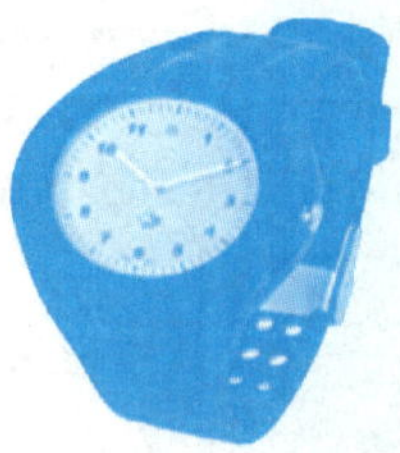

그림 2-9 • 모니터 팔찌(홈 프리 엘리트)

① 홈 프리 엘리트(home free elite)라는 명칭을 가진 이 장비는 팔목에 착용할 수 있는 것으로 무선 통신 플랫폼에 기반하고 있어 실시간으로 환자를 추적하는 것이 가능하고, 전문 의료진이 계속해서 환자를 추적하고 있는 모니터링 센터로 신체 센서에서 수집된 정보를 지속적으로 전달한다.

② 착용 가능한 형태의 장비는 환자가 있는 장소를 알려주는 신호를 방출하고, 환자가 시설물 안에 있는지 혹은 밖으로 나갔는지, 또는 환자가 주의를 요하는 위험에 빠져 있는지에 대한 정보를 간호사나 의사에게 알려준다. 실시간으로 정보를 받는 전문 의료진은 응급상황에 신속하고 우선적으로 대응할 수 있다.

③ 현재 이 장비에는 GPS 기능이 지원되지 않고 있으나 새롭게 생산될 장비는 GPS신호를 송출할 수 있도록 맞춤형으로 제작이 가능하다.

10 암감지 스캐너

과학기술 개발에 대한 인간의 끊임없는 상상력과 노력에 박수를 보낸다. 이러한 맥락에서 하버드 대학교와 MIT가 손을 잡고 만들어낸 기술이 전세계 암환자 혹은 잠재 암환자들에게 또 하나의 좋은 소식을 전하게 된 것에도 찬사가 절로 나온다(그림 2-10).

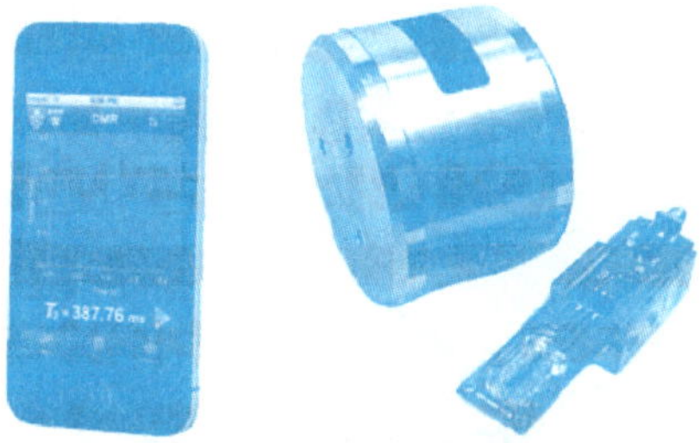

그림 2-10 • 암감지 스캐너

① 개발된 기술은 인체 내에 있는 암세포를 한 시간 안에 감지하는 스캐너로, 제조에 필요한 부품이 200[$] 밖에 되지 않는 저렴하고 획기적인 기술이다.

② 스캐너는 소형 휴대용 기기로서 항체와 자기입자를 사용하여 암세포를 찾아내는데, 악성 종양 여부를 판단하기 위해 커다란 조직을 떼어내는 대신 작은 바늘로 세포를 추출하는 방식으로 작동한다.

③ 모든 진단결과는 전용 앱(app)을 사용하여 스마트폰으로 보내지며 조직검사처럼 일주일이나 기다릴 필요 없이 1시간이면 결과를 알 수 있다. 조직검사 결과를 기다리는 환자에게 일주일은 지옥을 왔다 갔다 하는 마음이다.

④ 현재의 조직검사는 정확도가 84[%] 정도 된다. 하지만 이번에 개발된 스캐너는 정확도가 96[%]까지 올라간다는 것도 큰 장점이다.

⑤ 암이 의심되는 경우에 이 스캐너를 사용하면 밤잠을 설치며 삶과 죽음을 오가는 고민 같은 것을 하지 않아도 될 뿐 아니라 거의 완벽하게 정확한 결과를 얻을 수 있다. 보다 신속하게 후속조치를 취할 수 있다는 뜻이기도 하다.

11 영상기록기능 연성내시경

Olympus Medical Systems(올림푸스 메디컬 시스템즈)사가 휴대용 연성내시경에 카메라 기능을 장착, 세계 최초로 영상을 기록할 수 있는 '에어웨이 매니지먼트 모바일 스코프(Airway Management Mobile Scope)'를 개발하는데 성공했다(그림 2-11).

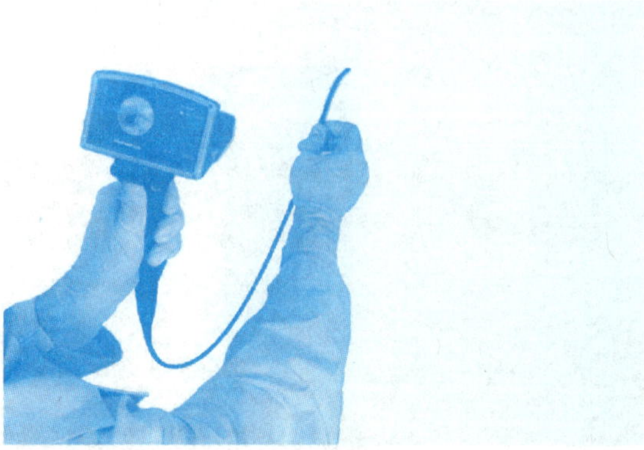

그림 2-11 • 연성내시경(모바일 스코프)

① 기도관리용 휴대용 연성내시경은 삽관 튜브의 위치나 기도 내의 관찰, 처치, 영상기록을 실행할 수 있도록 고안된 제품이다.
② 내시경에 모니터, LED 조명, 배터리를 모두 장착한 완전 독립형 제품으로 기도 내의 관찰, 처치를 행하는 수술실, 병동, ICU, 응급부문 등을 비롯한 병원 내의 어느 곳이나 휴대하며 주변기기나 케이블 연결만으로 바로 사용할 수 있다.
③ 2.5[inch]의 액정 모니터를 탑재하고 있어 관찰과 조작을 동일한 시야에서 행할 수 있다. 또한 모니터는 이동식으로 고안되어 다수의 의료진들과 동시에 관찰할 수도 있다.
④ 세계 최초로 휴대용 연성내시경에 카메라 기능을 장착해 XD 픽처 카드에 사진 및 동영상을 기록해 저장한 뒤 PC에서 영상을 손쉽게 편집할 수 있다.
⑤ 화이트 LED 조명을 탑재해 기존의 할로겐 광원에 비해 보다 선명하게 관찰할 수 있으며, 장기간의 수명으로 열화가 적어 광원을 교환할 필요가 없다.

12 이식기기 신호전송 무선 안테나

북아일랜드 퀸스 대학(Queen's University)에서 개발된 작은 하키 퍽(puck) 모양의 무선 안테나는 신체 내부에 이식한 모든 기기와 연결이 가능하다(그림 2-12).

① 사람 피부를 따라 신호를 보낼 수 있는 이 무선 안테나는 의료 임플란트 또는 휴대기기와 연결해 사람 몸에 신호를 전송할 수 있다.

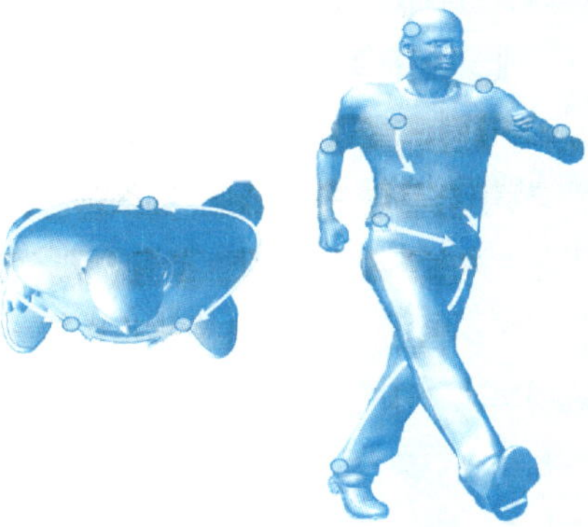

그림 2-12 • 신호전송 무선 안테나

② 피부를 따라 이동하는 신호 생산능력을 가진 기술은 블루투스같이 배터리 소모가 많은 기존 기술보다 더욱 효율적이다. 안테나는 오랜 수명을 요하는 의료기기에 혁신을 가져올 것이다.

③ 앞으로는 이 무선 안테나를 이용한 심장박동 조절장치 같은 신체 장착 의료기기가 더 많이 사용될 것이고, 향후 신체에 이식될 의료기기에도 사용될 것으로 전망된다.

13 인체대사율 측정 모니터

지금까지는 인체대사율을 측정하기 위해 주사바늘로 혈액을 체취하고 복잡한 검사절차를 거쳐야 했다. 하지만 이제는 주사바늘 대신 빛을 사용해 조직세포 산소량과 pH수치를 측정하는 비침습성 의료기기로 환자들의 고통을 덜어줄 수 있게 되었다(그림 2-13).

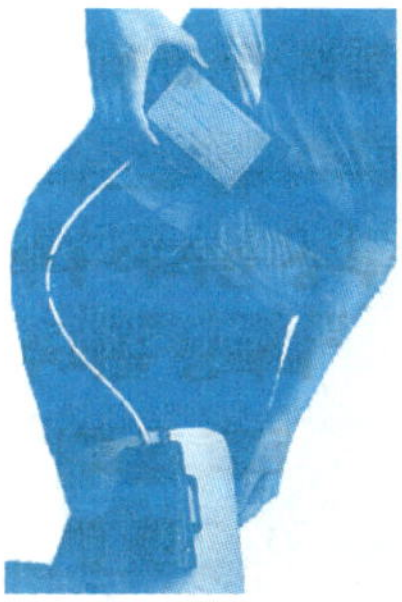

그림 2-13 • 주사바늘을 사용하지 않는 측정 모니터

① 비너스(Venus)라는 이름의 이 미래지향형 시스템은 Babs Soller(뱁스 솔러) 박사를 비롯한 연구진들이 공동으로 개발한 프로토타입으로 혈액과 조직의 성분과 대사율(산소 소비량) 등을 측정한다.

② Soller 박사는 근적외선 기기의 가장 큰 장점은 이러한 수치를 측정할 때 피부색이나 체지방에 전혀 영향을 받지 않는다는 점이다.

③ 비침습성 시스템은 바늘을 사용하지 않기 때문에 체액으로 인한 감염위험을 낮춰준다. 4×2인치 크기의 센서를 피부에 직접 올려놓으면 근적외선 불빛을 이용해 측정에 들어가는데, 혈관 속의 혈액이 불빛의 일부분을 흡수하고 나머지는 다시 센서에 반사된다. 모니터는 반사된 불빛을 분석해 대사율, 조직산소량, pH 등을 표시한다.

④ 센서와 휴대용 모니터는 미국 국가우주생물의학연구소(NSBRI)의 지원을 받았고, 대부분의 시스템은 Soller 박사가 교수로 있는 메사추세츠대 의대에서 개발되었다.

⑤ Soller 박사는 이 기술의 다양한 실시간 애플리케이션들이 우주비행사들의 활동과 상태가 악화된 환자들의 치료에 도움을 줄 수 있을 것이라고 설명했다.

⑥ Soller 박사는 휴스턴에 위치한 나사 존슨우주센터 연구진들과도 우주 관련 비너스 애플리케이션 개발작업을 함께 한 것으로 알려졌다.

14 자궁경부암 진단기

영국 Zilico(지리코)사는 2009년 11월말 독일 뒤셀도르프에서 개최되는 세계 최대 의료박람회인 메디카 2009(MEDICA 2009)에서 자궁경부암 진단 핸드헬드(handheld) 기기를 선보였다. 지리코 APX'라는 제품은 단색광 레이저를 이용한 EIS를 이용해 일반, 전암(前癌) 증상, 암 사이의 차이를 감지한다(그림 2-14).

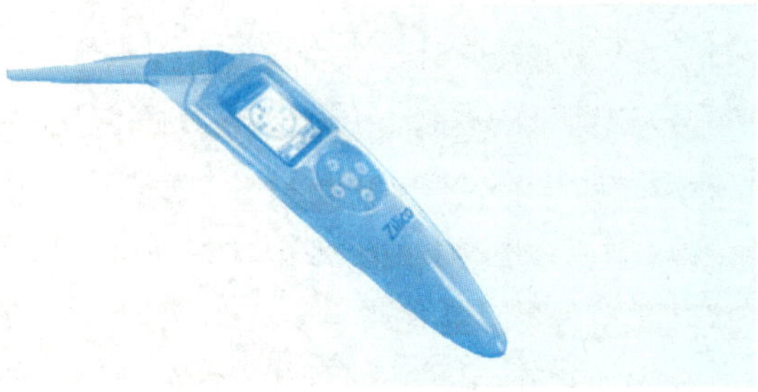

그림 2-14 • 자궁경부암 진단기(메디카 2009)

① Zilico사는 진단결과를 몇 주 동안 기다릴 필요없이 실시간 진단결과를 제공하는 2개 애플리케이션의 새로운 시스템을 개발하고 있다.
② 기기는 일회용 슬리브와 도킹 스테이션으로 이루어진 휴대 핸드헬드 기기이며, 안전하고 고통 없이 정확한 진단을 내린다.
③ 2006년 설립된 Zilico사는 자궁경부암 부문 제품 개발에 주력해 왔다. 500여명 여성을 대상으로 테스트한 결과, 기존 제품대비 매우 우수한 평가를 얻었다.

15 자세 감지 센서

와세다 대학의 다카니시(Takanishi) 연구소와 일본의 로봇 전문업체 ZMP는 공동으로 사람의 머리와 손의 움직임, 심장박동, 땀의 양 등을 측정하는 시스템 WB-3(Waseda Bioinstrumentation system No.3)을 상용화할 계획이다(그림 2-15).

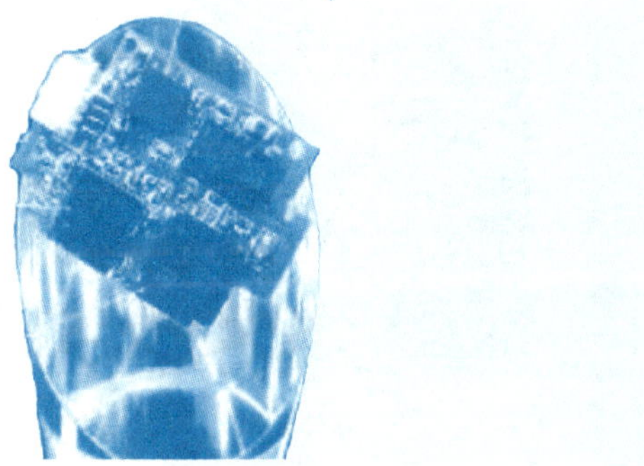

그림 2-15 • 사람의 자세를 감지하는 센서(WB-3)

① 우선 기업과 대학을 타깃으로 사람의 자세를 감지하는 부분만 소프트웨어 개발 키트(SDK)와 함께 상용화할 예정이다.
② IMU-Z에는 Honeywell International(허니웰 인터내셔널)의 3축 전기장 센서와 ST마이크로일렉트로닉스(STMicroelectronics)의 3축 가속도계 센서, 3축 자이로 센서까지 있다. IMU-Z의 기판은 약 20×26×8[mm]이며, 뒷면에 32bit 플래시메모리의 마이크로컨트롤러 STM32가 장착되어 있다.
③ 자세를 측정한 데이터는 CAN(차량무선 시스템)이나 블루투스를 통해 무선으로 전송된다. 블루투스를 사용하면 IMU-Z 28개까지 연결할 수 있다.

④ IMU-Z는 윈도 7 센서 & 로케이션 플랫폼(Windows 7 Sensor & Location Platform)을 지원한다. 이 플랫폼은 센서와 GPS를 이용하는 시스템을 위한 개발환경을 제공한다. 플랫폼이 있으면 각 센서마다 제어 소프트웨어를 개발할 필요가 없어 애플리케이션을 더 효율적으로 개발할 수 있다.

⑤ ZMP에서 제공하게 될 SDK에는 센서에서 모은 데이터를 통합해 데이터를 자세 데이터로 전환하는 라이브러리도 있다.

16 캡슐 모니터시스템

비타민 크기만한 장치를 삼켜 만성 변비를 진단할 수 있는 새로운 의학 기술이 발표되면서 많은 사람들의 관심을 끌고 있다(그림 2-16).

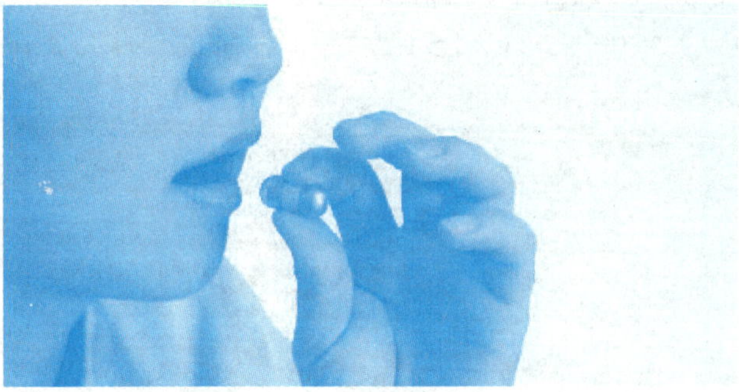

그림 2-16 • 캡슐 모니터(스마트 필 GI)

① 캡슐 형태의 의료장비를 개발하고 제작하는 선도기업 SmartPill(스마트필)사는 자사의 SmartPill GI 모니터링 시스템, 버전 2.0의 미 식품의약국(U.S. FDA) 510(k)의 의료기기 승인 허가 소식을 발표했다. 이 시스템은 만성변비로 의심되는 환자의 몸 안에서 결장 내 통과시간을 진단하기 위해 고안되었다.

② SmartPill사의 사장이자 CEO인 David Barthel(데이비드 바텔)은 이번 허가 소식은 회사에 매우 획기적인 이정표를 마련하는 일이라고 언급했다. 또한 새로운 의학적 적용은 SmartPill사의 시장역량을 확장하며, SmartPill GI 모니터링 시스템으로 만성변비 같은 추가 질병을 진단하는 기기로 사용할 수 있게 되었다.

③ SmartPill GI 모니터링 시스템, 버전 2.0을 사용해 의사는 위장(Gastrointestinal : GI) 전체의 pH와 혈압, 체온을 측정할 수 있고 장 전체와 위, 소장, 결장 등 부분적 통과시간과 GI

전체에 대한 pH 수치표와 GI관의 압력 패턴을 제공한다.

④ 정상적인 통과시간과 느린(비정상적) 통과시간을 구분하는 SmartPill사의 능력은 의사가 GI 운동성 질환을 진단하고 적합한 치료법을 정하는 데 매우 중요한 평가기준을 제공한다. 한편 GI관 내부의 위쪽과 아래쪽 부분에서의 지엽적 통과시간도 제공한다.

⑤ SmartPill GI 모니터링 시스템은 무선연결 형태이며 체내 섭취가 이루어지는 의학적 장치로 알갱이가 큰 비타민 알약만한 크기의 SmartPill 캡슐로 이루어진다.

⑥ 환자는 하나의 SmartPill 캡슐을 의사의 진료실에서 섭취하고 다시 자신의 일상생활로 돌아간다. 캡슐은 환자의 몸 안에서 GI 관 내를 돌아다니며 데이터를 SmartPill 데이터 수신기로 무선 전송한다.

⑦ 추후 의사의 진료실로 옮겨진 SmartPill 데이터 수신기는 저장된 데이터를 컴퓨터로 다운로드하여 위와 소장, 대장, 전체 장내 통과시간을 보여준다.

17 캡슐 내시경

캡슐 내시경은 환자가 알약처럼 꿀꺽 삼키면 몸속으로 들어가 내부를 사진 찍을 수 있게 만든 내시경이다(그림 2-17).

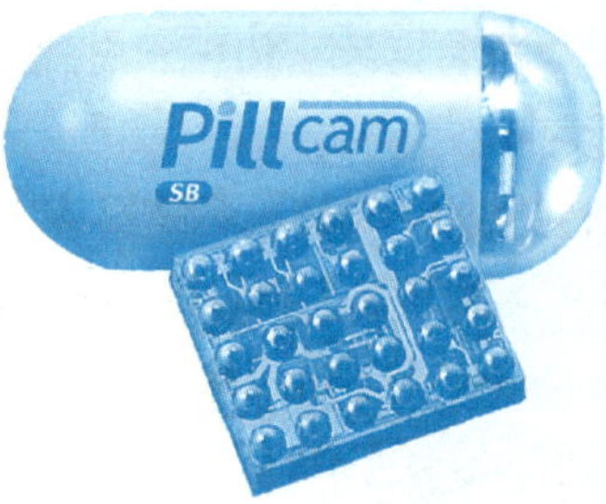

그림 2-17 • 캡슐 내시경

① 캡슐 내시경의 크기는 두께 11[mm], 길이 26[mm], 무게 약 4[g] 정도로 조금 큰 비타민제 크기 정도다. 캡슐 내시경이 몸속으로 들어가면 입에서부터 직장까지 음식물이 이동하는 경로를 따라 내려가면서 식도, 위, 십이지장, 소장, 대장 등 소화관을 촬영한다.

② 캡슐 내시경이 촬영한 영상은 1초에 2장씩 허리에 장착한 수신기(데이터레코더)로 전송되는데, 8시간 동안 평균 5만장 이상의 사진이 수신된다. 사진촬영이 끝나면 수신기의 정

보를 컴퓨터로 옮겨 저장한 뒤 소화기 내과의사가 모니터로 이 사진들을 보면서 판독한다.

③ 우리 몸의 소장은 6~8[m] 정도로 길이가 길고 위치상으로도 위내시경이나 대장내시경으로 접근하기가 어려워 질환을 진단하기가 어렵지만, 캡슐 내시경은 소장질환의 진단에 새로운 검사법으로 각광받고 있다.

④ 만성빈혈 등 원인 모를 위장관 출혈, 원인불명의 만성복통이나 설사, 소장의 종양, 염증성 장질환(크론병), 흡수장애, 약제 유발성 소장 점막손상 등 이전의 검사방법으로는 정확한 진단이 곤란했던 소장질환의 진단에 이용되고 있으며 점차 그 적응증이 넓어지고 있는 추세이다. 고통스럽지 않은 캡슐 내시경을 통해 위장관에 관한 모든 검사를 손쉽게 할 수 있을 것이라고 기대하기도 하지만 실제로 그렇지 않다.

⑤ 캡슐 내시경은 외부에서 의사가 직접 조절해 검사를 하지 못하고 단지 소화관의 연동운동에만 의지해 캡슐이 내려가면서 사진을 찍으므로 위나 대장 등 관 강이 넓은 부위는 완벽하게 검사할 수 없다. 그러므로 위나 대장을 검사하기 위해서는 기존의 내시경 검사를 따로 실시해야 한다. 또 캡슐 내시경 검사를 위해 입원할 필요는 없다.

⑥ 수신기를 차고 캡슐을 삼킨 뒤 일상생활을 그대로 할 수 있다. 캡슐 내시경 안에는 초소형 카메라와 배터리, 그리고 송신장치가 내장되어 있어 찍은 사진을 즉시 무선으로 수신기에 보내준다.

⑦ 8시간 후 병원에 와서 수신기를 벗으면 되고 캡슐은 대변과 함께 자연 배출시킨다. 그렇다고 캡슐 내시경을 회수하거나 재활용하지 않는게 특징이다. 오전 9시에 병원에 내원해 검사를 시작하고 집에 들렀다가 오후 5시 병원에서 수신기를 떼기만 하면 된다.

⑧ 알약처럼 삼키기만 하면 아무런 고통 없이 우리 몸속을 사진 찍어 주는 캡슐 내시경도 1[%] 정도의 부작용이 있다.

⑨ 위장관 운동이 많이 저하된 환자의 경우 8시간 동안 캡슐 내시경이 위장 안에만 머물게 되기도 하는데, 이런 경우 소장의 사진을 전혀 찍을 수 없어 원하던 검사가 되지 못할 수 있기 때문이다. 이같은 가능성이 의심이 될 경우에는 캡슐 내시경을 기존의 위내시경을 통해 소장 안으로 넣은 뒤 검사를 시작하기도 한다.

18 태아관찰 3D 초음파

독일의 Siemens(지멘스)사는 엔비디아(NVIDIA)와 파트너십을 맺고 임산부의 자궁 속에서 하루가 다르게 성장해 가는 태아를 보다 실감나게 관찰할 수 있는 3D 가상화 시스템을 개발했다고 발표했다(그림 2-18).

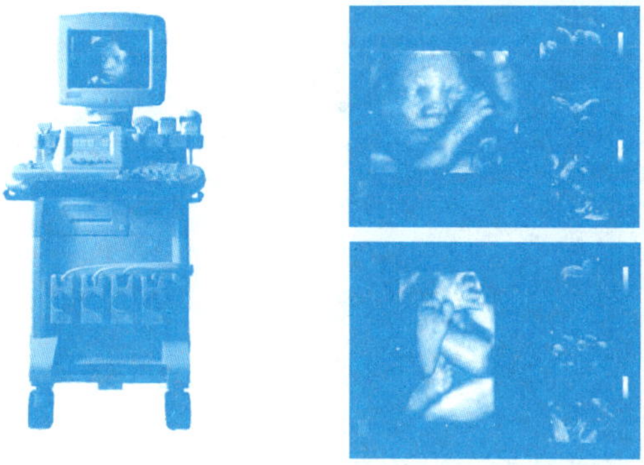

그림 2-18 • 태아관찰 3D 초음파(어쿠슨 S2000)

① 예비 부모들의 관심을 사로잡을 이 포사이트 워크플레이스(fourSight workplace) 초음파 이미지 관리 시스템은 Siemens사의 어쿠슨 S2000로 촬영한 영상을 PC로 처리하고 엔비디아의 3D 입체안경으로 태아의 스테레오 비주얼을 생산한다. 이 시스템은 시카고에서 개최된 북미영상의학학회(Radiological Society of North America : RSNA) 컨퍼런스에서 공개 시연되었다. 북미영상의학학회는 세계적인 최첨단 과학, 교육, 기술을 선보이는 학회 및 연례회의이다.

② 어쿠슨 S2000 초음파 시스템으로 확보한 임상 이미지는 실사적인 3D 영상을 구현하는 Siemens의 독자적인 기술인 양막 내시경 렌더링(amnioscopic rendering)을 사용해 한층 향상되었다.

③ 기존의 3D 초음파 기술이 2D 모니터를 사용해 3D 영상을 표시해 왔다면 엔비디아의 3D 비전 기술은 보다 실감나는 3D로 입체적인 3D 영상을 구현해 전체적으로 향상된 초음파 영상을 체감할 수 있도록 한다.

④ Siemens사의 포어사이트 워크플레이스는 임상 영상, 클립, 3D/4D 볼륨 데이터를 관리해 작업의 흐름을 향상시키기 위해 엔비디아의 쿼드로 FX 3800 프로페셔널 그래픽카드, 삼성 2233RZ 22[inch], 3D 비전레디 LCD, 엔비디아 3D 입체안경으로 구동되는 델 프리시전(Dell Precision) T5500 워크스테이션을 채용했다. 이로써 사실감을 높인 고해상도의 3차원 초음파 검사도를 구현한다.

19 피부진단 촬영기

최근 수년간 피부과 전문의들은 일반적인 디지털 카메라를 사용하여 피부의 상태를 찍어 기록, 분석에 사용했다. 이러한 방법의 가장 큰 단점은 사진으로 나온 이미지에 영향을 줄 수 있는 조명, 카메라 각도 및 여타 변수를 표준화하기 어렵다는 사실이다(그림 2-19).

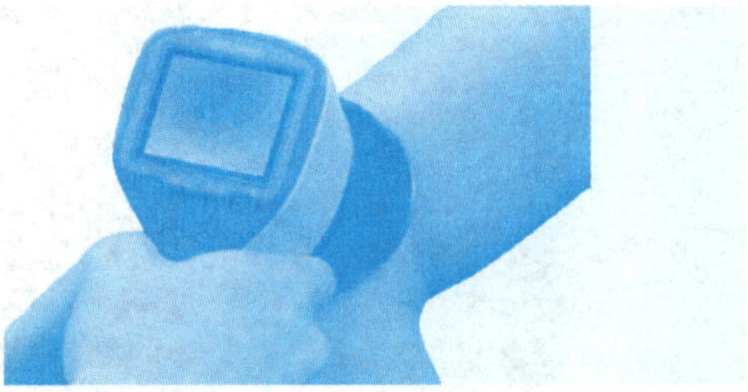

그림 2-19 • 피부진단 촬영기(스마트스코프)

① 핀란드 업체인 Optomed(옵토메드)가 새로이 출시한 스마트스코프(smartscope)는 모든 이미지를 거리, 조명 등에서 똑같은 조건으로 찍을 수 있도록 해줌으로써 이러한 문제를 해결해준다.

② 코드가 없는 핸드헬드 디지털 이미징 기기인 스마트스코프는 피부에 생긴 질환을 진단하고 모니터하기 위해 그 부분을 측정하고 기록한다.

③ 기존의 디지털 카메라보다 훨씬 정확하고 사용하기도 편리한 이 제품은 LED 조명을 사용, 좀 더 일관적이며 믿을 수 있는 이미지를 만들어 낼 수 있다.

④ 측정수치 및 주석 그리고 촬영한 사진은 전자 의료기록과 함께 사용할 수 있는 소프트웨어로 매우 쉽게 전송할 수 있다.

20 혈당측정기

USB와 의료기기를 결합한 제품들이 속속 개발되면서 환자들의 편의가 증진될 것으로 예상된다(그림 2-20).

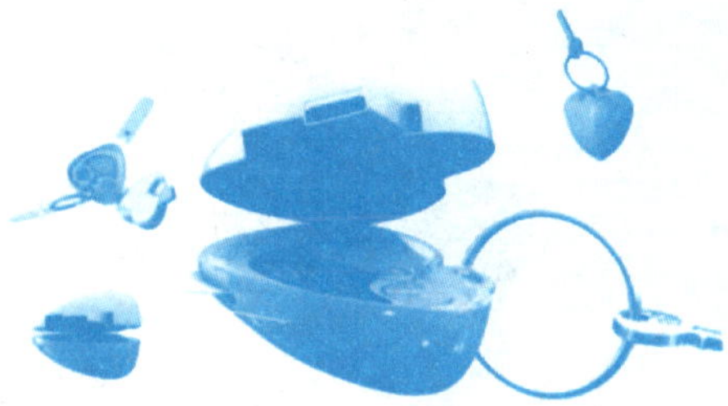

그림 2-20 • 혈당측정기(글루코메터)

① 전문의의 의료행위를 수혜받지 못하는 외지에는 제때 치료를 받지 못해 병을 키우고 있는 사람들이 많다. 그러나 마을에 컴퓨터 한 대만 보급되어 있다면 USB 의료기기를 통해 정기적으로 건강을 체크할 수 있는 시대가 올 것이다.

② 당뇨병 환자라면 이제 Kenny Hopper(케니 호퍼)의 새로운 발명품으로 삶에 변화를 가져올 수 있다. 혈당측정기 글루코메터에 대한 호퍼의 콘셉트는 모든 당뇨병 환자가 사용할 수 있을 정도로 쉽고 간단하다.

③ 심장 모양의 USB 기반 글루코메터(heart USB-powered glucometer)를 사용하면 병원에 갈 필요 없이 정기적으로 혈당수준을 모니터할 수 있다.

④ 혈액샘플을 채취하여 테스트판에 올려놓고 글루코메터 안으로 집어넣으면 곧바로 결과를 보여준다. 여기까지만 보면 기존의 제품과 다를 바 없지만 USB로 컴퓨터에 연결해 모든 수치를 기록한다는 점에서 차별을 보인다.

⑤ 테스트가 끝나자마자 컴퓨터에 연결하면 온라인이나 출력을 통해 건강전문가들과 결과를 공유할 수 있다. 게다가 이런 기능이 심장 모양의 작고 편리한 기기 안에 모두 들어 있다.

21 혈압계

오므론 헬스케어(Omron healthcare)는 기존의 의료기기에 통합할 수 있는 혈압계 M3600 모듈을 출시했다. 이 모듈은 환자에게 부담주지 않는 진동계 방식을 채용해 어른, 어린이 및 신생아 모두 사용할 수 있어 편리하다. 오므론의 특허 받은 기술을 사용한 모듈은 완벽하고, 편안하며, 효율적인 혈압측정을 가능케 해주는 하드웨어 및 소프트웨어로 이뤄져 있다(그림 2-21).

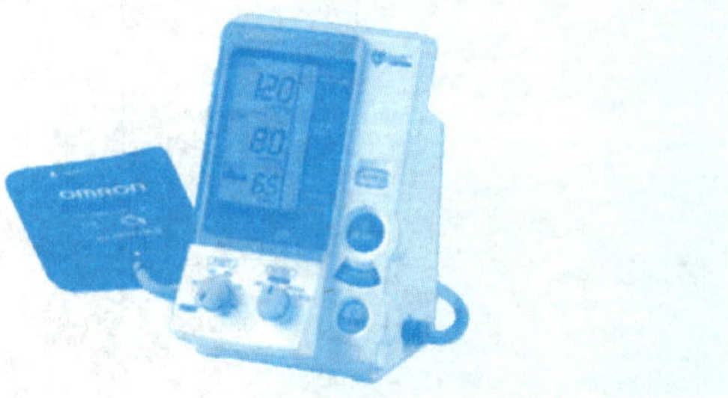

그림 2-21 • 혈압계(오므론 M600)

① 오므론 M600은 스마트 인플레이션(Smart Inflation) 기술을 사용해 자동으로 개인의 필요에 맞추어 팽창압을 조정하고, 팽창율을 제어해 편안한 측정이 가능하다. 또한 특허받은 다이나믹 리니어 디플레이션(Dynamic Linear Deflation) 기술은 환자의 맥박에 맞추어 수축률을 조정하여 측정시간을 단축시켰다.
② 방식은 정확한 측정에 필요한 적절한 수의 진동횟수 판독을 보장해 재측정이 거의 필요 없으며 따라서 환자의 스트레스를 줄여준다.
③ M3600은 듀얼 CPU 프로세서와 듀얼 변환기를 갖추어 제품의 안전성을 높였다. 즉, 내부 시스템 에러가 감지되면 에러 상황이 없어질 때까지 안전 준비 모드로 자동 변경된다.

22 환자고통 감지인식 소프트웨어

최근에는 사람의 얼굴을 디지털적으로 읽을 수 있으며, 특정한 사람의 감정을 감지해낼 수 있는 일반적인 알고리즘을 개발하기 위해서 노력하고 있다(그림 2-22).

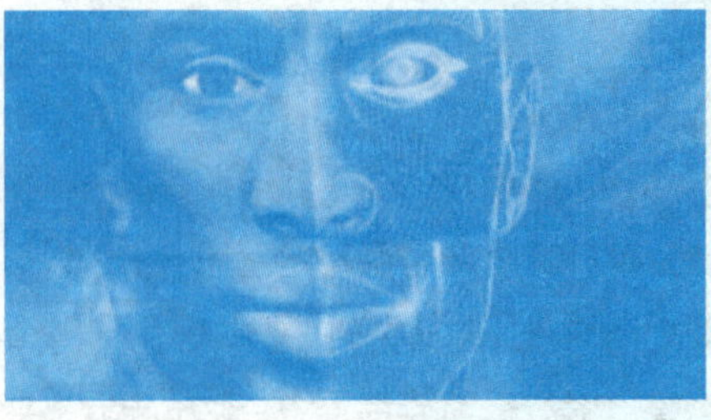

그림 2-22 • 얼굴인식 소프트웨어

① 지난 몇 년 동안 사람의 얼굴을 분석할 수 있는 카메라의 능력을 고려하는 몇 가지 다른 연구들을 진행해오고 있고, 기본적인 인간의 감정을 지속적이며, 안정적으로 구별할 수 있는 컴퓨터를 만들기 위해서 노력하고 있다. 이 기술은 병원에서부터 파워포인트 발표에 이르기까지 모든 미래의 일들을 발전시키기 위한 애플리케이션이 될 것이다.

② 요즘에는 얼굴인식이 가능한 애플리케이션들이 확장되고 있다. 그와 그의 동료들은 병원의 병실에서 카메라를 사용하여 환자들의 고통을 측정할 수 있는지 시험하는 테스트를 하고 있거나 마우스나 키보드를 사용하지 않고 기본적인 컴퓨터를 작동시킬 수 있는지를 테스트하고 있다.

③ 감정을 이해하는 컴퓨터를 가지는 것은 복잡한 도전이며, 심지어 사람들은 상대의 감정적인 상태를 빠르게 시각적으로 알아내는 것이 매우 어렵다. 다른 사람들은 감정을 다르게 나타내며, 컴퓨터는 단지 특정한 패턴만을 이해할 수 있다.

④ 사람의 얼굴을 해석하기 위해서 6대의 표준 카메라와 여러 가지 정교한 소프트웨어를 사용하고 있다. 통합신경과학 전공의 신입생인 Jonathan McMahon는 이러한 기술을 만들어내기 위한 도전으로서 그가 본 것에 대하여 말하였다. “나는 컴퓨터가 인간적 요소를 효율적으로 이해할 수 있다고 생각하지 않는다. 그래서 사람들간의 많은 차이점들이 불가능한 것으로 보여지는 것이다.” 라고 말했다. 이러한 어려움들을 인정하고 있지만 프로젝트가 미래에 성공할 것이라는 자신감을 가지고 있다.

⑤ 아직까지 얼굴인식 소프트웨어의 가야 할 길이 멀다. 왜냐하면 연구실에서 일어나고 있는 일들이 상업적 시장에서 즉시 보여줄 수 있다는 것을 의미하는 것은 아니며 단지 개념을 증명한 것이기 때문이다.

23 활동감지 시스템

미 실리콘에 위치한 Wellcore(웰코어)사는 소비자의 건강, 안전, 보안 기능 솔루션을 개발하는데 주력하고 있으며, 최근 CES에서 사용이 간편하고 최신 기술이 장착된 개인 응급 응답 시스템(Mobile Personal Emergency Response System : M-PERS)을 선보였다(그림 2-23).

① 노인들이 안전하고 더욱 활동적이며 독립적인 생활을 영위할 수 있도록 돕는 제품이다. 움직임 감지와 최신 패턴 인식 기능의 웰코어 시스템은 자동 낙상감지, 온라인 모니터링, 텍스트 말하기 기능(text-to-speech)이 탑재되어 있다.

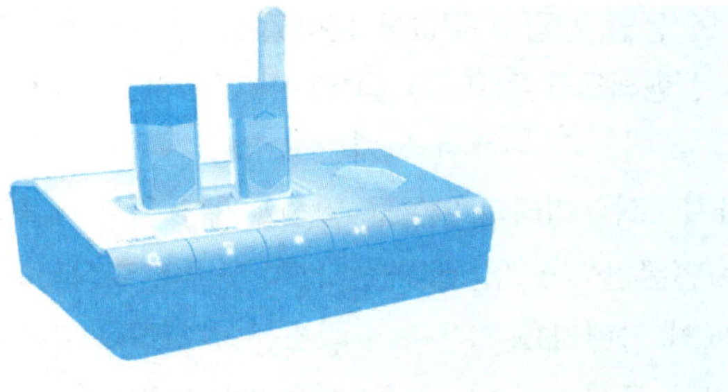

그림 2-23 • 웰코어의 활동감지 시스템

② 웰코어 시스템은 사용자의 움직임을 낙상과 구별하는 기능이 탁월하다. 만약 노인이 활동 중 낙상으로 도움이 필요한 경우, 자동으로 응급 서비스를 요청하고, 지정된 간병인이나 가족에게 응급신호를 발송한다.

③ 기존의 개인 응급 응답 시스템은 사용자가 버튼을 눌러야 했고, 기기가 파손되었는지 표시하지 못했으며 집안에서만 작동했다. 그러나 이 웰코어 제품은 버튼을 누르는 여부와 무관하게 도움을 요청할 수 있고, 웰코어 호환 핸드폰에 연계되어 집 안팎에서 작동한다.

24 휴대용 생체측정기기

신원확인 솔루션 및 서비스 분야 선도업체인 L-1 Identity Solutions(L-1 아이덴티티 솔루션즈)사가 가장 강력한 수준의 생체측정 신원확인 장치 'HIIDE'를 개발했다(그림 2-24).

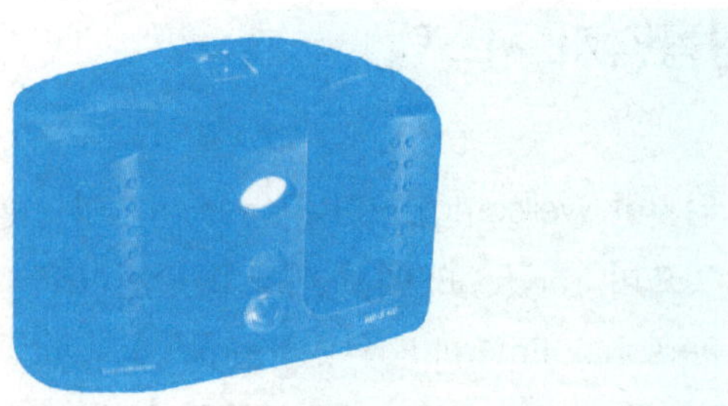

그림 2-24 • 휴대용 생체측정기기(HIDE)

① HIIDE는 튼튼한 휴대용 장치로 홍채, 지문, 안면인식 등 세 가지 개별적인 생체측정을 통해 신원을 확인한다. 매우 획기적인 기기로 최근 미 국방부는 수천만 달러 어치의 제품

을 이미 주문했다.

② HIIDE는 휴대용 신원확인 탐지장치(Handheld Interagency Identity Detection Equipment)의 줄임말로 마이크로소프트 XP가 내장되어 있어 현장에서 또는 PC와 연결하여 사용 가능하다.

③ 사용자는 용도에 따라 여권 리더기나 키보드, 마우스 등의 주변기기를 연결해 개별맞춤용으로 사용할 수 있다. HIIDE는 최대 22,000개의 생체정보를 저장할 수 있고, 각각의 정보는 양쪽 홍채형상과 열 손가락 지문, 안면 이미지와 개별 전기적인(biographical) 정보를 포함한다.

④ HIIDE를 사용하기 위해서는 우선 640×480 카메라를 이용해 개인별 홍채사진을 찍고 내장된 500[dpi] 센서로 지문을 채취한 후 얼굴사진을 찍으면 된다. HIIDE를 사용한 신원확인 절차는 먼저 기기 내에 장착된 256[MB] 데이터베이스 자료와 대조해보고 무선으로 다수의 전 세계 데이터베이스를 검사해 입력한 정보와 들어맞는 경우가 있는지 여부를 알려준다.

⑤ 현재 전 세계적으로 65,000대의 L-1 HIIDE가 사용되고 있으며 상당수는 이라크와 아프가니스탄에서 이용 중이다.

25 휴대용 심전도기기

대만의 MSI가 개발한 MyECG E3-80은 최초의 전문가용 24시간 휴대용 심전도(ECG) 리더기/분석기이다(그림 2-25).

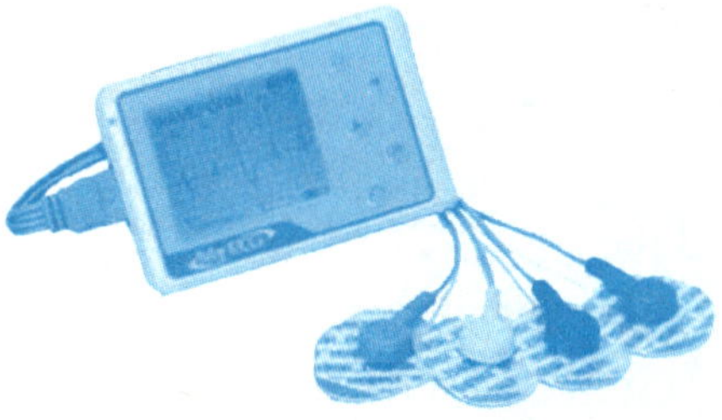

그림 2-25 • 휴대용 심전도(MyECG E3-80)

① MyECG E3-80은 MSI가 의료시설에서 근무하는 의사, 간호사들과 함께 작업하면서 개발했기 때문에 의료 및 연구환경을 적극 지원할 수 있도록 설계되었다.
② 이 제품은 대만 보건부의 승인뿐 아니라 유럽 CE(Conformite Europeene), 미국 식품의약국(FDA), ISO13485 인증까지 획득했다.
③ MyECG E3-80은 기록시간 설정이 자유롭고 심장박동변이도(HRV)와 부정맥 분석도 제공한다. 이러한 분석기능은 심장학과, 마취학과, 정신의학과, 신장학 등의 분야에서 의사들을 위한 임상도구로 활용 가능하며, 수면장애 클리닉과 같은 다양한 의료 서비스 기관에도 도움을 줄 수 있다.

제3장

진찰 · 진단 관련 해외 의료기기 기술

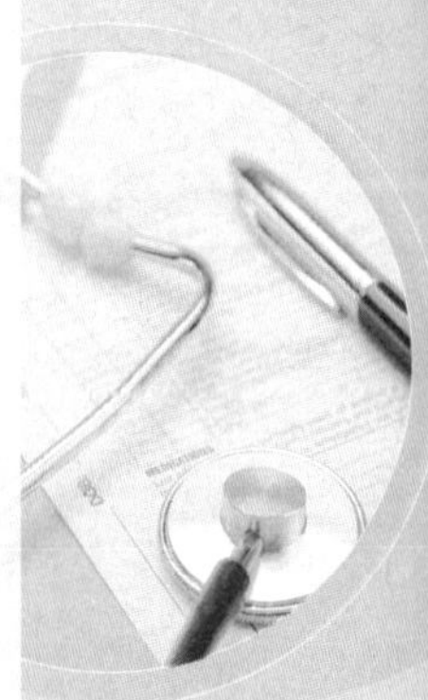

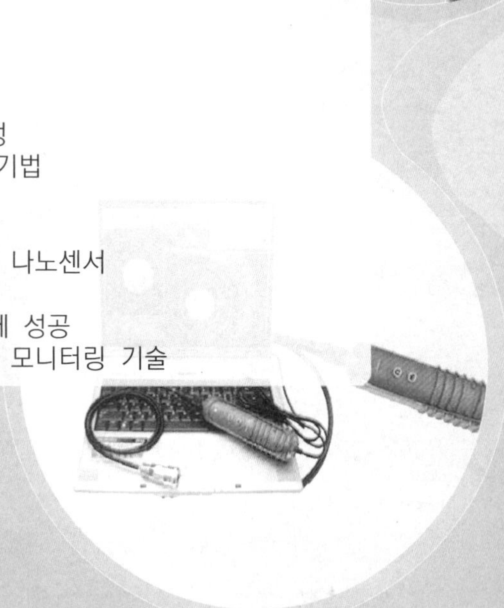

01 몸 속을 볼 수 있는 휴대폰(간편한 의료영상 진단장치)

OsiriX(오시릭스)라는 휴대폰 영상진단용 앱이 미국 의료업계를 흥분시키고 있다. 의사들은 이 프로그램을 아이폰 3G 휴대폰에 설치하는 것만으로도 즉석에서 컴퓨터영상단층촬영장치(CT)수준의 환자의 환부 이미지를 확인할 수 있게 된다(그림 3-1).

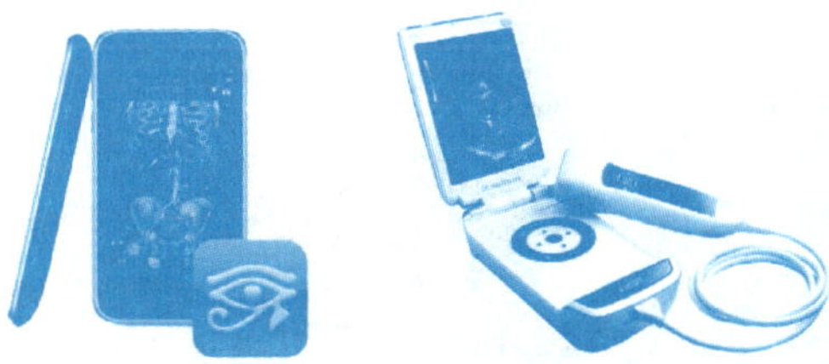

그림 3-1 • 휴대폰 진단 솔루션(오시릭스)

① 씨넷은 미 존스 홉킨스 의대와 버지니아대가 사용 중인 이 휴대폰 영상진단 시스템이 놀라운 정확도로 환자진단과 처리기간을 단축시켜 주면서 의료처치에 혁신을 가져오고 있다고 소개했다.

② 이 애플리케이션은 당초 급성맹장염을 진찰하기 위한 솔루션으로 휴대폰에 장착되어 활용되어 왔다. 하지만 이제 그 범위는 급성동맥류와 뇌졸증 증세를 보이는 환자의 이미지까지 읽어내는 데로 확산돼 몸속을 두루 꿰뚫어 볼 수 있는 애플리케이션으로서 주가를 높여가고 있다.

③ OsiriX사는 1년 전 오픈소스 맥 이미지 뷰어인 오시릭스 SW를 아이폰용으로 발표하면서 처음 세상에 등장했다. 의사들은 휴대폰에 이 애플리케이션을 설치해 손쉽게 진단할 수 있게 된 것에 대해 환호했다. 고급 프로그래머로도 활동하고 있는 방사선과 의사들이 설계한 이 S/W는 방사선과 의사들에게 확실한 진단을 약속하는 애플리케이션으로서 날로 인기가 높다.

④ 아이폰 3G에 설치되며 암호화한 무선망을 이용하는 이 오시릭스 앱을 이용한 환자진단은 컴퓨터단층촬영장치 이미지보다 더 선명한 영상을 보장하지는 않는다.

⑤ 버지니아대 방사선과의 지원 아래 이뤄진 시험결과 오시릭스를 통해 맹장염 환자는 물론 빠른 진단이 필요한 급성동맥류환자와 뇌졸중 환자들의 환부 이미지까지 볼 수 있었다.

⑥ 초기 데스크탑 PC용 프로그램의 확장 버전으로 개발된 오시릭스 앱은 TIFF, JPEG, PDF, 퀵타임에서 초음파 · CT스캔 · 자기공명영상(MRI) · 양전자방출단층촬영(PET) 포맷에 이르기까지 광범위하게 이미지를 분석해 낼 수 있다.

02 구부러지는 심장 센서 개발

새로운 유연하고 생물학적 적합성을 가지는 전자기기는 심작박동의 전기적인 활동에 대한 더욱 세밀한 그림을 만들어낼 수 있다. 이러한 고해상도 전기적인 지도는 회로의 손상 또는 실패 지역을 정확히 집어냄으로써 심장 이상의 진단과 치료를 향상시킬 수 있다(그림 3-2).

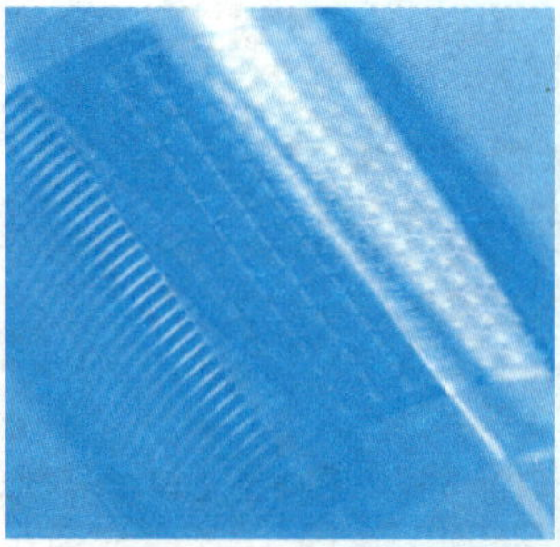

그림 3-2 • Flexible 심장 센서

① 현재 사람의 심장의 전기적인 활성도를 보여주기 위한 가장 좋은 방법은 몇 개의 전기 센서들을 가진 탐침을 정맥을 통해 심장으로 삽입하는 것이다.

② 탐침은 조직 내의 서로 다른 지경에서 활성도를 측정하는데 사용되는데 전기적인 활성도 그림을 천천히 만들어낸다.

③ 신체 외부로부터 신호를 잡아내는 심전도는 덜 정확한 그림을 제공한다. "어디에서 이 심장의 리듬들이 발생하는지를 발견하기 위해서는 몇 시간이 소요된다"라고 University of Pennsylvania의 신경 및 생체공학자이면서 이 프로젝트의 수석 연구원들 중 하나인 Brian Litt는 말한다. "만약 매우 고해상도로 정보를 얻어낸다면 부정맥들이 발생하기 전에 전구물질(precursor)을 알아채는 것이 가능할지도 모른다."

④ 유연성있는 기기는 심장의 움직임에도 불구하고 다수의 위치에서 전기활성도를 측정하기 위해 뛰고 있는 심장의 벽에 다수의 센서들을 부착하는데 사용될 수 있다. 이러한 활성도를 기록하기 위해 필요한 전자장치들도 또한 기기 내에 구축되는데, 이는 더 많은 데이터를 수집할 수 있음을 의미한다.

⑤ 새로운 기기는 두께가 25미크론이고 1.5제곱 센티미터의 넓이를 갖는다. 그것은 유연한 코팅 내에 2,000개 이상의 트랜지스터를 포함하고 288개의 센서 전극들로 덮힌다. 지금까지 이 기기는 돼지를 이용하여 성공적으로 테스트를 받았다.

⑥ 유연성을 가진 전자장치가 의료기기 내에서 그렇게 높은 밀도로 사용된 것은 처음이라

고 이 연구에 협력한 University of Illinois, Urbana-Champaign의 엔지니어인 John Rogers는 "이러한 기기들은 이전에 보고된 어떤 유연성을 가진 기기들보다 더 많은 트랜지스터를 내장한다" 라고 하며, 유연성을 가진 기기는 파킨슨병과 간질과 같은 신경계 상태를 모니터링하기 위한 기기들을 포함하여 다른 종류의 생체 센서에 사용될 수 있다고 한다. Northwestern University의 연구원들도 참여한 이번 연구는 〈Science Translational Medicine〉 저널에 게재되었다.

⑦ 기기를 만드는데 있어 핵심은 Rogers가 "나노박막 트랜지스터(nanomembrane transistors)"라고 한다. 이러한 구성요소들은 약 100[nm]의 두께를 갖는 얇은 실리콘 리본으로부터 만들 수 있다. 이 정도 스케일이면 물질은 고유한 강성을 잃어버리고 유연하게 된다. "나무는 구부러지는 것과 거리가 멀지만 종이는 구부러진다." 이러한 트랜지스터를 만드는 것은 완전히 새로운 제조기법을 필요로 했다. Rogers는 실리콘의 큰 블록으로부터 리본 회로를 에칭한 후 밑면에서 실리콘을 제거하기 위해 화학적인 에칭*을 사용했다. 그다음 회로들은 도장과 같은 기기와 접촉할 때 벗겨져 나올 수 있다.

⑧ 일단 기판상에 회로가 배치되면 광경화성 방수 에폭시 물질로 포장된다. 이러한 물질은 회로와 함께 구부러지기 위해 회로와 동일한 기계적 특성들을 가져야 하는 것뿐만 아니라 전극이 돌출되는 지점에서도 누출을 방지할 정도로 충분히 탄력성이 있을 필요가 있기 때문에 개발하기 어렵다. "그 제조법을 개발하는데 반 년 정도 걸렸다"라고 Rogers는 말했다.

⑨ 다음 단계는 만성이식을 위해 사용될 수 있도록 장체에 전원장치를 구축하는 것과 기기로부터 무선으로 데이터를 전송하는 방법을 찾는 것이라고 Litt는 말한다. 연구원들은 또한 국부 가열을 통해 손상된 심장조직을 제거하는데 사용될 수 있는 버전을 개발하고 있다. "그것은 심장의 전기적 매핑에 있어 매우 인상적인 진보이다"라고 캘리포니아주 La Jolla에 있는 심장전문의이자 Scripps Translational Science Institution의 소장인 Eric Topol은 말한다.

⑩ 현재 심방세동에 대한 절제술은 빨라야 약 3시간 걸린다. "매핑 능력에서의 도약은 이러한 절제술과 수많은 방식들을 단축하고 단순화할 수 있다"라고 그는 말한다.

---

* 에칭 : 화학적인 부식작용을 이용한 가공법이다.

03 나노입자와 반투막을 이용한 암모니터링 장치

현재 암진단에는 수술로 조직을 제거하여 검사하는 방법이 표준이다. 조직검사(biopsy)라 하며, 정확하기는 하지만 검사할 때 당시의 암상태만을 알려줄 뿐이다.

① MIT 재료공학과의 Michael Cima 교수는 조직검사 후에 몇 주나 혹은 몇 달 동안 암의 상태를 관찰해서 암세포가 성장하는지 치료에 어떻게 반응하는지를 추적할 수 있다면 매우 쓸모있을 것이라고 말한다. 그는 처음으로 이런 추적이 가능하고 이식 가능한(implantable) 장치를 개발했다.

② Cima와 그의 연구팀은 최근 이 장치가 쥐의 종양표지(tumor marker)를 한 달간 추적하는데 성공했다고 보고했다. 이들의 연구결과는 〈Biosensors & Bioelectronics〉지 4월호의 온라인 판에 실렸다. 이와 같은 암 모니터링 장비는 종양의 정보를 즉시 아는데 쓰일 수 있다.

㉠ 종양이 커졌는지, 작아졌는지 또는 치료에 어떻게 반응하고 있는지, 전이했는지 또는 전이하려고 하는지 등을 빨리 알 수 있다.

③ MIT의 David H. Koch 통합 암연구소의 일원이기도 한 Cima는 이 장비가 기본적으로 실험실을 환자 몸속에 집어넣는 것과 같다고 설명한다. 조직검사를 할 때 이식할 수 있는 이 장비는 화학요법제를 모니터링해서 항암제가 종양에 도달했는지를 알 수 있도록 변형될 수도 있다. 또는 종양의 대사작용과 종양이 치료에 어떻게 반응하고 있는지를 보여주는 산도(acidity)나 산소 레벨을 측정하도록 만들 수도 있다.

④ Cima에 따르면 조직검사와 같은 현재 검사방법으로는 검사결과를 알 때쯤이면 이미 전이가 이루어져 미리 막기에는 너무 늦어지게 된다. 그가 개발한 장비가 바로 암을 사형선고로부터 치료 가능한 병으로 바꾸기 위해서 꼭 필요한 것이라고 한다.

⑤ 논문에 실린 연구에서는 인간 종양을 쥐에 이식한 후에 이 장비를 이용해 인간 종양세포에서 만들어지는 호르몬인 인간 융모성 고나도트로핀(Human Chorionic Gonadotropin : HCG)의 레벨을 측정했다. 원통형의 5[mm]짜리 이식장비(implant)는 자성(magnetic) 나노입자*를 포함하고 있고 이 나노입자는 목표분자에 대하여 특정하게 반응하는 항체(antybody)로 코팅되어 있다.

⑥ 목표물질이 반투막**(semipermeable membrane)을 통과하여 이식장비로 들어가면 나노

* 나노입자 : 적어도 한 차원이 100[nm], 다시 말해 천만분의 1미터($100[nm] = 100.0 \times 10^{-9}[m]$) 이하인 입자이다. 분자나 원자를 조작하여 새로운 소재, 구조, 기계, 기구, 소자를 제작하고 그 구조를 연구하는 나노기술의 영역에 속하는 입자이다.

** 반투막 : 용액 속에 있는 일정한 크기 이하의 입자(분자, 이온 등)만을 통과시키고 그보다 큰 입자는 통과시키지 않는 막이다.

입자와 결합해서 나노입자가 뭉치도록 만든다. 뭉친 덩어리는 자기공명화상법(Magnetic Resonance Imaging : MRI)으로 검출된다.

⑦ 장비는 정형외과 이식에 흔하게 사용되는 폴리에틸렌으로 만들어졌다. 목표물질은 통과시키고 자성 나노입자는 통과하지 못하게 하는 반투막은 폴리카보네이트*(polycarbonate)로 만들어졌다.

⑧ Cima는 pH를 측정하는 장비는 수년 내에 상업적으로 가능하게 될 것으로 믿으며, 호르몬이나 약물과 같은 복잡한 구조의 화학물질을 검사하는 장비가 뒤를 따를 것이라고 전망했다.

04 뇌 속의 신경초시계 발견

미국 MIT의 과학자들이 뇌 속의 신경초시계(stopwatch)를 발견했다. 영장류 두뇌 안에서 극도로 정확하게 시간을 체크하는 뉴런 다발들을 발견한 이번 연구는 10월 19일 미국 학술회의보(Proceedings of the National Academy of Sciences)에 발표되었다. 이들 뉴런들은 두 개의 연결된 뇌부분(전두엽 피질 및 striatum)에서 발견된다. 이 두 군데 모두 학습, 이동, 생각 조절에서 중요한 역할을 수행한다.

① 우리가 말을 하거나 차를 운전하거나 피아노를 치거나 각각 행동을 할 때의 타이밍은 아주 정확한 조절능력을 요한다.

② 우리의 일상생활이 이러한 능력들에 아주 의존적이지만 어떻게 뇌세포의 활동으로 설명되는지는 거의 알려지지 않았었다. 이런 상황에서 이번에 MIT 신경과학자들이 발견한 것은 이러한 근본적인 질문에 대한 중요한 해답이다.

③ Ann Graybiel 교수가 이끄는 연구진은 두 마리의 긴꼬리원숭이가 단순한 눈운동을 하도록 훈련시켰다. '가라'는 신호를 받으면 원숭이들은 각자의 속도로 자유롭게 작업을 수행한다.

④ 연구진은 '가라'는 신호 뒤에 100[ms], 110[s], 150[ms] 등과 같은 특정 시간마다 발사하는 전두엽 피질과 선조체(striatum)의 뉴런들을 발견했다. 마치 초시계처럼 이들 뉴런들은 몇 초간에 걸쳐서 정밀한 스케일로 작동했다. 이들 뉴런들의 조합된 활동들은 50[ms]도 안되는 놀라운 정확도로 주어진 시간을 명시하는 "타임 스탬프(time stamp)"로서 작동했다.

---

* 폴리카보네이트 : 충격강도와 인장강도의 균형이 잡힌 탄산 에스테르형 구조를 갖는 고분자 화합물의 총칭. 유리에 가까운 투명도가 있으며, 안전유리 등에 이용된다.

이는 대부분의 활동들을 설명하고도 남는 것이다.

⑤ 이번 발견은 많은 새로운 질문들도 만들었다. 어떻게 뇌가 이 시간 신호를 만들어내는가? 어떻게 학습 및 활동을 제어하는가? 등의 질문이다.

⑥ 장기적으로 뇌의 자연적인 시간 - 부호를 읽어낼 수 있다면 파킨슨씨 병* 등을 위해 신경보조장치를 개발할 수 있을지도 모른다.

05 뇌 스캔으로 마음의 상처 진단

심리적 외상 후 스트레스 장애(PTSD)**에 괴로워하는 이라크 및 아프가니스탄으로부터의 귀환병은 30만 명 이상으로 추정되고 있다. 그러나 이 장애는 지금까지 객관적 생물학적인 진단기준이 부족한 '경도의 부진'이라고 인식되어 왔다. 그러나 이제, 그 인식이 바뀔지도 모른다(그림 3-3).

그림 3-3 • MRI 데이터 3D 렌더링

① 미네소타 대학과 미네폴리스(Minneapolis) 퇴역군인 의료센터의 연구자 등이 외상 후 스트레스 장애환자에게는 뇌활동에 명확한 패턴이 있는 것을 발견했던 것이다. 이 연구팀은 뇌자도(MEG)라는 뇌화상 기술을 이용하여 뇌 정보처리를 측정하였다.

---

* 파킨슨 병 : 전두엽 피질 및 basal ganglia(기저핵)의 뉴론들이 파괴되어서 움직임에 대한 타이밍을 맞추지 못하는 병이며, 느린 운동, 정지시 떨림, 근육강직, 질질 끌며 걷기, 굽은 자세와 같은 파킨슨 증상들을 특징으로 하는 진행형 신경퇴행성 질환이다.

** 외상 후 스트레스 장애 : PTSD는 사람이 전쟁, 고문, 자연재해, 사고 등의 심각한 사건을 경험한 후 그 사건에 공포감을 느끼고 사건 후에도 계속적인 재경험을 통해 고통을 느끼며, 거기서 벗어나기 위해 에너지를 소비하게 되는 질환으로 정상적인 사회생활에 부정적인 영향을 끼치게 된다.

② 연구팀은 PTSD에 고민하는 74명의 미국 퇴역군인과 이 장애를 가지지 않는 일반 시민 250명을 대상으로 뇌 스캔을 실시하였다. 뇌 안에 명확한 생물학적 지표를 찾아냄으로써 PTSD 환자를 90[%]의 정밀도로 정확하게 진단하는 것이 가능하게 되었다고 한다.

③ 뇌자도*(MEG) 장치는 뇌 내의 전기적 활동을 측정하는 신속하고 고감도로 정확한 방법이다. 뇌자도는 뇌의 전기적인 활동에 의해서 생기는 자장을, 초전도 양자간섭계(SQUIDs)라 하는 매우 감도가 높은 디바이스를 이용하여 계측하는 이메징 기술이다.

④ 컴퓨터단층촬영 스캔이나 자기공명화상(MRI) 장치가 뇌신호를 몇 초 두고 기록하는데 대해 뇌자도는 밀리세컨드 단위로 하기 때문에 다른 시험에서는 간과하게 되는 생물학적 지표나 뇌활동을 파악할 수 있다.

⑤ PTSD에 대해서는 현재 정신의학 전문가가 미국 병사를 진단하고 있지만 그 진단은 전문가가 아니라도 된다고 한다. 증상이 나타나기까지 비록, 같은 심리적 외상을 경험한 사람이라도 몇 년이나 걸리는 환자도 있어 증상은 사람에 따라서 다르다.

⑥ 미국 국방성은 더 객관적으로 시스템화된 진단 툴을 목표로 하고 있다.

㊀ 휴대용 가정용 수면 모니터나 PTSD와의 조합되기 쉬움을 조사하는 유전자 검사 등이다.

⑦ 미국 국방성은 스트레스를 완화하는 의약품 기사의 개발 프로그램까지 시작하고 있다. 물론 퇴역군인 74명을 대상으로 한 조사라고 하는 것은 너무 적지만 연구팀은 다음 단계로서 500명의 퇴역군인과 500명의 일반 시민을 대상으로 이번 발견의 추가시험을 하고 싶다고 한다.

⑧ 이번 연구를 인솔한 Apostolos Georgopoulos 박사는 이 획기적 발견에 의해서 치료가 신속화되어 보험적용이 용이하게 되는 것을 바라고 있다. 그러나 이 방법도 대규모 임상에서의 시험을 거쳐야만 된다.

⑨ PTSD의 치료가 뇌자도 스캔 결과가 있는 생물학적 지표와 일치하는 환자만을 대상으로 하게 되면 정말로 괴로워하고 있으면서 검사로 발견되지 않는 퇴역군인이 생길 수도 있기 때문이다.

---

* 뇌자도 : 중요한 뇌기능 영역인 촉각, 운동, 시각, 청각, 언어, 기억 등의 지각과 인지기능이 뇌의 어디에서 발생하는지 정확하게 찾아냄으로써 선진 외국에서는 뇌수술 전에 하는 필수 검사법. 뇌신경세포의 전기적 활동에서 발생하는 미세한 생체 자기를 초전도 코일을 이용하여 측정하고 영상화하는 최신 뇌기능 검사이다.

06 뇌동맥류를 모니터링하는 새로운 기술개발

백금코일 이식물을 무선 센서로 이용한 뇌동맥류 모니터링 시스템이다. 백금코일이 무선 센서로 기능하여 뇌동맥류의 상태를 외부 안테나로 전송한다. → 휴대용 무선주파수 탐지기(handheld RF reader)가 외부 안테나의 신호를 포착한다. → 무선주파수 탐지기에서 포착된 신호가 컴퓨터로 전송된다. → 컴퓨터를 통해 뇌동맥류의 상태를 경시적으로 관리하고 분석한다(그림 3-4).

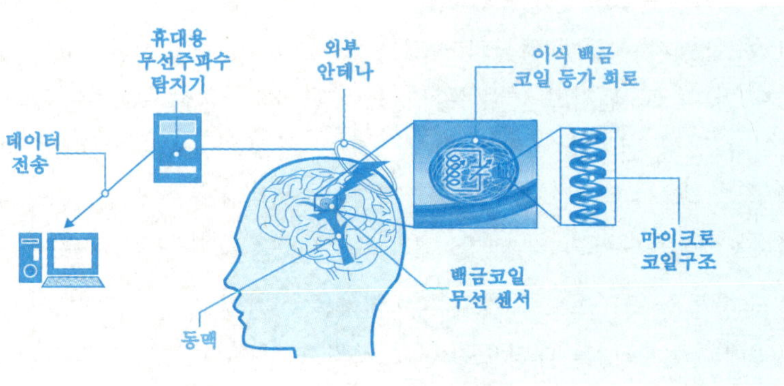

그림 3-4 • 뇌동맥류 모니터링 시스템

① 캐나다 브리티시 콜럼비아 대학(UBC)의 연구진은 뇌동맥류를 모니터링하는 새로운 방법을 개발하였다. 이 방법은 기존의 방법보다 침습성이 낮고 정확성이 높을 뿐만 아니라 매우 간편하여 환자들이 가정에서도 빈번하게 사용할 수 있다고 한다.

② 동맥류는 동맥벽의 얇은 부분이 풍선처럼 부풀어 올라 터짐으로써 발생하는데, 인체의 모든 혈관에서 발생할 수 있으며 혈관이 파열되거나 혈액이 누출되기 전에는 발견하기가 어려운 것이 보통이다.

③ 뇌동맥류는 흔히 발생하는 동맥류 중의 하나로, 뇌에 혈액을 공급하는 동맥벽의 얇은 부분이 풍선처럼 부풀어 올라 터짐으로써 발생한다. 이렇게 하여 뇌동맥이 파열되면 뇌출혈로 인하여 뇌졸중이나 뇌손상이 발생하며, 심한 경우 사망을 초래할 수 있다.

④ 전 인구를 기준으로 한 뇌동맥류의 유병률은 3[%]인 것으로 알려져 있다. 매년 약 33,000명의 북아메리카인들이 뇌동맥류로 인한 출혈 때문에 뇌졸중을 경험하는데, 그중 60[%]가 사망하고 살아남은 사람들 중에서 50[%]는 평생 불구를 겪게 된다.

⑤ 의사들은 뇌동맥의 얇은 부분으로 혈액이 새어나오는 것을 막기 위해 색전술(embolization)을 실시하며, 색전술은 마치 뚜껑처럼 현미경으로나 볼 수 있는 작은 백금코일을 취약한 부분에 삽입하여 출혈을 막는 방법이다.

⑥ 현재 백금코일이 제대로 작동하고 있는지를 체크하는 유일한 방법은 고용량의 X-선을 이용하여 CT를 촬영하거나, 혈관조영술(카테터와 염료를 이용하여 뇌동맥을 들여다보는 침습적 방법)을 시행하는 것이다. 그러나 이 두 가지 방법은 각각 고용량의 X-선에 노출되거나 침습적 방법이라는 문제점을 지니고 있고, 전문적 장비와 의사의 개입이 필요하여 환자 스스로 동맥류의 상태를 수시로 체크하는 것이 원천적으로 불가능하다는 문제점을 지니고 있다.

⑦ UBC의 연구진은 〈Biosensors and Bilelectronics〉 최신호 논문에서 백금코일 이식물과 병용이 가능한 새로운 모니터링 방법을 개발하였으며, 실험실 연구를 통해 백금코일을 무선 센서로 이용하여 이식물의 보존상태를 판단할 수 있음을 입증하였다. "우리가 개발한 방법은 마이크로센서, 스마트 이식물, 나노기술, 무선 마이크로 장비를 이용한 것으로 종래의 기술과는 차원이 다른 새로운 접근방법을 채택하였다. 우리는 실험실 연구를 통해 이 방법의 실용성을 확인하였다"고 연구진은 말했다.

⑧ 개발된 방법의 특징은 기존의 백금 이식물을 이용하므로 추가적인 노력과 비용을 절감할 수 있고, CT 촬영이나 혈관조영술에 의한 방사선 노출과 침습적 절차를 회피할 수 있으며, 무엇보다도 환자 자신에 의한 지속적인 모니터링을 가능케 함으로써 치료순응도와 치료효과를 높일 수 있다는 것이다.

07 뇌세포 신경돌기의 운동

신경세포 성장원추의 사상가족의 움직임을 100초간 촬영한 사진이다. 사진상의 색깔을 띠는 점들은 1초당 움직이는 사상가족의 끝부분 위치를 표시한 것이며 각각 다른 색은 서로 다른 사상가족을 의미한다. 사상가족의 회전을 3차원적으로 표시한 것이다(그림 3-5).

① 일본의 독립행정법인 이화학연구소(리켄)는 국립대학법인 오사카 대학과의 공동연구를 통하여 뇌의 신경회로를 구성하는 신경세포의 신경돌기의 운동을 3차원적으로 파악하는 것에 성공하여 신경돌기가 시계방향으로 회전한다는 사실을 세계 최초로 발견했다.

② 리켄 뇌과학 종합연구센터 신경성장기구 연구팀의 카미구치(上口裕之) 팀리더를 비롯한 오사카 대학 대학원 생명기능연구과의 무라카미(村上富士) 교수의 공동연구에 의한 성과이다.

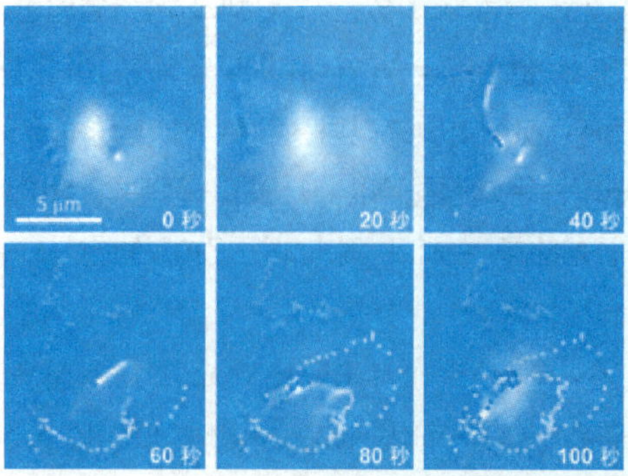

그림 3–5 • 뇌세포 신경돌기의 운동을 3차원적으로 확인

③ 뇌의 기능을 조절하는 신경회로는 다수의 신경세포로부터 뻗어난 신경돌기들이 정교하게 네트워크를 형성한 것이다. 뇌가 발달하기 시작하는 태생기에 신경회로가 만들어지고, 그 이후부터는 학습과 경험에 의하여 신경회로가 재구축되기 때문에 신경돌기가 표적을 향하여 신장해야만 한다.

④ 신경돌기가 신장하는 메커니즘은 특히 신경돌기의 앞쪽 끝부분의 운동양식은 약 100년 전부터 매우 많은 연구가 진행되어 왔으나, 종래의 연구에서는 배양용기에 부착된 상태의 신경돌기를 관찰하는 것에 국한되어 신경돌기의 평면적인 운동만을 관찰하는 것에 만족해야 했다.

⑤ 위 공동연구 그룹은 신경세포를 콜라겐 겔 상의 내부에서 배양하여 현미경의 대물렌즈를 향해서 신장하는 신경돌기의 운동을 3차원적으로 확인하는 것에 성공함으로써 신경세포로부터 볼 때 신경돌기의 끝부분이 시계방향으로 분당 1회의 속도로 회전한다는 사실을 발견하였다.

⑥ 연구팀은 이와 같은 회전운동에 의하여 신경돌기가 시계방향으로 곡선을 그리며 신장한다는 사실도 확인하였다. 좌우의 뇌에서 신경돌기가 같은 방향으로 곡선을 그리며 신장할 때 신경회로의 경우도 좌뇌와 우뇌에서 비대칭성을 보일 것이며 이것에 의해 뇌의 좌우 비대칭성이 생긴다고 볼 수 있다.

⑦ 연구성과는 신경돌기의 회전이라는 의외의 운동양식을 밝힘으로써 앞으로의 뇌과학분야에서 신경회로의 구성양식과 기능에 관한 연구들에 큰 영향을 미칠 것으로 기대된다.

08 뇌활동기록을 위한 장치개발

미국 펜실베니아 대학의 연구진은 침습성 전극을 이용하지 않고 외피질 표면의 뇌활동을 기록할 수 있는 새로운 고화상 극박장치(아주 얇은)를 개발하여 테스트하는 데 성공했다(그림 3-6).

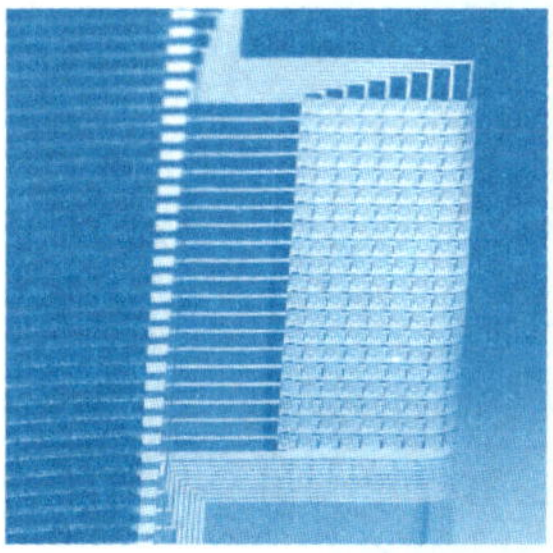

그림 3-6 • 뇌활동기록을 위한 유연한 장치개발

① 장치는 신경질환이나 정신질환의 치료와 연구에 사용할 수 있는 차세대 뇌 - 컴퓨터 인터페이스의 가능성을 보여주고 있다. 이번 연구결과는 학술지인 〈Nature Neuroscience〉 지에 발표되었다.

② 펜실베니아 대학의 페렐맨 의학 - 생명공학부의 신경학교수이며 이번 연구의 수석저자인 Brian Litt(브리이언 리트) 박사는 "우리가 개발한 새로운 기술은 뇌의 특이한 기하학에 적합하고 이전에는 도달할 수 없있딘 고화상으로 뇌활동을 기록하고 그 지도를 작성할 수 있는 장치이다"고 설명했다. 그는 "이 장치를 이용하여 우리는 훨씬 정확하고 정상적으로 비정상적인 기능 이면에 존재하는 뇌의 네트워크를 조사할 수 있으며 우리의 기억, 시각, 청각 및 많은 다른 정상적인 기능과 질병에 대한 이해를 바꿀 가능성이 높다"고 말했다.

③ 환자들에게 이식 가능한 뇌장치는 덜 침습적인 방법으로 삽입할 수 있으며, 자세하게 간질이나 마비 또는 우울증과 같이 다른 네트워크 뇌질환과 연관되는 회로에 대한 지도 작성을 통해 과학자들과 의사들은 환자에 대해 조금 더 잘 개입할 수 있게 할 것이라고 리트 박사는 말했다.

④ 멀티플렉스 360채널 정렬방식으로 720개의 실리콘 나노막으로 이루어진 이 새롭게 개발된 초극박의 유연하고 접히는 장치는 외표면에 장착할 수 있을 뿐 아니라, 대뇌의 뇌구(sulci)와 균열 및 외피질 반구 사이와 같이 물리적으로 전통적인 전극은 도달할 수 없는 곳에도 설치가 가능하다.

⑤ 전류정렬의 경우 개별 센서에 대해 분리된 선이 필요하다. 이것은 낮은 화상으로 뇌의 광범위한 부분에 대한 샘플을 얻거나 고화상의 적은 부분의 샘플을 얻을 수 있다는 의미

이며 두 가지를 한꺼번에 처리하는 것은 어렵다.

⑥ 멀티플렉스 나노센서는 훨씬 넓은 뇌의 부분을 고화상으로 포괄할 수 있으며, 10배 정도는 적은 회로를 가지고 연결할 수 있다.

⑦ 뇌의 지속적인 전기적 활동 또는 전기적 활동이 잘못되어 변화가 일어날 때에 대한 감시와 연구는 뇌의 특정지점 안 깊숙이 전극을 설치해야 한다. 이를 위해 현재 사용되고 있는 장비는 세련되지 않았으며 화상도도 낮다. 그리고 뉴로모터 인공삽입물을 이용하는 장비는 조직의 염증을 일으키거나 출혈을 일으킬 수 있다.

⑧ 동물모델에서 연구자들은 시각적 자극물에 대한 반응을 관찰했으며 이전에 알려지지 않은 수면 패턴과 간질발작과정에서 일어나는 뇌활동에 대한 세부적인 사항을 기록할 수 있었다.

⑨ 새로운 장비의 정렬방식은 발작과정에서 나타나는 소용돌이 모양의 파동을 기록했으며 이것은 이전에 전체 뇌에서 일어나는 현상을 기록하지 못했다. 이러한 패턴은 심실세동* (ventricular fibrillation)과정 중 심장에서 볼 수 있는 것과 유사하기 때문에 국소적 파괴(focal destruction)나 비정상적인 회로의 절제와 같은 심장부정맥 치료에 사용되는 동일한 방법을 이용하여 간질치료에 사용할 수 있는 가능성을 제시하고 있다.

⑩ 소용돌이 파동의 관찰은 또한 동일한 진동수에서도 정상적인 시그널 패턴과 비정상적인 시그널 패턴을 쉽게 구분할 수 있는 이 새로운 활성 정렬방식의 극도의 민감성과 고화상 능력을 보여준다.

⑪ Litt의 연구팀에 의해 기록된 활동은 발작을 통제뿐 아니라 수면과 기억, 학습에 영향을 주는 다른 뇌질환자의 치료와 만성통증과 우울증 및 다른 신경정신질환의 특성을 이해하는데 엄청난 중요성을 가지고 있다. 궁극적으로 연구자들은 유연한 전극정렬장비가 신체의 다양한 치료 및 연구목적에 사용될 수 있을 것으로 보고 있다.

⑫ 장비는 신경 인공조형물이나 페이스메이커, 절제장비 또는 신경근육자극기와 같은 용도로 사용될 수 있다. 이 장비의 융통성과 민감성 그리고 주변조직에 미치는 영향의 가소는 이 기술을 뇌 - 컴퓨터 인터페이스의 차세대의 최선두에 서게 하고 있다.

⑬ 연구는 국립보건연구원(NIH)산하 국립 신경질환 및 뇌졸증 연구소(National Institute of Neurolocgical Disorders and Stroke : NINDS)와 국립과학재단(National Science Foundation), 미국 에너지성 물질과학부(Division of Material Sciences), 간질에 대한 시민연구연합(Citizens United for Research in Epilepsy), 미셀 - 안나 미로프스키 박사 간질 연구기금(Dr Michel and Mrs Anna Mirowski Discovery Fund for Epilepsy Research)과 국립보건연구원 산하 국립심장, 폐 및 혈액연구소(National Heart, Lung, and Blood Institute)의 지원을 받아 이루어졌다.

---

* 심실세동 : 심장의 박동에서 심실의 각 부분이 무질서하게 불규칙적으로 수축하는 상태이다.

09 미세유체 칩을 이용한 생식력 검사개발

네델란드의 과학자들이 정액에서 정자 세포농도를 계산하여 가정용 생식력 검사로 사용될 수 있는 칩(chip)을 고안하였다(그림 3-7).

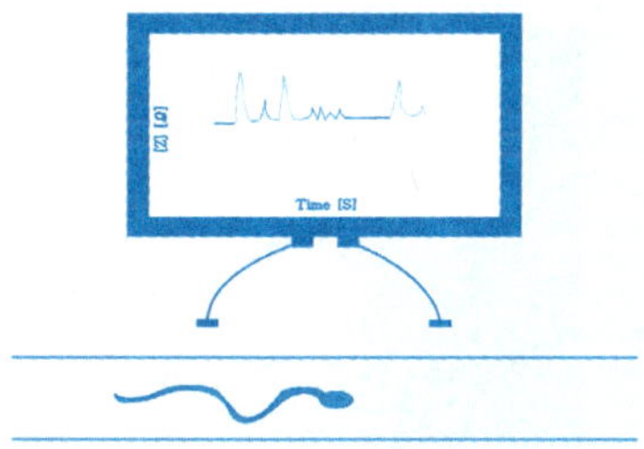

그림 3-7 • 미세유체 칩을 이용한 생식력 검사

① 정액에서 정자를 세는 것은 남성의 생식력을 평가하는데 사용되는 주요한 변수이다. 현재의 방법들은 현미경을 사용하여 특정한 부피에 들어있는 정자의 수를 손으로 세는 실험실 기술자에게 시료를 가져가는 것을 포함한다.

② 시료를 실험실로 신속하게 가져가는 것이 불편할 뿐만 아니라 이들 과정에서 나오는 결과들이 종종 주관적인 것으로 보이며, 그 시료를 수동으로 다루어야 한다고 Enschende(엔쉔데)에 있는 트웬테대학교의 Loes Segerink는 말했다.

③ Segerink와 동료들이 개발한 칩은 특징 주파수에서 유체의 임피던스(impedance, 교류회로에서 전압과 전류의 비)를 측정하는 한 쌍의 전극을 포함하는 미세채널(microchannel)로 구성되며, 정액에 존재하는 다른 세포들은 임피던스 신호의 크기에 따라 구별된다.

④ 시료를 알려진 양의 유액 구슬들(latex beads)과 함께 섞어서 정자 신호들에 대한 구슬 신호들의 비율을 비교함으로써 정자의 농도를 계산할 수 있다.

⑤ 장치는 광범위한 수동조작이나 주관적인 분석, 또는 값비싼 시스템 없이도 농도의 객관적인 결정을 가능하게 해주며, 더 나아가 그것은 실험실 밖의 장소들, 예를 들어 집에서도 사용할 수 있다고 Segerink는 말했다. 정자의 질을 평가하는 데 사용되는 다른 요인들도 또한 그 칩에 통합될 수 있을 것이며, 그리하여 집에서 생식성 검사를 하기 위한 소형 장치로 이끌 수 있을 것이라고 덧붙였다.

⑥ 영국의 런던 나노기술연구소에서 세포분류를 위한 임피던스 분광법을 사용하는 미세장치(microdevices)의 전문가인 David Holmes는 이 기술은 세포분석에 있어서 표지가 필요없는 방법이기 때문에 매우 강력하며, 이들 장치의 감도를 향상시키면 궁극적으로 사용하기 간단한 생식력분석기를 개발할 수 있을 것이라고 한다.

10 방사선 요법을 보완할 레이저 기술

가속된 이온빔을 이용하여 암세포를 치료하면서 주변의 건강한 조직에는 손상을 덜 주는 새로운 레이저 기술이 개발되었다(그림 3-8).

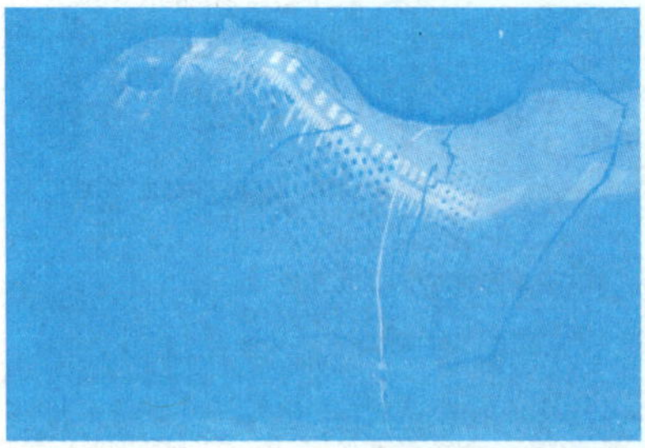

그림 3-8 • FZD의 고출력 레이저인 드라코(Draco)

① 독일 방사선종양센터와 드레스덴-로젠도르프 연구센터의 연구자들은 고출력 레이저인 드라코(Draco)를 이용하여 양성자를 발생시키고 10[μm] 이하의 규모로 가속시킨다.

② 가속 이온빔의 장점은 종양에 가장 큰 충격을 주기 때문에 건강한 조직에는 손상을 주지 않는 능력이 우수하다는 점이다. 현재, 방사선 치료에 민감한 뇌나 골수와 같은 장기 내부에 존재하는 수술이 불가능한 종양들을 치료하는 데에는 가속된 수소와 탄소이온들이 주로 이용된다. 그러나 전통적인 양성자 가속기와 이온 가속기들은 부피가 크고 값이 비싸기 때문에, 가속 양성자 빔과 이온빔은 하이델베르크 이온빔치료센터(Heidelberg Ion-Beam Therapy Center : HIT)와 같은 소수의 병원에서만 운용될 수 있다.

③ 양성자와 이온요법의 장점을 증명하는 것이 암치료를 위한 소형 방사선 설비의 미래를 좌우할 것이라고 연구팀은 말했다.

④ 오늘날 60[%] 이상의 암환자들이 방사선 치료를 받고 있다. 전통적인 치료법에서는 현대식 임상용 선형가속기에서 발생된 양성자 빔의 상당한 부분의 에너지가 건강한 조직을 통과하는 도중에 방사된다. 그러나 이러한 특성과는 반대로 이온빔은 최고의 정밀도로 정확히 종양 속에서 멈출 수 있으며, 이온빔의 파괴적인 영향력은 모두 종양세포에서 방출된다.

⑤ 새로운 방법은 헬름홀츠 중이온 연구센터(Helmholtz Center for Heavy Ion Research)에서 진행된 중이온요법 프로젝트를 수행하는 과정에서 성공적으로 시험되었다. 약 400명의 환자들이 치료를 받았고 그 중에서 70[%] 정도가 치료되었다. FZD의 과학자들은 이 프로젝트를 공동으로 수행했으며 HIT 센터에서의 연구에도 활발히 참여했다.

⑥ 고출력 레이저의 첫 임상적용이 이루어지기까지는 기초적인 연구과제들이 아직 많이

남아 있다. 드레스덴 과학자들은 이러한 연구에 활발히 참여하고 있고, 새로운 응용을 위해서 전 세계적으로 가동되는데 핵심적인 기여를 할 것으로 기대되고 있으며, 의학자, 물리학자, 생물학자 및 수학자들 간의 긴밀한 공조를 이끌어 낼 것이다.

⑦ 대학병원, FZD 및 TU 드레스덴 소속의 방사선종양센터 과학자들은 이전 연구에 집중하고 있는데, 이것은 기초연구의 결과물들이 가능한 빨리 임상응용으로 이전될 것이라는 것을 의미한다.

⑧ 레이저 기술을 이용하는 첫 번째 소형 방사선 시설은 10~15년 이내로 병원에 설치될 수 있을 것이다. 임상적용을 위해서 필요한 다음 과제는 레이저 가속 이온빔의 영향을 암치료에 전통적으로 사용되는 방사선과 비교하는 상세한 연구를 수행하는 것이다.

11 산화 그래핀과 탄소나노튜브를 활용한 초기 암진단

중국과 일본의 연구진들은 산화 그래핀 기반의 형광분석법을 통한 빠르고, 민감하며 또한 단백질의 선택적 검출이 가능한 기술을 소개하고, 암을 조기진단할 수 있는 청사진을 제시했다.

① 산화 그래핀의 Cyclin A2 검출한계는 0.5[nm]로, 단일벽 탄소나노튜브*보다 10배 뛰어나고, 일반적으로 사용되는 "Tb^{3+}** chelating macrocycle modified p21(WAF 1) peptide" 물질보다 1200배 뛰어난 결과이다.

② Cyclin A2는 암의 초기 상태를 알려주는 결정적인 신호이다. 이를 통해 연구진은 특정 단백질에 대한 모니터링 및 약물치료법을 개발하고자 한다.

③ Cyclin A2와 같은 바이오마커***(biomarkers)는 암과 같은 질병을 초기에 진단할 수 있어 현대 의학분야에서 주목을 받고 있다. 바이오마커는 질병의 존재를 판단하기 위하여 혈액 또는 조직에서 측정될 수 있는 단백질 분자이다.

④ 암의 조기진단을 위한 단백질 기반의 접근법은 다른 방법에 비해 우수하지만, 단백질 검출은 그 구조적 다양성과 복잡성 때문에 여전히 도전과제로 남아 있다.

---

* 탄소나노튜브 : 탄소 6개로 이루어진 육각형들이 서로 연결되어 관 모양을 이루고 있는 신소재이다.

** Tb^{3+} : 터븀이다.

*** 바이오마커 : DNA, RNA, 대사물질(matabolites), 단백질(protein), 그리고 단백질 조각들에서 유래된 단일 분자 또는 분자들의 패턴을 근거로 한 분자적 정보로서 생명체 내에서 유전적 또는 후생유전적 변화의 영향으로 유발된 신체의 변화를 감지할 수 있는 지표를 가리킨다.

⑤ 현재의 단백질 검출법은 다양한 면역분석법에 의존한다. 이 분석법은 생산성이 낮고 종종 여러 복잡한 과정(질병의 잠복기와 시약이 묻어 있는 표면의 클리닝 등)을 요구한다. 반면에 "Homogenous Immunoassays"는 샘플과 시약을 혼합하여 간단하게 진단할 수 있는 방법이다.

⑥ 중국 Changchun Institute of Applied Chemistry의 Xiaogang Qu 교수는, 일반적인 단백질을 검출할 수 있는 기술이 부족하여 현재의 "Homogenous Protein Assays"가 대부분 효소와 트롬빈(thrombin)에 집중하고 있다고 밝혔다. 단백질간 상호작용은 검출을 위한 일반적인 분자인식(molecular recognition)을 제공하지만 그 신호를 쉽게 얻을 수 없다.

⑦ 연구원들은 실험실 수준에서 매우 민감한 Cylin A2* 검출에 성공했지만, 단백질 세포 내의 Cylin A2 양이 매우 적기 때문에 임상실험에는 부족하다. 따라서 검출신호를 더욱 증폭하기 위한 노력을 지속하고 있다. 이를 통해 특정 단백질에 대한 모니터링 및 추가적인 약물치료법을 개발하고자 한다.

12 살아있는 세포를 관찰할 수 있는 이미징 기법

최근 발간된 〈Cold Spring Harbor Protocols〉에서 살아있는 세포를 가시화할 수 있는 방법이 주목을 받고 있다.

① 세포의 움직임과 성장은 정상적인 생리학적 과정에 있어 핵심적인 사항이다. 그리고 이것이 방해받을 때 종양의 형성같은 부정적인 결과를 가져오게 된다. 그래서 어떻게 살아있는 세포가 작동하는지를 이해하는 것은 분자, 세포 생물학자들에게는 아주 중요한 일이며, 살아 움직이는 세포를 가시화하는 진보된 기법은 아주 중요하다.

② 〈Cold Spring Harbor Protocls〉 최근 호에는 이같은 문제를 다루는 2가지의 프로토콜을 무료로 제공해주고 있다. 하나는 보고자하는 단백질을 세포속에 넣어 그 안에서 무엇이 일어나는지를 알아보는 방법이고, 다른 하나는 세포를 현미경 위에서 오랫동안 관측 가능하게 하는 방법이다.

③ 첫 번째 프로토콜은 다음 사이트에 있으며 세포 각각에 단백질들을 삽입시키는 절차를 묘사하고 있다. 삽입된 단백질은 형광물질로 표시되어 있으며 따라서 과학자들은 현미

* Cyclin A2 : 인간에 CCNA2 유전자에 의해 인코딩되어 있는 단백질이다.

경으로 빛을 내는 단백질을 따라가며 그것이 무엇을 하는지 세포 속 어디에서 작용하는지를 관측할 수 있다. 미세삽입 기법은 클론이나 이식유전자 유기체를 만들 때 사용되는 것과 유사하다. 또한 이 기법은 레이저 포토블리칭, 형광 스페클 현미경기법 같은 더 복잡한 분석법에 적용되어 세포 프로세스에 대한 특정한 통찰력을 제공할 수도 있다.

④ 두 번째 무료로 사용할 수 있는 프로토콜은 막힌 현미경 챔버의 사용과 구성을 담고 있다. 이 기구는 세포의 배양환경을 최적화 하도록 설계되어 있다. 현미경을 통해 세포를 관찰하는 조건을 최적화 하는 동시에 세포들이 정상적인 조건에서 자라는 것을 허용하게 되어 있다. 이 기법은 세포를 장시간(사흘이상) 현미경으로 관측할 수 있게 하며, 그 기간동안 세포들은 분화하고 그 수가 증가하며, 모든 세포기능을 보여주는 각각의 사이클을 지나게 된다.

⑤ 최신 이미징 분석 소프트웨어와 함께 이 기법은 연구원들에게 살아있는 세포에서 일어나는 일들에 대한 장시간의 관찰과 이해를 가능하게 해줄 것이다.

13 고성능 CMOS 이미지 센서 발표

에너지 효율적인 전자제품을 위한 고성능 실리콘 솔루션 공급업체인 온세미컨덕터가 지문 탐지와 같은 고기능의 생체인식을 비롯해 다양한 의료기기들에 필요한 속도, 해상도, 신호대 잡음비*(SNR) 성능을 제공하는 새로운 CMOS 이미지 센서를 발표했다.

① MANO 9600은 9.6 메가픽셀(3840×2500[pixel])의 롤링 셔터 소자로 최고 해상도를 초당 20프레임(fps)에 실행한다.

② 온세미컨덕터의 기존 이미지 센서 제품군을 보완하는 MANO 9600은 오버샘플링할 필요 없이 최대 41[dB]의 SNR(신호 잡음비) 성능을 가능케 하는 기술을 사용한다. 많은 경쟁 솔루션들은 SNR을 향상시키기 위해 작업속도에 불리하게 영향을 미칠 수 있는 오버샘플링**을 이용한다. 레퍼런스 킷과 레퍼런스 디자인을 통해 MANO 9600을 쉽게 제품설계에 이용할 수 있다.

③ 모노크롬과 컬러의 두 버전으로 제공되는 MANO 9600은 단일 관심영역(ROI)과 하위 샘

---

* 신호대 잡음비 : 신호전력이 잡음을 초과하는 데시벨 수. 신호는 단독으로 존재하는 경우는 거의 없고 보통 잡음과 공존한다. 그 배분을 나타내는 척도로서 신호와 잡음의 전력비인 S/N이 이용된다.

** 오버샘플링 : 강력한 필터는 재생 주파수 부근에서 음질에 나쁜 영향을 끼치기 때문에 이것을 예방하기 위해 데이터를 보통의 몇 배로 증가시켜 출력하여 샘플링 주파수를 증가시키고, 잡음의 주파수도 마찬가지로 증폭시키는 방법이 이용되고 있다. 이것을 오버 샘플링이라 한다.

플 판독 모드에서 높은 프레임 속도를 달성한다. 이미지 데이터는 개인을 통해 읽혀지며 온보드 10비트 ADC(Analog-to-Digital-Converter)로 공급되기 전에 증폭기를 오프셋한다. 그리고 나면 디지털 데이터가 4개의 산업표준 저전압 차동신호*(LVDS) 출력으로 전송된다. 싱글 10비트 CMOS 출력 버전도 제공된다. 직렬 주변기기 인터페이스(SPI)를 통해 프로그램이 가능한 온보드 시퀀서는 노출 제어에 대한 모든 내부 타이밍을 생성할 뿐 아니라 판독 모드도 지원한다.

④ 전하 펌프, 고정 패턴 노이즈(FPN) 수정 및 전원공급 바이어스 컨트롤 등 여러 온칩 기능들은 고객 애플리케이션으로 MANO 9600이 간편하게 구현되도록 하며 전반적인 부품의 숫자를 줄여준다. 전력소비는 20[fps]에서 500[mW], 5[fps]에서 200[mW]이며, 동작 온도범위는 0[℃]~+70[℃]이다.

⑤ 온세미컨덕터의 디지털 및 군사/항공 및 이미지 센서 제품부문 부사장인 Vince Hopkin(빈스 홉킨)은 "고속과 고해상도 및 뛰어난 SNR 성능이 결합된 이미지 센서에 대한 수요는 생체인식 애플리케이션 구동에 영향을 미치는 국제적 보안이 강조됨에 따라 점점 더 증가하고 있다"라며 "당사의 이미지 센싱 기술에 대한 경험과 지식을 바탕으로 한 MANO 9600은 몇몇 경쟁제품에서 보여지는 추가 작업없이 모든 이러한 영역에서 월등한 성능요건을 만족시킨다"고 언급했다.

14 스트레스 질환진단 · 치료, 바이오센서

스트레스 호르몬 코티솔(cortisol)의 정도를 현장진료로 모니터링할 수 있는 새로운 바이오센서가 미국 과학자들에 의해 개발되었다. 이를 이용하면 스트레스 질환에 대한 진단과 치료가 가능해질 것으로 기대된다. 코티솔의 과다 발현은 여러가지 스트레스 관련 질환(만성피로증후군, 과민성 장증후군, 외상 후 스트레스 장애)과 연관되어 있다. 타액검사와 같은 비파괴 방법을 이용한 현장 진료탐색은 쉽게 임상결과와 상관 관계를 찾을 수 있다. 타액을 통한 코티솔 수준은 피에서 발견되는 것과 좋은 상관을 보였다(그림 3-9).

---

* 저전압 차동신호: 저렴한 연선 구리 케이블에 고속으로 동작이 가능한 전기적 신호 시스템. 고속 네트워크와 컴퓨터 버스의 형태로 자리잡았다.

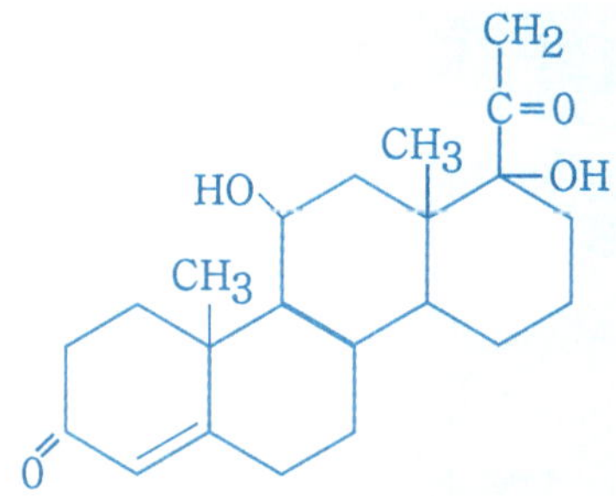

그림 3-9 • 스트레스 호르몬 코티솔

① Sunil Arya(University of South Florida in Tampa) 교수팀은 40분 안에 1피코몰에서 10 나노몰까지 코티솔을 정확하고 빠르게 또한 매우 민감하게 검색할 수 있는 일회용 센서를 디자인했다. 중요한 것은 실제 사람의 타액시료를 분석할 수 있으며, 현재 상업용 기기를 이용해 얻을 수 있는 결과와도 비교할 만하다는 것이다. 현재 사용하고 있는 기술은 훨씬 더 복잡하며, 효소에 연결한 면역흡착제(immunosorbent)에서 이같은 기술로 타액에 대한 전처리가 해야 된다.

② 임피던스(전류에 대한 저항)에 기초한 센서는 서로 얽혀 있는 미소전극을 사용한다. 즉 평형한 밴드 전극과 교체 밴드와 서로 연결되어 있다. 이런 형태의 전극은 신호대 잡음 비율이 증가하고, 빠르게 반응동력학(reaction kinetics)을 할 수 있다고 Arya 박사는 말한다. 연구팀은 센서를 만들기 위해 코티솔에 특이하게 반응하는 항체는 전극 위에 반응성이 있는 연결분자의 단층을 조립하므로 전극 표면 위에 고정했다.

③ 분석을 위해 기기는 다양한 농도의 코티솔이 포함된 용액 속에 넣었다. 그 다음 페로시아나이드(ferrocyanide, Fe^{2+})*와 페리시아나이드(ferricyanide, Fe^{3+})** 혼합물 용액은 용액에서 전극으로 전하에 대한 저항성과 용액 속 코티솔의 양을 측정하기 위한 산화환원 탐침으로 사용하였다.

④ Arya 박사는 코티솔은 본래 절연을 하기 때문에 이것이 '전극 표면에 결합하게 되면 절연을 하게 되어 저항이 늘어나게 된다'고 설명한다.

---

* 페로시아나이드 : 철분과 시안화물의 화합물(페로시안 화합물)이다.
** 페리시아나이드 : 유기화학의 산화제로 사용하는 붉은 결정물질이다.

15 신체영역 네트워크의 최적 기술 UWB

정교한 신체영역 네트워크를 통해 개인의 생명징후를 감시하기 위해 초광대역(Ultra Wide Band : UWB) 기술을 사용하는 것이 건강관리 모니터링을 위한 모바일 기기의 차세대를 도래하게 해줄 수 있다. 그러나, OSU(Oregon State University)의 연구자들의 새로운 연구에 의하면 이러한 기술의 개발은 시간과 더 많은 대역폭을 필요로 할 것이라 한다(그림 3-10).

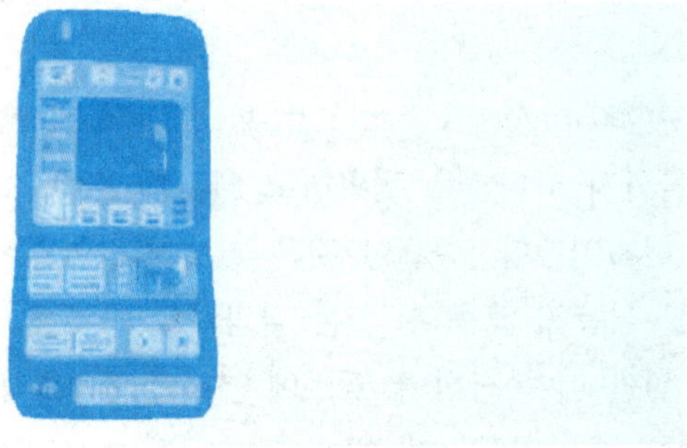

그림 3-10 • 초광대역 UWB

① 최근 〈EURASIP Journal on Wireless Communications and Networking〉에 게재된 "Experimental Characterization of a UWB Channel for Body Area Networks"라는 연구논문에서 연구원들은 매우 낮은 에너지 수준에서 사용될 수 있고, 실시간으로 방대한 양의 건강 데이터를 전송할 수 있는 무선기술인 UWB가 무선 신체영역 네트워크(wireless body area networks : BANs)를 위한 전도유망한 기술이라고 결론짓고 있다.

② 컴퓨팅 기기들이 건강 모니터링을 위해 착용되거나 신체 내에 삽입되거나 신체 근방에 위치하는 BAN은 뇌파, 심장건강, 근육 반응을 포함하는 인체로부터의 생체물리학적인 전기신호들을 잡아낼 수 있기 때문에 의료분야와 첨단 기술 집단들 사이에서 지대한 관심을 얻어가고 있다. "실시간 생명징후 모니터링 시스템에서 무선 송신기를 내장한 한 개(또는 복수)의 착용가능한 센서 노드가 환자에게 부착되고, 수신 시는 근처에 있는 고정된 장소(가령, 손목시계 또는 천장)에 부착된다. 센서는 실시간 생리적 신호들을 수집하고, 수신기로 저속 데이터 신호를 전송하도록 송신기를 동작시켜서 셀룰러 또는 인터넷을 통해 원격지 의사에게 경보를 보내준다"라고 연구원들은 말했다.

③ OSU의 전기 컴퓨터 공학부의 조교수이자 보고서의 공동저자인 Patrick Chiang은 소형 센서를 활용한 무선 신체영역 네트워크의 진보는 건강이 모니터되는 방식에서 상당한 진보를 이끌어 낼 수 있다고 말했다. "이러한 종류의 센싱은 모니터의 크기를 사용자들이 착용할 수 있는 밴드 크기 정도로 줄여줄 것이다. 센서들은 심장 건강상태, 골밀도, 혈

압 또는 인슐린 상태와 같은 몇 가지 중요한 것들에 대한 데이터를 제공하고 전송할 수 있게 해준다"라고 Chiang은 말했다. "이상적으로는 건강문제들에 대한 모니터링뿐만 아니라 발생할 수 있는 문제들을 방지하는데에도 활용될 수 있다. 가령, 심방세동을 감지하고 심장마비를 예상한다. 그리고 비침습성, 저가, 방대한 양의 데이터를 제공할 필요가 있다." 그러나, 이러한 종류의 정교한 센싱 기술을 개발하는 것은 쉽지 않은 것이고, 그래서 X Prize Foundation은 Tricorder X Prize를 선보였다. 이는 Star Trek이라는 SF물에서 등장하는 놀라운 기기로부터 영감을 받은 것이다.

④ Tricorder X Prize는 의사들이 혈액특성, 생명징후, 다른 인자들에 대한 즉각적인 정보를 제공하기 위해 비침습성으로 환자를 스캔하는 것을 가능하게 해주는 센서를 내장한 휴대용 기기를 만들 수 있는 사람에게 100만 달러를 주는 상이다. 그러한 모바일 무선 센서는 전세계 수십명의 사람들에게 저가의 신뢰성있는 의료 모니터링과 진단을 제공할 수 있다.

⑤ 기술의 잠재력은 과장해도 지나치지 않다. 의료건강 시스템이 건강의 변화를 추적하기 위해 개인에 근접하여 모니터링함으로써 질병을 예방하는 방향으로 더욱 나아감에 따라 연구원들은 UWB 기술이 지속적, 실시간 진단을 제공할 수 있다고 말한다. 이는 결과적으로 퇴행성 질환을 감소시키고, 생명을 구하고, 의료비용을 절약할 수 있게 해준다. 이러한 기술의 개발은 어려운 것이고, 그중 가장 큰 문제는 많은 양의 데이터를 매우 적은 에너지를 소비하면서 전송할 필요가 있다는 것이다.

⑥ OSU 연구원들은 실험을 통해 수신기가 가시권내에 있고 인체에 의해 방해를 받지 않는 상황이라면 UWB 기술이 이러한 기능을 제공할 수 있나는 것을 발견했다. 그러나, 저속 데이터 송신이 사용되는 경우에는 비가시성 전송도 UWB를 이용하여 가능하다. "UWB 통신은 현재의 협대역 시스템을 이용해서는 얻을 수 없는 저전력 및 광대역이라는 잠재성으로 인해 차세대 신체영역 통신망을 위한 전도 유망한 기술이다"라고 연구원들은 결론 맺었다.

16 심박을 활용한 체내 이식형 발전기 개발

신체에 이식된 아주 작은 전기발전기는 심장박동을 이용하여 저혈당증이나 다른 의료상태에 대한 조기경보 시스템에 전력을 공급할 수 있다. 나노발전기는 살아있는 쥐에 이식되었고 동물이 심박으로부터 전력을 발전시켰다. 미래에 생체 내에서 센서들을 가동시킬 수 있다(그림 3-11).

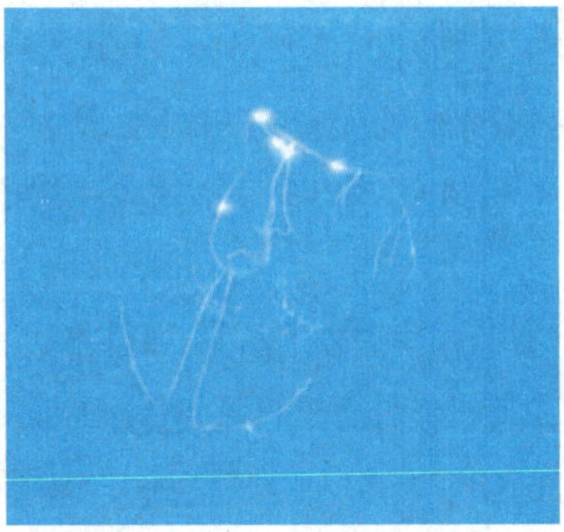

그림 3-11 • 심장 내 초소형 발전기 모형

① Georgia Institute of Technology의 Zhong Lin Wang은 나노스케일에서 형성된 산화아연 와이어가 기계적인 에너지를 전기로 바꿔주는 압전물질로서 동작할 수 있다는 것을 알아냈다. 그래서 동료들과 함께 그는 호흡 또는 심장박동과 같은 자연스러운 행동으로부터 에너지를 수확할 수 있었던 유연한 발전기를 만드는 것을 시작하였다.

② 연구팀은 나노와이어가 다양한 방식으로 구부러지는 것을 가능하게 만들기 위해 산화아연 나노와이어들을 유연한 폴리머 기판에 놓았다. 그들은 체액으로부터 보호하고 백그라운드 간섭이 아니라 기기에 의해 발전된 전기를 측정하도록 보장하기 위해 폴리머 내의 기기를 밀봉했다. 이 2[mm]×5[mm] 직사각형 기기는 조직 접착제를 이용하여 쥐의 횡격막 근육에 부착되었다. "기기는 매우 작아서 육안으로는 식별할 수 없다"라고 Wang은 말한다.

③ 숨쉴 때마다 쥐의 신체에 삽입된 기기는 펴졌다가 뒤틀려서 나노와이어의 형태를 변화시키고, 2[mW]의 전압으로 4[pA](피코암페어)의 전류를 발생시킨다. Wang은 비슷한 기기를 다른 쥐의 심장에 삽입했는데 3[mW]의 전압으로 30[pA]의 전류를 발생시켰다.

④ 발생된 에너지 양이 작은 반면, Wang은 중간 정도 전력요구량을 가지고 지속적인 전원이 필요 없는 단순한 체내 삽입형 나노센서들(가령 혈압 센서 또는 글루코스 센서)에

전력을 공급하기 충분한 출력으로 확장할 수 있다고 생각한다.

⑤ 장치가 어떠한 방향으로 움직여도 잡아낼 수 있기 때문에 특정 방향으로 고정될 필요가 없다고 Wang은 말한다. "**어떠한 형태변형도 기기를 구동할 수 있다**"라고 Wang은 말한다.

⑥ 다른 장치들은 이미 신체 움직임으로부터 전력을 발생시키기 위하여 사용되고 있다.

㊀ 작년에 NASA의 Glenn 연구센터의 연구원들은 토끼의 대퇴사두근 근육에 세라믹 압전발전기를 삽입하였다.

⑦ 장치는 같은 근육에 부착된 자극기에 지속적으로 동력을 공급하기 위하여 충분한 전력을 발생시켰지만 동력을 발생시키기 위해 큰 움직임이 필요하다.

17 심장박동신호를 탐지할 수 있는 미니 센서

미국 국가기술표준연구소(National Institute of Standards and Technology : NIST)**와 독일 국립계측연구소**(German National Metrology Institute)**가 공동으로 인간의 심장박동을 추적할 수 있는 원자 기반의 소형 마그네틱 센서를 개발하는 데** 성공했다. 이번 나노기술은 **생체의학 분야 등에 폭넓게 활용될** 수 있을 것으로 기대된다(그림 3-12).

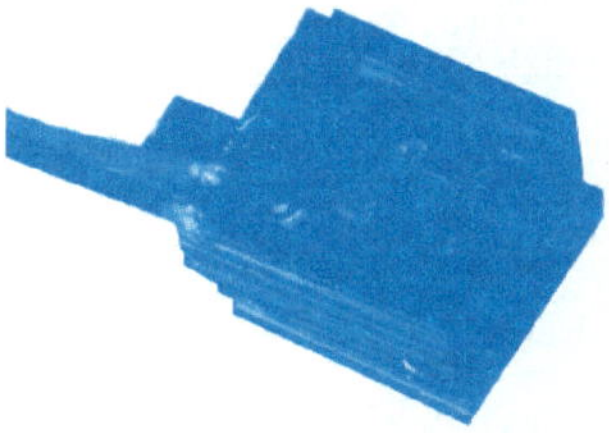

그림 3-12 • NIST 마그네틱 센서

① 〈Applied Physics Letters〉에 발표된 이번 연구결과는 NIST 미니센서를 가지고 임상설정을 닮은 조건 아래에서 수행된 최초의 결과이다. 지금까지는 대부분 실험실 규모에서 실험이 진행되어 왔었다.

② 새로운 실험은 독일 베를린에 있는 **분데산스타트 물리연구소**(Physikalisch-Technische Bundesanstalt : PTB)에서 수행되었으며, PTB는 고정밀 측정을 위해 다른 외부 요소의

간섭과 지구의 자기장을 막기 위해서 세계에서 가장 큰 자기차폐 시스템을 구축하고 있다. 현재 PTB는 생체자기장의 이미지 처리기술에 관한 연구과제를 수행하고 있다.

③ NIST 센서는 가스 상태로 존재하는 약 1000억 개의 루비듐 원자들이 채워진 미세한 컨테이너 구조를 이루며 저출력 적외선 레이저, 광학기 등을 갖추고 있어 피코테슬라(picotesla)의 심장 마그네틱 신호를 측정할 수 있다. 테슬라(tesla, 1[Wb/m^2])는 자속밀도를 나타내는 단위이다.

④ PTB 실험에서 NIST 센서를 침대에 누워있는 사람의 가슴 좌측 5[mm]위에 위치시켰으며, 센서는 심장박동의 약하지만 규칙적인 마그네틱 패턴을 성공적으로 탐지하였다. 비교를 위해 인류가 만든 자기 센서 중 감도가 가장 뛰어난 초전도 양자간섭장치*(SQUID)를 이용하여 동일한 실험을 진행하였다. 비교 실험의 결과를 통해 NIST 미니센서가 심장박동을 정확하게 측정하였다는 것과 여러 전형적인 신호형상을 정밀하게 탐지할 수 있다는 사실이 입증되었다.

⑤ 실온에서 구동되는 NIST 미니센서는 신호에서 더 많은 노이즈를 발생시켰지만 이는 SQUID가 마이너스 269[℃]에서 구동되고 매우 복잡한 시스템과 여러 보조장치로 구성된 것에 비교해 볼 때 놀라운 장점을 가지고 있는 것이다.

⑥ NIST 미니원자시계의 스핀오프(spin-off)인 NIST 마그네틱 미니센서는 2004년에 최초로 개발되었다. 최근에 빛의 신호를 감지할 수 있게 광섬유가 추가되었다. 이번 시스템은 크기면에서 작아지고 전체 모양은 다른 실험실로도 쉽게 옮겨질 수 있는 구조를 가지고 있다. 이번 새로운 결과는 NIST 미니센서가 기존의 심전도를 대체하거나 보충할 수 있는 자기 심장검사 장치를 만드는 데에 사용될 수 있다는 가능성을 보여주고 있다.

⑦ 연구결과는 또한 최초의 원자자력계가 MRX(magnetorelaxometry)라고 하는 새로운 기술에 필요한 수 초 동안의 지속되는 센싱의 안정성을 제공할 수 있다는 것을 보여주고 있다.

⑧ MRX는 마그네틱 나노입자의 자화붕괴를 측정하는 데 사용되며 약물전달과 같은 의료분야에서 생체조직 내로 주입되는 마그네틱 나노입자의 위치를 추적하고, 그 정확한 양을 파악하고 이미지화하는 데 사용된다. 연구팀은 NIST 센서가 이러한 기능을 가질 수 있도록 추가적인 연구를 진행할 예정이다.

---

* 초전도 양자간섭장치(SQUID) : 조지프슨 효과를 이용하여 미소자계를 계측할 수 있도록 한 고감도 자력계이다.

18 심혈관동맥에 대한 3차원 관찰이 가능한 소프트웨어 개발

의료진으로 하여금 심혈관동맥 연구실에서 심장동맥을 관찰하는데 있어서 3차원으로 이를 살필 수 있는 기술이 개발되었다. 이를 통하여 의료진들로 하여금 자신들이 수행하는 진료행위에 있어서 나타날 수 있는 주요 영향들에 대하여 알아볼 수 있는 새로운 방법이 마련된 것으로 해석된다. 이번에 개발된 3차원 관찰이 가능한 본 소프트웨어에 대한 주요 내용들은 미국 심장협회에서 발행하는 관련 저널에 보고서의 형태로 게재되었다.

① 시작단계이기는 하지만 이와 같은 3차원 이미지화시킬 수 있는 소프트웨어의 개발은 심장학자들로 하여금 심장동맥의 길이, 분기 패턴, 심장동맥의 각도, 발생할 수 있는 각종 장애물들을 입체적으로 관찰하는 것이 가능하도록 하여 준다. 심장 조정과정 가운데, 관상동맥 트리에 대한 실재적이고 3차원 관점의 이미지 관찰을 경험할 수 있도록 지원하면서 이러한 과정 자체를 개선할 수 있게 된 것이라고 미국 콜로라도 대학의 심장혈관센터의 John. D. Carroll 교수는 말하고 있다.

② 현재 의료진들은 동맥이 사람의 몸내에서 어떠한 모습을 취하는지 관찰하기 위하여 이를 시각화할 수 있는 방법으로 2차원 이미지인 X-ray를 여러 장 찍어 활용하는 방법을 취하고 있다. 이번에 개발한 새로운 소프트웨어와 가지고 있는 주된 차이점과 개선점은 기존의 X-ray 시스템을 사용하면서 불필요하게 해당 X-ray를 여러 장 찍을 필요가 없어 환자들의 방사선 노출을 줄일 수 있게 되었고, 의료진들이 해당 이미지를 분석하는데 소요되는 시간까지 단축할 수 있는 새로운 기술로 평가되고 있다.

③ 심장 도뇨관 설치행위를 수행하는 동안 의료진들은 카테터라 하는 가느다란 튜브를 환자의 다리 동맥에 삽입하는데 이를 심장까지 연결하게 된다. 카테터는 관상동맥에 대하여 내부 동맥의 모양에 대하여 X-ray처럼 가시화가 가능하도록 하는 기능을 발휘하게 한다. 이러한 기술은 의료진으로 하여금 구축하여야 할 해당 부분을 탐지하는 것을 가능하게 하고, 계획을 수립하여야 할 부분이 어디인지를 알려준다. 또한 실제 의료행위를 수행할 부분이 어디인지 해당 정보를 제공하게 되며, 정상적인 혈액흐름을 가능하게 하는 가운데 동맥에 대한 치료행위가 가능하도록 지원한다.

④ 기존에 사용하던 X-ray 기술은 환자의 신체 내부에서 기능을 수행하며 2차원의 그림자 모양의 관상동맥 이미지를 생성하게 되는데, 이와 같은 영상(shadow) 이미지 기술은 50년이 넘는 기간 동안 관상동맥 부분에 사용되어 왔던 것이다.

⑤ 개발된 본 소프트웨어 기술에 대한 연구에서 연구진들은 자동으로 생성되는 이와 같은 표준 2차원 이미지를 컴퓨터가 재구성한 3차원 이미지의 형태로 23명의 관상동맥 시스템에 대하여 수행하였다.

⑥ 실질적인 3차원 이미지를 생성하기 위하여 탐지기는 주사과정 중에 환자에 대한 신속한 작업을 수행하는데, 이때 회전혈관조명이라는 기술이 사용된다.

19 혈당조절 인공췌장 시스템

영국 케임브리지 대학 연구진은 인공췌장 시스템을 이용하여 제 1형 소아 당뇨병 환자의 혈당수치를 효과적으로 조절할 수 있다는 연구성과를 〈Lancet〉 학술지에 발표하였다. 즉, 실시간으로 혈당을 측정할 수 있는 센서와 인슐린 펌프로 구성되어 있는 인공췌장 시스템에 대한 임상실험을 적용한 결과, 야간에 환자의 혈당을 효율적으로 조절할 수 있다는 가능성이 확인되었다. 따라서 인공췌장 시스템을 활용하면 당뇨병 환자의 혈당수치가 급격히 저하될 수 있는 위험성이 감소될 것으로 보인다(그림 3-13).

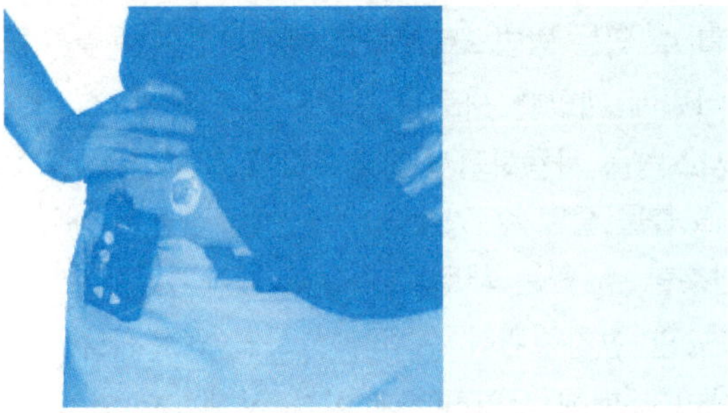

그림 3-13 • 아동 당뇨병 환자의 혈당조절 인공췌장 시스템

① 전문분야의 의료진은 케임브리지 대학 연구진이 발표한 이번 연구성과가 췌장에서 혈당수치를 조절하는 역할을 하는 호르몬인 인슐린이 생성되지 않아 만성적으로 지속되며 때로는 생명까지 위협할 수 있는 제 1형 당뇨병 환자의 치료에 아주 중요한 전기를 마련한 것으로 해석하고 있다.

② 연구에서는 17명의 아동 및 청소년인 제 1형 당뇨병 환자들을 대상으로 54일의 밤을 기준으로 하여 인공췌장 시스템을 시험하였다. 동 실험에 사용된 시스템의 구성요소인 혈당측정 센서와 인슐린 펌프는 이미 상용화되어 있는 상품으로서 널리 사용되고 있었다. 하지만 연구진은 이 두 구성요소들을 폐쇄순환 시스템(closed loop system)으로 구성하여 환자의 혈당을 실시간으로 측정하고 또한 이 값을 기준으로 하여서 인슐린 펌프의 작동여부를 결정하여 환자를 치료하는 시스템을 구성하였다.

결과적으로 연구진은 실시간으로 측정된 혈당수치를 중심으로 환자에게 필요한 인슐린 펌프의 양을 결정하는 정교한 알고리즘을 개발하였다.

③ 연구진은 이번 실험에서 일정한 시간 간격으로 또한 미리 정해진 양으로 계속 인슐린 펌프가 작동되는 시스템을 사용하는 아동환자 집단과 동 연구에서 고안한 인공췌장 시스템을 사용하는 아동환자 집단과의 치료효과를 비교하였다.

④ 연구진은 여러 상황들을 설정하여 시스템을 시험하였는데 예를 들면, 아동환자에게 저녁에 양을 제한하지 않고 식사를 하고 다음에 수면을 취하게 하거나 또는 초저녁에 운동을 수행하게 한 다음에(이 경우들 모두 혈당저하 발생위험이 높아진다) 환자의 상태를 감시하였다.

⑤ 연구 실험결과 인공췌장 시스템을 사용한 환자 집단의 경우 전체 야간 기간에서 60[%] 정도 시간 동안 정상적인 혈당수치를 유지하였던 반면에, 연속적으로 일정한 양으로 인슐린 펌프를 가동시키는 기기를 사용하였던 환자 집단의 경우는 40[%] 정도의 시간에서만 정상적인 혈당수치를 유지하는 것으로 밝혀졌다.

⑥ 인공췌장 시스템을 사용한 환자 집단의 경우 혈당수치가 3.9[mmol/l](이 수치는 혈당저하로 간주된다) 이하로 감소되었던 기간이 절반으로 감소하였으며, 또한 혈당수치가 3.0[mmol/l](이 수치는 심각한 혈당저하로 간주된다) 이하로 감소되는 것이 예방되었다. 실제로 연속적으로 인슐린이 공급되는 기기를 사용한 대조군 환자 집단에서 9건의 혈당저하가 발생하였다.

⑦ 연구성과를 발표한 Roman Hovorka 박사는 “이번 연구에서 처음으로 무작위로 선택된 아동환자들을 대상으로 현재 제품으로 판매되고 있는 혈당측정 센서와 인슐린 펌프로 구성된 인공췌장 시스템을 사용하여 혈당을 효과적으로 관리할 수 있다는 가능성이 확인되었다. 따라서 이번 연구결과를 활용하면 환자의 가정에서도 혈당을 효율적으로 관리할 수 있는 계기가 마련될 것으로 보인다”고 주장하였다.

20 암진단에 사용할 수 있는 미세 튜브 로켓

미국 과학자들이 혈액시료에서 암세포를 찾아내고 포획할 수 있는 자체 내 프로펠러가 장착된 미세 튜브 로켓을 개발했다. 연구결과는 독일 〈Angew. Chem. Int. Ed.〉 화학회지에 보고되었다(그림 3-14).

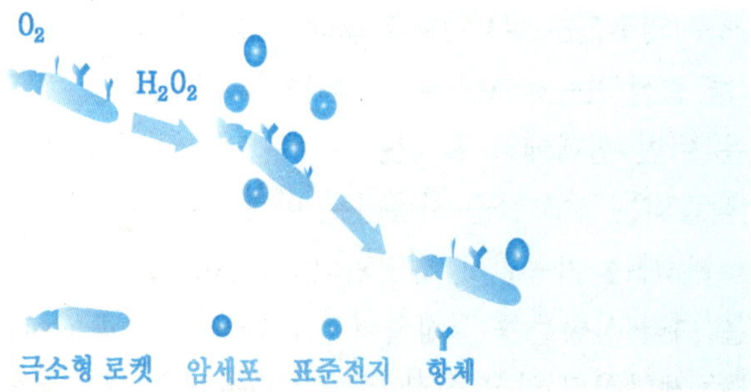

그림 3-14 • 기능성 소형 로켓이 암세포를 포획하는 과정

① 연구자들은 이번에 개발한 소형 로켓이 효과적인 진단도구가 될 것이라고 한다. 또한 다른 미세진단방법에 사용되는 시료와 달리 혈액시료는 전처리 과정이 필요하지 않다. 이번 연구에서 나노공학자인 Joseph Wang 박사와 암연구자인 Liangfang Zhang 박사팀은 공동 연구를 통해 미세 튜브 로켓이 생물 유체 속에서 추진해 갈 수 있음을 보여주었다.

② 소형 로켓은 생물학적 시료에 첨가된 과산화수소를 연료로 움직인다. 튜브 안에 있는 백금은 과산화수소를 물과 산소로 분해하는 촉매역할을 하며, 끝이 가느다란 튜브는 뒷쪽으로 산소기체를 내보내면서 앞으로 이동해 간다. 안쪽의 백금 사이에 놓인 철과 바깥의 금 코팅은 자기장으로 연구자가 소형 로켓을 조종할 수 있게 한다.

③ 연구팀은 로켓에 결장암, 위암, 췌장암 세포에서 공통적으로 발견되는 단백질의 항체를 튜브의 금표면 위에 첨가하여 암 특이성을 가지도록 제작함으로써 수용체에 매우 선택적이게 했다. 즉 로켓은 다른 세포에 결합하지 않는다.

④ Samuel Sanchez 박사(Leibniz Institute, 독일)팀이 이번 연구에 사용된 소형 로켓을 디자인했으며, 박사는 다른 연구팀이 이를 이용한 연구를 했으면 한다고 말했다. 캘리포니아 연구팀은 식염수 용액과 사람의 혈청에서 소형 로켓을 테스트했다. 로켓은 70[%]의 시간 동안 췌장암 세포 타깃을 포획했으며, 포획된 암세포를 지니고도 속도는 약간 감소했다. Sanchez 박사는 이번에 개발된 소형 기계를 바이오 의약분야에 실제로 응용할 수 있다는 것을 사람들이 믿는데 도움이 되기를 바란다고 말했다.

⑤ Wang 박사는 미래의 나노 - 기계는 혈액시료에 과산화수소를 첨가하고, 자기장을 이용해 소형 로켓이 유체를 통해 여러 경로로 움직일 수 있도록 가이드한 다음, 로켓에 포획된 암세포를 광학현미경으로 조사해 암을 진단하는 시대가 올 것이라고 제안했다.

⑥ 미국 보스턴에 있는 Northeastern University의 Shashi Murthy 박사는 "이번 기술은 암세포를 고립시킬 수 있을 뿐 아니라 부수적으로 정확한 방법으로 암세포를 포획할 수 있도록 제작되었다"고 평가했다. 따라서 추가 분석을 위해 세포가 수집하고 농축시킬 수 있게 하는 기술이라고 덧붙였다.

21 유방암의 진행단계를 스스로 판정하는 컴퓨터 프로그램 개발

유방암의 단계 판정방법을 스스로 학습한 컴퓨터 프로그램이 종양의 결과를 예측하여 보다 강력한 치료법의 채택 여부를 결정한다. 컴퓨터 프로그램은 지난 80여년 동안 변하지 않은 유방암 판정기법을 바꾸게 될 것이다(그림 3-15).

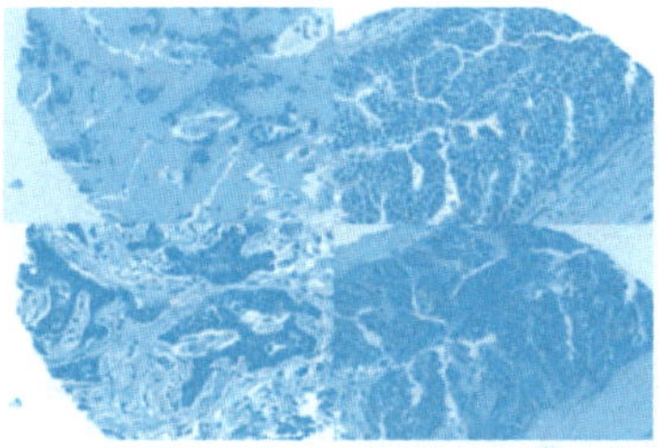

그림 3-15 • C-Path 종양 이미지

① 유방암 판정기법은 1928년에 확립되었으며, 주로 3가지 판단기준(종양세포와 건강한 세포의 모양비교, 비정상적인 핵을 가진 세포의 수, 분열하는 세포의 수)에 근거하고 있다. 그러나 이번에 개발된 컴퓨터 병리학자(Computational Pathologist : C-Path)라는 이름의 프로그램은 미리 입력된 유방암의 이미지와 생존율 데이터를 기반으로 하여 환자의 예후를 정확히 예측한다고 한다.

② C-Path는 종양 자체보다는 종양을 둘러싼 기질(stroma)에 조섬을 맞추어 놀라운 예측력을 발휘하는 것으로 밝혀졌다. "C-Path는 종양이 하나의 생태계라는 것을 일깨워준다. 현재 인간 병리학자들은 종양의 기질을 아예 들여다보지도 않는다."고 이번 연구에 참여한 스탠퍼드 대학의 다프네 콜러 박사(컴퓨터과학)는 말했다. "당신은 병리학 실험실에 발을 들여놓는 순간 마치 시간을 거꾸로 거슬러 올라간 듯한 기분을 느낄 것이다. 병리학자들은 구부정한 모습으로 현미경을 들여다보며 염색된 조직 절편을 분석하는데, 이는 수십 년 동안 계속되어 온 구태의연한 방식이다. 그러나 이제 세상은 변하고 있으며, 병리학 분야도 예외는 아니다. 고전적인 염색방법에만 의존할 것이 아니라 분자수준에서 발생하는 사건을 찾아야 한다"고 예일 의대의 데이비드 림 박사(병리학)는 논평했다.

③ 스탠퍼드 의대의 앤드루벡 박사는 이러한 시대적 요청에 부응하여 대학원생들을 교육시킬 생물정보학방법론을 연구해 왔다. 그는 병리학 실험실에서 다루는 조직 절편이 매년 수천 건에 달한다는 사실에 주목하여 이러한 형태학적 분석결과를 분자생물학적 방법론과 연관시켜야 한다고 생각했다.

④ C-Path는 전통적인 병리학 기술을 정량화하고 자동화한 최초의 방법은 아니다. 그러나

암조직을 촬영한 이미지는 매우 복잡하고 이질적이기 때문에, 이를 정량적 데이터로 변환시키는 것은 쉬운 작업이 아니었다. 벡 박사는 동료들과 의논한 끝에 방법을 바꾸기로 했다. 컴퓨터 프로그램을 훈련시켜(인간이 이미 중요하다고 판단한) 암조직의 특징을 인식하게 하는 것이 아니라, 컴퓨터 프로그램이 스스로 암조직의 주요 특성을 파악하게 하기로 결정한 것이다.

⑤ 연구진은 C-Path에 유방암 환자 248명의 종양조직 이미지와 5년 생존율 데이터를 입력하여 유방암의 진행단계를 스스로 판정할 수 있는 기준을 설정하게 하였다.

⑥ C-Path는 연구진에게 제공받은 데이터를 토대로 하여 6,642가지의 특성을 파악하여 유방암의 생존율을 예측하는 기준을 마련하였다. 연구진은 그 다음으로 328명의 유방암 환자를 대상으로 C-Path의 예측력을 검증해 보았다. 검증결과 C-Path는 대상 환자들의 전반적 생존율을 매우 정확하게 예측하는 것을 밝혀졌다. "C-Path는 암진단의 자동화를 위한 의미있는 첫 걸음을 내디뎠지만 임상적으로 적용되려면 보다 대규모의 집단을 대상으로 하여 검증될 필요가 있다"고 림 박사는 자평했다.

⑦ 연구진은 이번 연구에서 두 가지 표본의 상이한 특성 때문에 힘들었는데, 이는 각각의 병리학 실험실에서 사용하는 염색법이 서로 달랐기 때문이다. "한 실험실에서는 적색을 더 많이 쓰고 다른 실험실에서는 청색을 많이 쓰는 등의 관행은 C-Path의 광범위한 임상적 적용을 가로막는 장애물이 될 수 있다. 따라서 C-Path와 같은 컴퓨터 자동 진단 프로그램이 정착되기 위해서는 특정한 염색 프로토콜이 확립되어야 한다"고 림 박사는 덧붙였다.

⑧ 이상의 몇 가지 문제점에도 불구하고 림 박사는 C-Path가 다른 암(전립선암, 방광암 등)에도 적용될 수 있을 것으로 낙관하고 있다. "전립선암과 방광암은 잘 훈련된 전문가일지라도 육안으로 단계구분을 하기가 어려워 똑같은 샘플을 여러 전문가들에게 보여줄 경우 각각 다른 등급으로 판정하는 경우가 종종 있다. C-Path는 암의 단계구분을 객관화함으로써 보다 공격적인 치료법의 채택여부를 결정할 수 있다"고 림 박사는 말했다.

22 유비쿼터스 헬스 모니터링 시스템 개발현황

유비쿼터스 헬스 모니터링 시스템이 개발되어 환자의 바이탈 정보에 있어서 심각한 변화가 발생할 경우 자동으로 환자의 가족이나 의료진에게 이를 통보할 수 있는 시스템이 일본 연구진에 의하여 개발되었다.

① 연구결과는 〈International Journal of Web and Grid Services〉(웹과 그리드 서비스에

대한 국제 저널)에 게재되었다.

② 야마가타 대학의 아키오 코야마 교수와 연구진들은 야마가타 대학의 산업공학과와 후쿠오카 기술연구소와 공동으로 이러한 기술을 개발하였는데, 선진국에서 노령화 현상이 지속적으로 발생하고 있고, 이에 비례하여 의료비가 증가하고 있으며, 이러한 실버세대의 각종 질환에 대한 준비가 충분하지 않은 부분에 있어서 새로운 기술적인 보완책이 될 수 있을 것으로 평가되고 있다.

③ 기술개발을 통하여 원격 모니터링 기기를 통하여 입원상황이 요구되는 질병발생 시 위험요인을 줄일 수 있는 옷과 같이 착용할 수 있는 바이탈센서를 개발하였는데, 실버계층이나 이들의 가족이 손쉽게 착용할 수 있도록 개발된 것이 주요 특징으로 나타나고 있다.

④ 연구팀에서는 환자들의 일상생활을 방해하지 않는 범위에서 장소에 구애받지 않고 사용할 수 있는 것으로 전문가들은 평가하고 있다. 이번에 개발된 바이탈 모니터는 환자 건강에 대한 특정 세목들 또한 체크하는데, 바로 체온, 맥박, 허리 사이즈 등이 모니터링되어 셀룰러폰 기반 네트워크를 통하여 전송되어 웹 데이터베이스에 저장되어 웹 브라우저를 통하여 검색할 수 있도록 지원하고 있다. 필요 상황발생 시 바로 환자의 가족이나 의료진에게 발생한 문제들을 통보할 수 있도록 지원하고 있는 것이다.

⑤ 일반적으로 환자의 건강지표를 나타낼 때 가장 중요한 부분 중의 하나가 바로 체온으로, 정상적인 허용범위에서 크게 벗어나게 된다는 것은 환자의 몸에 이상신호가 발생하였다고 볼 수 있는 부분으로 바로 해석되어 관련 정보를 전송한다. 또한 맥박 센서가 심장의 부정맥에 대하여 파형형태와 맥박을 측정하여 관련 정보를 관련 이해관계자에게 전송하는 형식을 취하게 된다.

⑥ 허리에 부착된 센서는 환자의 보다 장기적인 관점에서 건강상태를 모니터링하는데 사용된다. 의료진으로 하여금 환자가 체중을 어떻게 관리하여 나가야 하는지에 대하여 의사 결정할 수 있도록 자동으로 허리 사이즈를 측정할 수 있도록 지원하고 있는 것이다.

⑦ 기술 솔루션을 개발한 연구팀에서는 고유 센서 기술을 개발하였을 뿐 아니라, 셀룰러 기반 네트워크에서 효율적으로 사용할 수 있는 데이터 전송 프로토콜을 또한 개발하였다.

⑧ 연구팀은 이번에 개발한 연구 컨셉을 확장하여 신진대사작용 시 필요한 증후군에 대한 연구와 당뇨병에 대하여도 포괄적으로 적용할 수 있는 새로운 솔루션을 개발하고자 향후 연구를 추진하고 있다.

23 자기공명영상기기를 이용한 다발성 경화증 상태진단

캐나다 알버트 대학 연구진은 다발성 경화증 환자의 병 진행상태를 관찰할 수 있는 강력한 방법을 발견했는데 이는 자기공명영상촬영을 통하여 뇌의 철분수치의 상승 여부를 관찰하는 일이다.

① 연구진은 자기공명영상촬영을 통하여 얻은 뇌의 회백질 부위의 철분수치 추정을 통하여 병의 진행상태를 알 수 있다고 밝혔는데, 신체적 거동이 불편할 정도로 증상이 진행된 다발성 경화증 환자의 경우 뇌의 특정한 부위에 철분수치가 높다는 사실을 발견하였다.

② 철분은 뇌의 정상적인 기능을 위해서 매우 중요한 물질인데 철분의 양은 뇌조직에 의하여 철저하게 통제된다. 이번 연구에 의하면 뇌의 철분 통제기능에 문제가 발생하여서 과다한 철분은 뇌세포에 독소로 작용하고 이어서 퇴행성신경계 질환이 진행될 위험성이 커진다는 사실을 내포하고 있다.

③ 연구에서 처음으로 살아 있는 뇌조직의 철분수치를 추정하였는데, 연구결과를 발표한 Alan Wilman 박사 및 Gregg Blevins 박사는 새로운 자기공명영상촬영기법을 이용하여 뇌조직에 존재하는 철분수치를 정량적으로 측정하였으며, 이로 인하여 최근에 다발성 경화증 환자로 진단된 사람의 뇌에서 병이 어느 정도 진행되는지 여부를 판단할 수 있게 되었다.

④ 연구실험을 위해서 총 22명의 다발성 경화증 환자들과 22명의 정상인들이 참여하였다. Blevins 박사는 "다발성 경화증과 연관하여 병이 어느 정도 진행되는지 여부를 판단하려는 요구들이 많았으며 또한 중요한 사안으로 여겨져 왔다.

최근에 다발성 경화증으로 진단된 환자에게 새로운 자기공명영상촬영기법을 이용하여 철분수치가 환자의 신체에 미치는 영향을 파악할 수 있기 때문에 일선 의사들에게 새로운 치료법을 고안하는데 도움이 될 전망이다. 따라서 다발성 경화증 진단과 연관하여 새로운 생물학적 지표자를 발견한 셈이며 또한 다발성 경화증 환자의 상태를 오랜 기간 동안 관찰할 수 있게 되어서 환자의 상태가 악화되는지 또는 느리게 진행되는지 여부를 판단할 수 있다"고 밝혔다.

⑤ 의공학과 연구진인 Wilman 박사는 이번에 고안된 새로운 자기공명영상촬영법으로 인하여 단순히 다발성 경화증의 증상 재발여부와 빈도수를 관찰하는 이외에도 병의 진행 상태를 정확히 파악할 수 있게 되었다고 주장하면서 " 자기공명영상촬영법이야말로 다발성 경화증의 상태를 엿볼 수 있는 새로운 정량적 지표자로 볼 수 있다.

따라서 이를 이용하여 환자의 병 진행상태를 알 수 있으며 또한 임상적으로도 환자의 상태가 괜찮아지는 기간과 그렇지 않은 기간을 정확히 판단할 수 있다. 다발성 경화증은 병의 상태가 서서히 진행되며 환자의 상태를 정확히 파악할 수 있는 생물학적 지표자를 발견하는 일은 중요하다. 이번 연구결과에 대하여 관련된 의학분야에 종사하는 사람들 모두 기뻐하고 있다"고 밝혔다.

⑥ 새로운 자기공명영상촬영기법은 지구의 자기장의 90,000배의 자기장을 사용하는 기계를 사용하는데 이를 이용하면 다발성 경화증이 환자의 뇌에 미치는 영향을 보다 더 세밀하게 관찰할 수 있을 전망이다.

24 정밀 믹스드 신호가 포함된 마이크로컨트롤러

건강관리 비용절감을 위한 외래환자 및 홈케어 환자의 수요가 늘어남에 따라 혈당수치, ECG 및 펄스 산소측정 등 환자의 데이터를 수집, 분석, 기록하는 기능을 가지는 착용형 휴대 의료센싱 기기에 대한 요구가 늘어나는 추세이다. 시스템의 설계자들은 정밀 믹스드 신호 및 아날로그 성능을 지원하는 친숙한 32비트 코어로 저전력, 재구성이 가능한 소자를 요구하고 있다.

① 정밀한 성능, 유연하고 소프트웨어로 재구성 가능한 센서 인터페이스에 관심이 모아지고 있다는 것은 소프트웨어를 통해 다양한 애플리케이션들을 처리할 수 있음을 의미한다. USB와 LCD 드라이버 등 다양한 인터페이들은 솔루션이 최소의 외부 부품들을 갖는 저비용 애플리케이션으로 빠르게 집적화되노록 해준다.

② 최근에는 제품의 재설계를 최소화하여 첨단기술과 기능들을 포함하고 경쟁력을 가져야 하는 요구사항이 모든 전자제품분야에 일반화되어 있다.

③ ARM Cortex-M3 같은 코어들은 변경하기 위해서는 처음부터 다시 설계해야 하는 정해진 설계 대신 변경이 수월한 소프트웨어를 통해 기존 설계의 새 버전과 플랫폼 간에 손쉬운 전환이 가능하도록 해준다.

④ ARM Cortex-M3 같은 32비트 아키텍처를 갖는 표준형 코어들은 현재 및 차세대 휴대용 의료기기를 설계하는데 필요한 연산 및 접속요건을 더 잘 충족시킬 수 있다. 마이크로컨트롤러의 소프트웨어로 구성 가능한 아날로그 프론트앤드, 확장성과 유연성을 가지는 이런 타입의 통합된 코어들은 더욱 개선되어 나갈 것이다.

⑤ 지난 10여년 동안 휴대성은 많은 전자기기 설계의 초점이 되어 왔고 또한 작은 폼팩터에 더욱 많아지는 기능을 위해 이러한 통합은 의료 마켓의 주류를 이루고 있다. 배터리 기술의 현격한 발전 없이 기능의 증가, 크기의 축소, 실질적으로 동일하게 배터리 수명을 보장하는 등의 어려움을 해결해야 한다. 에너지 효율에 맞는 아키텍처, 기술과 기능

을 사용하는 부품을 위해 부품 제조업체는 많은 시간과 자원을 투자하고 있다.

⑥ 의료 센싱 응용에 사용되는 마이크로컨트롤러의 경우, 다중 동작 모드는 배터리 충전 또는 교환시간을 늘려주어 주된 파워를 절약하는데 도움이 될 수 있다. 동작, 대기, 슬립 모드들은 전류 레벨을 감소시켜야 하고 휴대용 센싱 제품인 혈당계는 하루종일 동작상태에서 5분 정도만 사용하며, 일반적인 코인셀 배터리는 수개월 또는 수년간 지속된다.

㉮ Q32M210 정밀 믹스드 신호 마이크로컨트롤러는 코어가 1[Mhz]에 1[mA]보다 적은 동작전류, 26[μA] 대기상태, 리얼 타임 클록 동작 시 750[μA]보다 적은 조건이 필요한 의료, 상용 제품의 휴대용 정밀 센싱을 위해 개발되었다.

⑦ 일반적인 혈당계 응용에서 Q32M210은 단일 배터리로 하루에 5분, 8[MHz](10DMIPS 등가)로 동작되는 코어 조건에서 630일 이상 동작된다.

⑧ 휴대형 정밀 센싱 의료장비 시장은 가능한 많은 기능을 하나의 부품에 집적하고자 하는 추세에 큰 역할을 했다. 이런 집적화의 이익에는 전체 부품수 및 PCB 복잡성의 감소와 전체 시스템 비용 및 크기도 감소가 포함된다.

⑨ 믹스드 신호기술은 집적된 마이크로컨트롤러 설계자들이 동일한 칩 상에 아날로그 기능과 디지털 기능을 가까이에서 안전하게 합치는 것을 가능하게 해준다.

⑩ Q32M210은 중앙 마이크로컨트롤러 이외에도 사용자 및 프로그램 데이터 저장을 위한 플래시 메모리 및 SRAM, 효율을 최대화하기 위한 전력관리 회로, 센서 인터페이스와 아날로그 디지털 변환장치(A/D 및 D/A 변환), 온칩 펄스폭변조(PWM), 변경가능 클록, 그리고 일반적인 데이터와 디스플레이 인터페이싱을 포함하는 I/O 등등의 블록을 포함한다.

⑪ 집적화는 부품수가 줄어들어 조립의 간소화, 신뢰성 향상 등 상당한 부가적 효과를 가져온다. 신뢰성 향상은 집적된 기능 동작을 효과적인 하드와이어 온칩으로 구성하고 마이크로컨트롤러 패키지에 포함시켜야 하는 다양한 블록들 간의 상호 연결을 할 수 있게 한다. 집적화를 부분적으로 한 장비설계에서는 많은 외부 부품들이 존재하므로 PCB 선로와 납땜 접합부가 신뢰성에 큰 약점이 될 수 있다.

⑫ 집적된 설계로 인한 장점 외에도 내장 전원관리 기능은 신뢰성에 기여하며 배터리 수명을 판단하고 예측 가능하게 해준다. 차지펌프의 내장으로 광범위한 프론트앤드 전원 구성이 가능하며 전원관리 회로는 브라운아웃(brown-out) 방지를 제공한다. 이 두 기능 모두 직접화된 정밀 믹스드 신호 마이크로컨트롤러의 신뢰성을 더 해준다.

⑬ 부정확하거나 손상된 데이터는 환자 또는 헬스케어 전문가들로 하여금 환자의 건강에 부정적인 효과를 미칠 수 있기 때문에 의료 센싱 장치의 정확성은 필수적이다. 또한 기기 자체도 긴 수명 동안 측정값이 손실되지 않도록 신뢰도 있게 동작을 해야 한다.

⑭ 프로그램 코드와 로딩된 환자 데이터의 온전한 유지 측면에서 에러 확인 및 정정회로가 플래시 메모리를 모니터링하도록 칩 상에 통합될 수 있다. 이렇게 하면 단일 비트 에러들

을 정정할 수 있을 뿐 아니라 2비트 이상의 에러가 탐지될 경우 경고를 발생되도록 할 수 있다.

⑮ 혈당계 같이 중요한 의료 센싱 기기에서 32[bit] 마이크로컨트롤러와 결합된 16비트 아날로그 - 디지털 변환기(ADC)는 각각에 필요한 레벨의 정밀도를 제공한다.

⑯ 설계자들은 비선형성과 잡음 문제로 ADC의 유효 비트수가 줄어들 수 있다는 점을 명심해야 한다. 공장에서 캘리브레이션된 정확한 전압기준은 집적된 믹스드 신호 마이크로컨트롤러의 높은 정확성 동작에 필수적인 조건이다.

⑰ 최근 수년 간, 통합되고 저렴한 평가 툴 및 개발 툴을 공급하는 마이크로컨트롤러 제조업체들의 숫자가 크게 증가했다. 이는 복잡한 부품을 이용해 신제품을 설계할 때 경쟁업체보다 먼저 시장에 제품을 출시해야만 하는 압박을 받는 엔지니어들이 시간과 편이성 등이 부품선택의 결정적 요소임을 점점 심각하게 깨닫게 된 결과이다.

⑱ 정밀 믹스드 신호 마이크로컨트롤러의 유연성, 확장성, 유동성 등의 장점을 통해 증명된 프로그램 가능한 코어와 재구성이 가능한 프론트앤드들은 개발 하드웨어, 소프트웨어 툴의 성능에 따라 계속 개선될 것이다.

⑲ ARM 같은 벤더가 내놓은 코어를 이용하면 설계자들이 소스 코드와 함께 시스템 펌웨어와 라이브러리 등 다양한 지원 소프트웨어를 활용할 수 있다.

⑳ 설계자의 작업을 더욱 수월하게 하고 시간소모를 줄이도록 다운로드 가능한 USB 데모와 외부환경에서 프로그램이 가능한 스탠드어론 플래시로더 등은 설계자들의 업무를 쉽게 하며 시간을 절약할 수 있도록 해준다.

25 조기에 암을 진단할 수 있는 고감도 바이오센서

보스턴 대학의 한 연구팀은 박막의 폴리머가 코팅된 탄소나노튜브를 통해 미세한 양의 단백질을 감지할 수 있는 바이오센서를 개발하는 데 성공하였다. 바이오센서는 암이나 다른 질병을 초기에 신속하고 정밀하게 탐지할 수 있는 새로운 진단기술 개발에 중요한 역할을 할 수 있을 것으로 평가받고 있다.

① 연구팀은 실험을 통해 나노튜브 바이오센서가 인유 듀종 바이러스에서 추출된 E7 종양단백질과 인체에 있는 헤르틴(철분을 주로 함유하고 있는 단백질 세포)을 감지할 수 있다는 사실을 입증하였다. 칼슘 결합성 단백질인 칼도물린을 이용한 추가 실험에서 바이오 센서가 다양한 모양을 가진 여러 종류의 단백질을 정확하게 구별할 수 있다는 것을 확인하였다.

② 분자 임프린팅 기법(molecular imprinting technique)을 통해 유기화합물을 감지할 수 있는 폴리머 센서를 만들 수 있다는 것은 실험으로 증명되었지만 단백질을 감지하는 센서를 만드는 것은 비교적 어려운 과제로 남아 있었다.

③ Chiles 교수 연구팀은 비전도성 고분자 물질이 코팅된 나노튜브의 어레이를 만들어 단백질을 감지할 수 있는 센서를 만드는 데 성공했다. 센서는 리터당 피코그램(1그램의 1조분의 1) 이하에서도 단백질을 감지할 수 있는 뛰어난 감도특성을 보이고 있다.

④ 연구팀이 개발한 센서의 핵심은 비전도성 폴리머를 임프린팅 기법으로 나노튜브 팁 위에 코팅하여 이를 이용하여 단백질 분자를 인식하는 것이다.

⑤ 임프린팅은 코팅의 두께를 줄이기 때문에 임프린팅으로 코팅된 폴리머 영역은 단백질과 이온화된 식염수 용액 속의 전하들과 접촉되었을 때 다른 나머지 영역의 폴리머 절연체 부분보다 임피던스 수치가 낮은 것으로 나타난다.

⑥ 단백질 분자를 센서 위에 떨어뜨렸을 때 절연체의 공공이 채워진다. 이는 나노튜브가 단백질의 존재를 신호로 나타내고 임피던스에 상응하는 변화를 기록하도록 하는 것을 돕는 역할을 한다.

⑦ 단백질의 결합은 하루 단위나 주 단위로 이루어지는 실험실 분석 대신에 실시간으로 분석이 가능한 이점을 가지고 있다.

⑧ 나노튜브 분자 임프린팅 기법이 현재의 여러 진단기법보다 더욱 빠른 속도로 인유 듀종 바이러스 등 같은 바이러스 단백질을 분석할 수 있는 새로운 진단기법이 될 수 있다.

⑨ 초기 감염 후에 반응하는 HIV 항체*나 세포 매개성 면역을 이용한 기법과 달리 나노튜브 센서를 이용한 진단기법은 HIV 단백질을 직접적으로 감지할 수 있다는 이점을 가지고 있다. 더욱이 추가적인 어떤 화학물 표식도 요구하지 않은 진단기법이라는 데에 의의가 있다.

26 질병탐지에 사용될 TLC

미국 과학자들이 소모성 질환인 부룰리 궤양(Buruli ulcer)을 일으키는 유기체로부터 나오는 독소를 탐지하는 간단하고 비용이 적게 드는 방법을 개발하였다(그림 3-16).

---

* HIV 항체: 에이즈 AIDS의 원인이 되는 바이러스 HIV가 인체 중에 이에 대응하는 항체이다.

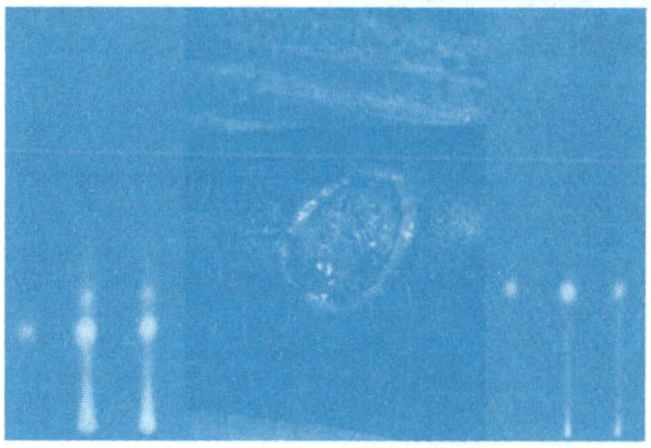

그림 3-16 • TLC를 사용하여 부룰리 궤양 독을 탐지

① 부룰리 궤양은 마이코박테리움 얼서란스(Mycobacterium Ulcerans)라고 하는 유기체에 의해 유발되는 소모성 질환인데, 이것은 나병이나 결핵을 유발하는 유기체들과 같은 부류에 속한다.

② 치료가 지연되면 비가역적인 기형이나 관절운동에 제약을 받는 것과 같은 장기적 기능장애, 광범위한 피부병변, 때로는 생명을 위협하는 2차 감염을 일으킬 수 있기 때문에 초기 진단과 치료가 절대적이다.

③ 마이코박테리움 얼서란스 DNA의 폴리머라아제 연쇄반응은 감염을 탐지하는데 일반적으로 사용되지만, 신뢰성 있게 유지하기에는 비용이 많이 들고 어렵다고 캠브리지에 있는 하바드대학교의 Yoshito Kishi와 Thomas Spangenberg가 말했으며, 마이코박테리움 얼서란스가 분비하여 감염조직 안에 분포하는 독소인 미코락톤들(mycolactones)을 탐지를 할 수 있는 간단하지만 감도가 높은 형광탐지기를 만들었다.

④ 미코락톤 은 박막 크로마토그래피(TLC)* 에서 잘 거동하여 실리카겔(silica gel) 위에 뚜렷한 점을 형성하는 것으로 알려져 있지만, 그 민감도가 낮다고 말했다. 그들은 붕산을 사용하여 선택적으로 미코락톤에 결합하여 형광방출을 증가시켜 2[ng](나노그램)만큼 낮은 농도의 미코락톤까지 탐지할 수 있도록 해준다.

⑤ 부룰리 궤양을 위한 세계 건강기구의 기술자문 그룹의 의장인 Mark Wansbrough는 큰 관심을 끌 흥미로운 전망이며 진단도구로서 잠재성을 가지는데, 현재 임상진단이 겨우 70[%] 정도의 정확성을 가지고 있고, 세균에 대한 현미경 사용과 같은 간단한 시험의 감도가 50[%] 미만이기 때문에 중요하다고 말했다. 간단하고 이용이 효율적인 방법은 질병으로 고생하고 있는 것으로 알려진 외딴 지역에서 특히 유용할 것이라고 했다.

* TLC : 유리판, 알루미늄박 등의 지지체상에 균일하게 도포된 미립자 운반체를 고정상으로 하고, 적당한 용매를 이동상으로 하여 물질을 전개, 분리하는 크로마토그래피이다.

27 질병을 탐지할 수 있는 휴대용 센서

미국 스토니 브룩 대학(Stony Brook University)의 연구진은 최근에 호흡기를 통해 즉시 질병을 감지하고 모니터링할 수 있는 개인휴대용 의료장비를 저렴하게 제조할 수 있는 새로운 기술을 개발했다(그림 3-17).

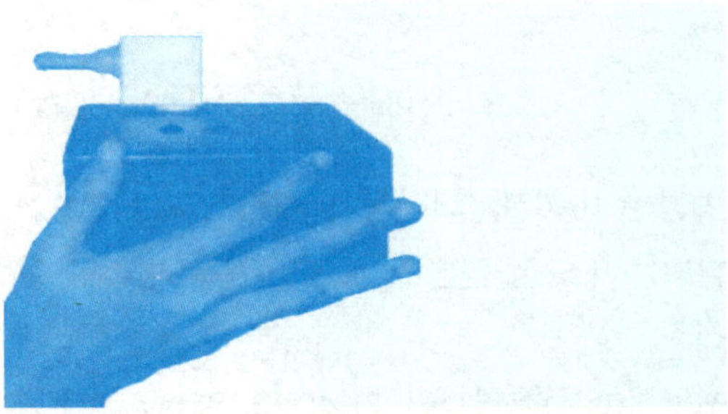

그림 3-17 • 호흡을 통해 질병을 검출하는 나노센서 검출기

① 연구진은 새로운 나노센서 기술을 개발하여 이를 시스템화하는 데 성공하였다. 호흡기 속의 아세톤을 검출하는 나노센서 장치에 대한 새로운 연구는 저널 〈Sensor Letters〉에 2010년 10월에 게재했다.

② 연구진은 이런 새로운 나노의학 장치가 날숨 속에 포함된 아세톤 등과 같은 가스를 검출하여서 질병유무를 알 수 있는 저렴하고 비침습적인 방법이 될 것이라고 보고 있다. 콜레스테롤 농도, 당뇨병, 심지어 폐암 등을 검진할 수 있는 단일 호흡분석 진단도구이라고 연구진은 설명했다. 폐암은 매우 진행되었을 때 비로소 감지되지만, 호흡 속의 표지(marker) 검출을 통해서 손쉽게 감지할 수 있다.

③ 발병 초기에 가스를 포집해서 질병 유무를 검출할 수 있는 능력을 이용하면 자신의 건강을 쉽게 조사할 수 있을 것이다. 당뇨병과 같은 질병을 모니터링하는 프로세스를 간단하게 할 것이다.

④ 현재의 당뇨병 검사는 혈액이 필요하지만 새로운 프로세스는 장치에 숨을 내쉬는 간단한 행위를 통해서 당뇨병을 검사할 수 있다. 나노의학 장치는 강유전성* 폴링 감지(poling sensing) 원리로 작동하는 선택적 아세톤 나노탐침으로 구성되어 있다.

⑤ LED 신호로 결과가 표시되고 실제 센서 신호와 미리 계산된 임계값을 비교하는 마이크로 전자장치 회로를 가지고 있다. ON/OFF 타입의 비침입형 진단 플랫폼 기술은 나노기술을 기반으로 하고 있고, 빠른 검출을 가능하게 하며, 작동이 간단하고, 저렴한 비용으로 제

---

* 강유전성 : 자발적인 전기분극을 가지고 그 자발분극 벡터의 방향이 외부에서의 전장으로 인해 반전될 수 있는 결정을 말한다. 콘덴서, 압전소자, 트랜스듀서 등에 이용되고 있다.

조할 수 있다.

⑥ 호흡을 통해 검출할 수 있는 성분은 300여 가지가 된다. 이러한 성분 중에 특정 성분을 선택적으로 감지하고 구별할 수 있는 기술은 매우 어려운 일이다.

⑦ 연구진이 개발한 센서는 특정 가스를 저농도상태에서 감지할 수 있는 능력을 가졌다.

⑧ 연구진은 한 개의 특정 가스 또는 한 개의 특정 가스 군을 식별할 수 있는 저렴한 센서를 만들 수 있었다. 특정 질병을 검출하기 위해서는 독특한 센서들이 사용될 필요가 있다.

㉵ 천식에 걸리면 산화질소가 발생하는데, 천식을 검진하기 위해서는 산화질소를 측정할 수 있는 센서를 사용해야 한다.

28 차세대 혈당계를 위한 믹스드 신호

당뇨병에 걸린 사람에게는 자기관리식 혈당계(Blood Glucose Metering : BGM)의 기술진전은 혁명을 일으키고 있다(그림 3-18)

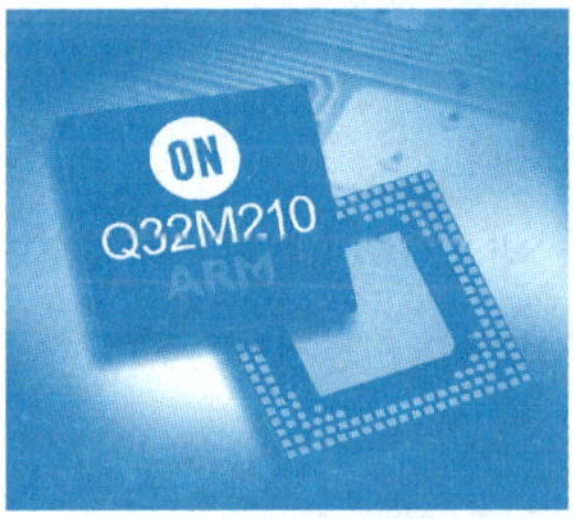

그림 3-18 • 휴대 센싱 장치 내의 Q32M210

① 당뇨병 환자에게 있어서 사용하기 편하며 표준 통신기능을 지닌 소형 측정기로 개인 데이터를 수집, 기록, 추적할 수 있다는 것은 더 나은 치료를 받을 수 있다는 청신호이다. 동시에 규제기관들은 때로는 잘못된 결과를 제공할 수도 있는 약물 상호작용 문제가 발생할 수도 있기 때문에 검사지(test strip)의 정확성을 더 높이고 개선될 수 있도록 추진하고 있다. 이런 측정기들은 좋은 전력효율을 필요로 하므로 반도체 공급업체들은 차세대 초저전력, 시스템온칩*(SoC) 기술을 개발하도록 도전받는 중이다.

② 일반적인 검사지 기반 혈당계의 경우 센서 인터페이스와 여러 가지 사용자 인터페이스,

* 시스템온칩 : 여러 가지 기능을 가진 시스템을 하나의 칩으로 구현한 기술집약적인 반도체이다.

정전용량 터치 입력 및 빠른 통신을 처리할 수 있을 정도로 강력한 32비트 코어를 가지고도 3년간 배터리 수명을 유지할 수 있어야 한다.

③ 정밀한 성능과 소프트웨어로 재구성 가능한 유연한 센서 인터페이스의 개발로 광범위한 검사지 화학반응이 소프트웨어로 구현 가능해진다. 더 높아진 정확성 요건을 충족하며, 약물간의 상호작용 같은 예상치 못한 문제들을 신속하게 처리할 수 있는 검사지 성분의 개량도 가능하도록 해준다.

④ USB와 집적 LCD 드라이버 등과의 다양한 인터페이스들은 솔루션이 최소의 외부 부품만으로도 여러 가지 원가절감형 애플리케이션에 쉽게 적용될 수 있도록 해 준다.

⑤ SoC를 휴대형 자기관리식 혈당 테스트 기기용 마이크로컨트롤러에 접목시키면 기기 제조업체와 최종 사용자 모두에게 여러 가지 이점이 있다.

⑥ 제조업체들은 하나의 칩에 다양한 아날로그 기능 및 디지털 기능들을 집적함으로써 총 부품수와 설계 실현에 요구되는 부품 공급업체의 수를 줄일 수 있어서 총 시스템 비용을 줄이게 된다.

⑦ SoC 솔루션은 시스템 설계와 조립을 단순화시켜 보드 공간을 절약함으로써 전체적으로 더 작은 폼팩터*를 갖도록 해 제품의 휴대성을 향상시킨다. 제품을 손쉽게 들고 다니며 매일 매일 혈당을 체크해야 하는 최종 사용자들에게 있어 제품 소형화는 매우 중요한 요소이다.

⑧ 개별 부품 솔루션의 경우와 같이 SoC 내의 기능 블록 사이를 납땜 연결이나 PCB상의 배선 대신 직접 연결 방식으로 연결하게 되면 시스템의 신뢰성이 더욱 향상되고 안정적이며 전자기간섭**(EMI)에 대한 민감성이 줄어든다. 또한 칩 내부에서 연결하게 되면 휴대용 기기에서 흔히 발생하면서도 쉽게 예측할 수 없는 습기와 진동의 영향으로부터 잘 보호될 수 있다.

⑨ 하나의 패키지 내에 아날로그 회로와 디지털 회로를 구성하려면 발전된 믹스드 신호 노하우와 기술이 필요한데 모든 것을 집적하기 위한 열쇠이기도 하다.

⑩ 믹스드 신호 기술을 이용하여 중앙 마이크로컨트롤러에 추가로 포함될 수 있는 기능들로는 사용자 및 프로그램 데이터의 저장을 위한 플래시 메모리와 SRAM, 효율을 최대화하기 위한 전력관리 회로, 센서 인터페이스 및 아날로그 프론트앤드, 온칩 펄스폭 변조(PWM), 클록, 그리고 포괄적 데이터 및 디스플레이 인터페이싱을 포함하는 I/O가 있다.

⑪ 최소의 경영비용과 최대한 유연하게 신제품을 시장에 빨리 판매하여야 한다는 압박감 때문에 BGM용 마이크로컨트롤러 같은 업계 표준 프로그래머블한 코어들이 애플리케이션 전용의 ASIC보다 선호되어 왔다.

---

* 폼팩터 : 컴퓨터 하드웨어의 크기, 구성, 물리적 배열이다.

** 전자기간섭 : 용량 결합에 의한 전계, 상호 인덕턴스에 의한 자계 또는 전자계에 의해 일어나는 간섭이다.

휴대용 의료 애플리케이션의 필요를 의식하고 설계된 온세미컨덕터의 Q32M210에 사용된 ARM® Cortex™-M3 코어 같은 프로세서들은 코드의 이동성을 가능케 해 기존 제품들을 빠르고 경제적으로 재활용이 가능하게 해준다.

⑫ 혈당계 같은 환자 모니터링 기기에서 부정확한 측정은 심각한 경우 생명을 위협하는 결과를 초래할 수도 있다. 정확하고 반복적인 혈당 레벨을 측정하면서도 정밀한 센싱을 하기 위해서는 잡음이 적고 뛰어난 선형성을 가진 16비트 ADC 기반의 측정 엔진이 필요하다.

⑬ 온도에 따른 변동성이 적으며 공장에서 캘리브레이션되어 나오는 정확한 레퍼런스 전압은 BGM 애플리케이션의 정밀한 동작을 보장하도록 도와주는 추가적인 필수 조건이다. 이것은 매 혈당 레벨 측정 전에 요구되는 자동 캘리브레이션을 수행할 때 "모든 조건 하에서 확실한" 기준을 세워준다.

⑭ 혈당계 동작에 있어서 어떠한 동작환경 하에서도 높은 신뢰성이 필요하다는 것이다. 혈당계는 하나 이상의 배터리로부터 전력을 공급받는데, 여기서 공급전압의 변동이 측정값의 품질과 신뢰성에 영향을 줄 수 있다.

⑮ 혈당계에서 실행되는 애플리케이션의 무결성이 항상 보존되도록 하기 위해서는 통합 플래시 메모리 에러 체킹 및 정정회로가 SoC에 내장되어야 한다. 이러한 방식으로 런타임에 일어나는 싱글 비트 에러들을 수정될 수 있으며, 멀티 비트 에러가 일어나는 경우에는 경고음을 줄 수도 있다. 이 접근방식은 정확도가 떨어지는 에러 체킹 및 정정기능을 소프트웨어로 구현할 필요성도 줄여준다.

⑯ SoC 마이크로컨트롤러는 고신뢰도의 동작을 해칠 수 있는 입력전압의 순간적인 전압강하로부터 애플리케이션을 보호하기 위해 '브라운아웃*(brown-out) 탐지' 같은 시스템 기능들을 포함하기도 하며, 사용자에게 충전 또는 배터리 교환의 필요를 경고해주기 위한 낮은 전압상태의 배터리 탐지회로를 포함하기도 한다.

'COP(Computer Operating Properly) 타이머'로도 알려져 있는 와치독 타이머는 배터리 공급 이벤트나 다른 장애상태에서 시스템이 항상 정해진 상태로 되돌아 가도록 해준다.

⑰ 배터리에서 최대 수명을 끌어내는 것은 전자제품 설계자들에게 영원한 숙제이다. 휴대형 BGM 장치는 3년의 배터리 수명을 요구하고 있지만 그러한 요건을 충족시키는 것이 쉽지는 않다.

⑱ 믹스드 신호 마이크로컨트롤러 SoC의 주요 구성요소들이 매우 뛰어난 전력효율을 갖도록 하는 것은 휴대용 의료측정기의 배터리 수명요건을 만족시키기 위한 첫 번째 과정이다. 여기에 포함되는 구성요소로는 프로세서 자체뿐 아니라 적어도 하나의 16비트 ADC, 하나 이상의 10비트 DAC 컨버터 및 다수의 OP-Amp 그리고 기준전압이 통합된 센서 인터페이스를 들 수 있다.

---

* 브라운 아웃 : 정밀한 전기 컴포넌트에 심각한 물리적 손상을 유발시킬 수 있는 지속적인 전압저하 현상이다.

⑲ 전체 전력효율을 더 높이기 위해 여러 가지 동작 모드와 지능형 전력공급 모니터링 기능이 사용된다. 일반적인 휴대형 BGM 애플리케이션은 하루에 약 5분 동안만 완전한 동작 상태에 있게 되는데, 이는 온세미컨덕터의 Q32M210의 경우 ARM Cortex-M3 코어가 2[MHz]로 돌아가는데 필요한 전체 전력소모는 ADC, DAC, 기준전압 및 OP-Amp의 전류 소비를 포함하여 대략 1.6[mA]라는 것을 의미한다. 활동이 없으면 마이크로컨트롤러는 '슬립 모드'로 들어가며 이 때 슬립 모드에서의 전류소비는 700[nA]이다. 이러한 접근방식은 BGM의 동작수명을 최대화 해준다.

⑳ 휴대용 BGM 장비는 측정기 내에 삽입된 검사지(test strip) 위에 묻은 피 한방울을 분석함으로써 혈당농도(glycaemia)를 테스트한다. 대부분의 시스템들은 혈당 레벨을 판정하기 위해 검사지의 화학반응을 나타내는 전기적 특성을 측정하게 되는데, 검사지에 사용되는 화학성분이 제조업체에 따라 다르며 기술이 계속 발전하고 있기에, BGM은 빠르고 쉽게 대응될 수 있어야 한다. 이러한 요구사항을 Q32M210 같은 SoC 마이크로컨트롤러는 서로 다른 검사지의 화학성분의 변화에 따른 특정한 필요 사항을 소프트웨어적으로 충족시키기 위하여 전체적으로 프로그래머블한 코어와 유저에 의해 설정이 가능한 아날로그 프론트앤드 및 DAC의 사용으로 이러한 재구성의 미션을 쉽게 달성한다.

㉑ 발전된 SoC 기술은 간단하면서도 매우 정확한 신뢰도로 당뇨병 환자의 피에서 혈당농도를 측정하게 한다. 사용자들은 작은 폼팩터를 가진 정확한 측정기를 사용함으로써 당뇨병의 부담을 덜 수 있으며, 의료전문가들 또한 자신의 환자가 적절히 보살핌을 받고 있다고 신뢰할 수 있게 된다.

29 차세대 휴대용 의료진단기기 개발방향

필립스 전자와 바이오매릭이라는 바이오 기업이 공동으로 실시간으로 병원 등에서 사용이 가능한 차세대 자동화된 휴대용 진단 테스팅 기기를 개발하기로 합의하였다고 발표하였다. 이를 통하여 환자에게 보다 밀착된 실시간 서비스 제공이 가능하게 될 것이며, 이번의 공동개발 방향은 병원 내의 응급실이나 심장 관련 치료센터 내의 긴급상황에 효과적으로 대처하고 이를 관리할 수 있는 새로운 전기가 될 것으로 기대된다.

① 솔루션 개발을 준비하고 있는 기업들은 실시간 테스팅 솔루션이 환자상태를 개선시키고 헬스케어 관련 비용을 절감하는데 커다란 기여를 할 수 있을 것이라고 말하고 있으며, 본 솔루션을 생산하는 기업으로 하여금 시장에서의 지위와 전체적인 환자 케어 접근방

법에서의 역할을 확고히 할 수 있도록 하는 계기가 될 것이라고 한다.

② 솔루션 개발을 위하여 의학기술과 바이오 메이커사의 분석평가 기술, 의료 워크플로우가 통합되어 만들어지게 되는데, 관련 산업에 대한 전체적인 이해가 필요하고, 중요한 의료행위 시 이루어지는 의사결정에 있어서 주요한 패러다임 변화를 가져오게 할 것이라고 전문가들은 말하고 있다.

③ 환자 케어를 혁신하는데 있어서 전통적으로 강한 포지션을 가지고 있는 기업들의 제품 생산으로 이어지는 협력을 통하여 병원 기관들에게 중요한 의학적 가치향상이 가능하게 되므로 본 산업을 한층 더 업그레이드할 수 있을 것으로 전문가들은 기대하고 있다.

④ 솔루션 개발에 참여하는 기업들의 전문지식과 참여전자기업의 고유 엔지니어링과 기술 능력 간에 커다란 시너지 효과가 창출될 수 있을 것이라고 기대되고, 새로운 **포인트 오브 케어 테스팅** 기기산업은 매년 10[%] 이상의 성장세를 구사할 수 있을 것으로 기대되고 있다.

⑤ 기술개발은 필립스 전자가 현재 보유하고 있는 메디컬 기술, 환자 모니터링과 헬스케어 IT 분야에서의 전문기술지식이 의료진에게 의료행위 수행에 있어 보다 전문화된 의사결정을 가능하게 바이오 기업이 지니고 있는 바이오분야의 광범위한 지식과 심장질환과 전염병에 대한 다양한 지식들이 결합되어 추진방향을 가지게 되는 것이다.

⑥ 제품개발 프로그램은 이미 추진 중이고 가시적인 성과물들이 나타나고 앞으로 기대되고 있다. 바로 병원 기반의 **포인트 오브 케어 테스팅***(point-of-care testing) 애플리케이션분야를 위한 새로운 기술혁신인 동시에, 파트너십으로 가능한 상업적 솔루션은 전자기입과 바이오 기업 간의 공동 브랜드 하에 관리된 예정이다. 상업적 제품들은 2013년을 목표로 시장에서 본격적인 출시를 예상하고 있다.

⑦ 병원 내 응급실과 같은 헬스케어 관련 기술이 필요한 부서에서는 현재 지속적으로 의료진단 솔루션에 대한 수요가 확산되고 있는데, 신속하고 보다 정확한 환자관리를 위함이다.

㉮ 심장병과 같은 환자의 관상동맥관련 증후군을 정확하고 신속하게 진단 및 치료를 수행하기 위하여 이와 같은 기기개발이 지속적으로 요구되어 온 것이 사실이다.

⑧ 완전 자동화된 휴대용 테스팅 기기는 참여 전자기업의 새로운 바이오센서 플랫폼을 채택하게 되며, 바이오 기업의 면역관련 전문지식들이 결합될 예정이다.

⑨ 실시간으로 의료진을 지원하면서 실험실 테스팅과 같은 부분에 있어서의 시간낭비를 줄일 수 있을 것으로 기대하고 있고, 참여 전자기업의 바이오센서 플랫폼 기술로 하여금 정확성과 감수성 측면에서 실험실이라는 시스템만이 가지는 분석적인 수행결과와 결합되어 새로

---

* 포인트 오브 케어 테스팅 : 스마트 의료기기로 손끝에서 이루어지는 검진을 '포인트 오브 케어 테스팅 방식'이라 한다.

운 가치창출을 할 것으로 기대하고 있다.

⑩ 솔루션을 개발하는 전자기업과 바이오 기업은 이미 병원환경에 있어서 헬스케어 솔루션을 공급하는데 있어서 주도적인 역할을 수행하고 있다.

⑪ 파트너십을 통하여 기대되는 새로운 제품 솔루션들은 기존 제품들을 보완하기도 하면서 산업을 성장시킬 것으로 기대된다. 참여 전자기업의 기존 제품 포트폴리오에는 의학테스트, ECG, 바이탈 기능 모니터링과 같은 진단도구들이 있는데, 이런 기기를 사용해 초기 단계의 질환에 대한 대처방법을 중심으로 한층 가치를 더할 것으로 기대된다.

30 체내 이식형 센서를 이용한 혈당수치 측정

체내에 장치를 이식해 혈당수치를 측정할 수 있는 방법이 개발되어 하루에도 여러 번 손가락으로부터 혈액을 채취해 혈당수치를 측정하는 현재의 방법을 대치할 수 있을 것으로 전망된다.

① 미국 캘리포니아-샌디에고 대학 의공학과 교수인 David Gough 박사 연구진이 새로운 장치를 개발하였는데, 지난 1년 동안 돼지를 통한 실험을 통하여 별다른 장치의 이득 조절 없이도 혈당수치를 연속적으로 측정하였다는 연구결과를 〈Science Translational Medicine〉 학술지에 발표한 논문에서 주장하였다.

② Gough 박사는 새로운 혈당측정기 제작을 목적으로 세운 Glysens 회사를 창립하였다. 그러나 Gough 박사만 체내이식형 혈당측정기를 개발에 성공한 것은 아니다.

㉯ 미국 MIT 대학 연구진도 비슷한 장치를 개발하여 실험을 수행하고 있는 중이다.

③ 제1형 또는 2형 당뇨병 환자의 경우 수시로 혈당수치를 측정해야 되는데, 미국 당뇨협회는 하루에 적어도 4회 이상 혈당수치를 측정해야 되고 특히 인슐린 주입이 필요한 환자는 하루에도 최대 12회까지 혈당수치를 측정해야 된다고 권고하고 있다.

④ 현재 혈당수치 측정을 위해서 사용되고 있는 방법은 바늘을 손가락에 찔러 혈액을 얻어서 혈당을 측정하는 것이다. 그리고 연속적으로 혈당수치를 측정하기 위해서 도관을 피부에 삽입하는 장치도 사용되고 있다. 그러나 이러한 장치는 3일에서 7일이 지나면 새로운 장치로 바꿔줘야 하며, 무엇보다도 혈당수치를 정확히 측정하기 위해서는 장치의 눈금을 매일 조절해주어야 한다. 아직 이러한 장치들은 혈당수치를 효과적으로 측정할 수 있는 방법으로 인정되고 있지 않으며, 단지 당뇨병 환자가 자신의 혈당수치가 상승세에 있는지 아니면 하강세에 있는지 여부를 판단하여 인슐린 수치를 조절하는데 도움을 받을 수 있는 장치 정도로 간주되고 있다. 또한 혈액을 채취할 때마다 피부에 상처가 발생하고 이로

인하여 전달신호의 특성이 변경되기 때문에 측정기의 눈금을 매일 조절해주어야 한다.

⑤ Gough 박사는 “체내에 측정장치를 이식하면 피부에 상처가 발생한 것처럼 반응이 유발될 수 있지만 적절한 디자인을 통하여 이러한 현상을 회피할 수 있다”고 설명하면서 자신이 개발한 센서 장치는 이러한 문제점을 해결했다고 주장하였다. 즉 그는 자신이 개발한 센서 장치는 혈당 및 산소를 감지하는 효소를 사용하고 또한 산소수치를 별도로 측정이 가능하다고 밝히면서 산소 및 혈당의 반응 차이를 이용하여 혈당수치를 측정한다고 설명하였다.

⑥ 연구진이 개발한 장치의 크기는 지름이 약 3.7[cm]이고 두께는 약 1.53[cm]인데 체내의 여러 부위에 삽입될 수 있다고 한다. 즉 보통 심장박동 조절장치를 삽입하는 부위인 쇄골 밑에 설치할 수 있으며 또한 복부에 허리선 바로 위에 위치한 복부에 삽입할 수도 있다고 한다.

⑦ Gough 박사는 아직 이 장치를 상품화 단계까지는 개발하지 못하였으나 크기가 작아서 나중에 손목에 위치한 장치 또는 휴대폰과 함께 활용이 가능할 것으로 기대하고 있다.

⑧ 연구진은 당뇨병 증상이 없었던 두 마리의 돼지들에게 개발된 장치의 효능을 실험하였는데, 첫 번째 돼지의 경우는 실험이 시작된지 1년 후 그리고 두 번째 돼지는 수주가 경과하였을 무렵에 1년 정도 경과하였을 무렵에 인슐린 생산 세포들의 기능을 손상시키는 약물을 투여하여서 마치 제1형 당뇨병 환자의 상태를 재현하였다.

⑧ 첫 번째 돼지는 체내에 센서를 520일 동안 그리고 두 번째 돼지의 경우는 222일 동안 장착되었는데, Gough 박사는 체내에 삽입된 장치의 측정민감도를 다시 조절할 필요가 없어서, 즉 160일 동안 조정할 필요가 없었다고 밝혔다. 그러나 이 장치를 인간에 실험하는 경우 똑같은 기긴 동안 민감도 조절이 필요 없는지 여부에 대해서는 확신하지 않은데 연구진은 사람을 대상으로 하는 임상실험을 계획 중이다.

⑨ 개발된 체내이식 혈당측정장치가 현재 사용되고 있는 수동식 혈당측정기를 대치할 수만 있다면 인공췌장 시스템의 일부로도 사용될 수 있을 것으로 기대되지만, 그러나 연구진은 아직 이 장치가 완전하지 않다고 지적하고 있다.

31 체렌코프 복사를 이용한 새로운 영상진단기법

기존 핵영상진단기법의 한계를 극복할 수 있는 새로운 핵영상진단기법이 미국 메모리얼 슬론-케터링 암센터의 Jan Grimm(쟌 그림) 박사 연구진에 의해 개발되었다. 체렌코프 발광영상진단술(Cerenkov luminescence imaging ; CLI)로 불리는 새로운 영상진단기법은 양전자방출단층촬영술과 같은 진단기법에서 사용하는 조영제를 그대로 사용할 수 있을 뿐만 아니라 이러한 기법

엔 사용할 수 없었던 가벼운 동위원소 조영제에도 적용이 가능해 새로운 조영제* 및 진단기법 개발과 이를 이용한 수술기법 개발에 이르기까지 광범위한 분야에 걸쳐 파급효과가 미칠 것으로 기대된다.

① 현대 영상진단학분야의 화두 중 하나는 다양한 영상진단기법에 적용 가능한 조영제나 기술을 개발하는 것이다. 이는 영상진단의 정확도, 활용성, 확장성을 동시에 획기적으로 개선할 수 있는 지름길이기 때문이다.

② 체렌코프 발광영상진단술은 체렌코프 복사현상을 이용한 영상진단기법이다. 빛이 물 속을 통과할 때 그 속도가 감소한다. 이때 입자가 빛보다 빠르게 이동하면 일종의 충격파가 발생되면서 푸른색의 가시광선이 발생된다. 이것이 체렌코프 복사이다. 체렌코프 복사가 발생할 때 나타나는 충격파는 비행기가 음속을 돌파할 때 발생하는 음속폭음(sonic boom)과 비슷하다.

③ 의학적 진단에 사용하는 광학 이미징(optical imaging) 기법은 특정 세포나 분자와 강한 상호작용을 하도록 설계된 분자(조영제)에 의해 발생되는 빛을 영상으로 만들어내는 분자영상화과정이다. 의사가 환자에게 보여주면서 설명하는 사진은 환자의 혈관에 주입된 조영제 분자가 혈류를 따라 체내를 돌아다니다가 표적을 만나면 상호작용하는 것을 광학영상장치가 잡아낸 것이다. 여기서 한가지 문제점은 조영제 분자가 발광하지 않으면 광학영상장치가 조영제와 표적의 상호작용을 영상화할 수 없다는 것이다.

④ 기존의 조영제의 경우 외부광원이나 생물학적 과정에 의한 활성화를 통해 발광을 한다. 하지만 체렌코프 발광영상진단술의 경우 방사능(radioactivity)에 의해 빛이 발생되므로 외부광원이 필요없다. 이미 의료현장에서 빈번하게 사용하고 있는 방사성동위원소 조영제를 그대로 적용 가능하다.

⑤ 조영제의 개발은 신약개발과 마찬가지로 사람에 대한 안전성, 유효성 등을 검증해야 한다. 안전성이 이미 입증된 기존의 조영제를 그대로 사용함으로서 개발과정에 필요한 시간과 비용이 절약할 수 있어 큰 장점이 아닐 수 없다.

⑥ 연구진은 체렌코프 발광영상진단술에 사용 가능한 몇 가지 방사성핵종(radionuclide)에 대해 연구를 진행했다. 연구는 체렌코프 발광영상진단술과 양전자방출단층촬영술을 이용해 실험쥐의 종양부위를 촬영해 비교하는 방식을 사용했다. 결과는 매우 고무적이었다.

⑦ 조영제의 발광 소멸속도는 조형제의 방사능 붕괴속도와 일치했다. 체렌코프 발광영상진단술의 가장 큰 강점은 양전자선이나 감마선에 반응하지 않는 방사성핵종도 사용가능하다. 때문에 체렌코프 발광영상진단술의 발견으로 체내진단용 조영제 개발에 가속도가 붙을 것으로 보인다.

---

* 조영제 : 자기공명영상촬영이나 컴퓨터단층촬영과 같은 방사선 검사 때에 조직이나 혈관을 잘 볼 수 있도록 각 조직의 X-선 흡수차를 인위적으로 크게 함으로써 영상의 대조도를 크게 해주는 약품이다.

32 해외 의료 로봇 개발현황

해외에서는 수술 시뮬레이터와 마이크로 의료 로봇과 관련된 비즈모델의 개발이 활발히 진행되고 있다. 수술 로봇 분야의 경우, 그동안 여러 시스템들(AESOP®, EndoAssist, PathFinder, Vector Vision, Neuro Mate, daVinch, Zeus 등)이 개발되었지만 실제로 상용화되어 판매된 주요 시스템들로는 제우스 시스템과 다빈치 시스템이 있다.

① 다빈치 시스템의 경우 Yulun Wang이 컴퓨터 모션사를 설립하고 AESOP을 상품화하여 판매하고 있는 동안 Intuitive Surgical Inc.가 사업을 시작하면서 개발하여 발표하였다. 이후 다빈치를 사용하여 1997년 벨기에에서 처음으로 환자에게 수술이 이루어진 1년 후 컴퓨터 모션사가 다시 제우스 시스템을 만들어내었다. 이 두 개의 수술 로봇 시스템은 비롯한 기구이지만 크게 두 가지의 차이가 있었던 것으로 알려지고 있다(그림 3-19).

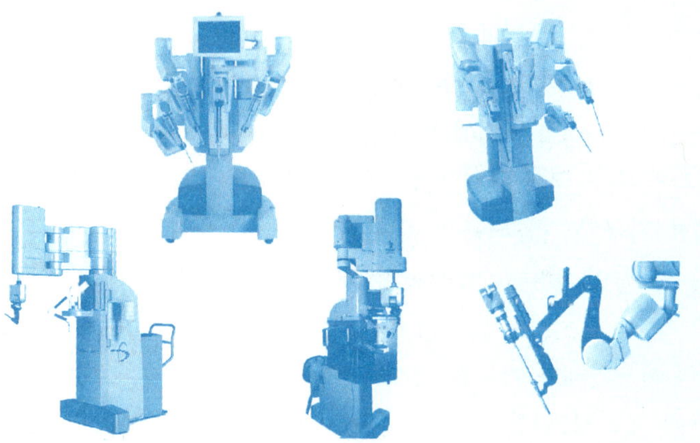

그림 3-19 • 상업화된 수술 로봇

㉠ 첫 번째 : 제우스는 복강경 수술*과 같이 모니터를 보면서 수술하는데 비해 다빈치는 입체영상 하에 수술이 이루어진다는 점에서 차이가 있었다.

㉡ 두 번째 : 제우스는 복강경 수술에 사용되는 기구와 같은 기구를 사용하여 수술하는데 비해 다빈치는 기구가 손목처럼 마음대로 구부러지는 동작을 구현함으로서 환자의 앞에서 바로 보면서 자유로운 동작을 구현하는 수술이 가능하였다.

② 현재 다빈치 시스템은 4개의 로봇 팔을 가진 시스템으로 발전되었으며 2001년 미국

---

* 복강경 수술 : 전통적으로 복부에 큰 절개창을 열고 시행하는 개복수술과 달리, 복부에 0.5~1.5[cm] 크기의 작은 구멍(절개창)을 여러 개 내고, 그 안으로 비디오 카메라와 각종 기구들을 넣고 시행하는 수술방법이다.

FDA의 승인을 받았다. 이와 같이 한동안 로봇수술은 제우스와 다빈치의 두 시스템이 대표적으로 사용되었으며 기타 몇 가지 시스템이 개발되고 있었으나, 제우스를 생산하는 회사가 다빈치를 만들어낸 회사에 합병되어 현재는 다빈치가 수술 로봇 시장을 장악하고 있는 상황이다(그림 3-20).

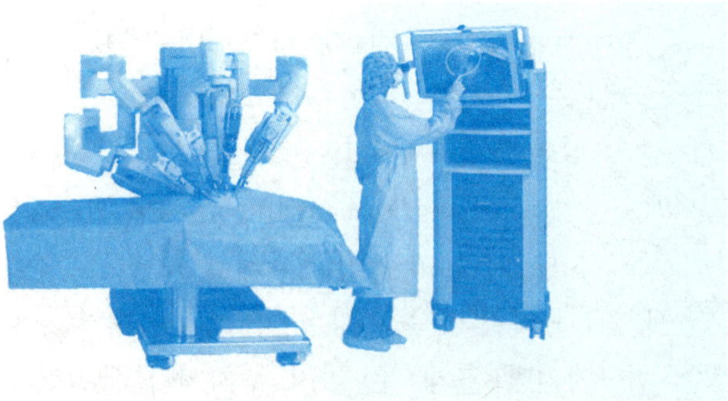

그림 3-20 • 다빈치 수술 로봇 시스템

③ 현재 수술 로봇의 가장 대표적인 비즈니스 모델이라고 할 수 있는 다빈치 시스템을 보다 자세히 살펴보면, 로봇카트, 수술 콘솔 그리고 복강경 부분으로 나누어지고 있으며, 로봇카트는 약 2[m]의 높이에 544[kg]의 무게를 가진 실제 수술이 이루어지는 로봇팔 부분으로 환자의 위나 옆에 위치한다. 복강경 케메라를 고정 및 조정하는 팔은 가운데 있으며 수술용 기구가 작동되는 팔이 3개가 있다. 이 기구로 수술 콘솔에서의 의사에 의해 시행되는 동작이 전달되어 작동이 되는 원리를 가지고 있다.

④ 다빈치의 장점 중 하나는 복강경 수술뿐 아니라 일반 수술에서도 이용 가능하다는 점이다. 다빈치의 이용확대가 가능한 것이나 이 시스템의 진가는 복강경 수술에서 나타나고 있는 것으로 알려지고 있다. 따라서 전립선암에서 전립선을 제거하는 경우 기존의 복강경 수술 보다 월등한 점들이 있어 근래에 미국의 경우 폭발적인 수요 증가가 있었으며, 다빈치 중 절반이상이 비뇨기과 수술용으로 판매가 되고 있는 것으로 알려지고 있다.

⑤ 재활의료 로봇의 경우, 선진국에서는 이미 사회복지적 개념에서 이와 관련된 로봇의 개발을 정책적으로 도와왔다. 그 결과 외국에서 재활의료 로봇의 워크스테이션을 기반으로 하는 시스템, 이동 로봇을 기반으로 하는 시스템, 휠체어를 기반으로 하는 시스템 등 다양한 시스템을 기반으로 한 재활의료 로봇들이 제품화되고 있다.

⑥ 안정된 상태에서 섬세한 작업들을 할 수 있으나 작업이 미리 정해진 공간에서 이루어져야 하기 때문에 이동성이 제한되어 있는 워크스테이션을 기반으로 하여 상업화된 제품으로는 프랑스의 AFMA사에 의해서 만들어진 AFMASTER가 대표적이며, 노인 및 신체장애자의 일상생활에서 활동에 목적을 두고 만들어진 휠체어를 기반으로 하는 시스템은 독일 프라운호퍼 연구소에서 만든 Care-O-bot I/II가 대표적이다.

⑦ 해외에서는 마이크로 로봇과 관련된 분야에서도 활발히 기술개발이 진행 중에 있으며 마이크로 기술이 발전함에 따라 의료기기에 접목되는 기술들이 시장에 나오고 있다. 일부 제품은 이미 시장을 형성하고 있으며 대표적인으로 **캡슐 내시경 로봇과 심도자 로봇**이 있다(그림 3-21).

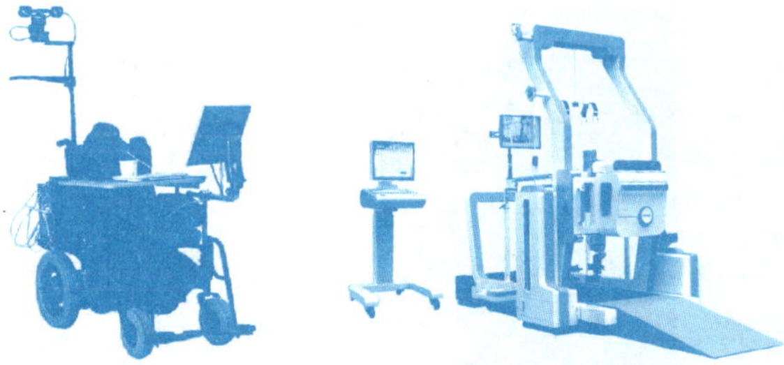

그림 3-21 • 외국에서 상용화된 재활 로봇

⑧ 기술은 MIT가 주도하고 있다. MIT의 경우 **캡슐** 내시경과 밀접한 관련이 있는 몸속에서 찍은 영상자료를 외부로 전송하는 통신기술인 인체전도 통신방법이라 불리는 기술을 보유하고 있어 인체의 미세한 전기자극을 통해 외부와 통신이 가능하게 함으로서 제품 개발이 가능하도록 하고 있다. 이러한 기술들을 이용하여 상용화한 회사로는 Given Imaging과 Medtronic사가 있다.

⑨ 이스라엘에 본사를 두고 있는 Given Imaging사는 2001년 창사 이래 **필캠**(PillCam) **플랫폼을 기반으로 환자 친화적인 혁신 제품을 개발하여 위장관 진단분야의** 발전을 주도해 오고 있다(그림 3-22).

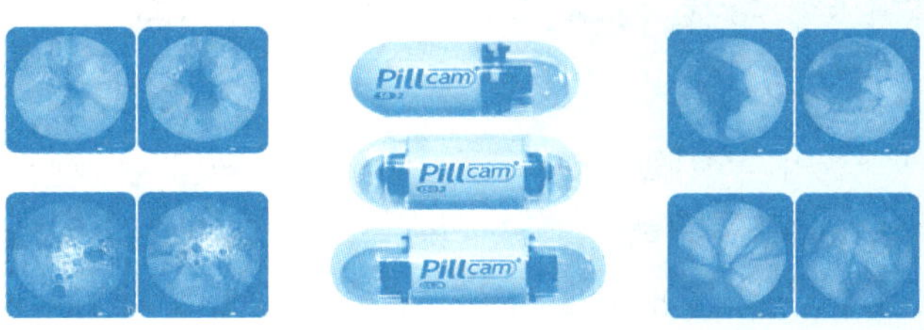

그림 3-22 • Given Imaging사의 PillCam

⑩ **필캠 캡슐형** 내시경은 필캠 SB를 통해 소장의 상태를 찍어 보여준다. 또한 **필캠 ESO**는 식도의 상태를 **필캠 콜론**(COLON)으로 결장의 상태를 보여준다. **필캠 캡슐은 초소형 비디오 카메라로 환자가 이 캡슐을 삼키면 위장관과 소장 내부 상태를 사진으로** 보여준다.

⑪ 기본 이미징의 다른 캡슐 제품으로는 장의 개방여부를 확인해주는 에이자일(AgileTM) 개

방 캡슐, 위 - 식도 역류질환(gastroesophageal reflux disease : GERD) 진단용 pH 검사에 쓰이는 업계 유일의 무선 · 무도관(catheter-free)형 48시간 pH 테스트 제품 등이 있다.

⑫ 수술 시뮬레이터는 근래에 들어 프로세서의 성능이 좋아지면서 MRI나 CT 영상 등을 활용하여 개발이 가속화되고 있다(그림 3-23).

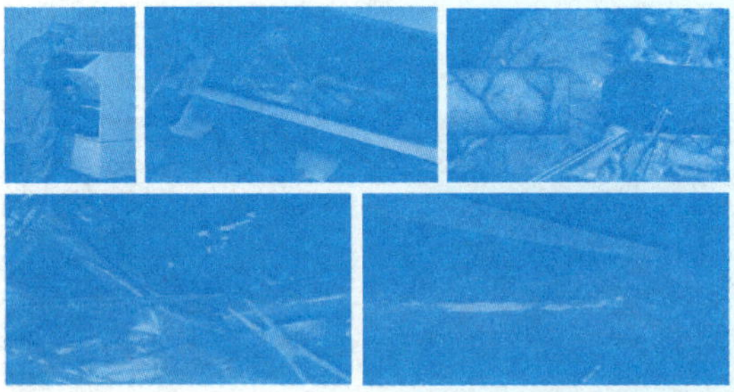

그림 3-23 • 미국 Boston Dynamics사의 개복수술 시뮬레이터

⑬ 현재 미국에서는 의사들에게 가상환경에서의 수술 훈련을 의무화하려는 움직임이 있으며, 여기에 맞물려 복강경, 대장내시경 등의 다양한 수술에서의 시뮬레이터가 개발 중에 있다. 대표적으로 미국 Georgia Tech의 안구수술 시뮬레이터, 미국 Boston Dynamics사의 개복수술 시뮬레이터, Mitsubishi Electric Research Lab의 무릎관절 내시경 시뮬레이터 등이 있다.

33 혈액 속 리튬 농도 모니터링 기기개발

네덜란드 과학자들이 모세관 전기영동*(capillary electrophoresis)과 전도성 탐지(conductivity detection)를 이용해 혈액 속 리튬 농도를 모니터링할 수 있는 기기를 개발했다. 휴대가 가능하며 집에서 환자들이 쉽게 사용할 수 있을 것으로 기대된다(그림 3-24).

---

* 모세관 전기영동 : 전기장을 걸어주어 시료성분이 전하와 이동도에 따라 각각 일정한 방향과 속도로 이동하여 시료를 분리해나는 전기영동법을 모세관에 적용시켜 물질을 분리하는 것이다.

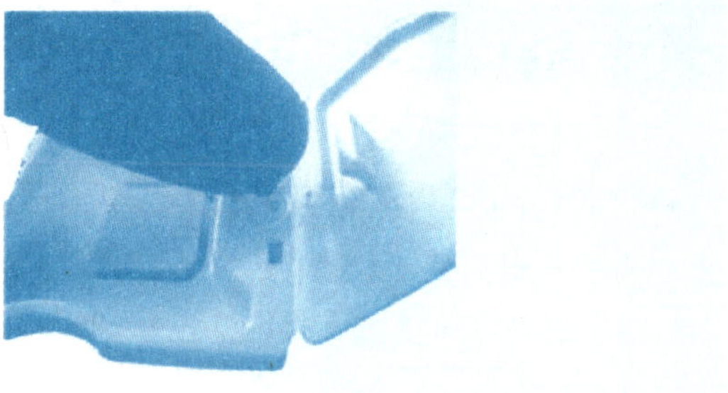

그림 3-24 • 혈액 리튬 농도 모니터링 기기

① 리튬은 우울증과 조울증 같은 정신질환으로 고생하는 환자의 50[%] 이상을 치료하는데 사용되는 매우 중요한 물질이지만, 치료에 사용될 수 있는 농도범위가 매우 좁다.

② 리튬의 농도가 너무 낮으면 아무런 효과가 없고, 리튬 농도가 너무 높으면 독성이 있다. 따라서 혈액 속에서 리튬의 농도를 측정하는 것은 효과적인 치료를 위해 중요하다. 기존방법은 작동과정이 복잡해 훈련된 사람만이 할 수 있었다. 이번에 개발한 방법은 당뇨환자가 집에서 혈당을 검사하는 것과 같이 쉽게 피 속 리튬 농도를 모니터링할 수 있게 되었다.

③ 연구팀이 개발한 기기는 소형 리더기(reader)와 일회용 유리칩으로 구성되어 있으며, 사용하기가 매우 간단하다. 한 방울의 피를 미세유체 칩이 있는 카트리지에 넣고, 리더기 안에 넣은 다음 측정하면 된다.

④ 작동방법은 새로운 것은 아니지만 지금까지는 전기영동 분리를 이런 기기에 적용하지는 않았다. 칩에는 분석을 하기 위해 필요한 모든 것이 미리 채워져 있으며, 고온으로 인한 액체팽창으로 카트리지에서 새는 것을 방지하기 위한 공기방울이 포함된 온-칩(on-chip) 소형 용기를 사용한다.

⑤ Van Den Berg 박사는 "이번 연구는 랩-온-어칩* 기기개발에서 중요한 단계이며, 앞으로 약물치료에서도 중요할 것이다. 또한 이 기기는 제약회사에서 개인 치료제 개발에서도 유용하게 사용될 수 있다."고 말한다.

⑥ 마이크로칩 기술분야의 전문가인 Andreas Manz(유럽 KIST, 독일) 박사는 이번 연구는 유망한 프로젝트로 칩 디자인이 잘 되었으며 작동도 잘 되는 것 같다고 평가했다.

* 랩-온-어칩 : 바이오 칩의 일종으로 '하나의 칩 위에 실험실을 올려놓았다'는 뜻이다. 손톱만한 크기의 칩 하나로 실험실에서 할 수 있는 연구를 수행할 수 있도록 만든 장치이다.

34 혈액 속의 암 생체지표를 측정할 수 있는 나노센서

예일 대학(Yale University) 연구진은 전혈(whole blood) 속의 암 생체지표를 측정하는데 나노센서를 첫 번째로 사용하였다. Nature Nanotechnology에 온라인으로 게재된 이 연구결과는 암과 다른 질병의 생체지표에 대한 검사를 매우 간소화시킬 수 있었다(그림 3-25).

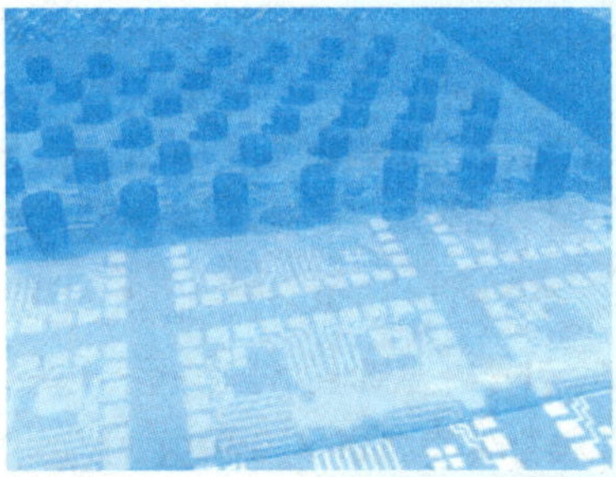

그림 3-25 • 나노와이어 센서

① 라벨-프리(label-free) 나노센서는 저렴하고, 신속하고, 특정적이고 민감하게 실시간으로 질병 생체지표를 검출할 수 있다. 그러나 생리학적 유체 샘플에서 생체지표를 검출하는 것은 생물부착과 비특정 결합 같은 문제 때문에 어렵다. 또한, 정제된 버퍼(buffer)를 사용해야 하는 필요성 때문에 센서의 임상적 관련성을 매우 감소시킨다. 이번 연구진은 정제와 검출을 수행하기 위해서 센서 속에 독특한 요소를 삽입해서 이 제한을 극복했다.

② 마크 리드(Mark Reed)와 타렉 라흐미(Tarek Rahmy)가 이끄는 이 연구진은 2개의 특정 생체지표의 농도를 검출하고 측정하기 위해서 나노와이어 센서를 사용했다. 2개의 생체지표 중에 한 개는 전립선암이고 다른 것은 유방암이다.

③ 나노센서는 지난 10년 동안 연구되었지만 단지 통제된 실험실 분위기에서 연구되었다. 이번 연구는 전혈 속에서 나노센서를 사용할 수 있게 된 첫 번째 연구결과라고 연구진은 말했다. 이번 연구에 사용된 전혈은 검출에 영향을 끼치는 단백질과 이온 그리고 다른 것들을 포함하는 복합 용액이다.

④ 전혈 검출의 문제점을 극복하기 위해서 연구진은 혈액의 나머지 부분을 없애면서 칩 위에 전립선암과 유방암에 특정하는 항원을 부착하여서 생체지표를 파악할 수 있는 새로운 장치를 개발했다.

⑤ 칩 위에 항원을 부착시켜서 10[%]의 정확성을 가진 밀리리터(milimeter)당 피코그램(picogram) 크기만큼의 지극히 작은 농도를 검출할 수 있었다. 이것은 큰 수영장에서

분해된 단입자 염(salt)의 농도를 검출할 수 있는 것에 해당한다.

⑥ 지금까지의 검출방법은 고농도의 혈액에서 어떤 생체지표가 존재하는지에 대한 신뢰성 있는 추정값을 얻기 위해서 검출장치에서 생체지표가 존재하는지에 대한 유무를 단지 평가할 수 있었다.

⑦ 개발된 새로운 방법은 훨씬 더 정확한 농도를 알 수 있고 조작자의 개인적인 해석에 훨씬 덜 의존한다고 연구진은 말했다. 또한 다소 주관적인 해석에 의존하는 현재 검사들은 노동 집약적이다.

⑧ 현재 사용되고 있는 검사들은 혈액 샘플을 채취해서 연구실에 보내고, 다른 요소들을 분리하기 위해서 원심분리기를 사용해서 혈장을 분리하고, 한 시간 동안의 화학적 분석을 통해서 결과를 도출했다. 전체 과정은 며칠이 걸린다. 새로운 장치는 단지 몇 분 안에 생체지표의 농도를 읽을 수 있다.

⑨ 의사들은 작은 휴대용 장치를 장착할 수 있고 거의 순간적으로 검사값을 얻을 수 있다고 연구진은 말했다. 이 새로운 장치는 난소암에서 심혈관 질환까지 다양한 영역의 생체지표를 동시에 검출하는데 사용될 수 있었다. 이 기술의 장점은 단지 한 개의 장치로 많은 장치들이 할 수 있는 것과 동일한 양의 성과를 낼 수 있다는 것이다. 혈액은 여과되어서 칩 위의 나노센서 위로 이동되는데, 이것이 암 생체지표를 검출하고 측정할 수 있도록 한다.

35 휴대용 라디오 전자파 유방암검진기

영국 맨체스터 대학의 Zhipeng Wu 교수는 라디오 전자파 기술을 이용한 휴대용 유방암검진기를 발명하였는데 컴퓨터 프로그램을 활용하면 유방암 종양을 악성 또는 양성으로 분류할 수 있다고 한다.

① 라디오 주파수 또는 마이크로웨이브 기술을 이용하여 유방암을 검진하는 방법은 이미 미국, 캐나다 및 영국에서 시도되어 왔지만 영상을 획득하려면 수분이 걸리고 또한 병원 또는 특수한 장소에서 영상을 획득해야만 했었다.

② Wu 교수는 라디오 주파수 스캐너 기술을 이용하여 실시간으로 환자의 유방영상을 얻을 수 있을 뿐만 아니라 종양 유무도 간단하게 판별할 수 있다고 한다. 따라서 기존에 제시된 방법보다 빠른 시간 내에 영상을 얻을 수 있을 뿐만 아니라, 최소침습적 방법으로 유방암을 검사할 수 있기 때문에 외과수술에도 적용이 가능하게 되어서 환자의 진료 대기시간

을 많이 단축시킬 수 있고, 또한 기존의 방사선 유방촬영기를 대치할 가능성도 보인다. 라디오 주파수 유방촬영기는 가정에서 여성 자신의 유방건강을 확인하기 위해서도 편리하게 사용할 수도 있다.

③ 특허를 받은 컴퓨터단층촬영기술을 이용하며 현재 휴대폰에서 사용하는 것과 같은 주파수 대역을 사용하지만 휴대폰의 소모전력의 일부만으로도 기기의 가동이 가능하다. 비용이 저렴하고 인체에도 안전하며 도시락통 크기만한 상자에 넣어 휴대가 가능하기 때문에 일반 가정에서도 사용할 수 있다.

④ 현재 유방암 검진을 위해서 널리 사용되고 있는 방법은 방사선 유방촬영기를 사용하는 경우 검진정확도는 60[%] 정도로 낮으며 전체 유방암 환자 중에서 20[%]는 50세 이하의 여성들이다. 유방암을 정확히 진단하는 일은 매우 중요한데 조기진단 및 치료를 통하여 수천 명의 환자들의 생명을 구할 수 있다.

⑤ 기존의 방사선 유방촬영기는 조직의 밀도차이에 초점을 맞추지만 라디오 주파수 유방암검진기는 정상 유방조직과 비정상 조직 사이의 유전체 전도율의 차이에 주안점을 둔다.

⑥ Wu 교수는 라디오 주파수 유방암검진기에 환자의 유방을 고정시키면 바로 컴퓨터 화면에 영상을 얻도록 장치를 고안하였는데, 종양 또는 비정상조직이 있으면 라디오 주파수에 대한 조직의 명암도 반응 차이로 인하여 붉은 색으로 표현된다. 또한 악성종양 조직의 경우 조직 투과율 및 전도율이 상대적으로 높기 때문에 정상조직과는 다른 색깔로 표현된다. 1초에 30장의 영상을 얻을 수 있기 때문에 현재로서는 세상에서 가장 빠르게 유방암을 검진할 수 있는 능력을 갖추고 있다.

⑦ Wu 교수는 "이 기기는 휴대도 가능하며 실시간으로 영상을 얻을 수 있다. 따라서 실시간으로 영상을 얻을 수 있으면 검사과정에서 종양부위를 놓칠 가능성이 낮아진다. 다른 유방암검진기는 피부와 기기 사이의 저항을 일치시키기 위해서 액체 또는 젤 형태의 물질이 필요하지만 발명한 시스템은 이런 물질이 필요 없으며 여성이 브래지어를 착용한 상태에서도 촬영이 가능하다. 앞으로 연구를 계속해야 되겠지만 우리가 발명한 기기는 새로운 유방암 검진으로 활용될 가능성이 높다. 그리고 선진국 및 개발도상국가에서 이 기기를 사용하면 수많은 여성들이 혜택을 받을 것인데 전 세계적으로 여성의 평생 동안 유방암 발병위험성은 9명의 여성마다 1명의 비율로 발생한다는 사실을 유념해야 한다."고 주장하였다.

36 fMRI를 이용하여 식물인간과의 의사소통에 성공

〈New England Journal of Medicine〉에는 '뇌영상촬영을 통하여 종전에 의식이 없는 것으로 생각되었던 환자가 예/아니오의 대답을 할 수 있는 것으로 확인되었다'는 내용의 논문이 실렸다. 이는 외견상 의식의 징후를 보이지 않는 환자와도 의사소통이 가능하다는 것을 입증함으로써 의식(consciousness)에 대한 기존의 임상적 정의에 도전장을 던진 획기적인 논문으로 관심을 모으고 있다.

① 환자들이 의사의 광범위한 질문과 요구에 어떠한 형태로든 반응하지 않을 경우, 의사들은 이 환자들을 무의식상태 또는 식물상태(vegetative state)로 분류한다. 그러나 환자가 입, 눈, 손 등을 비롯하여 의사표현에 동원할 수 있는 모든 신체기관을 전혀 움직일 수 없다면, 환자가 의사의 말을 알아듣고 의사소통을 하려고 해도 자신의 의사를 표현할 방법이 없다. 이 경우 의사는 의식이 있는 환자를 식물인간이라고 오진할 수 있다.라고 이번 연구를 주도한 영국 의학연구위원회(Medical Research Council : MRC) 산하 인지/뇌과학 유닛(Cognition and Brain Sciences Unit)의 Adrian Owen(애드리언 오언) 박사는 말했다.

② Owen 박사는 3년 전 fMRI*(functional Magnetic Resonance Imaging)를 이용하여 "식물인간 상태의 여성이 구두지시(verbal commands)에 반응할 수 있다."는 것을 입증함으로써 신문지상을 떠들썩하게 했던 적이 있다(Science 313, 1402). Owen 박사가 이 여성에게 테니스를 치는 장면을 상상하거나 당신의 집안을 거니는 장면을 상상하라는 지시를 하고 fMRI를 이용하여 여성의 뇌를 촬영해본 결과, 이 여성의 뇌는 건강한 사람이 동일한 질문을 받을 경우와 똑같은 활성화 패턴을 보였다고 한다.

③ 연구는 발표 즉시 '이 여성이 실제로 의식이 있는가?'에 대한 격렬한 논쟁을 불러일으켰다. 일부 과학자들은 "Owen 박사는 특정 단어를 알아듣는 뇌의 영역이 자동적으로 활성화되는 현상을 포착한 것에 불과하다."고 비판했다.

④ Owen 박사는 이번 연구에서는 3년 전과 동일한 방법론을 54명의 환자들에게 적용하였다. 54명의 환자들은 식물인간 또는 최소인식 상태(minimally conscious, 지시에 간헐적으로 반응을 보이지만 상호 의사소통은 불가능한 상태)로 분류된 사람들이었다.

⑤ 연구결과 54명 중 '5명이 테니스를 치는 장면이나 익숙한 집안을 거니는 장면을 상상하라'는 지시에 응답을 나타내었다. 응답을 나타낸 5명의 환자 중 4명은 식물인간으로 분류

---

* 기능적 자기공명영상(fMRI) : 뇌의 구조를 볼 수 있는 MRI와 더불어 뇌의 활동을 영상화하여 특정기능과 관련된 뇌의 영역을 알아보는 방법. 뇌의 운동피질, 감각피질, 시각피질 등의 변화를 찍을 수 있어 뇌활성화 기능영상이라고도 한다.

되었던 사람들이었는데, fMRI 실험이 끝난 직후 의사들로 하여금 이 환자들을 다시 진찰하게 한 결과, 그들은 식물인간이 아니라 '최소인식상태'라는 진단이 내려졌다.

⑥ Owen 박사 연구팀은 반응을 나타낸 환자 중 한 명을 선택하여 추가 연구를 시작하였다. 그는 22세의 남성으로서 교통사고로 뇌가 손상되어 5년 동안 식물인간 상태로 지내온 사람이었다. 사람이 '예' 또는 '아니오'라고 생각하는 것을 fMRI로 판별하는 것은 불가능하지는 않지만 매우 어려운 일이기 때문에, 연구진은 환자에게 OX형의 질문(' '예'나 '아니오'의 대답이 가능한 질문)을 하면서 '예'이면 '테니스를 치는 장면'을 상상하고, '아니오'이면 '집안을 거니는 장면'을 상상하라고 주문하였다. 연구진이 이렇게 요구한 것은 두 가지의 상상이 각각 뇌의 다른 부분을 활성화시키기 때문에, 질문 후에 fMRI를 이용하여 환자의 생각을 읽는 것이 가능하기 때문이었다.

⑦ 연구진이 환자의 신상에 대한 몇 가지 질문(예 : 당신 아버지의 성함이 알렉산더인가요?)을 던지자, 환자는 6개의 질문 중 5개의 질문에 대하여 정확히 응답하였다(여섯 번째 질문에 대하여 그의 뇌는 아무런 활성화 상태를 나타내지 않았다). 이는 fMRI가 식물인간의 진위여부를 진단하는 데 활용될 수 있다는 것을 의미한다. "환자가 말이나 행동을 통하여 자신의 의사를 정확히 나타내는 것이 불가능한 상황이 존재한다. 이 경우 fMRI를 이용하면 환자가 의식이 있는지의 여부를 정확히 판단할 수 있다."고 연구진은 말했다.

⑧ 연구에 대한 전문가들의 의견은 다양하다. "연구진이 정한 규칙에 따라 자신의 의사를 표현한 것으로 보아 그 환자가 의식이 있다는 것은 분명하다. 의식이 있는 사람은 임의의 부호를 이용하여 다른 사람과 의사소통을 하는 것이 가능하기 때문이다."고 프랑스 파리 살페트리에르 병원(Pitie-Salpetriere hospital)의 라이오넬 Lionel Carache(카라슈) 박사는 말했다.

⑨ 런던 유니버시티 칼리지의 Parashkev Nachev(파라슈케브 나체브) 박사는 이번 연구결과를 확대해석해서는 안된다고 말한다. "현재 이 환자는 일련의 기초적인 질문에 대답했을 뿐이며, 그가 의식을 완전히 회복했다거나 앞으로 회복할 가능성이 있는지를 정확히 알 수 없다. 따라서 이번 연구결과를 임상에 응용하기에는 아직 이르다."고 그는 말한다.

⑩ 연구진의 다음 과제는 환자에게 일련의 까다로운 질문(보호자나 병원 스텝들을 종종 당혹스럽게 하는 질문)을 던지는 것이다. 예컨대 연구진은 환자가 느끼는 통증이 어느 정도인지를 물어볼 생각이다. 하지만 환자가 삶에 대한 애착을 갖고 있는지를 물어볼 것인지에 대해서는 아직 결정하지 못했다. '예/아니오' 정도의 기초적인 대답을 할 수 있는 환자에게 윤리적으로 문제가 있는 질문(연명(延命)치료의 중단 여부와 같이 환자의 운명을 결정해야 하는 질문)을 던지는 것이 정당화될 수 있는지에 대해서 많은 이견이 있을 수 있기 때문이다.

37 MP3형 심장 모니터시스템을 활용한 태아 모니터링 기술

새로운 유형의 태아 심장 모니터 기술이 태내에 있는 갓난아기가 복잡한 임신상황 가운데 벌어질 수 있는 양상들을 예방할 수 있게 되었다고 최근 〈International Journal of Engineering Systems Modelling and Simulation〉에 발표되었다.

① 인도에 소재한 Manoharbhai Patel Institute사의 관련 부서와 대학 연구진들이 공동으로 본 기술을 개발하였는데, 바로 두 가지 유형의 마이크로폰 시스템에 기반을 둔 단순한 장치를 개발하였다. 이것은 산모 휴식시간이나 수면시간동안 태아의 심장박동을 측정하여 이상유무가 발견될 때 산모와 의료진에게 이를 전송하는 기술인 것이다.

② 출산예정일보다 빠른 조산이나 분만실패, 태아의 사망과 같은 경우, 임신기간 동안에 벌어지는 상황이 비교적 복잡하게 나타날 수 있기 때문에 불규칙한 상황에 대한 체계적인 모니터링이 필요한 것으로 생각된다.

③ 태아의 발달상황에 대한 정기적인 초음파를 이용한 모니터링은 나타날 수 있는 문제점들을 예방할 수 있는 장점이 있지만, 너무 자주 수행되는 초음파 모니터링은 태아의 건강에 부작용을 미칠 수 있고, 극단적인 경우에는 태아의 심장박동을 멈추게 할 수도 있는 부작용이 나타나게 되는 것이다.

④ 개발된 모니터링 기기를 통하여 태아의 심장박동에 심각한 이상징후가 관찰되었을 때 정보가 산모에게 전달되고, 산모는 이상징후에 대처할 수 있도록 하기 위하여 혈압을 체크하거나 다양한 방법들을 스스로 조치할 수 있도록 지원하게 된다.

⑤ 산모가 가정에서 휴식을 취하는 시간동안 태아심장박동(FHR)을 모니터링하는 것은 사산이나 다른 치명적인 태아의 건강상의 문제를 초래할 수 있는 상황을 예방할 수 있기 때문에 중요한 의료적 지원행위를 수행하게 되는 본 시스템을 개발한 연구진들은 논평하고 있다.

⑥ 두 가지 소형 음파 센서에 기반을 둔 장치들을 개발하여 태아의 심장박동을 모니터링하고 인터넷을 기반으로 개인용 컴퓨터에 전송하게 되므로 다양한 정보들을 분석하게 된다.

⑦ 두 가지 기기 중 하나는 산모의 복부에 부착되고, 두 번째 기기는 별도의 장소에 부착되어 혹시라도 섞일 수 있는 각종 신체에서 발생하는 소음과 태아의 심장박동 소리를 구분하게 되는 것이다.

⑧ 컴퓨터 소프트웨어는 다양하게 발생되어 전달되는 음파로부터 태아의 것과 그렇지 않은 것을 구분하여 분석제시하고 WAV 파일 형태로 저장하여 제공하게 된다. WAV 파일에서 감지된 문제점들을 MP3 파일형태로 다시 압축하여 인터넷을 통하여 업로드하여 담당 의료진의 컴퓨터에 전송되거나 관련 의료진에게 어떤 신호들을 제공하게 되는 것이다.

⑨ 이 시스템을 개발한 연구진은 다양한 임신주기를 가지고 있는 산모들에게 시스템을 적용하여 만족할만한 결과를 얻었다고 자평하고 있는데, 산모의 자궁에 어떠한 부작용도 끼치고 있지 않음을 제시하고 있다.

⑩ 이 시스템이 가지고 있는 또 다른 장점이 개인용 컴퓨터와 인터넷 기술을 활용하고 있지만, 가격이 비싸지 않으면서 다양한 혜택을 제공할 수 있다는 점에 있다.

부 록

Ⅰ. 임상과별 분류와 특징

Ⅱ. 의학용어

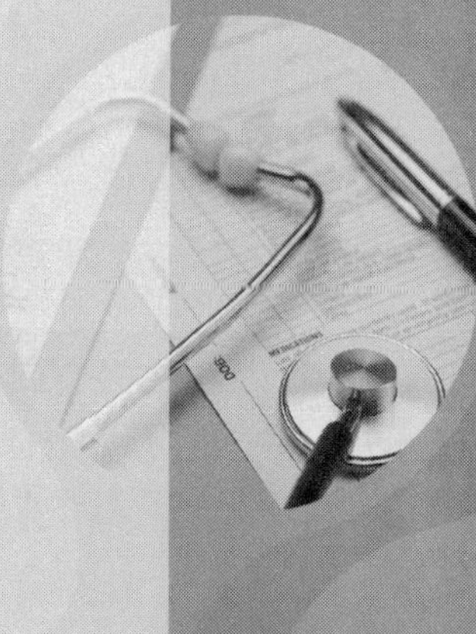

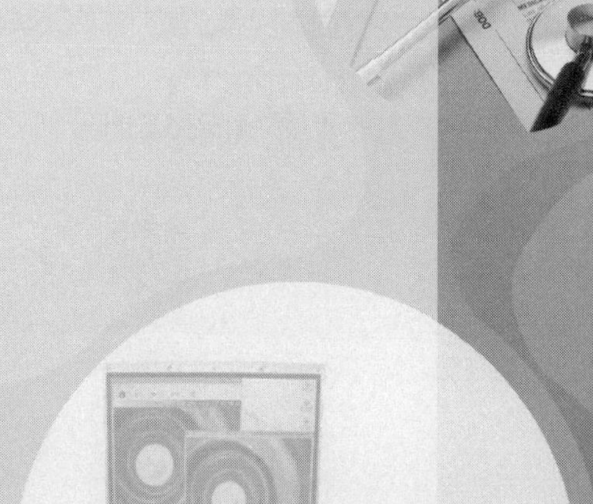

Ⅰ. 임상과별 분류와 특징

1. 가정의학과

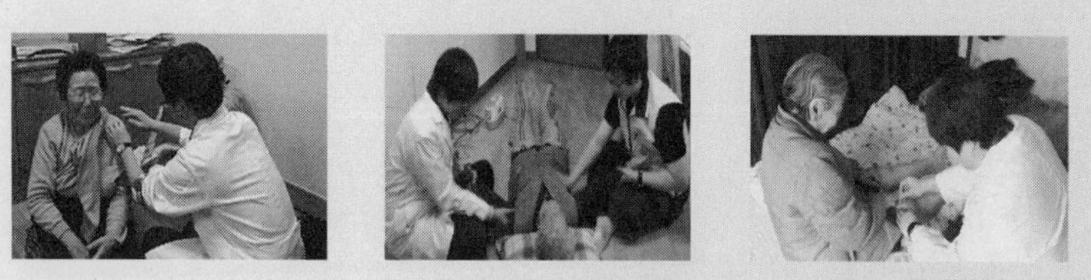

그림 1 • 가정의학과 방문진료

가정의학과 의사는 현재 질병이나 불편한 증상의 유무와 관계없이 전 연령에 걸쳐 환자와 가족에게 개별적이고 지속적이며 포괄적인 의료를 제공하며, 환자와 친밀하고 신뢰있는 관계를 형성하면서 종합적인 건강상의 요구를 다루는 데 책임이 있다(그림 1).

가정의학은 의학적인 지식과 기술의 요체로서 환자와 가족에게 적용되는 의학적 훈련을 통해 가정의료의 전문성을 획득하고, 종합적인 의료에 대한 책임을 강조하여, 환자와 처음 접촉시 첫 평가에서부터 만성적인 문제들의 관리 전반까지 다루고 있다. 특히 예방과 질병의 조기 발견이 가정의학과의 필수 요건이다. 모든 의학적 자원을 조율하고 통합함으로써 가정의학과 의사들은 대부분의 의학적인 문제들에 대해 비용 효과적인 의료를 제공하고 있다.

가정의학과(family medicine)의 주요 진료는 건강증진 클리닉, 건강검진 클리닉, 노인의학 클리닉, 스포츠 의학, 갱년기의학 클리닉 등이 있다.

2. 개인용 치료보조기

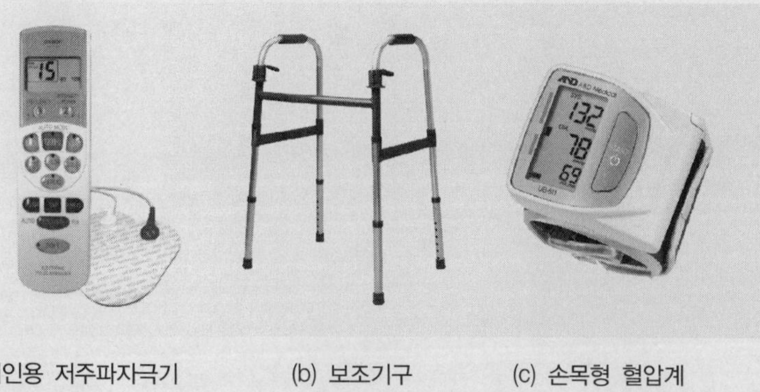

(a) 개인용 저주파자극기 (b) 보조기구 (c) 손목형 혈압계

그림 2 • 개인용 저주파자극기와 보조기구

의학기술이 발전함에 따라 많은 병의 치료가 가능하게 된 지금은 개인의 건강에 대한 관심이 상대적으로 더 높아지게 되었다(그림 2).

개인용 치료기, 보조기는 그러한 추세를 반영하여 조금 더 효과적인 치료와 재활, 병의 예방 등을 위해 개인용으로 사용할 수 있는 의학품을 의미한다.

단순한 연고, 반창고 등도 넓은 의미에서 보면 개인용 치료기와 보조기에 해당되며, 조금 더 세부적으로 살펴보면 휴대가 가능한 휴대용 치료보조기, 집에서 사용할 수 있는 자택형 치료보조기 등이 있다.

병원에서보다 정밀하고, 정확한 측정 및 치료가 불가능하다는 단점이 있기 때문에 어디까지나 치료보조나 예방에 그 목적이 있다고 할 수 있다.

3. 결핵과

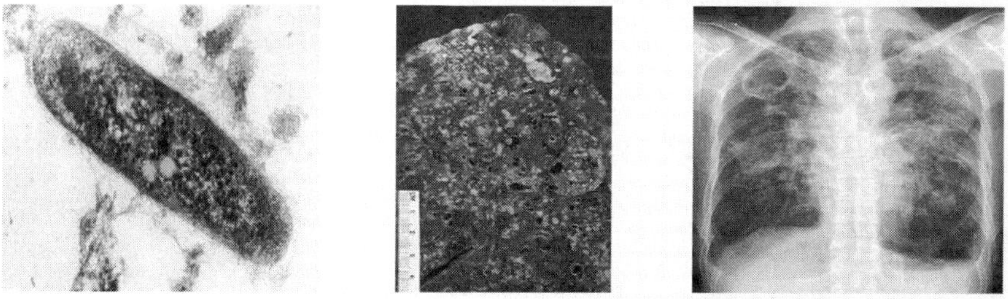

(a) 결핵균 (b) 결핵균에 의해 피괴된 폐 (c) 폐결핵 환자의 흉부 X-ray 사진

그림 3 ∘ 결핵균

결핵과 관련된 질병을 치료하는 임상과이다(그림 3). 결핵(tuberculosis)은 결핵균 감염에 의한 전염병으로 대부분 폐를 통해서 걸리는 폐결핵이지만 우리 몸의 다른 여러 장기(림프절, 관절, 뼈, 신장 등)에도 발생할 수 있다.

결핵균이 몸 안에 들어와 감염될 위험은 결핵환자와 같은 방에서 거주하는 경우 가장 높은 편이다. 환자와 접촉하는 횟수가 많거나 집이나 방 크기에 비하여 많은 사람이 거주하는 밀집된 주거환경, 위생불량, 영양결핍 등 감염위험이 증가한다.

미열과 식은땀, 발열, 피로, 전신무력감, 체중감소 등의 전신 증상이 초기에 나타나며 증상이 오래 지속될 때는 병원 진찰을 요한다. 증상은 진찰, X-ray 결과와 가래, 결핵균 검사로 대부분 진단을 한다.

치료는 정해진 약물을 규칙적으로 일정한 기간 동안 복용하며, 간혹 증상이 없거나, 치료하고 증상이 없어졌어도 몇 개월 더 투약을 하는데 투약을 소홀히 하고 복용약을 미리 끊으면 재발할 확률이 증가하므로 조심해야 한다.

4. 공용 의료기기

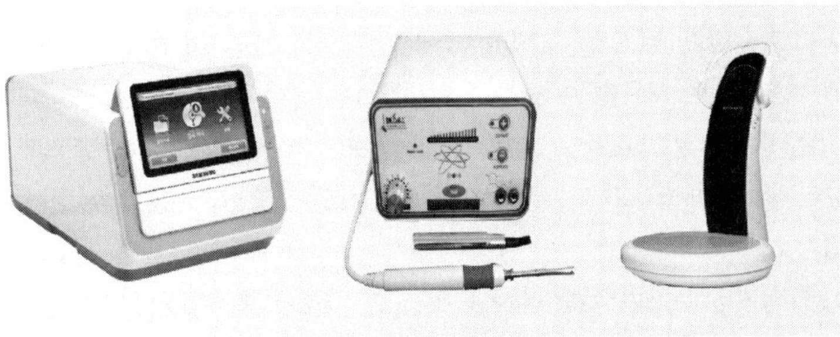

그림 4 • 가정용 의료기기

의학 분야는 단순히 병의 진단뿐만 아니라 사람이라는 복잡한 유기조직의 원리를 규명하고, 여러 가지 병의 원인을 밝히고 이를 예방하는데 최대의 목적이 있다(그림 4).

의학의 각 분야는 편의상 여러 분야로 나뉘어져 있으나 이는 각각 공통점을 지니고 있고, 또한 동일한 목적을 지니고 있다. 이러한 상호 유기적인 관계를 맺고 있는 여러 의학 분야들에 있어서 공통적으로 사용되는 장비들의 종류를 알고, 이해하는 것은 상당히 중요하다. 각 분야에 공통적, 보편적으로 사용하는 장비의 경우 인체의 특성에 대해 잘 나타내고 있는 경우가 많다.

5. 구강내과

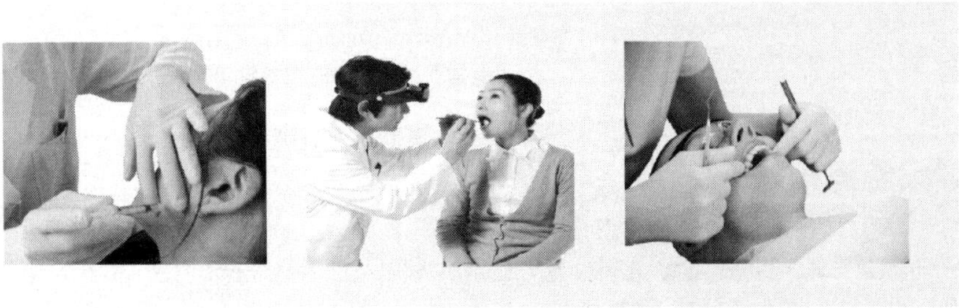

그림 5 • 구강내과 진찰장면

전신 및 국소적 원인에 의해 발생한 구강 및 악안면*의 질환을 종합적으로 진찰하여 정확한 진단을 함으로써 합리적이고 적절한 치료계획을 수립하고 환자와의 상담을 통해 환자가 양질의 치과 치료를 받을 수 있도록 하는 임상과이다(그림 5).

구강내과(oral medicine)의 진료과목은 구강안면 통증, 턱관절질환, 구강안면통증, 코골이와 수면무호흡증(snoring & sleep apnea), 구취(halitosis)**, 이갈이(bruxism), 보톡스 치료 등이다.

* 악안면 : 턱과 얼굴을 이루는 부분이다.
** 구취(halitosis) : 박테리아가 단백질을 분해하면서 생기는 부산물로 인해 입안에서 냄새가 나는 증상이다.

6. 구강병리과

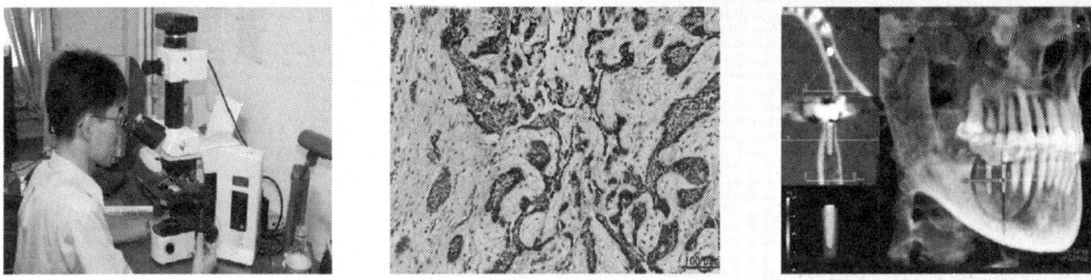

(a) 면역조직검사 (b) 생검절제로 얻어진 조직을 현미경으로 확대 (c) 구강 CT, 3D 영상으로 분석

그림 6 ◦ 염색을 이용한 면역조직 검사

현미경 관찰 및 다양한 검사를 통하여 치과병원 각 과로부터 의뢰받은 생검(biopsy)조직에 대해 정확한 진단을 내림으로써 신속하고 적절한 치료가 이루어질 수 있도록 한다(그림 6).

구강병리과(oral and maxillofacial pathology)는 진단활동을 통해 얻어진 새로운 학문적 지식은 과내 회의 및 타 과와의 정기적인 세미나를 통해 더욱 확장되고 정립되어 다른 과의 진료 계획수립에 대한 자문, 전공의 및 학생교육, 기초 및 임상 치의학 연구 등에 적용되고 있다.

7. 구강악 안면방사선과

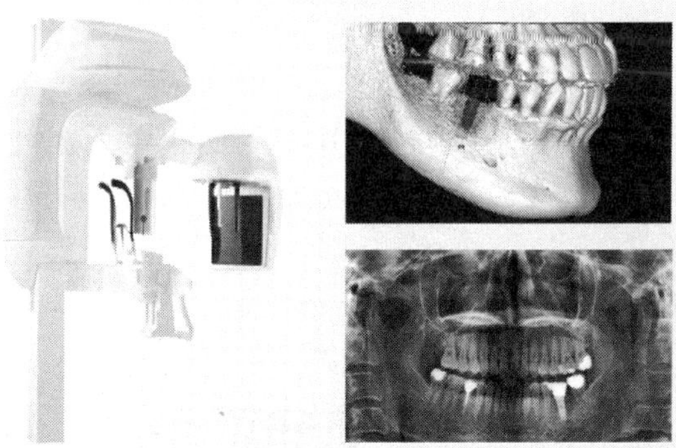

그림 7 ◦ 임플란트 CT

다양한 의료영상을 통하여 치아, 구강, 턱, 얼굴 및 목 영역에서 발생하는 각종 질환을 진단하는 진료부서이다(그림 7).

구강악안면 방사선과(oral and maxillofacial radiology)는 의료영상을 이용하여 치아우식증(충치), 잇몸질환(치주질환), 부정교합, 뼈질환, 낭종(물혹), 종양(양성 및 악성), 골절, 침샘질환, 턱관절질환, 연조직질환 및 각종 선천성/후천성 질환 등을 검사하여 병의 진단 및 치료를 하고 있다.

치아가 손실된 부위에 인공치아를 식립*할 때 턱뼈의 정확한 상태를 평가할 수 있는 임플란트 전산화단층검사(implant CT)를 시행하고 있다. 그리고 PACS(Picture Archiving and Communication System)를 도입하여 모든 진단영상을 디지털화함으로써 필름이 없는 병원(film-less hospital)으로 거듭나고 있다.

치과병원은 방사선 촬영 대기시간을 줄이고, 방사선 필름의 운반 및 보관의 번거로움을 줄여 편의를 향상시킬 수 있게 되었다.

8. 구강악 안면외과

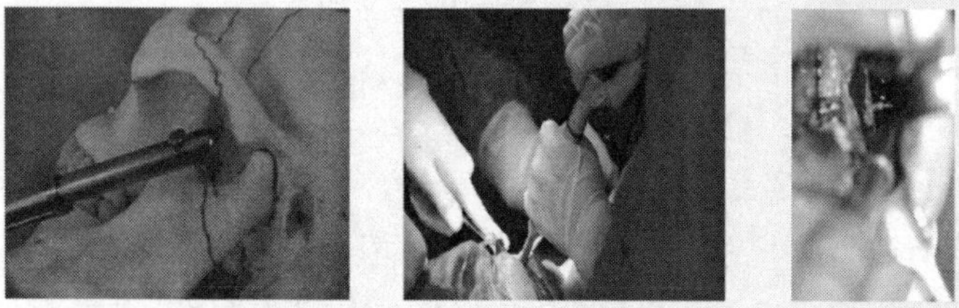

그림 8 • 구강내 소수술

악구강계 질환, 즉 턱과 얼굴 부위에 관련된 전문적인 진료를 하는 과이다. 각종 기초 및 임상 연구를 통하여 구강악 안면외과학(oral and maxillofacial surgeons)(턱, 얼굴외과)**의 발전에 기여하고 있다(그림 8).

진료분야로는 구강암의 예방 및 치료, 악골(위턱, 아래턱, 얼굴뼈) 재건술, 얼굴기형증(두개악안면기형, 주걱턱 기형) 성형술, 안면골(위턱, 아래턱, 얼굴뼈 등) 골절치료, 구순구개열(언청이) 수술, 악관절증(턱관절질환)의 치료, 인공치아(임플랜트)식립, 골은행(연골은행 포함), 구강내 제반 질환, 안면 미용 성형수술, 침샘질환, 구강 및 안면신경질환, 보철 전 성형수술, 사랑니 발치 등이 있다.

9. 내 과

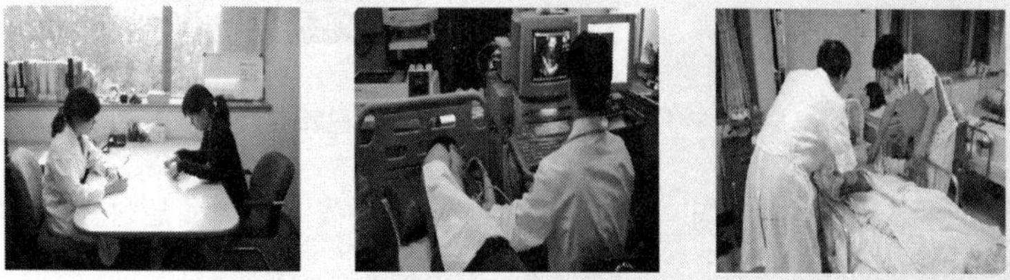

그림 9 • 진찰 및 회진

---

* 식립 : 인공물을 잇몸과 잇몸 뼈에 심는 것이다.
** 구강악 안면외과학(oral and maxillofacial surgeons) : 턱과 얼굴외과이다.

의료 영역에서 가장 근간이 되고 범위가 넓으며 과거부터 이어져왔던 분야이다(그림 9).

외과와 비교되어 수술적인 치료 없이 약물 등을 통해 질병을 진단, 치료하는 것으로 널리 인식되어 있지만 오늘날 그 경계는 많이 허물어져서 내과(internal medicine)에서도 수술적인 치료를 직접 수행함으로써 그 정의가 다소 퇴색되었다.

내과가 담당하는 신체 부위는 머리에서 발끝까지 그 영역을 제한하기 힘들고, 신체의 어느 곳이나 내과의 영역이 되므로 다른 전문 분야와 많은 부분에서 중복될 수 있다.

현재 대한내과학회에서는 9개의 분과로 영역을 나누고 있다. 소화기내과, 순환기내과, 호흡기내과, 내분비내과(내분비내사내과), 신장내과, 혈액종양내과, 감염내과, 알레르기내과 그리고 류마티스내과가 있다. 대형병원(대학병원, 종합병원 등)에서는 더욱 세분화되어 진료가 이루어지고 있다.

10. 내분비학과

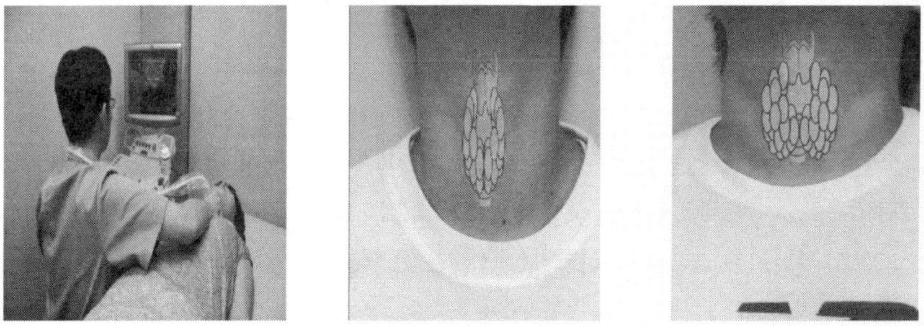

(a) 갑상선 초음파 진찰 (b) 갑상선 질환(전) (c) 갑상선 질환(후)

그림 10 • 갑상선 질환

인체의 몸 속에서 호르몬이 분비되는 현상. 즉, 내분비샘과 분비 및 호르몬의 영향 등을 연구하는 학문이다(그림 10). 호르몬의 구조와 작용, 그 상호 관련, 그리고 분비선의 구조나 기능을 연구하는 생리학의 한 분야로, 20세기에 들어와서 학문으로서 체계가 세워졌다.

BC 4세기에 아리스토텔레스가 정소와 2차성징에 대하여 관찰한 이래 내분비에 관한 관찰은 적지 않았지만 과학적인 연구는 19세기에 들어와서부터 본격화되었다. 1849년 독일의 A.A.베르톨트는 닭의 정소에서 어떤 물질이 분비된다는 것을 처음으로 알아냈다.

1895년 올리버와 셰퍼는 부신의 배출물에 혈압상승 작용이 있다는 것을 알아냈고, 1901년에는 일본의 다카미네 조키치[高峰讓吉]와 T.B.올드리치가 동시에 부신에서 아드레날린을 발견하였다.

1902~1905년 사이에 W.M.베일리스와 E.H.스탈링은 십이지장 점막세포에서 만들어지는 세크레틴을 발견하였다. 어떤 특수한 선(腺)에서 만들어지는 화학물질이 혈액 속에 방출되어 떨어져 있는 다른 기관이나 조직에 작용한다는 내분비의 개념을 확립하였고, 오늘날까지 이 개념이 내분비학(endocrinology)의 기초가 되고 있다. 내분비학 연구는 내분비기관으로 간주되는 것을 제거

하여 결핍증세를 관찰하는 방법, 분리 · 추출한 호르몬의 생리학적 작용의 연구, 임상관찰과 비교 · 검토 등의 방법 등이 있다.

11. 노인병학과

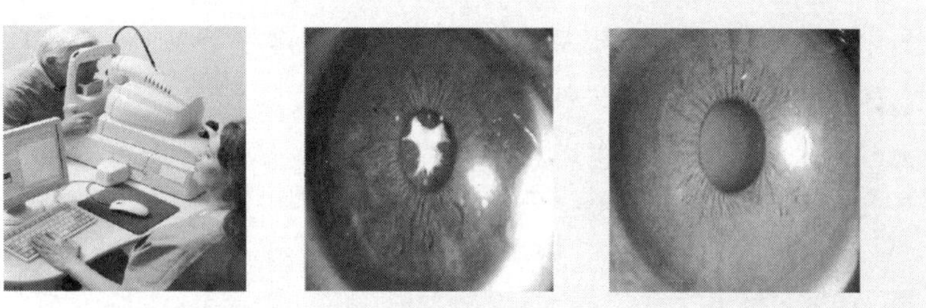

(a) 노인 안과질환검사 (b) 성인백내장 (c) 노인백내장

그림 11 ● 노인성 백내장검사

노인병학은 노년층의 건강과 질병에 관한 의학의 한 분야이며, 노인의학(gerontology)이라고도 한다(그림 11). 시간의 경과와 함께 생체 내에서 일어나는 성장, 성숙, 퇴축, 죽음이라는 일련의 변화과정, 생리적 가령(physiological ageing)*의 여러 가지 외적 환경인자에 의해 일어나는 병적 가령(pathololgical ageing) 등에 관하여 그 메커니즘, 상호관계, 제어법 등을 생물학, 기초 및 임상의학, 사회의학 그리고 사회과학적 수단을 이용하여 연구 해명해 가는 학문이다.

좁은 의미로는 가령 현상의 메커니즘을 해명하는데 주안점을 둔 기초노화학(biomedical gerontology), 폭넓은 의학적 견지에서 연구하는 노인의학(geriatric medicine), 노년자 질병의 원인, 증상의 특징, 치료법 등을 연구하는 노인병학(geriatrics), 사회과학적 견지에서 연구하는 노인사회학(social gerontology) 등으로 세분된다.

12. 류마티스학과

관절을 비롯한 근육 및 골격계 질환을 다루는 내과학의 한 분야이다(그림 12).

류마티스는 그리스어인 rheuma는 흐름이라는 의미로 뇌에서 나쁜 액이 신체 각 부로 흘러 들어가서 통증을 일으킨다는 의미인데 그 주된 부위는 관절이며 일반적으로는 만성류마티스성 관절염이다. 그 외에 류마티스열**, 초년성 강직성 척추염*** 등이 있으며, 유사한 관절통을 초래하는 경우가 많은 질환으로서 전신성 홍반성 낭창****, 다발성 근염 등 많은 질환이 있다.

---

* **생리적 가령**(physiological ageing) : 생체 내에서 일어나는 성장, 성숙, 퇴축, 죽음이라는 일련의 변화 과정이다.

** **류마티스열**(rheumatic fever) : 피하조직과 중추신경계의 염증으로 자가면역질환이다.

*** **강직성 척추염**(ankylosing spondylitis) : 전신을 침범할 수 있는 만성 염증성 질환이다.

**** **전신성 홍반성 낭창**(systemic lupus erythematosus) : 피부 및 관절 등 여러 장기에서 다양한 증상을 나타내는 원인불명의 자가면역질환이다.

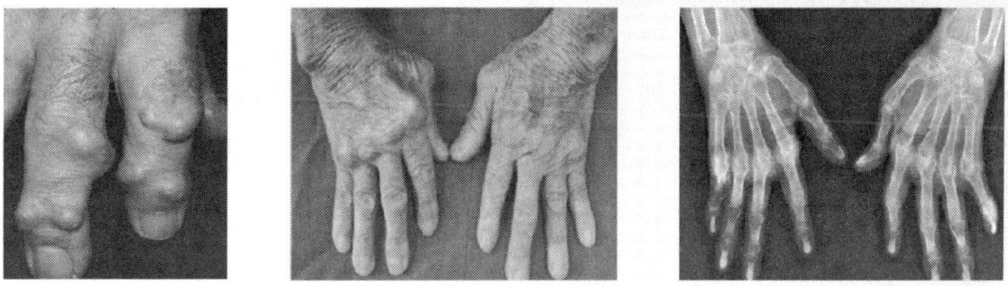

(a) 류마티스 결절 (b) 류마티스 관절염 (c) 류마티스 X-ray

그림 12 ● 류마티스 관절염

관절주위조직이나 근육의 염증, 변성, 대사장애가 원인이 된다. 혈침촉진*, RA반응 양성 등이 있어서 교원병**. 알러지성 질환의 하나로 고려되고 있다.

대부분의 류마티스 질환은 면역학적 이상을 동반하는 자가면역질환으로 류마티스학(rheumatology)은 면역학(immunology)과 밀접한 연관이 있으며, 면역학적 병인을 과학적으로 분석하여 원인에 대한 치료를 제공한다. 최근 연구결과를 토대로 여러 염증매개체를 억제하는 새로운 약제들이 개발되어 관절염이 불치병이란 개념이 사라지고 있다.

13. 마취통증학과

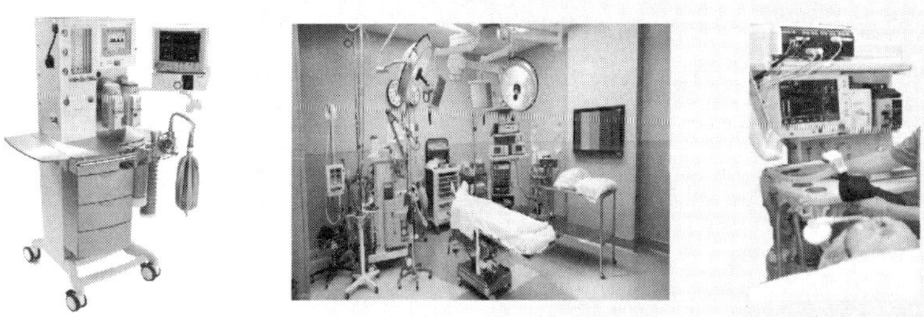

(a) 마취기 (b) 수술실 (c) 마취장면

그림 13 ● 마취과

마취는 영어로는 애너스시저(anesthesia)로 표기되며 희랍어의 an(non)과 aesthesia (perception, feeling)의 복합어가 어원으로 문자 그대로의 뜻은 '감각의 상실'이다(그림 13).

마취의 영역은 발전하고 확장되어 현재는 마취를 받는 환자의 평가와 자문, 수술이나 검사 중, 혹은 이후의 통증의 경감이나 예방, 수술 중 생체징후의 감시와 안정화, 중환자에 대한 관리, 급성이나 만성 및 암 관련 통증의 진단과 치료, 심폐소생술의 관리와 교육, 호흡기능의 평가와 호흡기 치료

---

* **혈침반응**(erythrocyte sedimentation) : 적혈구와 혈장이 무게 차이에 의해 분리되는 현상이다.

** **교원병**(collagen disease) : 신체의 결합조직질환에서 발견되는 모든 질환이다.

의 적용, 임상 및 기초 연구의 수행, 수술 전후의 치료에 관계된 인원들의 감독, 교육, 평가, 병원이나 의과대학의 행정직 참여 등 광범위한 분야들을 아우르게 되었다.

마취과라는 명칭이 수술실 밖까지 확대된 업무범위를 잘 나타내지 못한다는 의견에 따라 우리나라에서는 2002년 의료법 개정 이후 마취통증의학과라는 명칭을 사용하게 되었다.

14. 물리치료학과

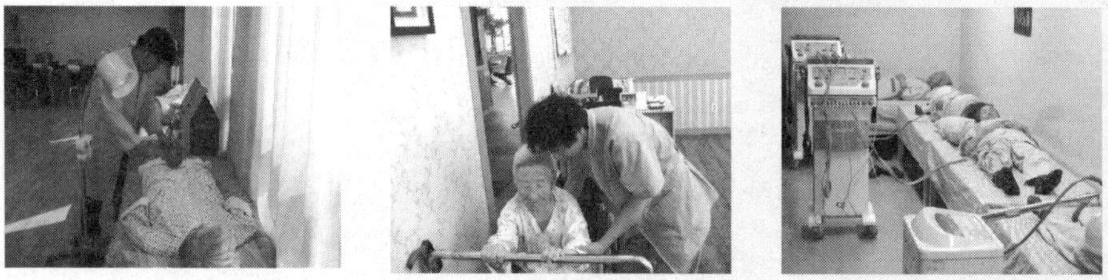

(a) 온열 적외선 치료기 (b) 보행기 치료기 (c) TENS 치료기

그림 14 ◦ 물리치료

물리치료(physical therapy)는 물리적 에너지를 사용할 수 있는 열, 전기, 광선, 물의 성질을 이용하거나, 도수적 방법(manipulation)으로 통증을 조절하고, 근육의 수축 및 이완, 혈액의 순환, 비정상적인 자세 및 운동형태를 개선시킬 목적으로 체계적이고 과학적인 치료 분야이다(그림 14).

질병, 사고 또는 선천적인 질환으로 일시적이거나 영구적인 장애를 가진 사람들의 신체적 능력의 상실 정도를 평가하고 기능을 회복시키고 장애를 관리하여 최소화 하며 나아가 기능을 회복시켜 정상적인 활동을 할 수 있도록 의료적 서비스를 제공하기 위한 학문 분야이다.

15. 병리학과

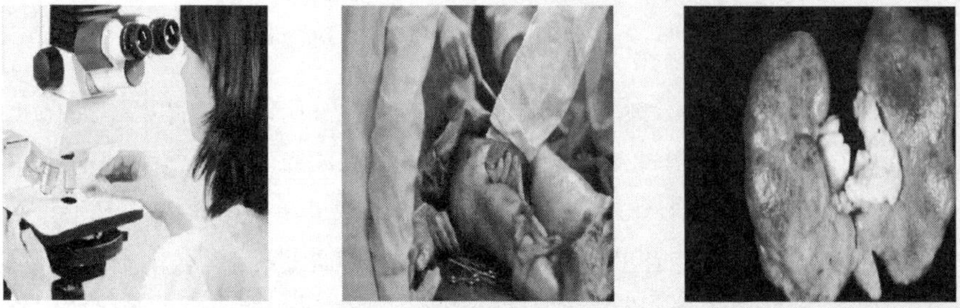

(a) 세포 현미경검사 (b) 인체를 해부하는 모습 (c) 해부하여 적출된 장기

그림 15 ◦ 병리를 파악하기 해부하는 모습과 해부하여 적출된 장기

병의 원리를 밝히기 위하여 병의 상태나 병체(病體)의 조직구조, 기관의 형태 및 기능의 변화 등을 연구하는 기초의학이다(그림 15).

병의 원인 · 발생 · 경과 및 그 변화 등에 관한 연구를 하는 학문으로, 넓은 의미로는 생물체에서 볼 수 있는 모든 이상(질환) 및 기형을 대상으로 한다.

일반적으로 세포, 조직, 장기의 표본을 육안이나 현미경 등을 이용하여 검사해 그것들이 질병에 침범되었을 때에 어떤 변화가 나타나는지를 연구하는 학문으로, 하나로써는 일반에게 알려진 것보다 더 포괄적인 내용을 다루게 된다.

학자에 따라서 병리학(pathology)은 사람을 다루는 인체병리학과 사람이외의 검체를 다루는 실험병리학으로 나누기도 하고, 연구대상에 따라 외과병리학(조직병리학과, 해부병리학), 세포병리학, 임상병리학, 실험병리학으로 나눌 수도 있다. (인체)병리학은 인간을 대상으로 하기 때문에 정상구조에 대한 지식이 있어야 하므로 해부학 및 조직학과 밀접한 관련이 있다.

병원에서 병리의사는 병리학적인 지식을 바탕으로 임상의사에게 병을 알려주는 역할을 하게 된다. 즉 병리학적 진단을 내려주며 종종 의학분야에서 병리학은 기초의학과 임상의학의 중간자라고도 한다.

16. 비뇨기과

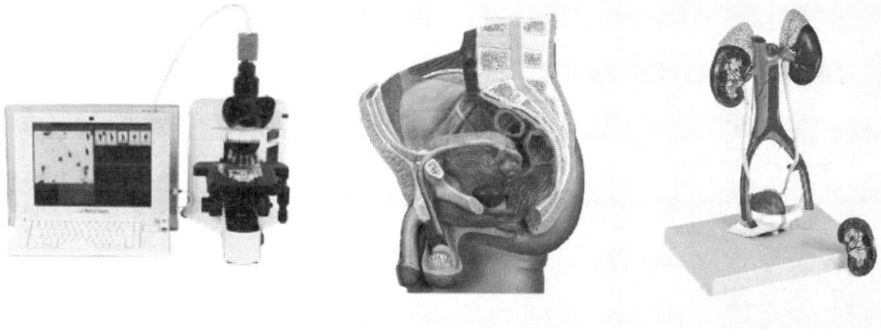

(a) 정자수 측정기기 (b) 남성성기모형 (c) 비뇨모형

그림 16 ● 전립선 구조

소변을 만들고 운반하고 배설하는 기능을 담당하는 요로계(신장, 요관, 방광, 요도), 남성생식기관(고환, 부고환, 사정관, 음낭, 음경) 및 부속성선(전립선, 정낭, 구요도선)과 부신에 생기는 질환을 다루는 분야이다(그림 16).

비뇨기과(urology)의 진료 분야 및 질환, 주요 치료법 등은 남성 불임, 남성 성기능장애, 여성 하부 요로질환, 신경인성 방광, 소아 비뇨기계 질환, 전립선 비대증, 부신질환, 비뇨기 종양, 비뇨기 손상, 요로계 감염, 성교 전파성 질환, 외성기 피부질환 등이 있다.

신체검사, 임상병리검사, 영상검사, 요도방광경 검사, 요소 및 잔뇨측정, 요역동학 검사 등을 통하여 병을 진단하고, 도뇨, 경요도수술, 개복수술, 경질수술, 내시경수술, 복강경 및 로봇 수술, 체외충격파 쇄석술 등을 시술하여 증상을 치료하는 비뇨기과는 생리현상과도 관계가 깊은 중요한 학과이다.

17. 산부인과

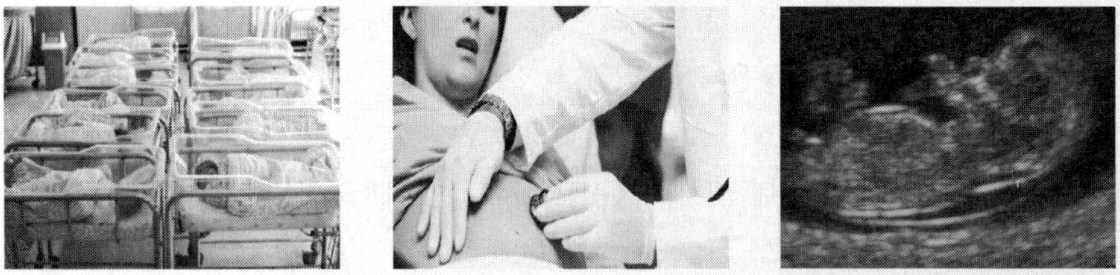

(a) 신생아실 (b) 임산부 진찰모습 (c) 신생아 초음파 사진

그림 17 ◦ 임산부 진찰모습과 신생아 초음파 사진

여성의 생식기능과 연관된 정상 생리 및 질병을 다루는 의학 분야이다. 산부인과(obstetrics and ynecology)는 포괄적으로 분류하게 되면 임신, 출산, 산욕기를 다루는 산과와 부인병을 다루는 부인과로 나눌 수 있다(그림 17).

부인과는 다시 성병을 포함한 양성 생식기 질환을 다루는 일반 부인과학, 악성 생식기 종양을 다루는 부인종양학, 불임, 폐경, 호르몬 이상을 다루는 생식내분비학, 배뇨이상, 골반 장기 탈출증을 다루는 비뇨부인과학으로 나뉜다.

일반적으로 특별한 증상이 없는 여성이 산부인과에 처음 방문하는 시기는 자궁경부암 검진을 위해 21세부터 혹은 첫 성경험 후 3년 이내로 권고되어 왔으나, 성장기의 추세나 백신기술 발전 등을 고려하였을 때 산부인과는 만 9세 이상이면 진단받을 수 있는 포괄적인 분야로 발전하였다.

18. 성형외과

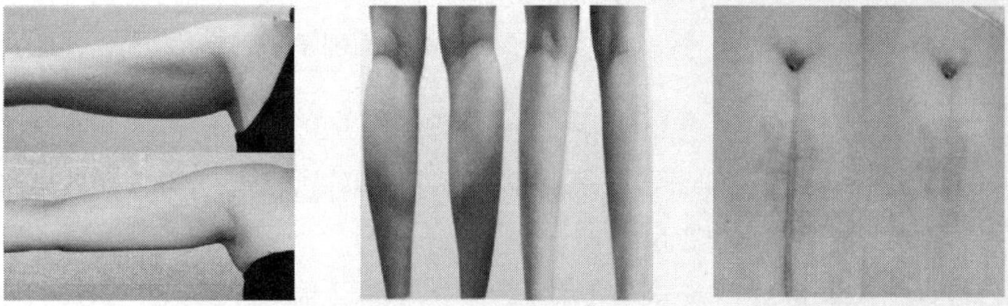

(a) 팔성형 전·후 (b) 다리성형 전·후 (c) 배성형 전·후

그림 18 ◦ 성형 전·후 비교사진

현대사회는 채집이나 수렵시대에 비해 삶에 여유가 생기면서 미를 가꾸는데 관심이 높아지는 의학분야가 성형분야인데, 성형의 영어 표기인 '플라스틱(plastic)'은 고대 그리스어인 '플라스티코스(plastikos)'에서 유래하였다(그림 18).

이 단어의 뜻은 '주물이나 조형을 맞춘다'라는 뜻이다. 흔히 성형을 단순히 미용의 수준에서 이해하는 경우가 많지만, 이보다는 신체적으로 가진 구조적인 변형이나 기형을 수정하여 제 기능을 할 수 있도록 결함을 교정한다는 폭넓은 의미로 인식하는 것이 옳다. 성형외과는 이러한 성형을 담당하는 특수 외과 분야이다.

성형외과(plastic surgery)는 신체 외부에 나타나는 선천성 기형, 또는 후천성 변형이나 결손을 그 기능과 모양에 있어서 정상상태에 가깝도록 교정해 주는 외과 분과이다. 성형외과에서 다루는 신체 부위는 머리에서 발끝까지, 우리 몸의 외적인 전체 부분이다.

19. 소아과

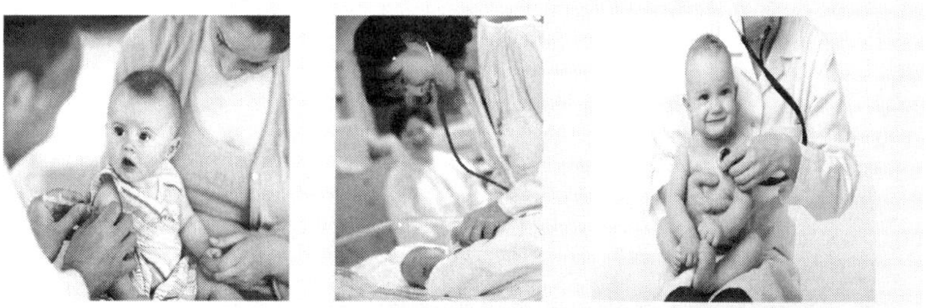

그림 19 ◦ 소아 진단 · 진료

신생아기에서 청소년기(대체로 남자 12~20세, 여자 10~18세)의 환자를 대상으로 진료 및 연구를 행하는 임상의학의 한 분야이다. 대상 연령에 명확한 기준은 없으나 보통 소아라고 하면 유아기를 벗어나고, 청소년기에 접어들기 전을 의미한다(그림 19).

소아심장과, 소아신장과, 소아내분비과, 소아호흡기/알레르기과, 소아감염과, 소아소화기/영양과, 소아혈액/종양과, 소아신경과, 신생아과로 하위분류가 가능하다.

진료하는 곳이 소아과(pediatric)이기 때문에 장비도 다른 분야에서 쓰는 장비와 많이 겹치게 된다. 다만 소아의 경우에는 장비의 안전성을 많이 강조하게 된다.

20. 소아치과

소아치과(pediatric dentistry)는 출생부터 청소년에 이르는 연령층을 대상으로 하며 치과질환 전반의 예방치료, 치아우식증(충치)치료, 구강 및 치아 발육장애 등과 같은 전문진료를 하는 임상치의학의 한 분야이다(그림 20).

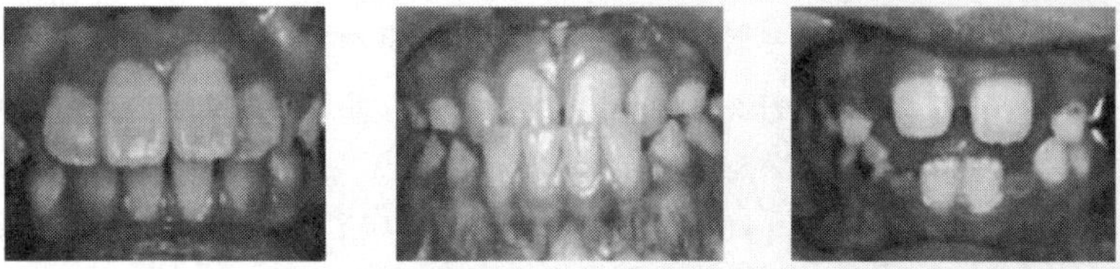

(a) 뻐드렁니 (b) 반대 교합 (c) 전치부개교

그림 20 • 비대칭 치아

성인의 치과질환의 대부분은 소아, 청소년 시기의 구강상태와 밀접한 관련이 있으므로 이 시기의 집중적인 관리는 일생을 통해 좋은 구강건강을 유지하는데 있어 매우 중요한 역할을 한다.

소아 청소년기에 육체는 물론 정신적으로도 많은 성장이 이루어지고 이에 따른 신체, 정신적 변화가 빠르게 일어나므로 역동적인 치료의 필요성이 대두된다. 또한 이 시기에는 정신적인 성숙이 완전히 이루어지지 않아 치료 시 환자의 협조를 구하기 어려운 시기이므로 성공적인 치료를 위해서는 적절한 행동조절이 필요하다.

21. 신경과

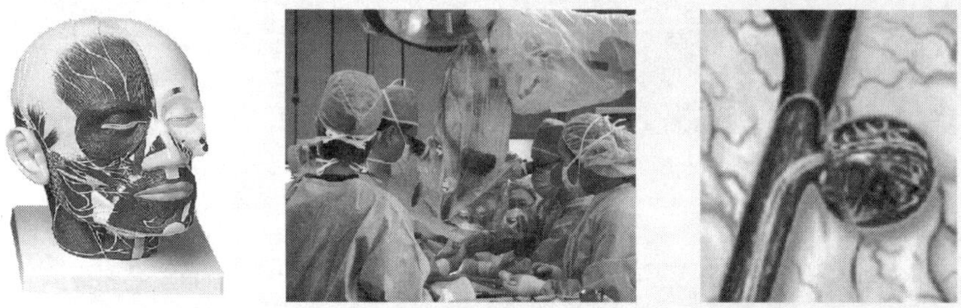

(a) 뇌신경모형 (b) 신경수술모습 (c) 뇌동맥 색전술 모식도

그림 21 • 자율신경계

인체의 전체 신경계와 관련된 모든 기질적인 질병을 다루는 과이다(그림 21).

뇌, 척수 및 신경근(root), 신경, 신경접합부, 근육까지의 모든 신경계에 발생하는 기질적인 질병을 다루는 신경과이다.

신경과(department of neurology)의 범위는 광범위하고 다양하여 크게 각각 어느 부위에, 어떤 원인에 의해 질병이 발생하는지에 따라 신경과 안에서도 여러 분야로 나누어지게 된다. 보통 신경정신과와 신경외과를 신경과와 혼동하는데, 신경외과와 신경과는 소위 내과와 외과의 차이이다.

신경과에서는 전체 신경계에서 일어나는 질병을 진단하고 약물적 치료나 대증적인 요법을 이용하여 최상의 결과를 얻을 수 있도록 치료하는 방법을 주로 사용하며, 신경외과에서는 수술적인 치료방법으로 치료를 한다.

다루는 질환도 많은 부분이 중복이 되나, 주로 수술적인 방법으로 치료가 진행되는 질환인 뇌종양 등의 경우 신경외과에서 좀 더 많이 다루게 되고, 주로 약물치료를 주된 치료법으로 이용하게 되는 뇌경색 등의 경우는 신경과에서 주로 다루게 되는 것이다.

22. 신경외과

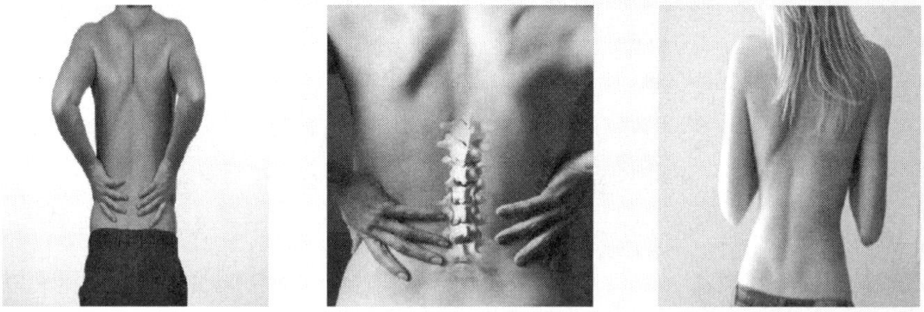

그림 22 • 척추 디스크

뇌, 척수, 뇌신경과 척수신경, 말초신경 등 신경계에 생기는 다양한 질환들에 대하여 수술적 치료를 하는 분야이다(그림 22).

신경은 중추신경과 말초신경으로 구성되어 있다. 중추신경은 뇌와 척수로 이루어져 있으며 말초신경은 중추신경으로부터 나와 신체 구석구석까지 뻗어 있는 신경가지이다.

신경외과는 이러한 조직에서 발생한 질환을 진단하고 수술적 방법으로 치료해 주는 곳이다. 경우에 따라 현미경을 이용한 미세수술(microsurgery)을 하며, 최근에는 내시경을 이용한 수술, 방사선 수술, 혈관 내 수술, 통증치료와 같은 새로운 기술을 이용한 분야들로 확장되고 있다. 신경외과(neurosurgery) 세부 진단분야로는 뇌종양, 뇌혈관 질환, 척수종양, 척추외과(디스크, 퇴행성 척추질환), 신경외상(뇌, 척추 외상성 손상), 말초신경질환, 뇌 정위기능 신경외과, 소아 신경외과, 통증외과 등이 있다.

23. 신장병학과

신장에 생기는 모든 병을 일컫는다(그림 23).

신장병(nephropathy)은 다종다양하여 이것을 정연하게 분류하는 것은 매우 어렵다. 우선 선천성 기형으로는 신장결손 및 과잉, 발육부전 · 변위신(變位腎) · 유주신(遊走腎) · 융합신과 이것에 준하는 것으로 낭포신(囊胞腎)이 있다.

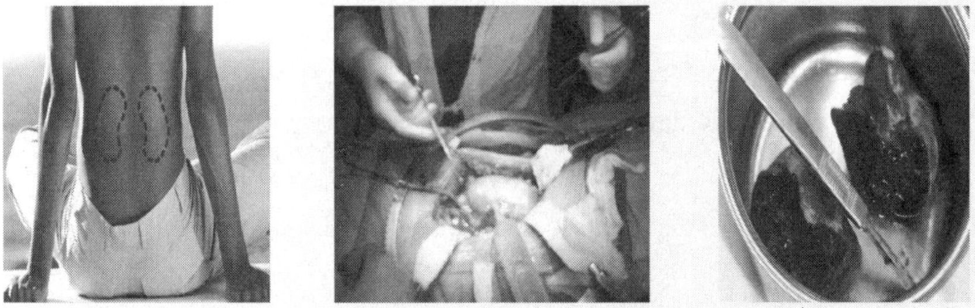

(a) 신장의 위치 (b) 신장이식수술 (c) 적출한 신장

그림 23 ● 신장의 위치와 적출한 신장

주로 신우(腎盂)에 일어나는 신우염(최근에는 신우신염이 중시) · 신장결석 · 수신증(水腎症) 및 신장결핵 · 신장종양 · 기생충병은 보통 한쪽에만 일어나므로 수술요법의 대상이 되어 비뇨기과의 영역에 속한다. 그러나 신우신염과 같이 반드시 수술을 필요로 하지 않는 것도 있다.

양쪽에 걸리는 신장염 · 네프로시스 증후군* 및 신장경화증 등은 내과적 신장질환이라 할 수 있으나, 신장염에서 그 기능이 저하되어 요독증(尿毒症)을 일으킨 경우에는 인공신장이나 신장이식의 필요가 생기면 비뇨기과와 협력해야 한다.

최근에는 교통사고나 공장에서의 외상으로 인하여 신장손상이 증가되고 있다. 따라서 내과와 외과가 신장질환의 경우에 협력해야 할 필요성에서 신장학이라는 명칭도 생겼고, 신장학회도 결성되어 있다. 진료부분으로는 일반신장질환, 전해질이상, 급성신부전, 만성신부전, 신장이식 등의 질환에 대한 진료가 있다.

24. 심장병학과

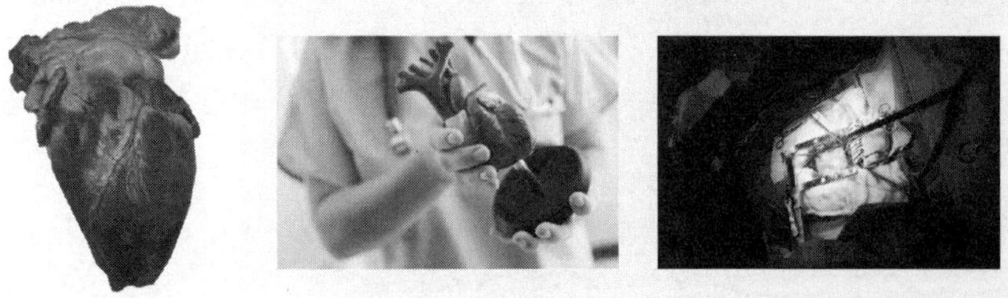

(a) 심장의 실제모습 (b) 심장모형 (c) 심장 수술장면

그림 24 ● 심장의 구조

---

* 네프로시스 증후군(nephrotic syndrome) : 사구체 질환의 일종이다.

심장의 장애와 질환의 진단 · 치료를 전문으로 하는 의학 분야이다(그림 24).

순환기 질환 중 심장의 질환을 치료하며 일반적으로 관혈관이나 심장(병)학(cardiology)도 포함된다. 병변 부위로는 심내막, 심근, 심막, 그 밖의 것을 들 수 있으며, 각각 심내막염, 심장판막증, 심근염, 심근경색, 심막염, 선천성 심장질환 등이 포함된다.

고주파 등을 이용하는 절제술로 위험요소를 제거하며 이후 심장질환 관리의 필수적인 과정으로 심장재활치료를 포함하여 진행한다. 이외에 심장박동기 시술, 제세동기 시술 등이 있으며 우리 몸의 가장 중요한 부분인 만큼 자가 응급치료법을 발달시켰다.

25. 심혈관 외과학과

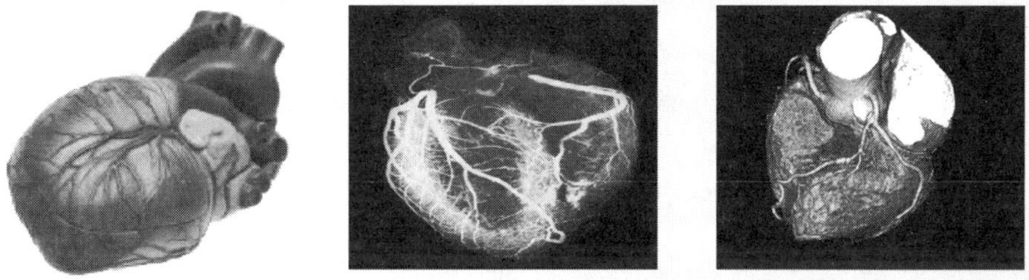

(a) 심장 혈관모형 (b) 심장 혈관조형술 (c) 심장 혈관 CT촬영모습

그림 25 • 혈관조형검사

향후 1차 진료를 담당하는 의료인으로서 심장혈관질환에 대한 진단 및 치료, 예방과 관련된 업무를 수행할 수 있는 능력을 갖추기 위해 심장혈관계의 구조와 기능을 파악하고 주요 심장질환과 혈관질환의 병태생리를 이해하여 심장혈관 환자진료에 활용할 수 있도록 해주는 학문이 심혈관 외과학과(cardiovascular surgery)이다(그림 25).

심장혈관계 질환을 진단하기 위한 검사방법 및 해석에 대해 경험을 쌓아야 한다. 혈액 및 조혈기관의 정상, 비정상 상태에 관한 기본지식과 병인, 병변, 병태 생리를 이해하여 혈액질환의 진단, 예방, 치료에 활용할 수 있도록 한다.

26. 안 과

눈에 관계된 질환을 연구하고 치료하는 의학의 한 분과이다(그림 26).

눈꺼풀과 눈물기관, 안와, 결막, 각막, 공막, 수정체, 포도막, 유리체, 망막의 질병들과 녹내장, 사시, 굴절이상, 시신경 및 시각경로의 질병들, 그리고 전신질환과 관련하여 눈에 발생하는 이상들과 눈 외상에 이르기까지 눈에 생길 수 있는 광범위한 질환들을 연구하고 치료한다.

안과(ophthalmology)에는 결막, 각막 및 수정체 등 눈의 앞부분에 발생하는 질병들을 연구하고 치료하는 전안부 분과와 망막, 포도막, 유리체 등 눈의 뒷부분에 발생하는 질병들을 연구하고, 치료

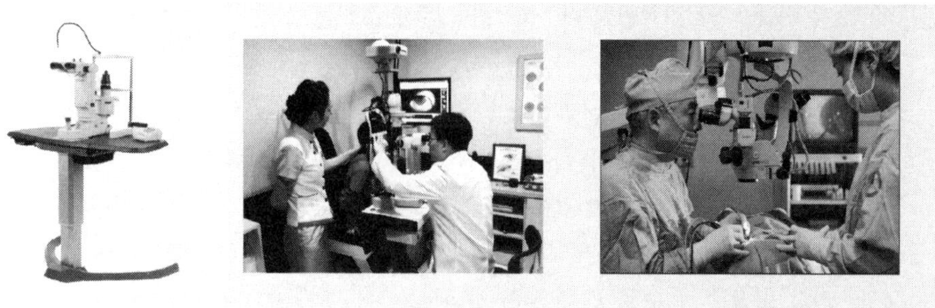

(a) 안과용 레이저 수술기 (b) 안과 진찰장면 (c) 백내장 수술장면

그림 26 • 급성출혈성 각막염(아폴로 눈병)

하는 망막/포도막 분과, 눈꺼풀과 눈물기관 및 안와의 질병들을 연구하고 치료하는 안성형 분과, 안압과 관련하여 발생하는 신경손상을 연구하고 치료하는 녹내장 분과, 눈의 위치와 움직임의 장애나 시신경과 시각경로의 이상을 연구하고 치료하는 사시/신경안과 분과가 있다.

27. 알레르기 및 면역학과

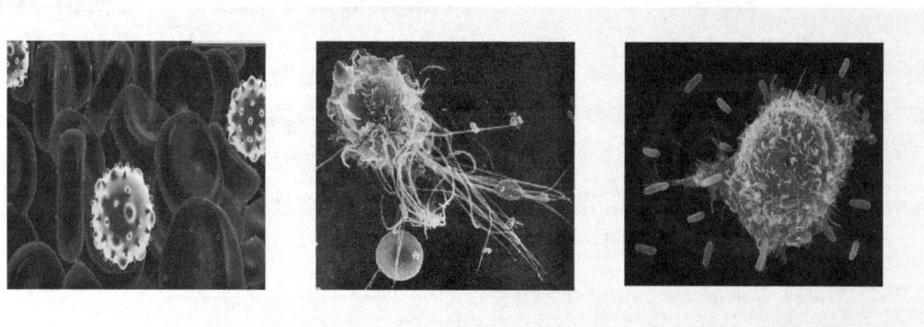

(a) IL-12 면역활성물질 (b) BRM 면역활성물질 (c) 클로렐라 면역활성물질

그림 27 • 면역활성물질 AHCC

면역과 알레르기는 동전의 양면과 같다. 외부로부터 이물질이 들어오거나 미생물이 침범하게 되면 인체는 어떤 형태로든 반응을 하게 되어 있다. 이렇게 반응을 할 때 좋은 반응이 있을 수 있고 나쁜 반응이 있을 수 있다(그림 27).

인체에 유익하게 작용하는 좋은 반응을 면역(immunity)이라 하고, 세포나 조직에 손상을 일으키는 나쁜 반응을 과민반응이라 한다. 과민반응이 곧 알레르기(allergy)이다.

면역학(immunology)은 여러 가지 면역현상의 성립원리나 메커니즘, 면역반응 그리고 그 조절에 관계하는 세포군 및 생체성분, 이들 유전자 등을 대상으로 하는 분야의 학문으로서, 그 대상은 림프구나 마크로파지(macrophage)* 등의 면역계 세포에는 항원, 항체, 보체성분, 림포킨

---

* **마크로파지**(macrophage) : 방어 메커니즘에 관계하여 면역을 담당하는 식균세포이다.

(lymphokine)*, 모노킨(monokine), 매개체(mediator) 등 여러 가지가 있다.

면역현상이 생체의 항상성을 지키는 생물 고유의 기구라는 인식이 확립된 오늘날에는 면역현상의 여러 측면을 해명하는 기초과학으로서, 그리고 면역반응으로 일어나는 여러 가지 병적 현상을 해명하여 치료에 응용하기 위한 임상면역학까지 포함한 종합적인 학문 분야로서 발전하고 있다.

면역학 진료 분야는 혈청학, 면역화학, 면역약리학, 세포면역학, 면역유전학 등이 있으며 면역학에 있어서 이상과 같은 각 분야에 관한 연구를 종합함으로써 면역현상의 본질이 해명될 것으로 기대되고 있다.

28. 영상의학과

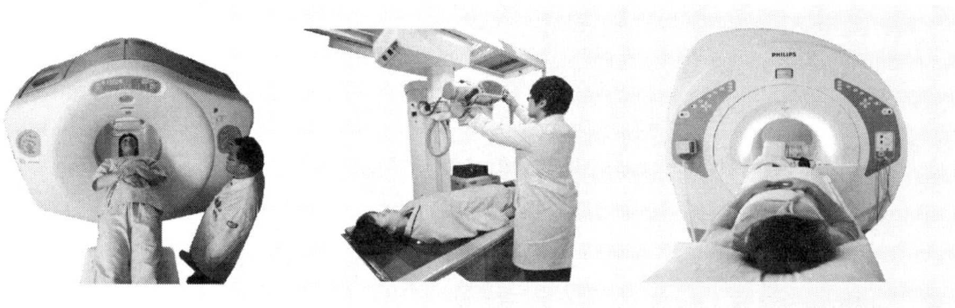

(a) PET-CT (b) X-ray (c) MRI

그림 28 ● X-ray와 MRI

방사선과라 하며 2000년대 이후부터 영상의학과(radiology)라 하고 의료용 방사선 촬영을 맡는 의학이다(그림 28).

1982년 10월 대한치료방사선의학회가 창립되었고, 이로써 방사선과는 방사선을 치료적 목적으로 이용하는 치료방사선과와 진단적 목적의 영상획득을 주된 것으로 하는 진단방사선과로 나뉘게 되었고, 현재의 영상의학과는 진단방사선과로 공식 명칭이 개명되었다.

그러나 '진단방사선과'라는 명칭은 영상의학을 인체의 영상을 얻어 진단하는 의학의 분야라고만 생각하게 한다는 자각이 일면서, 의학적 영상을 통한 진단뿐 아니라 영상을 직접 보면서, 종괴의 조직을 얻는다든가 또는 영상을 보며 중재적 시술을 가하면서 미세침습적으로 환자를 치료하는 역할을 강조하여 '영상의학'으로 공식 명칭을 개정하였다.

주요 검사로는 단순 방사선(X-선) 촬영, 컴퓨터단층촬영(CT), 자기공명영상(MRI), 초음파 검사(US), 재적 방사선학 검사 등이 있다.

* **림포킨**(lymphokine) : T-세포가 항원물질과 반응하여 유약화를 일으켜서 방출하는 화학전달물질이다.

29. 예방의학과

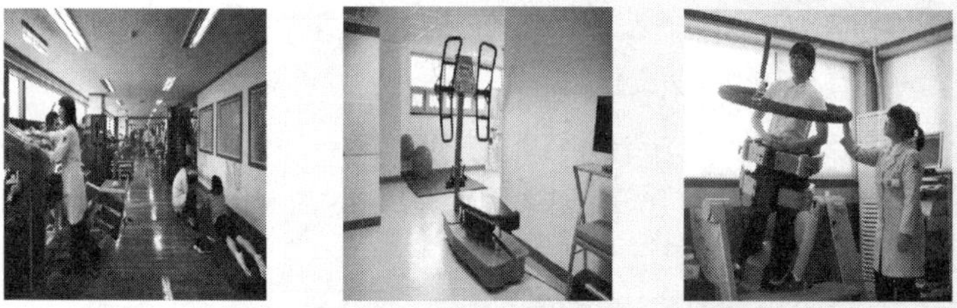

그림 29 ● 척추강화 프로그램을 통한 예방운동

질병예방을 위하여 건강증진과 생활환경개선 등이 목적이며 주로 신체적 · 정신적 · 사회적 질환 및 상해에 관심을 두고 있는 의학이다(그림 29).

보통 치료의학에 대비하여 사용한다. 일반의학이 아픈자와 상해자를 치료하는데 주목적이 있는 반면에 예방의학(preventive medicine)은 목적이 예방에 있으며, 그것도 개인지향적이라는 점에서 집단지향적인 공중보건학과 성격을 달리한다.

요즘은 예방활동이 매우 다양해지고 있다. 박테리아나 바이러스 등 병원미생물에 의한 급성 전염병은 환경과 영양의 개선, 예방접종 등으로 상당히 감소 또는 박멸되었다. 오히려 비감염성 질환, 즉 고혈압 · 당뇨병, 각종 암 등이 문제되고 있다.

한국에서도 성인병과 직업병의 문제가 대두되고 있다. 자동차 · 공장의 배기가스 등 유독한 화학물질이나 유해한 방사선에 대한 폭로, 청소년과 여자 등 흡연인구의 증가와 폐암, 영양 과다로 인한 비만으로 인한 각종 질환 등은 인류가 극복해야 할 과제들이다.

일부는 원인을 알 수 없으므로 계속 규명해야 할 것도 있고, 흡연과 폐암처럼 상호 밀접한 관계에 있다는 것을 알고는 있으나 좀처럼 해결하기 어려운 것도 있다.

30. 외 과

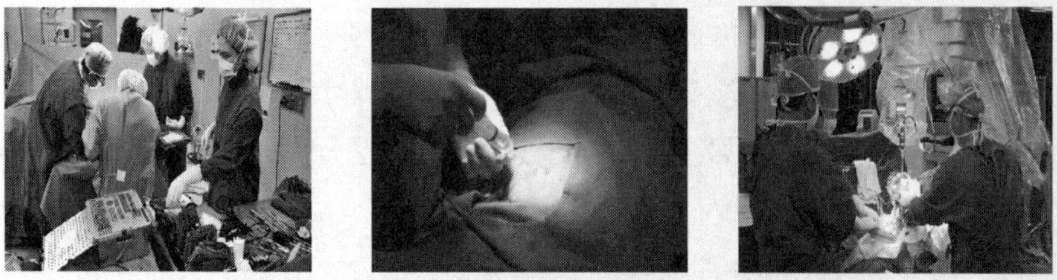

그림 30 ● 외과수술 장면

내과에 대비되는 학문 분야로서 약물치료를 주로 하는 내과와 대비되어 외과에서는 수술로 환자의 질병이나 상태를 치료한다(그림 30).

영어로 외과를 'surgery'라고 하는데 이는 그리스어인 'cheirourgike'에서 기원하였다고 한다. 이를 풀이하면 'hand(손)'+'work(작업)', 즉 손으로 하는 작업이라는 뜻이다.

외과(general surgery)는 현재 일반외과라는 명칭과 혼용되어 사용되고 있다. 1950년대를 지나면서 비약적으로 발전한 의학계에서 외과의 역할은 두드러진다. 특히 외과는 질적, 양적으로 엄청나게 팽창하여 각 부문이 전문성을 가진 별도의 학문영역을 구축하게 되었다.

31. 위장병학과

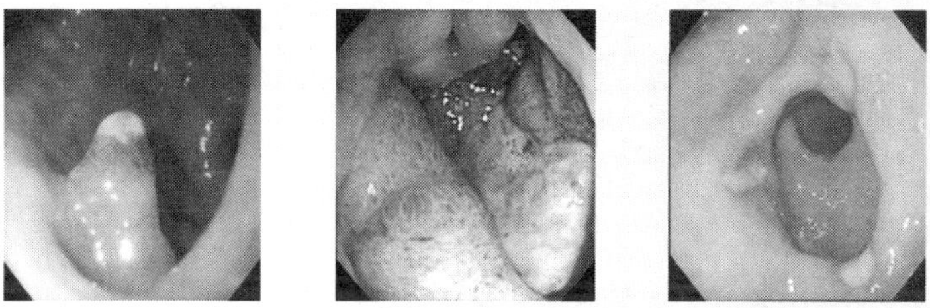

그림 31 ◦ 위궤양

입안, 목 안, 식도, 위, 작은창자, 큰창자와 같은 위창자관과 이자 또는 침샘 따위를 비롯한 여러 가지 소화샘들의 구조나 원리 또는 거기에 생기는 여러 가지 병의 치료와 예방을 전문적으로 연구하는 학문으로 의학의 한 분야이다(그림 31).

위장병(gastroenterology)의 종류는 위궤양, 위염 등이 있다. 발병원인은 주로 불규칙한 식사습관, 지나치게 자극적인 음식 및 잦은 알코올 섭취인데 이러한 병이 계속 될 경우 암유발의 원인이 될 수도 있다.

치료는 가벼운 경우 제산제, 소화제로 해결하지만 심각한 경우 수술을 하기도 한다.

위질환은 크게 세 가지로 나눌 수 있는데 기능적 위질환(공기연하증(空氣嚥下症)* · 유문경련** · 위아토니*** 등)과 기질적 위질환(위암 · 위궤양 · 위염(급성 및 만성) · 위확장 · 위의 양성종양 등), 그리고 위의 형상이나 위치의 이상(선천적 유문협착증**** · 위게실(胃憩室 : 噴門部)***** · 위하수증 등)이 있다. 위질환의 증세는 매우 다양하며, 특히 각종 위질환에는 공통되는 점이 많고 자각증세가 분명하지 않을 때도 있으며, 증세에 의한 진단은 신중을 요하는 일이 많다.

---

* 공기연하증(aerophagia) : 위속에 들어 마신 공기의 양이 많아서 장내에 가스가 차는 질환이다.
** 유문경련 : 위의 한 부분인 유문부에 질병이 없는데도 경련성 수축을 일으켜 구토가 나는 현상이다.
*** 위아토니(gastric atony) : 위의 긴장력이 떨어져 위가 가늘고 길게 늘어져 있는 상태이다.
**** 유문협착증(pyloric stenosis) : 유문부의 통로가 좁아져서 위액이나 음식물이 잘 통과하지 못하는 병이다.
***** 위게실(gastric diverticulum) : 위의 일부가 확장되어 위가 돌출된 상태이다.

위질환의 진단은 증세에 확인뿐만 아니라 시진(視診) · 촉진(觸診) · 타진(打診) · 청진(聽診) · 압진(壓診) 등의 이학적 검사에 이어 위 X-ray검사 · 위내시경 · 위카메라 · 위액검사, 위점막 생검(生檢) 및 세포진단, 혈액검사 · 검변 등을 필요에 따라 행하여 병력이나 이학적 소견과 함께 종합진단을 내린다.

32. 응급의학과

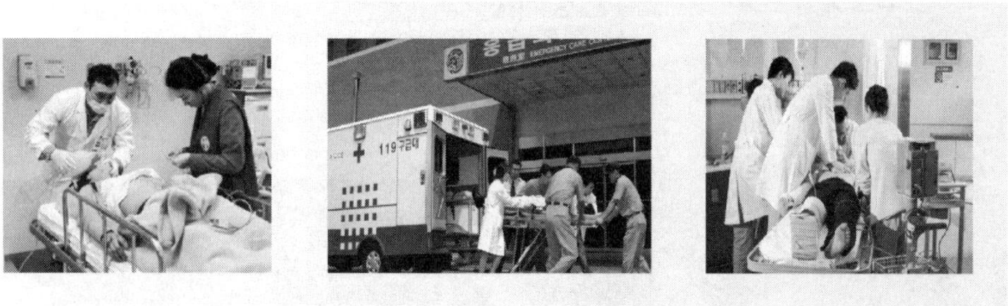

그림 32 • 응급구조, 심폐소생술

일차적인 의료행위로 응급환자에게 보다 포괄적이고 효과적인 치료를 제공하기 위한 학문이다. 응급환자의 치료효과를 높이기 위한 가장 중요한 관건은 신속한 의료 접근성 제공과 적절한 응급처치라 할 수 있고 조직적이고 체계적인 응급 의료체계가 필요하며, 이는 의학과 사회조직의 유기적인 결합으로서 완성된 분야가 바로 응급의학(emergency medicine)이다(그림 32).

응급의학과는 비교적 최근에 인정받은 임상과로 아직은 공식적인 세부 분과는 없다. 그러나 응급의학과 나름의 다양한 관심 영역과 분야가 있으며, 각 분야에서 활발한 연구와 진료가 이루어지고 있다.

응급의학과 의사는 응급실을 방문하는 모든 환자의 진료에 직접 또는 간접적으로 참여한다. 따라서 여러 임상 분야의 다양한 질환을 많이 접하고 그 진단과 치료과정을 잘 이해하고 있어야 하며, 이를 위해 응급의학과 수련과정 중 주요 임상과에 의무적으로 파견되어 근무한다.

응급실에서는 다양한 경증 환자의 진단 및 치료에 참여할 뿐만 아니라, 중증의 환자를 조기에 진단하고, 급성 처치를 수행하여 환자를 안정화시키며, 필요 시 그 해당 분야의 전문가에게 협진을 요청하는 일을 하게 된다. 응급의학과 의사만이 수행하는 특별한 시술은 없으며 타 임상과와 많은 시술을 함께 수행하고 있다.

33. 이비인후과

이비인후과(otorhinolaryngology)는 귀, 코, 목(인두, 후두)에 관련된 질환에 대한 내과적 및 외과적 치료를 하는 전문 진료과이다(그림 33).

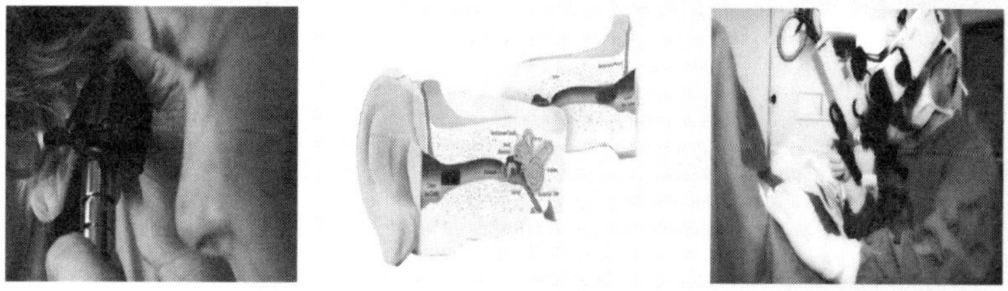

(a) 난청검사 (b) 귀구조 모형 (c) 귀수술장면

그림 33 • 귀의 내부, 귀수술장면

귀(이과), 코(비과), 목(두경부외과)의 3개의 분과 형태로 크게 나누어져 있는데, 최근에는 이과학, 신경이과학, 비과학, 안면성형의학, 수면의학, 두경부외과학, 후두과학, 기관식도과학, 음성 언어의학 등으로 점차 세분화되고 있다.

병원마다 분과와 그 역할은 차이가 있으나 크게 이과, 비과, 두경부외과 분과의 세 가지로 나눈다. 순음 청력검사, 자발안진[*], 주시안진[**], 두위안진[***], 전기 성문도 검사, 비강도 검사, 후각 검사, 미각 검사 등을 통하여 귀, 코, 목에 관한 세부적인 진단을 하고, 원인을 규명하여 치료하는 데 그 목적이 있다.

34. 재활의학과

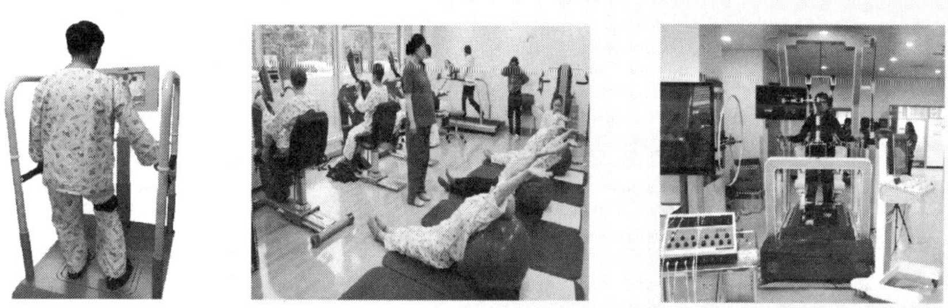

그림 34 • 재활치료

현대의학은 빠르고 정확한 치료를 목적으로 하며, 재활의학(rehabilitation medicine)은 1, 2차 세계대전을 전후로 현대에 들어 출발한 의학의 한 분야로서 다른 의학 분야에 비해 역사가

---

* **자발안진** : 안구의 앞 · 뒤 축을 중심으로 안쪽이나 바깥쪽으로 안구가 도는 현상이며, 회선안진(torsional nystagmus)이라고도 한다.

** **주시안진**(gaze-evoked nystagmus) : 어떤 목표물을 집중해서 볼 때(주시)는 보는 것이 가능하지만 그렇지 않을 때는 보는 것이 구별이 잘 되지 않는 현상이다.

*** **두위안진**(positional nystagmus) : 두위의 변화에 따라서 발병되는 안진검사이다.

비교적 짧지만 인간의 생명존중과 삶의 질을 중시하는 현대의학의 특성을 가지고 발전하고 있다(그림 34).

재활은 세계보건기구에서 규정한 장애인을 위한 재활은 "최적의 신체적, 감각적, 지능적, 심리적, 사회적 수준으로 향상시키고 유지하는 과정"으로 정의하고 있다. 질환, 외상 또는 노인성 변화로 신체적 기능 및 심리사회적 기능이 떨어져 스스로 독립적인 일상생활을 유지할 수 있는 능력이 감소할 때 환자에게 남아 있는 신체적 능력을 최대로 회복시키고자 하는 것이다.

35. 정신병학과

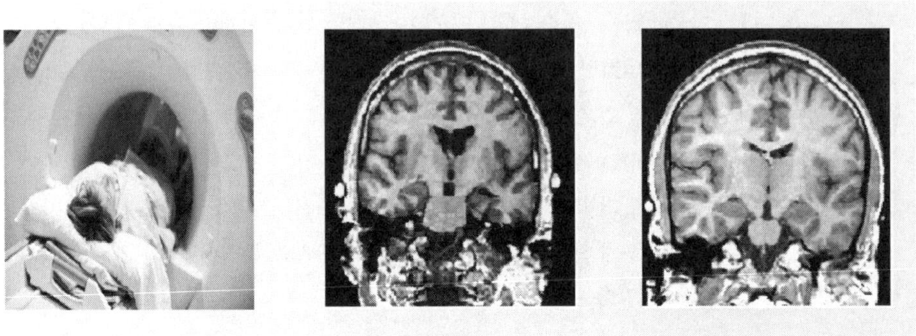

(a) MRI 검사를 받는 환자 (b) 정상인 MRI 사진 (c) 정신분열병환자 MRI 사진

그림 35 ● 정신분열병 MRI 사진

정신병학(psychiatry)은 정신(또는 행동의) 질환과 나아가 건강상태와 병적 상태에서의 개인의 행동을 연구하고 치료하는 의학의 한 분야이다(그림 35).

정신질환이 하나의 의학적 병으로 인식된 것은 지난 200여 년 전의 일이다. 초기에는 정신의학이 단순히 정신병을 치료하는 의학으로 인식되어 왔으나, 근대의학이 발전함에 따라 개인의 주관적 생활, 대인관계 및 사회적응 등에 영향을 주는 정상과 이상 사이의 다양한 스펙트럼의 인격장애들이 대상이 되고 있다.

정신현상은 유전 및 분자생물학 등 개인의 신체적 조건, 가족 및 사회적 요인들과 상호 관련이 있으며, 이제는 정신적 원인에 의한 신체적 장애, 신체적 요인에 의한 정신적 장애, 사회문화적 요인과 관련된 지역사회의 정신의학 및 정신보건 문제에 이르기까지 그 대상이 확대되고 있다.

정신의학의 분야에는 임상정신의학, 생물정신의학, 정신병리학, 사회정신의학, 정신신체의학, 행동과학 등이 있으며 현재 정신의학은 생화학적, 면역학적인 연구가 활발해짐에 따라 정신질환의 원인규명에 많은 희망을 던져 주고 있다.

36. 정형외과

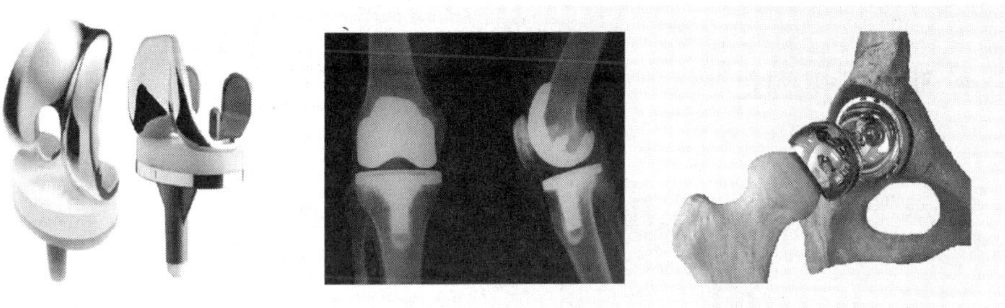

(a) 인공관절　　(b) 인공관절 X-ray 사진　　(c) 인공관절모형

그림 36 ● 인공관절

희랍어의 orthos와 paidos를 합친 복합어로 orthos는 바로잡는다라는 것이며, paidos는 소아를 의미하며 처음에는 소아기의 변형을 교정하고 예방하는 학문을 의미하였다. 하지만 현대적인 의미에서는 사지와 척추 그리고 그 부속기의 형태와 기능을 내과적, 외과적 그리고 물리학적 방법으로 연구하고 보존하며 회복 및 발전시키는 의학의 한 분야로 정의할 수 있다(그림 36).

정형외과(orthopedics)는 팔, 다리 및 척추를 구성하는 모든 해부학적인 구조에 대해 진료를 한다. 하지만 해당 분야가 너무 광범위하기 때문에 질환이 발생한 부위별로 세분하여 진료를 하게 되고, 주요 진료 분야는 수부, 견주관절, 족관절, 무릎, 고관절, 척추, 소아, 종양으로 나누어진다. 정형외과의 주요 치료법은 단순히 생각하는 수술적 치료뿐만이 아니라 크게 보면 약물요법, 물리치료, 보장구요법, 의지 등의 보존적 치료와 적극적인 수술적 치료로 나눌 수 있다.

37. 종양학과

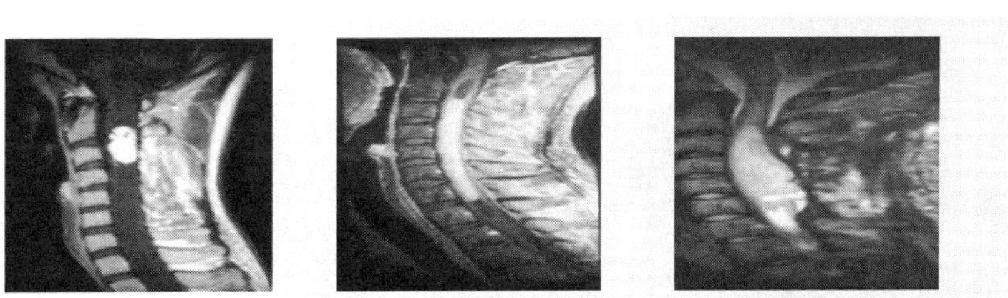

(a) 혈관 모세종　　(b) 상의 세포종　　(c) 성상 세포종

그림 37 ● 척수종양의 분류

종양 및 암의 병태 및 병인론에 대해 연구하는 학문분야이다(그림 37).

종양의 발생원인 및 진전 등의 기작을 연구하여 최종적으로 암의 예방, 진단 및 치료에 유효한 지견을 모은 것을 목적으로 하는 학문이다.

종양학(oncology)에 포함되는 연구영역은 병리학, 생화학, 분자생물학, 면역학, 유전학, 바이러스학, 역학, 내과학, 외과학 등의 의학분야와 각종 생물학 분야를 포함하여 광범위하다.

최근에 암 유전자 및 암 억제 유전자의 존재 증명 등의 분자생물학기법을 구사한 분자종양학 영역이 눈부시게 발전하고 있다.

38. 진단방사선과

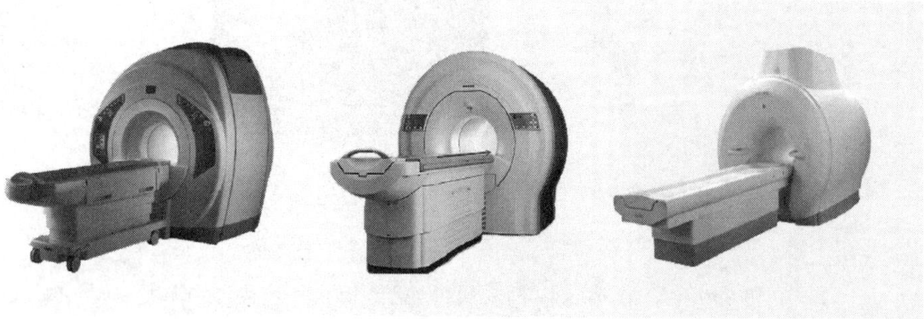

그림 38 • 자기공명영상장치(MRI)

영상의학과의 종류라 할 수 있으며(그림 38) 치료방사선과는 방사선을 이용한 치료가 주목적이며 진단방사선과(diagnostic radiology)는 방사선을 이용한 신체의 진단에 그 목적이 있다. 신체를 진단하여 신체의 이상유무와 이상원인까지 밝혀내는 고급 진단기술이라 할 수 있다. 진단용 방사선의 종류에는 디지털 X-선 촬영장치(DR), 컴퓨터단층촬영(CT), 자기공명영상진단(MRI) 등의 여러 가지 기법이 사용된다. 이들 기법은 단순히 진단방식에만 차이가 있는 것이 아니라, 측정되는 결과값과 얻어지는 결과값에도 차이가 나게 된다.

39. 진단검사의학과

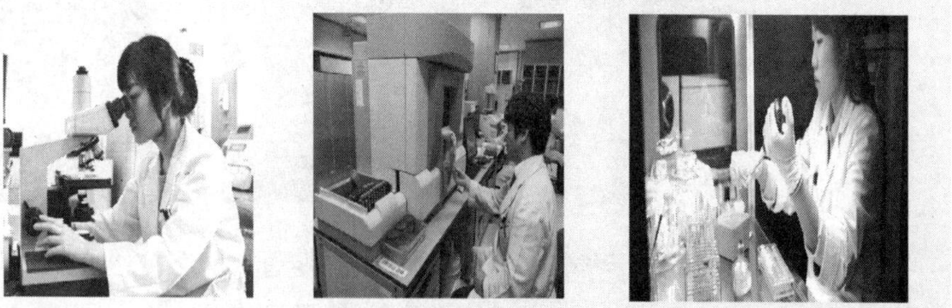

그림 39 • 혈액검사, 효소면역측정법

인체에서 유래하는 각종 검체에 대하여 적절한 검사를 시행함으로써 질병진단이나 치료효과 판정 등에 도움을 주는 일을 한다(그림 39).

진단검사의학과에서 시행하는 검사는 그 종류가 매우 다양한데 혈액에 들어있는 각종 성분을 분석하는 것뿐 아니라 소변, 뇌척수액, 체액 등도 검사를 시행한다.

인체의 감염병을 진단하기 위하여 세균, 바이러스, 진균 등 각종 미생물을 분리하여 동정하기도 하고, 암세포를 분리하여 그 암세포의 성상을 밝히는 검사도 한다. 혈액은행에서는 병원 내 수혈이 필요한 모든 곳에 혈액을 공급하는 일을 맡고 있으며, 이와 관련된 각종 검사나 헌혈, 성분헌혈, 혈장교환 및 치료적 혈구성분채집술 등도 시행한다.

최근에는 각종 유전검사를 시행하여 질병과 관련된 최신 유전정보를 제공하며, 유전상담을 통하여 환자들을 돕고 있다. 진단검사의학과의 각종 검사기법은 최신 의학지식 및 기술을 환자 진료에 접목하여 의료진에게 최선의 진료가 가능할 수 있도록 한다.

40. 치 과

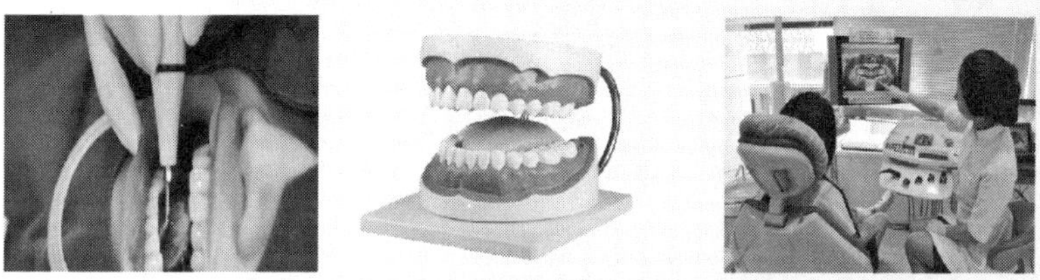

(a) 스케일링 (b) 구강모형 (c) 구강 CT 검사결과 설명

그림 40 • 치아치료, 구강 CT

치아와 그 주위조직 및 구강을 포함한 악안면 영역의 질병이나 비정상적 상태 등을 예방하고 진단하며 치료를 도모하는 의학의 한 분야이다(그림 40).

일반적인 진료를 담당하는 대개의 치과의사는 구강 위생상태를 개선하고 건강한 치아를 유지하는 데 필요한 진료를 제공한다. 일반 치과의사가 직접 치료하기 어려운 경우에는 일정 기간의 수련 과정을 거치면서 각 세부 과목(구강악 안면외과, 치과교정과, 치주과, 치과보철과, 소아치과 등)을 전공한 치과의사에게 의뢰를 하거나 협력 진료를 하기도 한다. 치과(dentistry) 진료는 크게 외과적 처치와 비외과적 처치, 예방적 처치로 나눌 수 있다.

41. 치과교정과

성장기 환자의 치열, 악안면골격 이상발육의 교정치료, 악안면 정형 교정치료와 성인환자의 치열 및 악안면골 이상에 대한 교정치료와 교정-수술 복합치료를 시행한다(그림 41).

컴퓨터를 이용한 3차원 골격진단으로 구순구개열(언청이) 환자를 포함한 다양한 안면부 발육 이상이나 안면기형 환자들의 교정적, 정형적 치료에 대한 종합적인 관리를 시행한다.

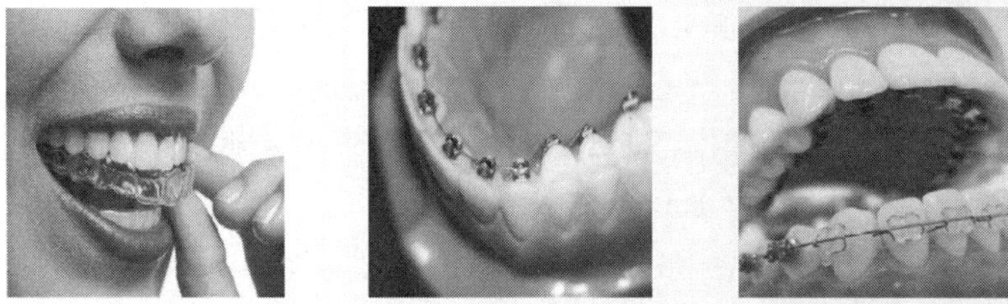

(a) 투명교정 (b) 설측교정 (c) 콤비교정

그림 41 • 치성 부정교합

치과교정(orthodontics)치료를 원하는 경우 치료계획을 세우고 필요한 분석을 위한 검사를 실시하는데, 교정진단을 위한 분석은 임상적인 검사와 함께 X-ray 검사, 안모 및 구내 사진촬영, 모형채득 등을 실시하며 환자의 상태에 따라 추가 검사가 필요할 수 있다.

42. 치료방사선과

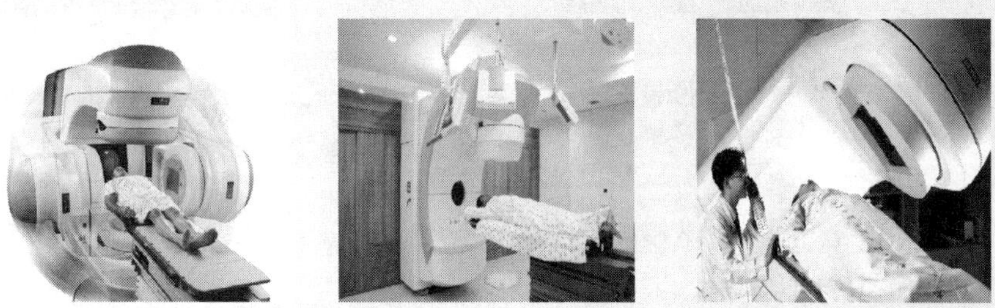

그림 42 • 방사선 치료기

방사선과는 영상의학과(radiology)에서 X-선, 즉 방사선을 이용한 과의 한 종류이다. 뢴트겐(Wilhelm Conrad Roentgen)이 1895년 11월 8일 X-선을 발견하고 이를 'X-선 방사(X-radiation)'라고 명명하였는데 현재도 영상의학 분야에서 이 용어가 쓰이고 있다(그림 42).

우리나라에 영상의학의 씨가 뿌려진 것은 X-선이 발견된 지 16년이 지난 1911년으로서 이후 여러 번의 개편을 거듭함으로서 영상의학과로 개명되었다.

현재 여러 가지 촬영기법이 나왔음에도 불구하고 방사선은 여전히 영상의학과에 있어서 주축을 이루는 핵심 기술이라 할 수 있다.

43. 치과보존과

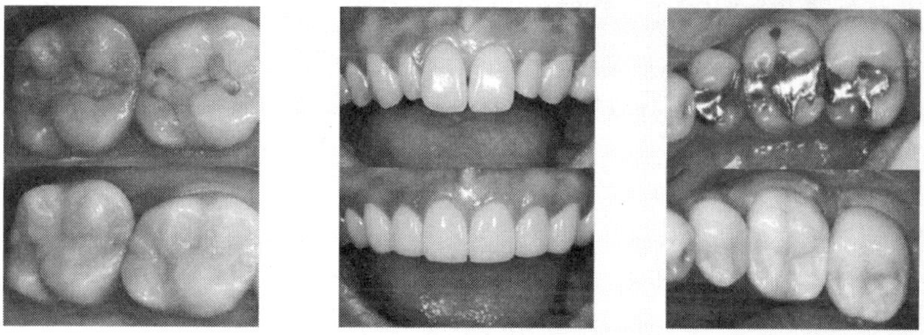

(a) 변색된 치아성형비교 (b) 토끼 치아성형비교 (c) 깨진 치아성형비교

그림 43 ● 치아보존 치료

치아의 경조직 손상, 치아의 심미적 부조화, 치수질환 및 치근단질환에 대한 시술을 시행하여 치아와 관련된 동통을 제거하고, 치아의 저작, 발음, 심미기능을 회복시켜 환자를 치료하는 과이다(그림 43).

치과보존과(operative dentistry) 진료분야는 생활치수 보존을 위한 치수진정치료 및 치수복조*, 아말감,** 주조금, 복합레진***, 글라스아이오노머****를 이용한 수복, CAD/CAM을 이용한 도재수복, 치아색조수복 및 변색 치관의 표백, 응급 치수절단술 및 근관치료, 치근단 병소조직의 외과적 적출술과 치근단 절제술, 치근분리 및 치근절단술, 자연치아 및 인공치아의 재식 및 이식, 수술현미경을 이용한 미세근관치료 및 수술 등의 진료를 수행한다.

44. 치과보철과

치아를 뽑게 되는 중요한 원인은 첫째 충치, 둘째 풍치라고 하는 잇몸질환, 셋째 사고로 인한 충격, 즉 외상이다(그림 44). 이러한 후천적인 원인 또는 선천적인 원인에 의한 치아결손으로 한두 개 또는 광범위하게 치아가 상실되면 환자의 음식섭취가 어렵고 소화도 불량하게 되어 전신적인 영양부족, 건강악화를 초래하고 얼굴모습도 흉해지며 대화에 필요한 말도 정확히 할 수 없으며, 정신적인 열등감을 가져 오기도 하여 사회생활을 어렵게 만들기도 한다.

치아를 상실하고 그대로 방치하면 마치 도미노 현상처럼 주변의 치아가 그 공간으로 기울어지게 된다.

---

* **치수복조** : 우식상아질을 제거한 후 치수를 덮고 있는 상아질층이 없고 치수가 노출되었거나 상아질 피복량이 적을 때 약제로 치수를 보호하는 수술식이다.

** **아말감** : 충치치료에 사용되는 치료 재료이다.

*** **복합레진** : 충치치료에 사용되는 재료로써 자연치아의 색과 조화롭다.

**** **글라스아이오노머** : 충치치료에 사용되는 재료이다.

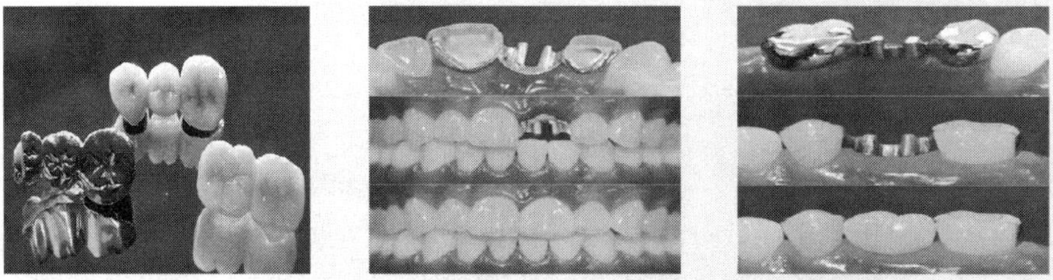

(a) 치아 보철물 (b) 구치 보철물 (c) 전치 보철물

그림 44 • 치아 보철물

대합하고 있는 반대측 치아가 내려오거나 올라옴으로써 치아배열의 균형이 파괴되며, 발생된 빈 공간들 사이로 음식물이 끼이게 됨으로써 부가적인 충치나 잇몸질환이 생겨나고 멀쩡했던 주변 치아와 잇몸조직, 안면부 근육과 턱관절 등에도 영향을 주어 심각한 장애를 일으킬 수 있다.

보철은 치아가 결손된 환자들에게 인공적으로 치아를 대체함으로써 구강과 안면부의 기능회복과 심미적 개선을 가져오기 위한 치의학의 한 가지 치료방법이며, 이것을 담당하는 분야를 보철과(prosthodontics)라고 한다. 보철학의 치료분야로는 일반 보철치료, 심미보철치료, 악안보철치료, 임플란트 보철치료로 나눌 수 있다.

45. 치주과

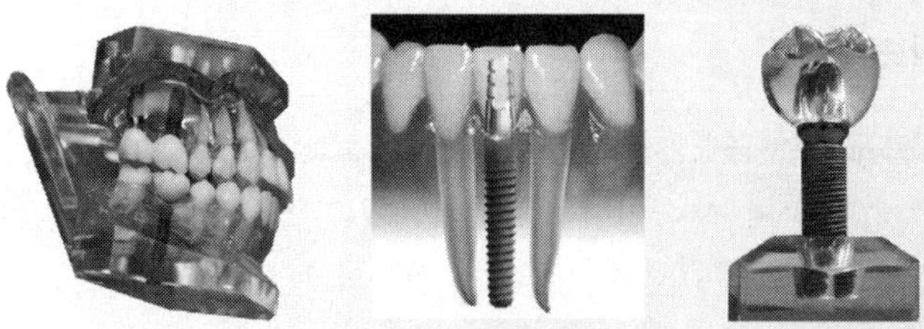

그림 45 • 임플란트

'치주'는 '치아의 주위'란 뜻이다. 치주질환(잇몸병)은 치아주위에 부착하고 있는 조직과 치조골이 세균의 감염으로 파괴되어 발생한다. 따라서 치료하지 않은 채로 방치하면 치아를 잃게 될 수도 있다(그림 45).

치주과(periodontology)는 치석제거, 칫솔질, 잇몸 염증, 잇몸수술, 연조직 수술 등을 하며 치아 및 뿌리 주변을 관리하는 과이다. 임플란트도 원칙적으로는 치주과에 소속된 진료의 한 내용이며 수술하는 부분이 한정되고, 임플란트 위에 이를 올리는 것은 보철과에서 한다.

치주염은 치은염이 진행된 결과로서 치아주위의 치조골 파괴를 동반하는 보다 광범위한 잇몸질환이다. 치주염이 심해지면 이가 흔들리게 되고 결국 이를 잃게 될 수 있다. 치주염의 치료로는 크게 비수술적인 방법과 치주수술로 나눌 수 있다.

치주질환이 많이 진행되지 않은 상태라면 비수술적인 방법으로도 잇몸건강의 회복이 가능하지만, 많이 진행된 상태라면 치주수술을 해야 한다. 치주염 환자의 경우 지속적이고도 정기적인 유지관리 치료가 필요하다. 치주질환의 주된 원인은 치면에 무색으로 덮여 있는 세균덩어리인 세균막(프라그)이다. 그러나 흡연, 약물, 당뇨와 같은 것들도 잇몸의 건강을 해칠 수 있다.

진료분야로는 치은염(잇몸염)이나 치주염(풍치)의 염증성 질환, 염증성 치은비대나 약물에 의한 치은비대증, 외상성 교합이나 부정교합에 의한 치주질환, 치은착색, 구취, 지각과민, 치은퇴축 등의 치료와 인공치아(임플란트) 매식술 등이 있다.

46. 피부과

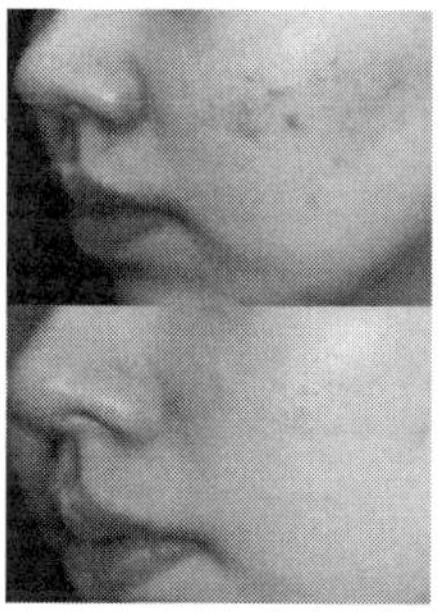

(a) 모공개선 수술비교

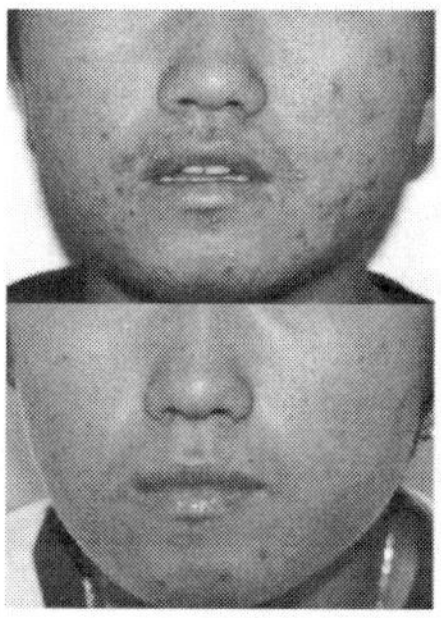

(b) 여드름 치료비교

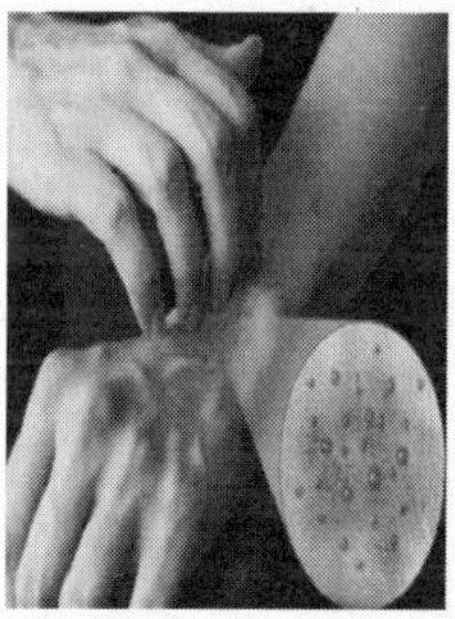

(c) 아토피 피부염

그림 46 ● 늘어난 모공개선시술, 아토피 피부염

피부 및 피부부속기에 증상이 나타나는 모든 질환을 진료하고 치료하는 분야이다. 기존의 경구약, 도포제, 냉동치료, 광선치료, 면역치료 등 많은 치료법을 이용해 여러 피부과 질환들을 치료하며, 최근에는 레이저 치료술이 발달하여 많은 피부과 영역에서 레이저 치료가 사용되고 있다(그림 46).

피부과(dermatology)는 단순히 피부의 치료뿐만 아니라 이를 예방하며 관리하는 여러 복합적인 시술들을 시행하는 복합적인 진단과라 할 수 있다. 진료과로는 피부외과, 미용피부외과, 피부병리학, 광의학, 소아피부과로 나뉘게 되며, 이들은 각각 다른 분야의 진단과로 나뉘나 실제 사용되는 장비와 기본 치료원리는 유사하기 때문에 사용되는 치료장비에 대해 이해할 수 있다면 기본적인 피부과의 업무에 대해 이해하는 것과 동일하다 할 수 있다.

47. 한방과

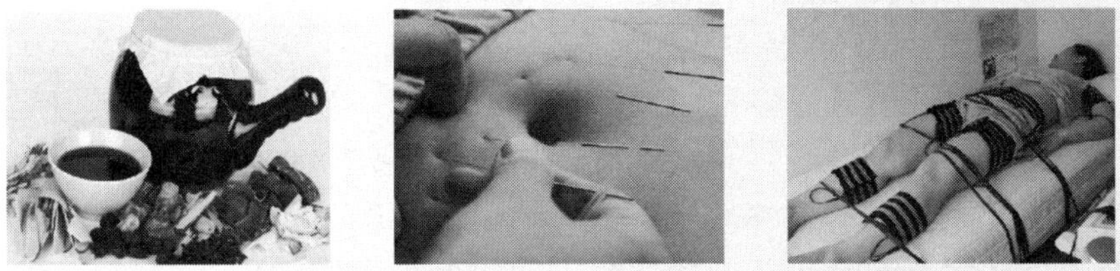

그림 47 • 한방치료

서양의학에 대응하여 동양의학이라고도 하기도 한다. 중국 · 일본 등 한자문화권 지역의 의학과 교류되면서 연구 · 전승 · 발전되어 왔으며 동양철학적인 방법에 근거를 두고 있다(그림 47).

종합적인 생명현상을 동적으로 관찰함으로써 내적 생명력을 근본적으로 배양하고 건강을 증진하는 것이 큰 특징이다. 인체를 소우주로 보기 때문에 한의학의 기초이론은 우주운행원리인 음양을 중심으로 한 음양오행설이다. 한의학의 자연관과 인체의 생리 · 병리에 대한 원리, 진단 · 치료 · 약물 등에 대한 이론은 모두가 이 음양오행으로 설명된다.

현대의 한방(chinese medicine)은 예전의 침술에 의존하는 방식이 주를 이루고 있으나, 발전된 의학기술과 접목하여 초음파, 전자기기, 레이저 기기 등으로 다방면적으로 발전이 이루어져서 침술 이외에도 여러 가지 방식이 사용되고 있다. 현대기술과 접목된 한방에 대해 이해하기 위해서는 현재 사용되고 있는 장비들의 종류를 알고 이의 특징을 이해하는 것이 중요하다.

48. 항문과

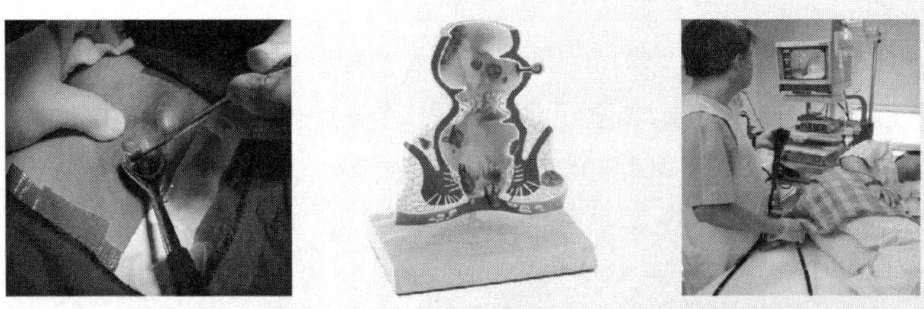

(a) 항문수술 (b) 항문 모형 (c) 항문 내시경

그림 48 • 항문질환의 주요 증상

항문(proctology)에 생기는 병을 치료하는 의학 또는 병원의 그 부서이다. 통증 없이 변에 피가 묻어 나오는 항문출혈의 경우 치질(치핵)인 경우가 많으나, 생명을 위협하는 대장암의 징후일 수도 있으므로 대장항문 전문의의 진찰을 받아보는 것이 좋다(그림 48).

충수염의 경우 증상이나 검사결과가 특징적이지 못한 경우가 많고 감별해야 할 질환 또한 매우 많기 때문에 숙련된 의사의 신속하고 정확한 진단 및 처치가 요구된다. 환자의 대부분이 응급수술을 받음으로서 많은 불편과 함께 신속한 수술을 받지 못하는 경우가 많이 생기기도 한다.

진료 분야로는 치핵, 치열*, 치루** 등 3대 항문질환 외 과민성 장증후군, 대장용종(대장폴립)***, 직장탈출증****, 항문콘딜로마(첨규콘딜로마), 변실금, 항문소양증***** 등의 항문질환이 있다.

49. 핵의학과

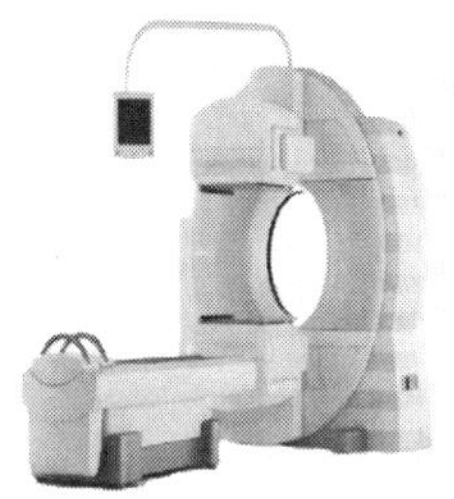

(a) SPECT(단일광자단층촬영장치)

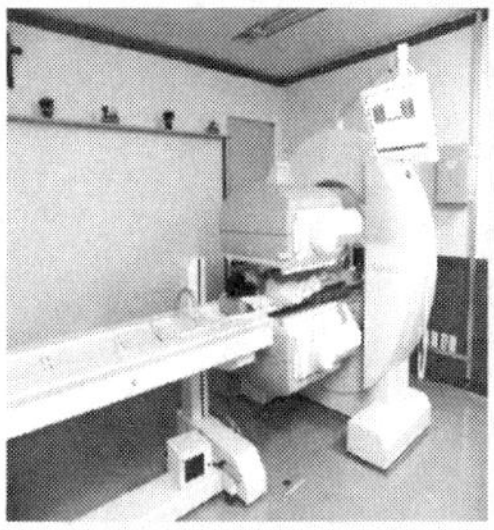

(b) SPECT(환자 단층촬영)

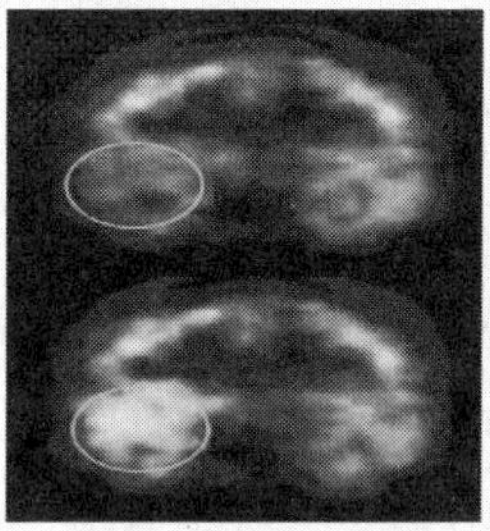

(c) 간질환자의 측두엽 단층촬영 발작 전(위) 발작 후(아래)

그림 49 ● 핵의학 촬영

방사성동위원소를 중심으로 하여 가속입자 및 중성자를 포함한 방사선 효과의 임상이용을 하는 의학의 한 부문이다. 핵의학(nuclear medicine)은 방사성동위원소를 이용해 질병을 진단하고 치료하는 분야이다. 방사성동위원소를 체내에 투여한 뒤 방출되는 방사선의 투과력을 검출하는 의료장비를 이용하여 환자의 검사부위 영상을 얻어 질병을 진단할 수 있다. 파괴력이 센 방사선을 방출하는 경우 체내에서 인접한 암세포를 파괴하여 질병을 치료할 수도 있다(그림 49).

최근 의료용 방사성동위원소의 개발 및 그것을 검출하는 장치의 개발이 두드러지게 발달하고, 핵의학 진단학은 의학의 진료부문으로서 확립되어 핵의학은 일반적으로 진단학을 의미하게 되었다. 방사성동위원소가 의학에 사용되기 시작한 것은 1961년경이며, 보급되기 시작한 것은 1965년 이후부터이다. 현재는 내과 · 외과 · 소아과 등 모든 임상과에 이용되고 있으며, 독립된 부문으로 성장하고 있다.

진료방법으로는 혈액 속의 호르몬 · 항원과 같은 미량성분을 방사성 시약(아이오딘 125 125I, 아이오딘 131 131I과 같은 방사성동위원소를 극미량 포함)에 의하여 정량(定量)하는 방법, 환자

---

* 치열(anal fissure) : 항문 입구에서 항문 안쪽 부위가 찢어지는 현상이다.
** 치루(anal fistula) : 항문 주변에서 농양이나 염증, 고름 등이 배출되어 나오는 현상이다.
*** 대장용종(colon polyp) : 대장 점막이 자라 혹이 되어 장 안쪽으로 돌출되는 현상이다.
**** 직장탈출증(rectal prolapse) : 항문조임근을 통해 직장 일부가 탈출된 상태이다.
***** 항문소양증(pruritus ani) : 항문 주변이 가렵거나 화끈거리는 질환이다.

에 미량의 방사성 약물을 투여하고 방사성 약물로부터 방출되는 γ선을 예민한 측정장치(신티카메라 등)로 밖에서 측정하여 장기의 기능검사와 형태묘사를 행하는 방법이 실용화되고 있다.

핵의학에 의한 검사 · 진단은 일반적으로 환자에게 고통을 주지 않고 위험성도 없으며, 비교적 단시간에 실시할 수 있는 것이 특징이다.

50. 혈액학과

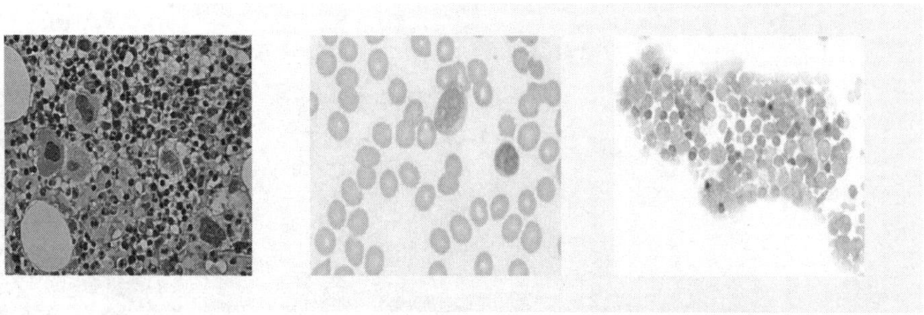

(a) 골수생검 (b) 말초혈액도말 (c) 골수천자도말

그림 50 ● 말초혈액도말 · 골수천자도말

혈액(hematology) 및 조혈기관과 그에 관련된 여러 가지 생리 · 병리현상에 관한 학문이며 혈액 · 혈구발생 · 형태 · 생리 · 생화학 · 병리에서부터 정상 및 병적 상태에 있어서의 조혈기관(태아의 간, 골수, 비장, 림프절 등)의 상태에 관한 연구를 비롯해 혈구의 발생 · 분화 · 형태 · 기능 및 액체성분 중 특히 항원-항체반응을 중심으로 한 면역학 · 혈청학 · 지혈 · 혈전에 관한 혈액응고학, 백혈구 내의 염색체 핵형분석 등의 세포유전학으로 다양하게 파생되고 있는 학문이다(그림 50).

혈액질환을 할 수 있는 검사로는 전체 적혈구계수 및 백혈구 감별검사(CBC(Complete Blood Cellcount) & diff count), 망상적혈구(reticulocyte)질환, 응결(coagulation)질환, 골수(bone marrow)증식성질환 검사 등이 있다.

51. 흉부외과학과

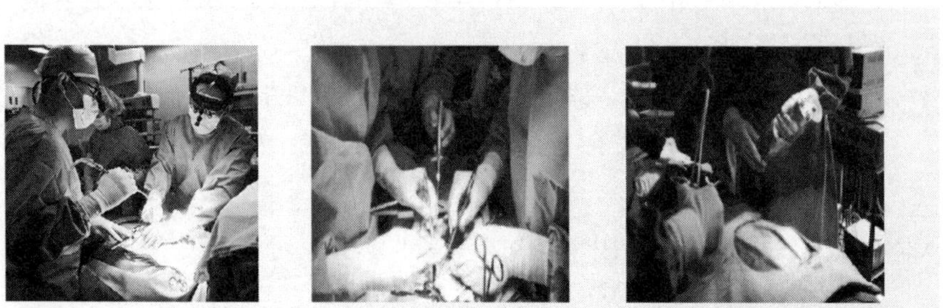

그림 51 ● 흉부 수술

인체 중 흉부, 즉 가슴에 위치하는 심장, 폐, 기관, 식도, 대동맥 등 생명유지에 기본이 되는 중요 장기의 질환과 흉벽, 종격동, 횡격막, 늑막 등에서 발생된 질환을 진단하고, 주로 수술적 방법으로 치료하는 전문진료 분과이다(그림 51).

다한증을 비롯한 다양한 혈관질환에 대한 진료도 담당하고 있다. 중요 장기들에 발생되는 질환별로 더욱 전문화된 하위 분과로는 성인심장외과, 일반흉부외과, 소아심장외과로 나뉜다.

성인심장외과는 후천성 판막질환, 관상동맥질환, 대동맥질환, 및 혈관질환 등을 치료하며, 일반흉부외과는 폐암, 식도암, 및 다한증 등 심혈관 이외의 모든 흉부질환을 치료하는 분과이다. 또한 소아심장외과는 선천성 심장질환의 치료를 담당하고 있다.

흉부외과(thoracic surgery) 주요 질환으로는 관상동맥질환, 심장판막질환, 심장종양, 부정맥, 폐질환, 식도질환, 흉벽 기형, 늑골골절, 다한증, 액취증 등이 있다.

II. 의학용어

1. 전문의사 업무분야

전문가	Specialist	전문분야	Speciality	업무범위
가정의학 전문의	family practitioner	가정의학	family practice	경증의 내외과적 치료
내과의사 (내과 전문의)	internist	내과의학	internal medicine	약물로 성인 내장질환 진단 및 치료
내분비 전문의	endocrinologist	내분비학	endocrinology	내분비선 질환치료
노인병 전문의	gerontologist	노인병학	gerontology	노인성질환진단 및 치료
류마티스학자 (류마티스 전문의)	rheumatologist	류마티스학	rheumatology	결합조직 장애를 몰려 전할 수 있는 관련된 임상문제를 중심으로 처리, 관절과 관련된 질병치료
마취전문의사	anesthesiologist	마취과학	anesthesiology	수술 중 마취관리 및 투약
물리치료사 (재활전문의)	physiatrist	물리치료 및 재활	physical medicine and rehabilitation	신경근골격 부상, 장애로 고통받는 환자의 치료 및 원인파악
방사선학자 (방사선 전문의)	radiologist	방사선과학	radiology	X-ray를 이용한 진단 및 치료
병리학자 (병리전문의)	pathologist	병리학	pathology	진단을 위한 조직검사와 질병연구에 역점을 둔다.
부인과의사 (부인과 전문의)	gynecologist	부인과학	gynecology	여성생식기 및 비뇨기계 치료
비뇨기과 전문의	urologist	비뇨기과학	urology	남녀 비뇨기 및 남성생식기 계통의 치료
산과의사 (산과전문의)	obstetrician	산과학	obstetrics	산욕기 간호 및 임신부와 태아간호, 출생관리
성형외과의사	plastic surgeon	성형외과	plastic surgery	외과적으로 신체구조의 개조 및 복구
소아과의사	pediatrician	소아과학	pediatric	건강하거나 건강하지 않은 어린이 치료
신경학 전문의	neurologist	신경학	neurology	신경계치료
신경외과 전문의 (신경외과의사)	neurosurgeon	신경외과학	neurological surgery (neurosurgery)	신경계 질환의 외과적 치료
신장병 전문의	nephrologist	신장병학	nephrology	신장질환 치료
	cardiologist	심장병학	cardiology	심장 및 혈관질환 치료
심혈관 외과의사	cardiovascular surgeon	심혈관 외과학	cardiovascular surgery	심장 및 혈관질환 외과적 치료
안과의사	ophthalmologist	안과학	ophthalmology	눈의 내외과적 치료
알레르기 전문의사 면역학자	allegist immunologist	알레르기 및 면역학	allergy and immunology	알레르기 및 전염병 치료

전문가	Specialist	전문분야	Speciality	업무범위
예방의학자	preventivo medico	예방의학	preventive medicine	건강유지 및 질병예방에 초점
외과 전문의	sergeon(surgeon)	외과학	surgery	수술적 방법으로 외상이나 질병치료
위장병 전문의	gastroenterologist	위장병학	gastroenterology	소화기계 치료
응급구조 의사	emergency physician	응급의학	emergency medicine	급성질환 및 부상 치료
이비인후과의사	otorhinolaryngologist	이비인후과	otolaryngology	귀, 코, 인두, 후두 치료 및 머리나 목의 구조와 질병발생 시 내외과적 치료
정신병학자	psychiatrist	정신병학	psychiatry	행동장애, 정서적, 정신적 문제예방 및 치료
정형외과 전문의	orthopedist	정형외과학	orthopedics	자세나 운동기관 계통의 변형과 기능장애 치료
종양학자 (종양전문의)	oncologist	종양학	oncology	종양과 암치료
피부과 전문의	dermatologist	피부과학	dermatology	피부질환 진단 및 치료
항문과 의사	proctologist	대장, 항문 외과학	colon and rectal surgery	대장 및 항문질환 외과적 치료
핵의학 전문의	nuclear medicine physician	핵의학	nuclear medicine	방사능물질을 이용한 질병의 진단 및 치료
혈액학자 (혈액전문의)	hematologist	혈액학	hematology	혈액질환의 병인, 진단, 치료, 예후 및 예방에 관한 연구
흉부외과 전문의	thoracic surgeon	흉부외과학	thoracic surgery	수술적 방법으로 흉부 내부(심장과 폐) 질환을 치료
재활의학 전문의	rehabilitation medicine physician	재활의학	rehabilitation medicine	장애를 가진 환자의 심신기능을 다시 활성화시켜주는 치료
영상의학 전문의	radiology medicine physician	영상의학	radiology medicine	의료용 방사선 촬영으로 X-선 판독 또는 기타 장비로 환자의 환부를 촬영
결핵학자 (결핵전문의)	phthisiologist	결핵학	phthisiology	폐의 결핵에 대한 치료와 연구
치과전문의	dentist	구강악안면 외과학	oral and maxillofacial surgeons	치과에서 특히 턱과 하악골 부분의 치료와 시술
	dentist	치과보철과 (치과보철학)	prosthodontics	치아주변 결손조직을 보강하는 치과보철물의 시술
	dentist	치과교정과 (치과교정학)	orthodontics	치아, 치주조직, 악골 및 안면의 구조와 기능, 성장, 발육 등을 연구하여 이들의 이상에 의해 발생하는 부정교합과 턱의 비정상적인 관계의 개선 및 예방을 연구
	dentist	소아치과 (소아치과학)	pediatric dentistry	유아에서 십대 청소년에 이르기까지의 연령을 대상으로 구강건강을 제공
	dentist	치주과 (치주학)	periodontology	치주질환과 치주 건강관리와 치료, 임플란트 주위조직의 관리

전문가	Specialist	전문분야	Speciality	업무범위
치과전문의	dentist	치과보존과 (수술치과학)	operative dentistry	치아 경조직 손상치료, 심미수복재 충전과 근관치료
	dentist	구강내과 (구강의학)	oral medicine	내과적 시술을 통해 입, 턱 등에서 발생하는 질병과 통증 치료
	dentist	구강악악면방사선과	oral and maxillofacial radiology	진단영상을 촬영, 판독하여 치아와 구강악안면 부위에 발생하는 각종 질환을 진단
	dentist	구강병리과	oral and maxillofacial pathology	치과적 질환의 병의 원리를 밝히기 위하여 상태나 질환의 조직구조, 기관의 형태 및 기능의 변화 등을 연구

2. 전문 의료기사 업무분야

전문가	Specialist	업무범위
침술사	acupuncturist	침으로 신체의 특정 부위를 찔러 자극함으로써 신경계에 자극을 주어 치료
마취전문의사 보조	anesthesiologist assistant	마취 건강진단기록, 비침습 및 침입 모니터 구축, 마취 의약품 관리
청각학자, 청력학자	audiologist	청능평가, 보청기와 인공와우의 평가를 통하여 재활 및 훈련
심혈관기사	cardiovascular technologist	심장과 말초혈관질환을 진단 및 치료
세포검사기사	cytotechnologist	폐, 위장관이나 신체로부터 수집된 샘플 검사
치과보조사	dental assistant	치기구 전달 및 살균, 치과의사 보조역할
치위생사	dental hygienist	스케일링, 불소도포 등 구강질병을 예방하고 교육, 진료보조기구의 세척 및 소독
치과검사기사	dental lab technologist	치아의 대체물이나 장치물을 제작, 수리, 가공
초음파진단기사	diagnostic medical sonographer (ultrasound Technician)	인체내부 조직의 영상촬영
투석기사	dialysis technician	투석기계를 이용한 신체내부 폐기물 처분
영양사	dietcian / dietetic technologist (dieticia)	급식관리 및 영양 서비스 제공
심전도기사	electrocardiographic technologist	심전도로 심근세포의 활동전위 측정
뇌전도기사	electroencephalographic technologist	수면연구, 깊은 마취상태 감시, 간질진단 및 정상적인 뇌기능 연구
응급의료기사	emergency medical technician	응급 수송환자를 이송
건강증진치료사 (적성치료사)	fitness therapist	과학적으로 건강상태와 몸에 맞는 운동을 처방
건강정보관리사	health information manager	건강관리를 위해 건강정보 수집
조직학기사	histologic technologist	미세한 구조를 시각화
가정간호 보조원	home health aide	환자의 집에서 지속적인 치료제공

전문가	Specialist	업무범위
안마사	massage therapist	환자의 근육을 두드리거나 주물러서 혈액순환을 원활히 하고 육체피로를 경감
진료보조사	medical assistant	의사와 다른 보건전문가의 작업을 지원하기 위해 행정 및 임상 작업을 수행
의료정보기사	medical coding specialist	질병, 부상, 수술작업 및 기타 절차에 관한 자세한 정보를 얻기 위해 의사와 기타 의료제공자가 제공하는 의료문서를 읽고 검토
진료설명가	medical illustrator	의료 생물학적 및 관련 지식을 보급하기 위한 시각 자료를 해석하고 만듦
검사실기사	medical laboratory technician	의료실험실 또는 임상실험실에서 질병진단, 치료 및 예방
의무기록기사	medical record technician / medical record administrator	진료기록의 점검, 진료기록번호부터 색인카드작성, 정리보관, 대출, 질병분류 번호부여
진료기사 (임상병리사)	medical technologist	의사의 지도하에 세균 및 혈청학적 검사, 혈액학적 검사, 병리학적 검사, 원충 및 기생충학적 검사
진료녹화기사	medical transcriptionist	각종 검사내용을 녹음 및 관리
의무단위 조정자	medical unit coordinator	의료시설의 효율과 성능을 조직하고 유지
음악치료사	music therapist	음악을 통해 심신의 병을 앓고 있는 환자들을 치료, 회복
핵의학기사	nuclear medicine technologist	방사성의약품 준비, 스캔받은 환자에게 투여
직업훈련 간호사	nurse, licensed vocational or practical	투약, 검사기록, 환자급식 및 청결유지
자격간호사, 면허간호사	nurse, registered	환자를 지속적으로 간호
마취간호사	nurse anesthetist	마취의사 감독하에 마취
간호조무사	nurse assistant	간호 및 진료업무를 보고
조산사	nurse midwife	임산부의 정상분만을 돕고 임신부, 산욕부, 신생아의 보건지도
개업간호사	nurse practitioner	환자에게 의약품 처방 및 적절한 치료제공
영양기사	nutrition care technologist	질병예방과 건강증진을 위해 급식관리 및 영양 서비스 수행
직업치료사	occupational therapist	장애인의 사회적응능력의 회복을 갖게 함
직업치료보조사	occupational therapy assistant	직업치료사 보조로서 환자회복에 대해 지원
안과치료기사	ophthalmic medical technician/technologist	안과 진단 및 처방, 시각교정 및 치료
광학기 제작자	optician	안경이나 콘택트렌즈 제작
준의료 종사자, 위생병	paramedic	응급상황과 외상에 대한 선진 치료
관류사	perfusionist	심장수술과 환자의 생리상태를 관리
약제사	pharmacist	약의 생산, 조제, 공급, 관리
약리학자	pharmacologist	약리학 관련 연구
약국보조사	pharmacy technician / assistant	환자들에게 처방 의약품 및 기타 의료기기 분배 및 사용지시

전문가	Specialist	업무범위
방혈사	phlebotomist	살아있는 사람이나 동물의 혈액 샘플을 수집
물리치료사	physical therapist	의사의 진단과 처방에 따라 만성통증 및 신체기능장애 환자에게 물리적인 방법을 적용하여 증상을 완화 회복
물리치료 보조기사	physical therapist assistant	물리적 장애인의 장애치료 및 이동성증진, 물리적 개입과 관련된 건강관리
의사 조수	physician assistant	질병 및 부상예방, 유지, 관리
치과보철사	prosthetist	위턱, 아래턱 보철처리
정신병 치료기사	psychiatric technician	정신과의사의 지시에 따라 환자기록 및 의약품관리
방사선 치료기사	radiation therapy technologist	방사선을 이용하여 암세포 제거
방사선 촬영기사	radiologic technologist / radiographer	진단 및 의료문제 치료를 위한 인체의 이미징 수행
오락요법사, 오락치료사	recreational therapist	레크레이션으로 정신적 질병 치료
재활기사	rehabilitation technologist	장애인들의 재활을 위한 솔루션 개발 및 사회생활용 컴퓨터 보조기술 제공
호흡요법사, 호흡치료사	respiratory therapist	심장, 폐질환 환자진단 및 관리
혈액은행 전문기사	specialist in blood bank technology	수혈 서비스 테스트를 수행 및 감독
언어병리학자	speech pathologist	의사소통 관련 질환평가, 진단, 치료 및 예방
언어치료사	speech therapist	언어장애의 치료, 훈련
외과의사 보조	surgeon assistant	수술 중 해부학 구조의 시각화 보조제공
외과학 기술자	surgical technologist/operation room technician	수술실 멸균 및 장비기능 안전확인
수의사	veterinarian	동물의 수술, 진단, 치료
수의사보조	veterinary assistant	수의사 지시에 따라 동물의 수술, 진단, 치료

3. 의학용어 약어

약 호	라 전 어	뜻	약 호	라 전 어	뜻
āā	equal parts	각각, 똑같이	d.	divorce	분리
abd	abdominal	복부의	D.&.C	dilation curettage	넓히고 긁어내기 자궁소파술
ac.	acid	산	dist.	distillation	증류
a. c. p. c.	ante cibum	식전 식후	diff.	differential diagnosis	각종 검사
ad lib	ad libitum	마음대로	dil.	dilution	희석
alb	albumin	단백	disc.	discontinue	중지, 중단

약 호	라 전 어	뜻
alk	alkaline	알칼리성
A m.	ante meridian	오전
amp.	ampoule	앰플
amt.	amount	분량
A.& p	ausculation & percussion	청진과 타진
aq.	aqua	물
ax.	axilla	액와, =겨드랑이
B.	bacillus	간균
BCG. 결핵	Bacillus Calmette-Guerin	칼메트-구에린 간균
b.id.	bis in die	하루 두 번
b.i.n. B.L.B.	booth by lovelace bulbulian	하룻밤에 두 번
BM	bowel movement	변통
B.m.R.	basal metabolic rate	기초 신진대사율
B.P.	blood pressure	혈압
B.R.P.	bathroom privileges	변소출입 허락
B.T.	bleeding time	출혈시간
BUN.	blood urea nitrogen	혈액요소 질소 신장기능을 보는 검사

약 호	라 전 어	뜻
d.o.	dominant eye	우세안
D.O.A.	death on arrival	도착 시 사망
dr.	dram	드람(dram) 27. 34 그레인[grain] 1grain=0.065[g] ※grain : 가장 오래되고 가장 작은 무게단위 밀 한톨의 무게를 [grain]이라고 함
DR.	doctor	의사
D.W.	distilled water	증류수
ECG	electrocardiogram	전기심전도 (심전기묘도)
EEG	electroencephalogram	전기뇌파전도 (뇌전기묘도)
AMI	acute myocardial infarction	급성심근경색
E. E. N.T.	eye, ear, nose, throat	눈, 귀, 코, 인후
EKG.	electrocardiogram	전기심전도
elix	elixir	방향성홍분제(elixir)
1-2-3-EN.	enema 관장	1온스 염(epsom), 2온스 글리세린, 3온스 더운물의 관장
eos.	eosinoph-ils	에오신호성 (eosinoph-ils)
epith.	epithelium	상피세포
et.	보통 나열에 쓰인다. 둘 이상일 때는 앞에 콤마를 찍으며 약품나열에 쓰인다.	과(무엇무엇과)
etc.	end so forth	그리고
ess.	essential	중요하게, 필수 본태, 특발
ext.	extraction	적출, 뽑아냄, 적출법 발치
ext.	extrinsic	외부로부터의 해부(근육신경 등의 외인성의)

약 호	라 전 어	뜻	약 호	라 전 어	뜻
C.	calorie clonus의 약기	캘로리	F.	fahrenheit	화씨
u.	urination	배뇨함 소변보기	F.	female	여성
c.		캘론	fac	fac	만들다
c.	centigrade	섭씨	fl., fld.	fluid	액체
c.		일백	Ft.	ferritin	결정성 단백질
c.	light(라이트)	빛	ft.	foot/feet	한발
c. c	cumulative cum	와, 같이, 밀접하게 관련된, 직격된	F.U.O.	fever of unknown	원인을 모르는 열
ca.	cancer	암	gal.	gallon=4.546	갤런(gallon)
cap.	capsule	교갑(=캡슐)	g.b.	gall bladder	담낭
c.b.c.	complete blood count	완전 혈액검사 전혈구 계산치	GC.	gonorrhea	임균(임질)
c.c.	chief complaint	주로 불편해 하는 것	G.I.	gastroenteric	위장의
c.c.. cc.	cubic centimeter	입방 센티미터	gm.	gram	그램(gram)
Ck.	check	조사	gr.	grain	조직 결정상태 1[grain]=0.065[g]
cm.	centimeter	센티미터	Gtt.	gutta	방울(drop)
C.N.S.	central nervous system	중추신경계	g.u.	genito urinary	비뇨기계
C.S.	control system	중앙	G.&W.	glycerin & water	글리세린과 물
C.S.R.	control supply room	중앙보급소	gyn	gynecology	부인과학
C.T.	coated tablet	옷 입힌 정제	h.	hora	시간
D&C	dilatation and curettage	자궁 긁어냄 술	H.	hypodermic injection	피하주사, 피부 밑주사, 피하에 시행하는 주사
C.V.A.	cerebro vascular accident	뇌혈관 외상 (=뇌졸중)	O.U.	oculus uterque	두 눈 다 (both eyes)
Hb., hgb	hemoglobin	헤모글로빈	oz.	ounce	온스(ounce)
HR.	heart rate	심박수	palp.	palpation	촉지
h.s.	hora somni	취침시간	p.c.	post cibum	식후
H.T.	hypodermic injection tablet	피하주사 정(錠)	Ped.	pediatrics	소아과(학)
Htc.	hematocrit	적혈구 용적률	per.	persia(n)	으로(by)

약 호	라 전 어	뜻	약 호	라 전 어	뜻
h.w.b.	hot water bag	더운물 주머니	pH	potential of hydrogen	수소이온 농도
I.M.	intra muscular	근육주사	P.H.	past history	과거 역사
INF.	infusion	주입	P.I.	present illness	현병(질병), 현재 앓고 있는 질병
int.	internally	내부로 내면적으로	P.I.D.	pelvic inflammatory disease	골반염증성 질환
I.V.	intravenous intravenousty	혈관주사 (=정맥주사)	P' l.	pilula	환(pill)
ISS	Injury Severity Score(손상계수)	하나 반	p.m.	post meridiem	오후
kg.	kilogram	킬로그램 (kilogram)	P.M	postmortem	부검
kl.	kiloliter	킬로리터 (kiloliter)	p.o.	phone order	전화 지시(전화로 지시한 것)
K.U.B.	kidney, ureter & bladder	신장, 수뇨관, 방광 단순촬영	L	Liter	리터(Liter)의 약기
Lab.	laboratory	검사실	P.O.	per os	입으로, 경구투약
LAP	laparotomy	개복수술 복벽절제술 (외과)	p/o	postoperative	수술 후
Lft.,L.	left	왼편	preop.	preoperative	준비, 수술 전
liq.	liquor	액체	p.r.n.	por re nata	필요 시마다
L.L.Q.	left lower quadrant	좌측 하부 4분의 1	pt.	pint	파인트(pint) 액량의 단위 단위 : 리터 영 : 약 0.57[*l*] 미 : 약 0.47[*l*]
L.M.P.	last menstrual period	최종 월경기	pulv.	pulvis (L=power)	가루
L.U.Q.	left upper quadrant	좌측 상부 4분의 1	q.	quaque	매
I.&.W.	I'm doimg & well	잘 살아 있음	q.d.	quaque die	매일
M.	Male 정자를 생성하여 아이를 만들 수 있는 성적 능력을 가진 생물	남성	q.h.	quaque hora	매 시간
m.	midday	정오(正午)	q.2h.	quaque 2hora	매 2시간
m	meter	미터(meter)	q.3h	quaque 3hora	매 3시간
m.	muscle	근육	q.4h	quaque 4hora	매 4시간

약호	라전어	뜻	약호	라전어	뜻
m.	misce	섞는다(처방전에 서 합하다)	q.i.d.	quaque in die	하루 4번
Adm	admission	입원	M.	million	1천
m.	married	결혼한(기혼)	q.o.d.	every other day	하루 격일
m.,M., min	minim	최소액량 단위 1[dram]의 1/60	q.s.	quantum satis (=as much as shall suffice)	적당한 분량 =적당량
m.et n.	mane et nocye	아침과 저녁		sufficient	충분
mg.	milligram	밀리그램 (milligram)	qt.	quarter	쿼터(quarter), 할당
min.	minute	분(分)	r.	rate	율(rate)
ml.	milliliter	밀리리터 (milliliter)	r.	anus	항문
mm.	millimeter	밀리미터 (millimeter)	R.	rhythm	박자(rhythm)
N.B.M.	no bowel movement	변동없음	rt.	right	오른편(우측)
ER	emergency room	응급실	R.	Roentgen	뢴트겐
neg.	negative	음성(−)	Rx.	recipe	취한다(가진다) 처방, 대응책, 조치
no.	numero	번호	R.B.C.	red blood cell	적혈구
N.P.N.	nonprotein nitrogen (논프로테인 니트르겐)의 약어	비단백 질소	Rh.	rhesus blood factor Rh factor−Rh 인자	레세스 원숭이 (rhesus monkey)
N.P.O.	nothing per os	금식	OR	operating room	수술실
CCU	coronary care unit	관질환 집중치료실	R.L.Q.	right lower quadrant	우측 하부 4분의 1
q.n.	quague nocte 라틴어 : every night	매일 밤	n.r.	ne repetature	다시 거듭하지 말 것
o	os = born	뼈	R.U.Q.	right upper quadrant	우측 상부 4분의 1
OB.	obstetrics	산과	s, s	sine(사인)=without	제외하고
			occ.	occasionally	때때로
o.d.	omne die (옴느디에)	매일	sat.	saturation	포화, 포화도
o.d.	oculus dexter	우측 눈	S.B.E.	subacute bacterial endocarditis	아급성 세균성 심내막
o.h	omil hora =every hour	매 시간	Inflamm	inflammation	염증(의학)
OL.	oil	기름	sed.	sedimentation	침전

약 호	라 전 어	뜻	약 호	라 전 어	뜻
o.m.	omni nane	매일 아침	separ.	separation	분리
o.n.	omni nocte	매일 밤	s.i.d.	semel in die	하루 한 번만
OPD.	out patient department	외래	Sig.	sign	사인하다
O/R	open reduction	개방성 정복	S.O.B.	shortness of breath	숨이 참, 호흡 곤란(=dyspnea)
OS	oral surgery	구강외과	Sol.	solution	용액
O.S	orthopedic surgery	정형외과	solv.	solve	용해
OS	oculus sinister	좌측 눈	S.O.S	si opus sit (시 오푸스 싯)	언제나 필요하면 한 번만
sp.	spirit	정(情)	T.P.R.	temperature pulse respiration	체온 맥박 호흡
spec.	specimen	검사물	T.T	Tablet triturate	알약을 분말로 만들어
sp.fl.	spinal fluid	척수액	T.T	Tuberculin Tested	반응시간
spgr.	specific gravity	비중	tr.tinct.	tinctura	정기
ss.	semis, semissis (=one half)	반(半)	U.	unit	단위
SS	soapsuds	비누용액	ung.	unguentum	고약, 연고
SS.	septic shock	패혈성 쇼크	V.	volt, volume	분량
Stat.	statim	즉시	vag.	vagina	질
Syr	syrup	시럽(syrup)의 약기	V.O.	verbal order	구두 지시 (말로 한 명령)
T.&A.	tonsillectomy &adenoidectomy	편도선제거 "아데노이드" 절제	supp	suppository	좌약
qid	quater in die	하루 4번	w.	white	흰
T.A.T	tetanus anti toxin	파상풍 항독소	w.	widow	미망인(과부 또는 홀아비)
tab.	tabella	정	ICU	intensive care unit	집중치료실, 중환자실
T.b.	tubercle bacillus	결핵균	WBC	white blood cell	백혈구
Tb.	tuberculosis	결핵	w.d.	well developed	발달이 잘됨
t.i.d.	ter in die	하루 3회	w.n.	well nourished	영양이 좋음
T.L.C.	tender loving care	부드러운 사랑으로 보호	wt.W.	weight	중량(체중)
T.T	throbin time	트롬빈 반응시간			

4. 보통 약품 약호

약 호	뜻	약 호	뜻
ACTH	adrenocorticotrophic hormone 부신피질자극 호르몬	N.S.	nerphrotic syndrome 신증후군(콩팥 증후군)
A.S.	atropine sulfate 아트로핀염	N.S.S.	normal salt solution 정상 식염 용액
A.S.A.	acetysalicylic acid(aspirin)	PABA.	para-aminobenzoic acid
A.P.C.	aspirin, phenacetin, caffeine.	PASA	paraminosalicylic acid
D.D.T.	dichloro-dipenyl-trichloroethane	P.S.P.	phenosulfonphthalein
E.T.H.C.	elixir terpin hydrate와 codeine	Scop.	scopolamine
KI	potassium iodide	ZnO.	zinc oxide 산화아연 아연화
M.S.	morphine sulfate 모르핀염		

5. 기타 약호

약 호	뜻	약 호	뜻
a-	제외하고	-conti	100분의 11
ab-	부터	cephalo-	머리
-ad.	향하여	cerebro-	뇌
adeno	선	chole-	담당
adreno-	아드레날 선	chondro-	연골
-agogue	액체분비 중량	-cide	죽이
-gro	동통과 졸도	circum-	주위
ambi-	동통	-cline	침상(상)
ambly-	둘 다 같이	colo-	결장
ambulo-	둔한	colpo-	질
an-	~이 없다	con-	와같이
angio-	제외하고	contra-	대항하여
angio-	혈관	-cutaneous	피부
ante-	전에	cysto-	방광
anti-	대항하여	-cyte	세포
arthro-	관절	de-	에서 제거하다
-bacter	세균	deca-	열(10)
bi-	두 번	deci-	1/10
bili-	다즙	deka-(deca)	10
brady-	서서히	dent-(dents-)	치아
cardio-	심장	demi-	1/2
cata-	파멸	di-	2회

약 호	뜻	약 호	뜻
-cele-	돌출성 종양	dia-	통하여
dip-	거듭	lacri-	눈물
dolor-	동통	laryngo-	후두
dorso-	뒤(잔등)	lateral	한편
dys-	동통	leuko-	흰
e-	에서	linguo-	혀
ecto-	외부	lipo-	지방
ectomy-	제거하다	litho-	돌
-emia	혈액	logy	과학의
encephalo-	뇌	lympho-	임파
endo-	전면	lyso-	용해
enter-	장(腸)	macro-	큰
entero-	소장	mal-	질병, 나쁜
epi-	에 관하여	mania	강력한 발광
erythro-	적색(붉은)	manu-(mani-)	손
eu-	정상	medio-	중간
ex-	밖에	medullo-	좁은
exo-	외부	mel-	어두운
extra	첨부하여, 일방적	meningo-	수막
febri-	고열	meta-	변경
fibro-	종양	-meter	측량
gastro	위	metro-	자궁
Genesis	근본(기원)	micro-	현미경
Genu-	무릎	milli-	1/1000
glosso-	혀(혀)	mono-	단(單)
-gran	사진, 자국	muti-	많이
-graph	기록	my-	닫히다
gravi-	임신	myco-	균에 의하여
gust-	맛	myo-	근육
helio-	태양	myx-	점액
hem-	혈액	naso-	코
hema	혈액	necro-	죽은
hemi-	반	neo-	새로운
hemo-	혈액	nephro-	신장
hepalo-	간장	neur-	신경

약 호	뜻	약 호	뜻
hepar-	간장	nevo-	모반(birth mark)
hetero	다른	noct-	밤
histo-	조직(tissue : 티슈)	non-	아니
homeo-	비슷한	nos.	밤
hydra-	물	oculo-	눈
hydro-	물	-odynia.	고통
hyper-	위에	-oid	같이
hypo-	아래(밑에)	-ol	기름
hystero-	자궁	oleo-	기름
-ic	관하여	oligo-	소수의, 부족한
idio	자신	-ology.	의 지식, 아는 것
ileo	장골	-oma	종양
imfra-	밑에	oophoro-	난소
imtra-	어느 것(which)	ophthalmo-	눈
inter-	사이	-opia	눈
ischo-	결핍	oro-	구강, 말
iso-	같다	-orrhage	출혈
-itis	염증의	-orrhaphy	보선, 수리
juxta-	가까이	orrhea	배출물
kilo-	일천	ortho(오르토)	똑바른
klepto-	정숙	-ose	설탕
lab-	씻어낸다	-osis	병든 상태
labio-	입술	osmo-	냄새
osteo-	골	quin-	다섯(5)
-ostomy	개(切開)	re-	다시
oto-	귀	recto-	직장
-otomy	절개	reni-	신장
pan-	다	retro-	후진성(뒤로)
para-	지나서	rhino-	코
para-	그밖에, 주위	-rrhea	흐붉다
-pathy	같다	rubi-	붉다
-penia	질병	salpingo-	수난관
peri	약간	sclerosis	경화(굳게 되는)
-pexy	주위	-scope	모양(형태)
-phagia	고정	-scopy	검사(조사)

약 호	뜻	약 호	뜻
-phasia	먹다	-section	자른다(쪼갠다)
-phil	말하다	semi-	절반
phlebo-	사랑	septi-	독성(유독한)
-phobia	정맥	sphygmo-	맥박
-phone	공포	spleno-	취장
phono-	소리를 전달하는 기계	-stasis	정치(定置)
photo-	소리	stoma-	입
phreno-	광선	sub-	열등(下位)
phitisio	단면	super-	우월(과다)
physi	소모증	supra-	위에(웃)
-plasty	생태	tachy-	속히(빨리)
-plegia	수선(보선)	tacti	만지다
pleuro-	마비	tensio-	보유(확보)
-pnea	늑막	tetra	넷(4)
pneumo-	호흡	-therapeuitc	치료적
-poiesis	공기	-therapy	치료
poly-	형성	thermo-	열
post-	많은	thrombo-	응결
pre-	뒤에, 후에	torsi-	꼬다(합치다)
presby-	전에	toxi-	독(毒)
old	늙은, 오랜	trans-	건너(옮겨)
primo-	첫째	tri-	셋(3)
primi-	첫째	ultra-	과로(넘어서)
pro-	앞으로	un-	아니(否定)
procto-	항문, 직장	-uni	하나(1)
pseudo-	거짓(가성)	-unia	소변(요)
-prtosis	떨어진(늘어진)	vagi-	이상한
pyelo-	골반	verti-	차례
pyloro-	유문	viru-	독(poison)
pyo-	농(고름)	vita	생명
pyro-	열(불)	vox	음성
quad-	넷(4)	xers-	건조한 것

6. 약물 투여 일반시간

약호	뜻	약호	뜻
a.c.	식사 한 시간 전	q.3.h.	9, 12, 3, 6, 9, 12 등
p.c.	식사 한 시간 후	q.4.h.	8, 12, 4, 8, 12, 4 또는 6, 10, 2, 6, 10
b.i.d.	9AM과 5PM 또는 10AM과 6PM	h.s.	9PM 또는 환자의 보통 취침시간
t.i.d.	9AM, 1PM, 5PM 또는 10AM, 2PM, 6PM	o.d.	오른쪽 눈에 투여 9AM 또는 10AM
		o.s.	왼쪽 눈에 투여
q.i.d.	8AM, 12AM, 4PM, 8PM	o.n.	9PM
q.2.h.	8, 10, 12, 2, 4, 6, 8 등	o.m.	입안으로 투여, 9AM 또는 10AM

7. 화학분자식

화학분자명	화학분자식	화학분자명	화학분자식
이산화탄소	CO_2	과산화수소	H_2O_2
일산화탄소	CO	칼륨(가리)	K
염화수소	HCI	요오드화칼륨	KI
황산마그네슘	$MgSO_4$	과망간산칼륨	$KMnO_4$
수은	Hg	소금(염화나트륨)	NaCl
일산화질소	NO	물	H_2O
산소	O		

명 칭	기호	명 칭	기호
At	ⓐ	남성(male)	♂
Dram	du	온스(ounce)	℥
여성(female)	♀	Recipe, Take	Px
다량(large amount)	++++	회수(times)	x
적당(modcrate amount)	+++	Micron	μ
소량(small amount)	+	Microgram	μg
수(number)	#		

8. 액량 계산

가정기구	약국계량	미터법	가정기구	약국계량	미터법
1방울	1minimum	0.60[ml]	1글라스(유리컵)	εf. Oz	240[ml]
1차시(차스푼)	1f. dram	4[ml]	2글라스(유리컵)	1pint	500[ml]
1간식스푼	2f. drams	8[ml]	4글라스(유리컵)	1quart	1[l]
1테이블스푼	4f. Ts	15[ml]	16글라스(유리컵)	1gallon	4[l]
1차 잔	6f. Oz	108[ml]			

9. 중량 계산

약국계량	미터법	약국계량	미터법
1[grain]	0.60[gm]	1 온스	30[gm]
1[dram]	4[gm]	1 파운드	360[gm]

10. 차트에 기록할 사실(factors to be charted)

용 어	뜻	용 어	뜻
amouncs	분량	large amount	다량
moderate amount	다소	small amount	약간

11. 사용할 용어(suggested terms)

용 어	뜻	용 어	뜻
profuse	다량	excessive	과다량
moderate	다소	scanty	약간
small	조금	slight	약간
position changed	자세 변경해 줌	tolerated well	잘 받아들임
sips of water given	물을 약간 주었음		

12. 외모(appearance)

용 어	뜻	용 이	뜻
seems very sick	심히 고통스러워 보임	acutly ill	매우 아파함
not very sick	별로 아프지 않음	not acutly ill	매우 아프지 않음

13. 몸 또는 사지(body or extemities)

용 어	뜻	용 어	뜻
puffy or swollen	비만 또는 부종	edematous	부종

14. 심박(heart beat)

용 어	뜻	용 어	뜻
arrhythmia	무조률 맥, 부정맥	bradycardia	심박완서, 서맥, 지맥 (보통 매분 60회 이하의 맥박)
tachycardia	심박급속(심계증)		

15. 식욕(appetite)

용 어	뜻	용 어	뜻
eats all food served	준 음식은 다 먹음	appetite good(excellent, etc.)	식욕 좋음
eats very little	아주 소량 먹음	appetite poor	식욕 좋지 못함
eats only small amount	소량만 먹음	appetite fair	식욕 약간 있음
refused lequid diet because nausea	액체식은 구토증으로 인해 거절함	unable to retain liquid diet	액체식은 취한 후 보유하지 못함
dissatisfied with law-salt diet	저염식이를 좋아하지 않음	taking soft diet well	연한 음식을 잘 먹음
anorexia but no nausea	식욕감퇴. 그러나 구토증 없음		

16. 출혈(bleeding)

용 어	뜻	용 어	뜻
spurting of blood	출혈이 솟구침	in spurts	분출됨
very little(베리 리틀)	약간 됨	cozing	스며 나옴
nose bleeding	코피(비점막 출혈)	epistaxis	코피(비점막 출혈)
when bleeding is stopped	출혈 멎음	hemorrhage controlled	출혈 제지됨

17. 상처(wound)

용 어	뜻	용 어	뜻
deep	깊음	superficial	얕음
clean	정함	suppurative	화농성
infected	감염됨	lacerated	찰과됨

18. 호흡(breathing)

용 어	뜻	용 어	뜻
act of breading	숨쉬는 것	respiration	호흡
act of inhaling	들이쉬는 것	inspiration	흡기
act of exhaling	내쉬는 것	expiration	호기
difficult breathing	호흡곤란	dypnea	호흡곤란
short pariods when breathing ceases	호흡이 일시 중단되는 것	apnea	무호흡
inability to breath lying down	누워서는 호흡이 곤란한 것	orthopnea	좌위 호흡
large volumes of air inspired	다량의 공기를 들이쉼	deep breathing	심호흡
small amount of air inspired	소량의 공기를 내보냄	shallow breathing	얕은 호흡
abnormal variarions in rhythm	박자가 불규칙적임	irregular respiration	불규칙 호흡

19. 피부(skin)

용 어	뜻	용 어	뜻
flushed	상기됨	mottled	반점
cyanotic	청색증	discolored	탈색됨
pale	창백	moist	습함
jaundice	황달	dry, hot	건조함, 더움
clammy	끈끈함	warm, cold	따뜻함, 냉함

20. 소독치료(dressings)

용 어	뜻	용 어	뜻
dressing changed	드레싱 교환함	dressing reinforced	드레싱 보강함

21. 구토(emesis)

용 어	뜻	용 어	뜻
blood tinged	혈액 약간 혼합	projectile	돌출적 분무

22. 배설물(drainage)

용 어	뜻	용 어	뜻
purulent	농성	sanguineous	혈액혼합
serous	장액성	mucopurulent	점액과 농성
sero-sanguineous	장액과 혈액성		

23. 얼굴(face)

용 어	뜻	용 어	뜻
pale	창백	flushed	상기
rash	발진	bruised	타박성 상처
edematous	부종 있음	cyanotic	차색등

24. 동통(pain)

용 어	뜻	용 어	뜻
severe	심한	slight	약간
radiating	퍼지는	sudden unset	돌발적 증세
increased by movement	움직이면 더 심함	darting	급격한 동통
gnawing	계속적인 동통	burning	타는 듯한

용 어	뜻	용 어	뜻
shooting	쏘는 듯한	stabbing	찌르는 듯한
collicky	선통	cramping	경련성
persistent	집요한	transient	일과성
constant	계속된	shifting	이동하는
local	국부적	deep	깊은

25. 영양(nourishment)

용 어	뜻	용 어	뜻
sips of cold hotwater	약간의 물(냉, 온)	chipped ice	얼음 깨뜨린 것
gavage	영양, 급식	water, juice	물, 즙

26. 대변(stool)

용 어	뜻	용 어	뜻
soft-formed	묽은	hard-formed	굳은
liquid	액체	tarry	더러워진
clay colored	진흙색	blood tinged	혈액 섞인

27. 소변(urine)

용 어	뜻	용 어	뜻
clear	투명	amber	옥빛
cloudy	혼탁	blood tinged	혈액 섞인

28. 맥박(pulse)

용 어	뜻	용 어	뜻
regular	규칙적	irregular	불규칙적
intermittent	간헐적	rapid	신속한
slow	완서	thready	빈약한
weak strong	약한, 강한	imperceptible, eperceptible	촉지할 수 없는 촉지되는
bounding	뛰는	normal	정상

29. 센세이션(sensation)

용 어	뜻	용 어	뜻
tingling	얼얼한	burning	타는 듯한
stinging	찌르는 듯한	prickling	쑤시는 듯한
itching	가려운		

30. 상태(condition)

용 어	뜻	용 어	뜻
seems some what improved	약간의 차도가 있어 보임	in good spirits. no complaints	기분 좋아 보임. 불편 없음
responding well to veval stimuli	말로 자극하여 반응 잘함	comatose	혼수상태
a good day	하루 잘 지냄	a comfortable	편안한 저녁이었음
a good night	편안한 밤이었음		

31. 오한(chill)

용 어	뜻
complaining of severe(moderate, slight chill)	심한 오한으로 불편해 함
external heatapplied(blanket, H.W.B. etc.)	외부적으로 따뜻하게 지원해야 함
sudden unset of shaking chill	급작스런, 떠는

32. 자세(position)

용 어	뜻	용 어	뜻
position changed	자세 변경함	cotton ring applied to each heel	솜방석을 각 발뒤꿈치에 괴여줌
put in Sim's position	심씨 위로해 줌		

33. 태도(attitude)

용 어	뜻	용 어	뜻
indifferent to surroundings	주위에 대하여 무관심함	apathetic	감각없음. 냉담함
listless, weak	약하고 불안해함	anxious and fearful about	~에 대해 공포감을 가지고 있음
disagreeable and uncooperative	비협조적이고 좋아하지 않음	interested in	~에 관하여 관심을 가지고 있음
cheerful	명랑함	forgetful	건망증 있음
depressed and moody	저기압이고 무뚝뚝함	suspicious toward(nursing staff, doctors, family, other patients)	의심함(간호사, 의사, 가족 및 기타 환자)
alert	기인함		

34. 내용물(content)

용 어	뜻	용 어	뜻
formed, solid	형상을 이루었음, 굳음	semiformed, semi solid	반 형상상태, 반 고체상태
loose(srools), liquid	묽음(대변), 액체	waterly	물과 같음
frothy	거품이 있음		

35. 기침(cough)

용 어	뜻	용 어	뜻
contineous caugh	계속적인 기침	frequent caugh	자주 기침함
paroxysmal	발작적	tight	힘든
loose	연한	deep	깊은
dry	마른	hacking	잦은 마른 기침
harsh	거친	painful	고통스런
exhaustive	기진맥진한		

참고문헌

1. 《메디저널》, 의공 매월연재, 나승권, 글로벌 의료산업정보저널, 2005~현재
2. 《보장구 의지학》, 권혜정 외 11인 공역, 고문사, 1993
3. 의료전기회로, 나승권, 도서출판 상학당, 2008
4. 《사람해부학》, 정인혁, 아카데미서적
5. 《센서공학(Sensor & Transducer)》, 이덕출 · 공용혁 · 김성남 · 나승권 · 장창현 공저, 엔트미디어, 2003
6. 《의공기사 자격시험 학습서》, 김동욱 외 25인 공저, 대한의용생체공학회, 2008
7. 《의공실무》, 나승권, 도서출판 상학당, 2007
8. 《의공학(Medical Engineering)》, 이경성 · 최민주 공저, 청구문화사
9. 《의공학개론》, 김남균 외 12인 공저, 여문각
10. 《의공학입문(고등학교 교과서)》, 나승권, 도서출판 상학당, 2011
11. 《의공학의 이해》, 김태전 외 4인 편저, 고려의학
12. 《의료기기실무(고등학교 교과서)》, 나승권, 박정주 도서출판 상학당, 2012
13. 《의료공학이론》, 나승권, 도서출판 상학당, 2011
14. 《의료기초공학》, 나승권, 도서출판 상학당, 2012
15. 《의료기기운용》, 나승권, 도서출판 상학당, 2012
16. 《의료기기 응용회로》, 나승권, 도서출판 상학당, 2007
17. 《의료전기설비(고등학교 교과서)》, 나승권, 도서출판 씨마스, 2011
18. 《의료전기회로(병원전기설비)》, 나승권, 도서출판 상학당, 2008
19. 《임상 생리학》, 김대식 외 15인, 고려의학
20. 《의용공학입문》, 김남현 외 11인 공저, 신광출판사
21. 《의용계측공학》, 의공학 교육연구회 역편, 여문각
22. 《의용전자공학(고등학교 교과서)》, 나승권, 도서출판 상학당, 2011
23. 월간의학정보, 의용공학길라잡이 매월연재, 나승권, (주)메디컬매니지먼트그룹(MMG), 2010~현재
24. 《인체생리학》, 이강이 외 편저, 현문사
25. 《인체 해부학》, 김창국 외 2인, 대경북스
26. 《알기 쉬운 자동제어》, 김원배 · 나승권 · 문명룡 · 이재규 · 조명현 · 차익수 공저, 동일출판사, 2004
27. 《전기전자공학개론》, 황락훈, 나승권, 진샘미디어, 2012

28. 자동제어 및 PLC 설계, 나승권, 도서출판 상학당, 2013
29. 전기 · 전자 · 통신공학, 나승권, 도서출판 상학당, 2013
30. 《전자회로의 이해》, 김평호 · 나승권 · 이동원 · 최성재 공저, 남두도서, 2005
31. 《초음파 영상학》, 강선일 외 16인 공저, 정문각
32. 《초급자를 위한 PSPICE 활용》, 황락훈 · 조문택 · 이충식 · 나승권 공저, 동일출판사, 2005
33. 《전자기초실험》, 임승하 · 황호웅 · 나승권 · 이종성 공저, 남두도서, 2006
34. 《현대 기초의학 및 의공학》, 나승권, 도서출판 상학당, 2007, 2009
35. 《현대 의용기계공학》, 나승권, 도서출판 상학당, 2007, 2009
36. 《현대 의용전자공학》, 나승권, 도서출판 상학당, 2007, 2009
37. 《현대 의료기기》, 나승권, 도서출판 상학당, 2007, 2009
38. 《현대 의료안전 · 법규 및 정보》, 나승권, 도서출판 상학당, 2007, 2009
39. 《DK 인체생리 · 해부도》, 민유정, 대경북스
40. 《PSPICE와 PSIM 시뮬레이션 중심의 전력전자공학》, 서영수 · 황락훈 · 조문택 · 심광영 · 곽동걸 · 채수형 · 나승권 공저, 동일출판사, 2002
41. 《u-Health 및 전자의료기기》, 나승권, 최병철, 메디저널, 2011
42. KISTI : 미리안, 글로벌 동향 브리핑

찾아보기

■ 저자약력 ■

■ 나 승 권

- 서울 청량초등, 경희중, 한양공업고등학교 전기과 졸업
- 한국폴리텍대학 동부산 캠퍼스 전기, 전자과 2년 수료
- 한국폴리텍대학 인천캠퍼스 전기과 기능장 과정 졸업
- 상지영서대학교 전자과 졸업(전문학사)
- 세명대학교 전기전자학과 졸업(공학사)
- 세명대학교 일반대학원 전기전자학과 졸업(의공학 및 전력전자응용전공, 공학박사)
- 부산위생(한방)병원 전기 및 의공기사 7년 근무
- 한국수자원공사 전기기사 7년 근무
- 의공기사, 의공산업기사, 의료정보관리사, 의료기기 상품기획사, 병원코디네이터(Hospital Coordinator)사, 전기기기기능장, 전기공사기능장, 산업안전기사, 전자산업기사, 전기공사특급기술자, 한국전력기술인특급기술자, 한국전력기술인특급감리사, 한국전력기술인설계사 면허, 전기 · 전자 기술지도사 이외 10개의 자격증과 면허취득
- ISO9001:2008 국제심사원, (사)키캄연구소 한국서비스품질우수기업인증 전문위원 및 평가위원
- 대한의용생체공학회 교육이사, 한국컴퓨터정보학회 이사, 산단공혁신클러스터 운영위원, 대한의공협회 · 한국의료정보교육협회 · 대한전기학회 · 한국산업기술재단 · 대한전력전자학회 · 한국산학기술학회 회원
- (현) 한국폴리텍대학 원주캠퍼스 의용공학과 교수
- (현) 한국산업인력공단 의공(산업)기사, 의료전자기능사 이론, 실기(출제, 검토, 채점)위원
- (현) 식품의약품안전청 의료기기, (재)원주의료기기테크노밸리 의료기기 자문위원
- (현) 원주단지혁신클러스터추진단 기술과제 평가위원
- (현) 강원도 산업경제진흥원 강원지식재산권 서포터즈위원회 위원
- (현) 강원테크노파크 기술개발사업선정(의료기기) 평가위원
- (현) 메디칼디바이스저널 기술편집 자문위원
- (현) ㈜메디아나, ㈜씨유메디칼시스템, ㈜리스템, ㈜태연메디칼, ㈜대화기기, ㈜ED, ㈜메디칼써프라이, ㈜엠에스믹스미작현, ㈜바이오프로테크 의료기술 자문위원
- (현) TUV Korea Ltd. TUV Suddeutschland Group(Medical-Health-Service부서) 의료기기 자문 및 외래교수

진찰 · 진단 의료기기

2014년 1월 30일 1판 1쇄 발행

저 자 나 승 권
발행인 남 승 우

발행처 도서출판 상尙 학學 당堂

서울시 동작구 사당로9가길 6(사당동)
TEL : 02) 595-1692~4
FAX : 02) 595-1394
E-mail : namdoo6@unitel.co.kr
신고 : 2-155호 (1968. 11. 29)

정가 28,000원

ISBN 978-89-6587-008-1 93510

〈디자인〉 편집 엄해숙 / 표지 나아기획